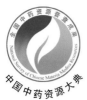

"十三五"国家重点图书出版规划项目

国家新闻出版改革发展项目

国家出版基金项目

科技基础性工作专项

中央本级重大增减支项目

# 神农架
# 中药资源图志

**┃第一卷┃**

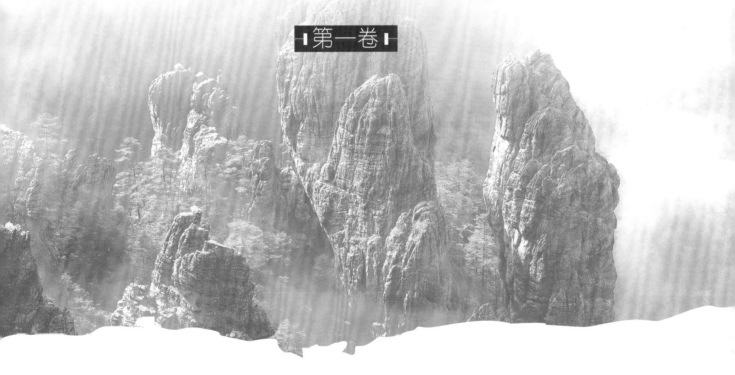

┃主┃编┃

黄璐琦　詹亚华　张代贵

海峡出版发行集团　福建科学技术出版社

THE STRAITS PUBLISHING & DISTRIBUTING GROUP　FUJIAN SCIENCE & TECHNOLOGY PUBLISHING HOUSE

图书在版编目（CIP）数据

神农架中药资源图志 / 黄璐琦，詹亚华，张代贵主编 .—福州：福建科学技术出版社，2018.11

（中国中药资源大典）

ISBN 978-7-5335-5564-1

Ⅰ . ①神…　Ⅱ . ①黄…②詹…③张…　Ⅲ . ①神农架－中药资源－图集　Ⅳ . ① R282-64

中国版本图书馆 CIP 数据核字（2018）第 039062 号

| 书　　名 | 神农架中药资源图志 |
| --- | --- |
| | 中国中药资源大典 |
| 主　　编 | 黄璐琦　詹亚华　张代贵 |
| 出版发行 | 福建科学技术出版社 |
| 社　　址 | 福州市东水路 76 号（邮编 350001） |
| 网　　址 | www.fjstp.com |
| 经　　销 | 福建新华发行（集团）有限责任公司 |
| 印　　刷 | 中华商务联合印刷（广东）有限公司 |
| 开　　本 | 889 毫米 ×1194 毫米　1/16 |
| 印　　张 | 217 |
| 图　　文 | 3472 码 |
| 版　　次 | 2018 年 11 月第 1 版 |
| 印　　次 | 2018 年 11 月第 1 次印刷 |
| 书　　号 | ISBN 978-7-5335-5564-1 |
| 定　　价 | 2800.00 元 |

书中如有印装质量问题，可直接向本社调换

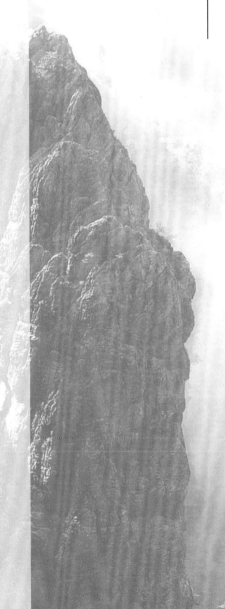

## 编委会

### 主 编

黄璐琦　詹亚华　张代贵

### 副主编

朱兆泉　李建强　郑　重　王玉兵　汪小凡　李晓东
吴金清　王　平　黄必胜　胡　贞　刘合钢　刘胜祥
吴和珍　陈庸兴　李军德　曹国斌

### 编　委（以姓氏笔画为序）

| | | | | | |
|---|---|---|---|---|---|
| 万华 | 马卓 | 马超 | 王平 | 王英 | 王玉兵 |
| 王汉明 | 王志平 | 王俊峰 | 王祖芹 | 方颖 | 方吉双 |
| 邓娟 | 邓志平 | 甘启良 | 石世贵 | 叶丛进 | 田万安 |
| 冉超 | 冯天艳 | 兰洲 | 朱兆泉 | 朱志国 | 任立志 |
| 刘霞 | 刘云宝 | 刘生策 | 刘合钢 | 刘胜祥 | 刘庭喜 |
| 刘晓燕 | 刘登攀 | 刘静娴 | 许贵国 | 孙芳 | 李翔 |
| 李水清 | 李军德 | 李建强 | 李晓东 | 李德秀 | 杨延林 |
| 杨林森 | 肖国祥 | 吴杰 | 吴和珍 | 吴金清 | 余坤 |
| 汪小凡 | 汪文杰 | 汪乐源 | 张成 | 张欢 | 张梅 |
| 张鹏 | 张瑶 | 张小波 | 张代贵 | 陈文华 | 陈功铃 |
| 陈吉炎 | 陈家春 | 陈庸兴 | 范超 | 周坤 | 周文合 |
| 周晓庆 | 郑重 | 郑国华 | 屈定镰 | 赵丽 | 赵木元 |
| 郝光俊 | 胡贞 | 胡志刚 | 昝艳燕 | 姚楠 | 徐雷 |
| 徐智斌 | 殷丹 | 郭文 | 郭兰萍 | 郭永兵 | 黄鹤 |
| 黄必胜 | 黄岚杰 | 黄璐琦 | 曹艳 | 曹国斌 | 崔月曦 |
| 梁琼 | 森林 | 曾庆瑶 | 谢周涛 | 詹磊 | 詹亚华 |
| 谭虎 | 潘宏林 | 戴铭 | | | |

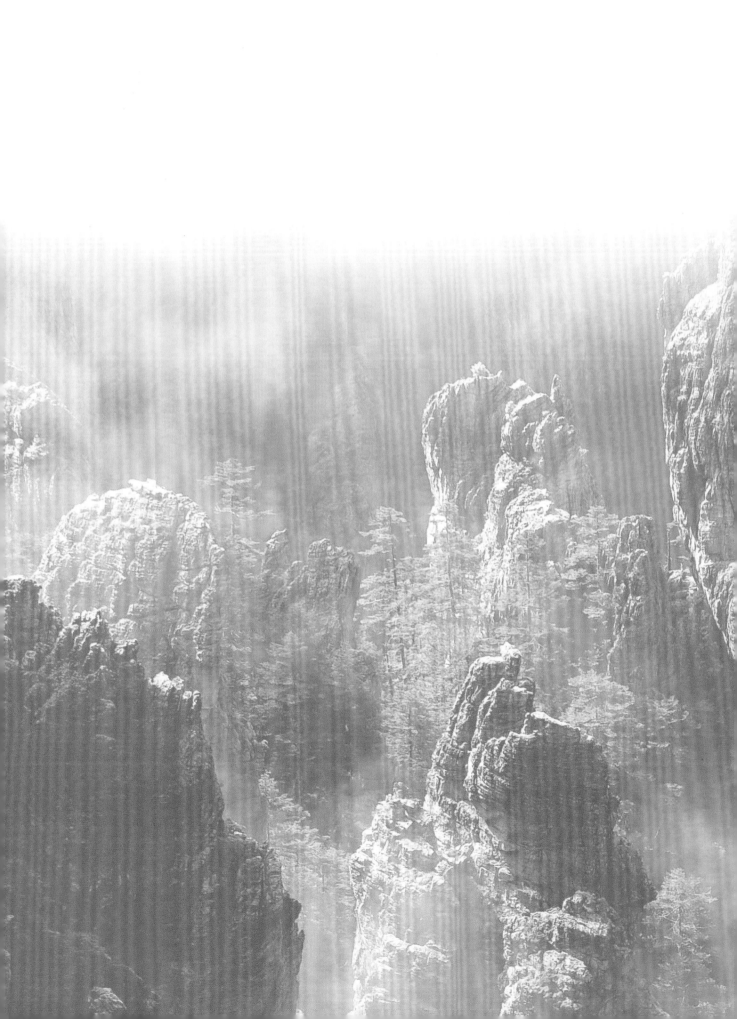

　　神农架位于湖北省西北部边陲，是全国唯一以林区命名的行政区，归湖北省直接管辖。相传远古时期我国伟大的农业和医药之神——炎帝曾在这里搭架采药，遍尝百草，救命疗疾，因而得名神农架。2016 年 7 月 17 日，在土耳其伊斯坦布尔举行的联合国教科文组织世界遗产委员会第四十届大会上，湖北神农架被正式列入《世界遗产名录》，荣膺"世界自然遗产地"称号。至此，神农架成为中国首个获得联合国教科文组织人和生物圈保护区、世界地质公园、世界自然遗产三大保护制度共同录入的名录遗产地。同时，神农架也是全球生物多样性保护永久性示范基地、世界生态示范旅游区、国家重点生态功能区、国家生态文明示范工程试点区、国家自然保护区、国家森林公园、国家湿地公园、三峡库区影响区、南水北调中线工程水源涵养区和国家可持续发展实验区。神农架林区是我国拥有世界级、亚洲级和国家级生物多样性名片最多的地区。

　　神农架地处中国地势第二阶梯的东部边缘，东西连巴蜀，南北分汉江，总面积 3253km²，地跨东经 109°56′～110°58′，北纬 31°15′～31°75′，是秦岭—大巴山脉的一部分，区内山体高大，山川交错，嵯峨连绵，山高谷深。海拔 2500m 以上的山峰有 20 余座，其中 3000m 以上的有 6 座，构成了"华中屋脊"。大神农架主峰"神农顶"海拔 3106.2m，为华中第一峰，而西南部板桥河下谷乡海拔 398m，则为境内最低点。神农架境内有香溪河、沿渡河、南河和堵河 4 条水系。全区受湿热的东南季风和干冷的大陆高压的交替影响，气温偏凉多雨，并具低山、中山、亚高山三个特征明显的气候带。神农架林区森林覆盖率达 91.1%，拥有保存完好的亚热带森林生态系统和极具代表性的植被类型。地带性的植被类型为常绿阔叶林和常绿、落叶阔叶混交林，是中亚热带北部和北亚热带的典型类型。由于历史悠久且地理环境特殊，神农架受第四纪大陆冰川影响较小，故而保留了大量古老动植物种类，成为了许多孑遗植物的避难所和栖息地，更成为了我国乃至世界植物区系最丰富的地区之一，是华中动植物区系成分的核心地段，亦是我国南北及东西植物种类的过渡区域和许多动物繁衍生息的交叉地带，被列为中国生物多样性保护关键区域。神农架大九湖湿地面积50.83hm$^2$，平均海拔1730m，保存有完好的亚高山泥炭藓沼泽湿地，具有很重要的保护、科研和利用价值。

神农架动植物种类丰富，其中很多具有药用价值，是极其可贵的中草药资源，因而神农架亦被世人誉为"中草药王国"。神农架林区药用资源种类繁多，而且有些种类蕴藏量较大，因而为世人关注。尤其是其特有的民间用药习惯和神奇的民间草药，更引起人们的浓厚兴趣和高度重视。通过第四次全国中药资源普查，在国家中医药管理局、中国中医科学院中药资源中心的领导、组织和指导下，历时4年，探明了神农架林区中药资源的种类、分布及重点中药材的资源情况，查清了神农架中医药传统文化的渊源和知识，查明了神农架珍稀濒危药用物种的种类和现状，并提出了解除濒危的相应措施。在此基础上，我们承担了《神农架中药资源图志》的编写任务。

在湖北省卫生健康委员会、神农架林区人民政府的关怀和支持下，我们组织了湖北中医药大学、吉首大学、中国科学院武汉植物园、湖北省野生动植物保护总站、武汉大学、华中师范大学、华中农业大学、三峡大学、华中科技大学、湖北医药学院、武汉生物工程学院等单位的曾在神农架林区参加过相关考察工作的专家和神农架林区有关单位的专业技术人员组成了编写组，参考了《中国神农架中药资源》（詹亚华主编）等有关资料，费时近四年，终于完成书稿。

《神农架中药资源图志》400余万字，分为总论和各论两部分，总论包括五章，第一章概述神农架自然社会经济概况及中药资源地理分布；第二章简要介绍神农架传统医药文

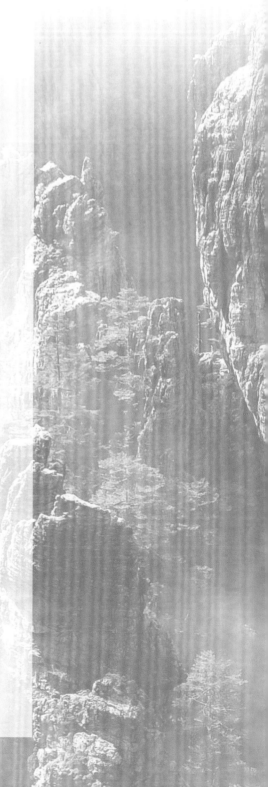

化的构成、特点、传承及相关知识；第三章分别介绍神农架11种道地药材、121种地产药材及163种民间草药；第四章主要列举了神农架珍稀濒危药用物种及其生存状况、繁殖方法、综合评价等；第五章阐述神农架中药资源开发利用的指导思想和主要对策，强调中药资源的可持续发展。各论全面、鲜明地呈现神农架第四次中药资源普查工作及新世纪以来有关的研究成果，全面收录了神农架药用资源种类，包含253科2832种药用植物（不含种下单位）、143科369种药用动物（含人工驯化品种）、13种药用矿物资源，以及此次神农架资源普查（试点）工作中发现的新物种与新分布。第四章列举了第四次全国中药资源普查期间神农架已经发现的1个新记录科、16个新记录属、52个新记录种、1个新属、13个新种（已发表4个，待发表9个）以及新记录的药用动物等具有研究意义的成果。

我们相信本书的出版发行除向国内外全面介绍神农架中药资源的风貌外，还会促进神农架林区、湖北省乃至全国中药资源的可持续发展、可持续利用，促进我国生物多样性保护战略与行动计划的加速实施。

本书在编写过程中得到中国中医科学院中药资源中心、湖北省卫生健康委员会、神农架林区人民政府、湖北中医药大学以及各参编单位相关领导的大力支持，我们在此表示衷心感谢。同时，对各位编委在编写过程中尽心尽力、勇承重担、不求回报、无私奉献的崇高精神，我们亦表示由衷的钦佩与谢意。

由于本书编写工作工程浩大、时间紧迫和编写者水平有限，书中若存在不足或错漏之处，敬请各位同道批评指正。

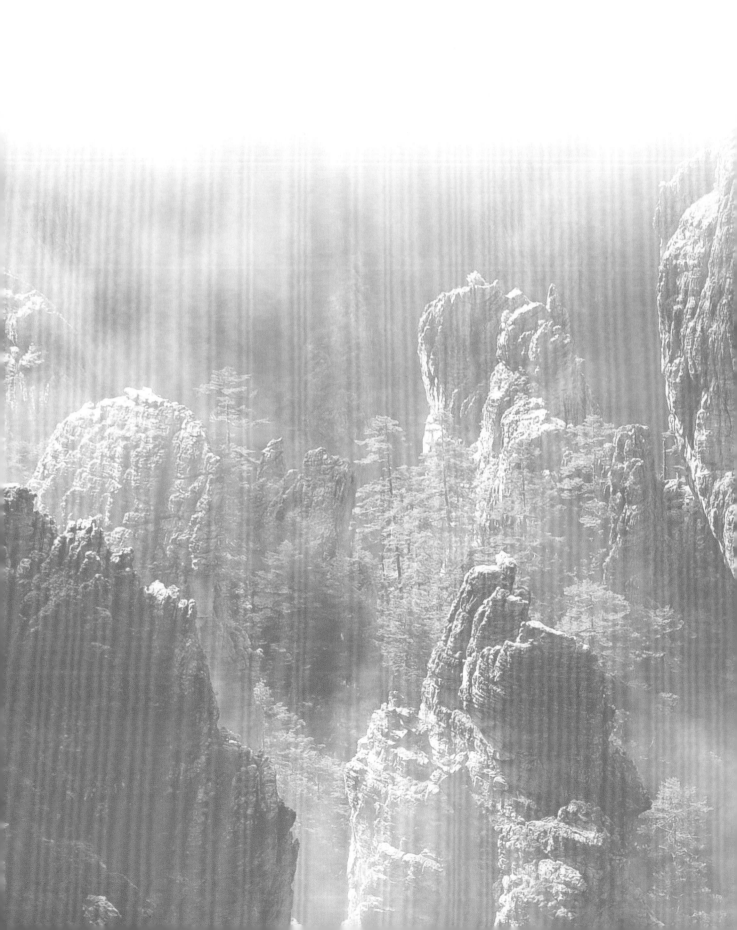

1.《神农架中药资源图志》共 6 卷，共收载神农架药用资源3203 种（不含种下单位），其中药用植物253 科，2832 种；药用动物143 科，369 种（含人工驯化品种）；药用矿物13 种。

2. 药用植物资源按照由低等至高等的顺序排列，介绍了药用真菌植物、药用藻类植物、药用地衣植物、药用苔藓植物、药用蕨类植物、药用裸子植物和药用被子植物资源。其中，药用蕨类植物、药用种子植物均采用《Flora of China》的分类系统。药用动物资源按照由低等至高等的顺序排列，介绍了药用环节动物、药用软体动物、药用节肢动物、药用脊索动物，分类参照《中国内陆鱼类物种与分布》（鱼类）、《中国动物志》（两栖类）、《中国两栖纲和爬行纲动物校正名录》（爬行类）、《中国鸟类分类与分布名录（第二版）》（鸟类）、《世界兽类物种名录》（哺乳类）、《中国药用动物志（第 2 版）》等。

3. 各论部分：

（1）科名：药用植物采用《Flora of China》记载的科名，药用动物采用《中国动物志》记载的科名。

（2）科特征：简要地介绍科的形态特征以及科内属数、种数，维管植物部分的科内属数、种数按照世界、中国、湖北、神农架分述，并介绍其中神农架可供药用的属数与种数。

（3）分属检索表：若该科有两属或两属以上时则编制分属检索表，植物用定距检索表，动物用连续平行检索表。检索表中属的拉丁学名用粗体，不加命名人。

（4）属名：药用植物采用《Flora of China》记载的属名，拉丁学名用粗体，加命名人。

（5）属特征：简要介绍属特征，单属科的属特征同科特征，不再赘述。属内物种数按照世界、中国、湖北、神农架分述，并介绍其中神农架可供药用的种数。

（6）分种检索表：若该属有两种或两种以上时则编制

分种检索表，植物用定距检索表，动物用连续平行检索表，检索表中的拉丁学名不加命名人，其中属名、种加词、变种加词、亚种加词均采用粗体。

（7）物种名：药用植物采用《Flora of China》记载的中文名、拉丁学名，药用动物采用《中国动物志》中记载的中文名、拉丁学名。别名一般收录2~3个，为常用的俗名或地方名。其中物种的拉丁学名书写时，属名、种加词、变种加词、亚种加词均采用粗体。另外，药用动物中属于国家重点保护、国家保护有益的或者有重要经济、科学研究价值的陆生野生动物和湖北省重点保护分别在其名称后标注［A］、［B］、［C］、［D］。其中：［A］为国家一级重点保护野生动物,［B］为国家二级重点保护野生动物,［C］为国家有益的或者有重要经济、科学研究价值的陆生野生动物,［D］为湖北省重点保护野生动物。所有保护动物均应同时保护栖息地，禁止捕猎。药用人工养殖品（人工繁殖子二代群体及其制品）。

（8）物种特征：

①记述动、植物的形态特征，植物的花、果期。

②介绍动植物在神农架地区的生境分布。

③针对神农架林区的资源分布情况，对野生种标示"常见""少见""罕见"，栽培种省略。

④每种的药用价值基本简要介绍其药用部位、功效、主治，其中药用部位按《中国药典》《中药学》及民间实际应用情况确定。

⑤特色种增加评述性内容，如依据国家或省级公布的重点野生植、动物保护等级或各省根据实情提出的建议需重点保护的野生植、动物物种名单确定其濒危程度。

4.图片：每种药用资源均配有高清照片，主要包括生境、外观形态、特征部位、新鲜药用部位等，全面反映该物种的主要特征。

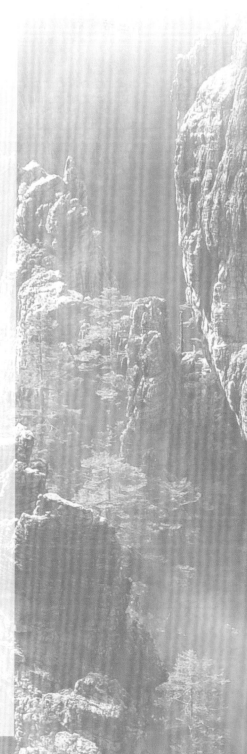

## 四、"七"类草药

## 五、其他类草药

# 各论 /263

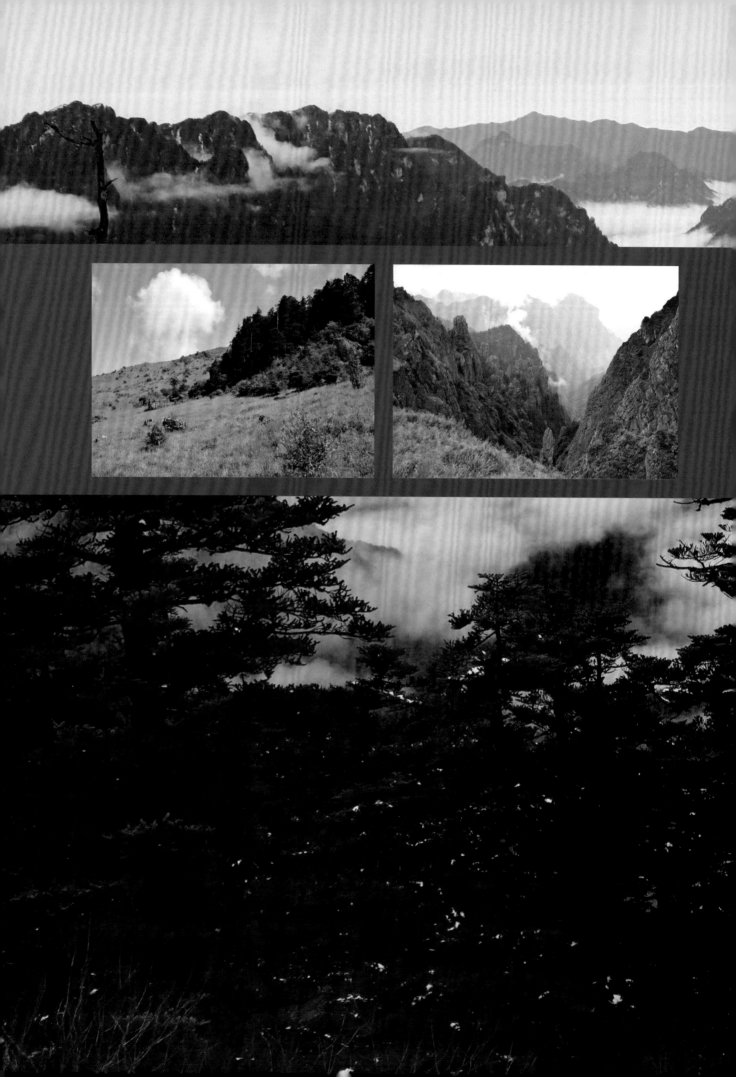

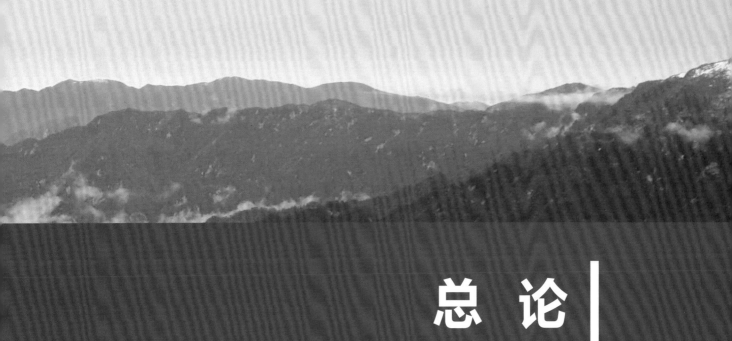

# 总 论
## General Introduction

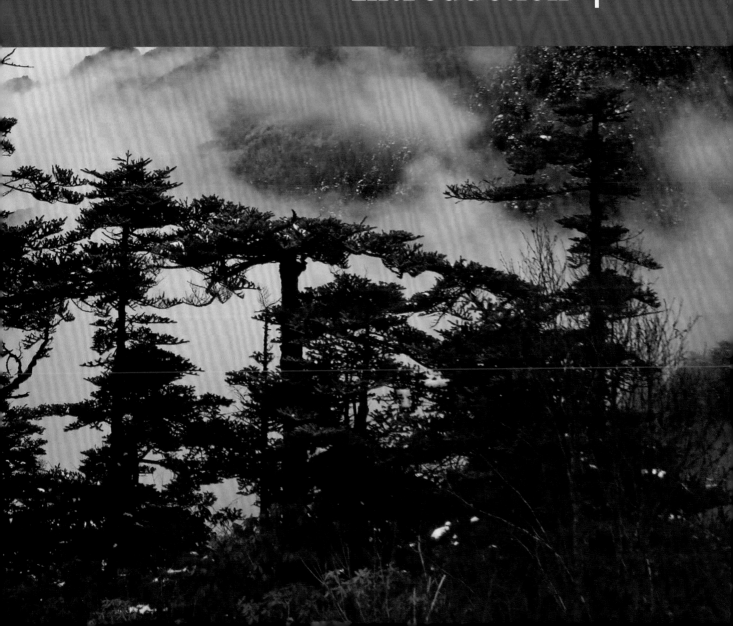

# 第一章

# 神农架自然社会经济概况及
# 中药资源地理分布

# 神农架自然社会经济概况

　　神农架被称为"百草药园"，被誉为"绿色宝库"，药园里遍地皆药，宝库中药物丰厚。从20世纪六七十年代开始，国内外众多专家、学者多次对神农架中草药进行实地科学考察，调查成果业已证明，神农架蕴藏着极为丰富的中草药资源，且其中很多是珍稀濒危物种。20世纪末，国内相继出版了《神农架中草药资源名录》（石世贵编）、《中国神农架中药资源》（詹亚华主编），前者收录了中草药2013种，后者收录中草药2128种，而本书则立足于第四次全国中药资源普查，将收录种数扩展到了3000种以上。

　　神农架林区地处热带和温暖带的过渡地带，山体高大，地势险峻，高低悬殊极大，地形复杂，各种地貌类型均有分布。由于土壤种类繁多，气候温暖，光热条件好，雨量充沛，雨热同季，适于多种野生植物和动物生长栖息，因而中药资源十分丰富，其种类之多，种质资源之多样性，为湖北省之冠，亦为全国之翘楚。

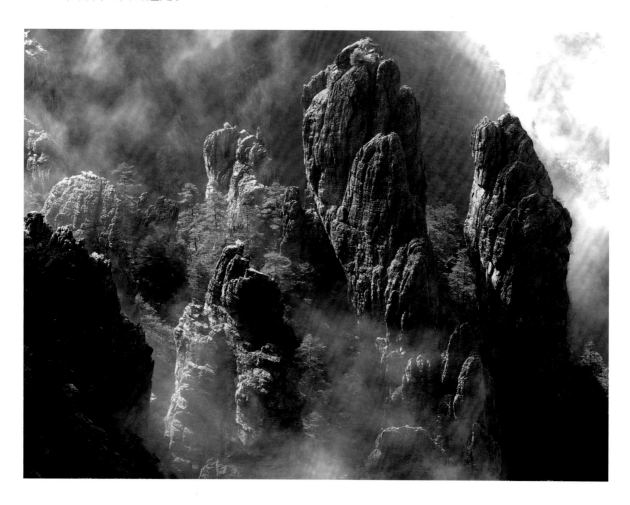

# 一、神农架自然地理概况

## （一）地理位置

神农架林区位于湖北省西部边陲，东与湖北省保康县接壤，西与重庆市巫山县毗邻，南依兴山县、巴东县而濒三峡，北倚房县、竹山县且近武当山，地跨东经109°56′~110°58′，北纬31°15′~31°75′，总面积3233km²。1970年，神农架林区经国务院批准建制，直属湖北省管辖，是我国唯一以"林区"命名的行政区，辖6镇2乡和3个正县级单位（林业管理局、国家级自然保护区管理局、大九湖国家湿地公园管理局）、1个省级旅游度假区、1个省级生态产业园区，林地占85%以上，总人口约8万人。2017年9月26日，神农架正式纳入中国国家公园体制试点。

## （二）地形地貌

神农架林区为山岳地区。地质构造属扬子准地台，神农架—黄陵台隆。它位于我国新华夏体系第三隆起带的中段，属大巴山山脉褶皱带，为燕山运动所形成，后屡经剥蚀，曾趋准平原化。由于喜马拉雅造山运动影响所及，形成很多断层，加上以后的抬升运动，又经强烈的剥蚀作用，形成了现在这种山川交错，嵯岭连绵，峡谷奇特，变化万千的地形地貌。

神农架林区山脉属秦岭山系大巴山东延部分。大巴山脉从本区西部的大九湖横梁山山峰进入境内，受地貌构造线控制，呈西东走向，西高东低。自北向南，依次有雷家山、宋洛山、燕麦岭和南山，还有北西至南东的相思岭和东至南西走向的官山，其中由霸王寨—猴子石—神农顶—老君山—太阳坪—光头山组成的南山，全长近100km，构成湖北省内长江、汉水的第一分水岭。由于堵河、南河、香溪河及沿渡河溯源侵蚀切割，塑造成众多的与东西向主山脉横交或斜交的山岭，两者交织成"卅"字山形格局，形成全方位的地形斜面。

远古时期，神农架林区还是一片汪洋大海，经燕山和喜马拉雅山运动逐渐提升成为多级陆地，并形成了神农架群和马槽园群等地层。神农架位于我国地势第二阶梯的东部边缘，由大巴山脉东延的余脉组成中高山地貌，区内山体高大，由西南向东北逐渐降低，山峰多在1500m以上，其中海拔3000m以上的山峰有6座，海拔2500m以上山峰有20多座，最高峰神农顶海拔3106.2m，为华中第一高峰，因此有"华中屋脊"之称。西南部的石柱河海拔仅398m，为境内最低点，相对高差达2708.2m，平均海拔1700m左右。

由于神农架是高海拔、深切割、多方位河谷通道组成的山地骨架，导致光、热、水、土等生态因素的垂直和水平差异极大，致使南北动植物荟萃于此，特别是为药用动植物的生长繁衍和栖息提供了极其有利的条件。

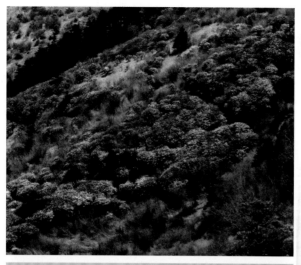

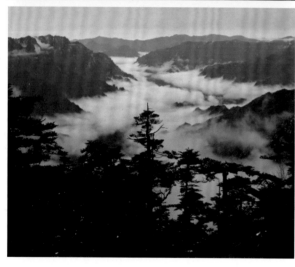

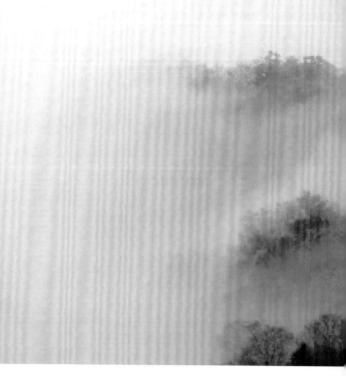

# （三）气候

神农架属北亚热带大陆性季风气候区，其特点是四季较分明。春季冷暖多变，雨水增多；夏季温暖湿润，雨量集中，极少高温；秋季冷空气活动较频繁，雨水减少，秋高气爽，连阴雨时有发生；冬季寒冷干燥，多为降雪和积雪冰冻天气。神农架海拔高差悬殊，地势陡峻挺拔，溪谷深切，具有典型的立体气候特征和鲜明的小气候特征，气温随山体海拔的递增而降低，表现为亚热带、暖温带、中温带、寒温带等多种气候类型并存的高山垂直气候特征。由于受垂直气候的影响，各气候带间的温度与降水的年际变化差异较大，故在低山常发生干旱、洪涝、大风，高山则出现连续阴雨、低温冻害、冰雹等灾害，对农业、林业、药材生产造成危害。

## 1. 光能

（1）日照

神农架林区年日照时数为1042.2~1858.3h，日照百分率为24%~42%。日照变化特点及地区分布特点是海拔800m以下的地区，年平均日照时数为1250.4h，日照百分率为28%；海拔800~1200m的地区，年平均日照时数为1858.3h，日照百分率为42%；海拔1200m以上的地区，年平均日照

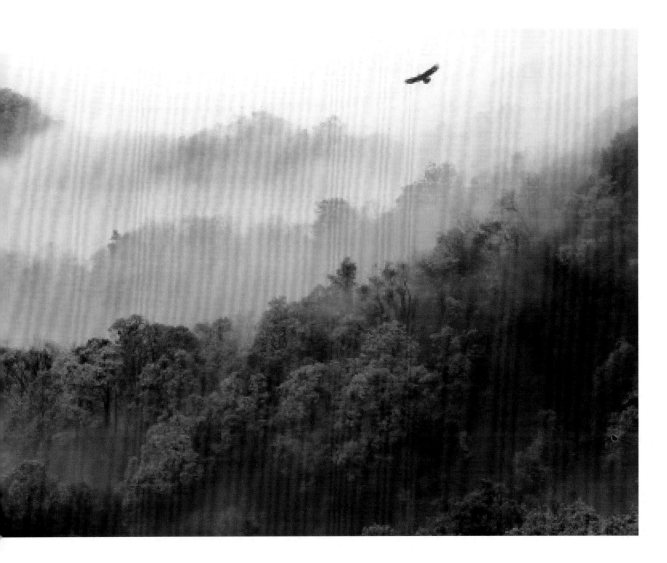

时数为 1000~1400h，日照百分率为 24%~34%。总的情况是年日照时数随纬度的增高而增多，大致以北纬 30° 15′ 为界，在此界限以北大于 1300h，以南小于 1250h。随海拔的增高而减少，而且在同一山体的同一高度的不同坡向所减少的量也不同，一般是南坡比北坡减少的量略低一些，如北坡的大岩屋与南坡的千家坪海拔高低相差仅 50m，而后者比前者就少了 334.4h（后者日照时数为 1042.4h，前者日照时数为 1376.8h）。

（2）太阳辐射

神农架林区年总辐射量为 311.1~434.2kJ/cm²。其四季分布情况是春节占 15.8%，夏季占 29.2%，秋季占 35.6%，冬季占 19.4%。夏、秋两季辐射量多，对农业、林业、药材生产很有利，因为这两个季节是作物生产发育最旺盛的时期，辐射量强，可以提高光能利用率，促进作物增产。

## 2. 热量

（1）气温的垂直分布

气温分布随海拔的增高而降低，并因坡向不同，气温递减率也不一样，通常海拔每上升 100m，南坡气温降低 0.6℃，而北坡只降低 0.54℃。在海拔 420m 的阳日，年平均气温 14.4℃，≥ 10℃的积温 4651℃，最冷月平均气温为 3.8℃，而处于海拔 900m 的松柏，年平均气温 12℃，较阳日减少 2.4℃，≥ 10℃的积温仅 3812℃，与阳日相比减少 839℃，最冷月平均气温为 0℃，这两处具体体现了神农架的亚热带气候特征；地处海拔 1800m 的大九湖，年平均气温 7.1℃，≥ 10℃的积温 2170℃，最冷月平均气温 –4.3℃，而处于海拔 2300m 的长岩屋，年平均气温低于 7℃，≥ 10℃的积温低于 2000℃，最冷月平均气温低于 –5℃，属温暖带气候；海拔 2600m 以上的地方年平均气温低于 5℃，≥ 10℃的积温低于 2000℃，最冷月平均气温低于 –6℃，属温带气候。

（2）气温的水平分布

神农架林区从东向西，年平均气温呈梯度减少，如阳日与大九湖地理位置上经度仅相差 1°，而年平均气温却相差 7.4℃，≥ 10℃的积温由 4651℃递减到 2170.6℃。神农架林区南北气温变化也大，从北向南，年平均气温依次增加。

（3）气温年内变化

松柏地区极端最低气温 –17.7℃（1977 年），极端最高气温为 37.1℃（2002 年），冬季最冷月平均气温 0.9℃（1 月），夏季最热月平均气温 22.8℃（7 月）。从全区来看，气温分布与海拔高度分布基本一致，最高峰神农顶年平均气温 –4℃，阳日、下谷等低海拔地区年平均气温约 15℃；冬季高山极端最低气温可至 –20℃以下，夏季低山极端最高气温超过 38℃。

（4）无霜期

神农架林区各地平均无霜期为 244 天，无霜期随海拔增高而减少，海拔每升高 100m，无霜期缩短 4~6 天。

### 3. 降水

神农架地处中纬度北亚热带季风区，气温偏凉且多雨，并且海拔每上升 100m，季节相差 3~4 天，形成低山、中山、亚高山 3 个气候带。年降水量由低到高依次为 800~2500mm 不等，立体气候十分明显，"山脚盛夏山顶春，山麓艳秋山顶冰，赤橙黄绿看不够，春夏秋冬最难分"是神农架林区气候的真实写照。

### 4. 灾害性气候

神农架林区的自然灾害有干旱、暴雨、山洪、低温冷冻、雪灾、春秋连阴雨等。

（1）干旱

主要发生于低山平坎地区。尽管全区 84% 以上的地域怕涝不怕旱，但冬季干旱可延续 100 天以上，容易引起火灾。1981 年与 1988 年神农架林区曾发生两次较大的森林火灾。秋旱十年八遇，初夏干旱期一般是 20~30 天。

（2）暴雨、山洪

境内日降雨量若大于 500mm，便可爆发山洪。每年 6~9 月至少发生一次暴雨，南坡雨量达 170mm，北坡达 70mm 以上。1847 年，一次暴雨引发的山洪便将阳日古集镇荡涤无存；1934 年，大九湖洪水滔天，山崩 500 余处，居民纷纷迁徙他乡。

（3）低温冷冻

由于受北方强冷空气影响，2~4 月寒潮频繁。据松柏气象站记载：从 1975 年至 1984 年寒潮最早出现的日期是 2 月 21 日，最迟出现的日期是 4 月 21 日，持续天数最长达 2 天，降温最大幅度是

14.6℃，气温下降最低达 –8℃，对农作物生长极为不利。

（4）雪灾

低山地区日降雪厚度约 30cm，积雪厚度达 40cm 以上，中山、亚高山日降雪厚度 40cm，积雪厚度在 100cm 以上，常压裂林木，冻断电线，阻断交通。

（5）春秋连阴雨

春季连阴雨多在寒潮过后接连发生，最早出现是在 3 月 4 日，持续天数最长达 13 天；最迟是 4 月 6 日，发生频率以 4 月较多。秋季连阴雨最早从 8 月 27 日开始，持续天数长达 12 天，每年发生次数最多达 5 次。由于连日阴雨，气温骤降以致带来秋寒，使中、高山地区作物遭受"秋风"危害。秋寒最早出现在 8 月 22 日，持续天数最长达 7 天。秋寒是林区中高山地区农作物的一大危害，使农作物不能成熟，导致大幅度减产。

# （四）土壤

根据第二次全国土壤普查资料统计，神农架林区土壤共有 9 大类，20 个亚类，31 个土属。在 9 种土壤类型中，水稻土占耕地面积 0.82%，潮土占耕地面积 8.44%，石灰土占耕地面积 26.45%，黄棕壤占耕地面积 54.41%，沼泽土占耕地面积 2.4%，棕壤土占耕地面积 6.8%，紫色土占耕地面积 0.23%，草甸土占耕地面积 0.45%；而暗棕壤则分布于海拔 2200m 以上的林地。

## 1. 水稻土

水稻土主要分布于阳日（阳日、古水），大九湖（东溪）。耕作层厚度仅 6cm 左右，质地为轻壤至中壤。改良措施是加深耕层，种植绿肥，增施有机肥和酸性肥，减少土体中砾石含量。

## 2. 潮土

主要分布于清阳河、罗溪河、长坊河等河流两岸的低山河谷。成土母质发育于多次泛滥的山洪沉积物，为第四纪近代河流冲积性母质，是一种半成土壤，地势平坦，水源丰富，土层深厚，昼夜温差大，具有返潮现象，俗称"潮土"。因母质来源复杂，根据土壤中有无游离碳酸钙，可划分成灰潮土和潮土两个亚类。

（1）潮土亚类

分布于松柏、红坪、宋洛等地的低山河谷区。一般不含碳酸盐，无石灰反应，pH 值 6.4~6.8，地下水位高，土壤易返潮。

（2）灰潮土亚类

灰潮土的成土母质发源于河流两岸的泛滥沉积物，该亚类主要发源于石灰岩区，泥砂中富含碳酸钙，土壤有石灰反应，主要有砂土型和壤土型两个土属。主要分布于清阳河、古水河、东溪河漫滩两侧及转弯处。

## 3. 石灰土

石灰土主要分布在红坪、宋洛、大九湖、木鱼、松柏、阳日、新华等地。由于母岩的溶蚀风化特点和高温湿润气候条件的影响，在风化成土过程中，母质中碳酸盐不断淋溶，土壤也不断遭受冲刷，因而石灰土的 pH 值一般呈中性和微碱性反应，土层浅薄，发育层次不明显，无半分化的母质层。此类土壤又分为棕色石灰土和黑色石灰土两个亚类，面积以前者为大，但后者肥力高于前者。

（1）黑色石灰土亚类

黑色石灰土零星分布于峰林和溶蚀底山中、基岩裂隙和大小型封闭洼地中，主要分布于新华、宋洛、红坪、大九湖一带，剖面发育不够完整。

（2）棕色石灰土亚类

棕色石灰土主要分布于峰丛、峰林地区，广泛分布于岩溶山丘地，具有典型的石灰土特性。在温暖湿润条件下，海拔 500~1600m 的石灰岩山地中上部，土壤矿物风化较弱，硅铝率 2.99%，有机质含量高，土壤颜色受腐殖质的影响，剖面结构为枯枝落叶层、腐殖质层、淋滤层、淀积层、母质层。主要分布于新华、阳日、松柏、宋洛、红坪一带，适宜发展林木，山顶土壤呈微酸性，植被以松树、杉树为主。

### 4. 黄棕壤

黄棕壤土类是北亚热带地带性土壤，在林区分布于海拔 1800m 以下的丘陵山地，主要分布于松柏、阳日、宋洛、红坪、大九湖等地。

### 5. 沼泽土

沼泽土在林区分布于海拔 1700m 的大、小九湖的岩溶盆地，为静水沉积物所覆盖，盆地边缘轮廓不规则，盆地中心长期积水并生长湿生植物。主要分布于大九湖湿地。

### 6. 棕壤土

分布于海拔 1800~2200m 的中高山地带，存在于山地黄棕壤之上，山地暗棕壤之下，是林区林业生产基地之土壤类型。

### 7. 紫色土

紫色土主要分布于田家山药材场、小龙潭、大九湖、黄柏坪、板仓等地。面积 27.984km²，其中林荒地为 27.7153km²，耕地面积仅为 0.2687km²。紫色砂页岩和紫色砂泥岩极易风化。风化产物很容易受到侵蚀，成土作用弱，盐基饱和度高。

### 8. 草甸土

草甸土属非地带性土壤，主要分布于大九湖的岩溶盆地，草甸土成土母质多为较新的淤积性物质，与沼泽地呈复区分布。

### 9. 暗棕壤土

分布于海拔 2200m 以上的地段，是温带湿润地区针阔叶混交林下发育的地带质垂直带谱的森林土壤。植被以华山松、冷杉、杜鹃及草本植物为主。

## （五）水系

神农架林区共有四大水系，分为香溪河、沿渡河、南河、堵河四大流域，境内有大小河流 317 条，其中超过 1000km² 的河流 1 条。神农架的水能资源十分丰富，年平均降水总量为 36.44 亿 m³，多年平均径流总量为 22.004 亿 m³，水资源总量为 22~25 亿 m³，人均占有水资源 13591m³。

神农架林区河谷具明显幼年期特征，河谷陡险，横断面多呈"V"字形，坡降大，水流急，受特定的地理条件制约，神农架水资源除少量的农业灌溉用水、工业用水和社会生活用水外，主要是在水能资源的开发利用上。根据勘测表明，神农架水能资源理论蕴藏量为 57 万 kW，可开发利用的为 35 万 kW，已作流域规划的有 31 万 kW。

神农架水利资源丰富，是开发清洁能源的一个优势，可供工业用水和灌溉田园，更可为旅游业、农业、林业和中药材发展提供保障。

## （六）生物

神农架处于北亚热带，是中国南部高原与东部低山丘陵的过渡区域，气候条件优越，植物成分丰富多彩；南北植物相当混杂，既有热带、亚热带成分，又有暖温带和温带的成分。初步统计，神农架维管植物共 222 科、1184 属、3550 种；中药资源 3533 种（含种下单位），其中药用植物 3151 种，药用动物 369 种，药用矿物 13 种。名贵药材有天麻 *Gastrodia elata*、曲茎石斛 *Dendrobium nobile* 和赤芝 *Ganoderma lucidum* 等。草药有头顶一颗珠（延龄草）*Trillium tschonoskii*、江边一碗水（南方山荷叶）*Diphylleia sinensis*、七叶一枝花 *Paris polyphylla* 等。动物药有麝香、熊胆及五灵脂等多种。珍稀濒危的药用植物资源有珙桐 *Davidia involucrata*、厚朴 *Houpoëa officinalis*、领春木 *Euptelea pleiosperma*、连香树 *Cercidiphyllum japonicum*、黄连 *Coptis chinensis*、八角莲 *Dysosma versipellis*、延龄草 *Trillium tschonoskii* 等 20 多种。珍稀药用动物资源有林麝 *Moschus berezovskii*、川金丝猴 *Rhinopithecus roxellana* 等约 10 种，因受海拔高度的影响，植被的垂直分布现象非常明显，可分为亚热带常绿、落叶阔叶混交林带、暖温带落叶阔叶针叶林带和温带常绿针叶林带。现将与中医药资源关系密切的动植物资源进行介绍。

### 1. 常绿、落叶阔叶混交林带

落叶常绿阔叶混交林分布于海拔 1500m 以下。常见药用植物有青冈 *Cyclobalanopsis glauca*、川桂 *Cinnamomum wilsonii*、石楠 *Photinia serratifolia*、虎皮楠 *Daphniphyllum oldhamii*、盐肤木 *Rhus chinensis*、枫杨 *Pterocarya stenoptera*、三尖杉 *Cephalotaxus fortunei*、栓皮栎 *Quercus variabilis*、锥栗 *Castanea henryi*、茅栗 *Castanea seguinii*、胡桃 *Juglans regia*、胡桃楸 *Juglans mandshurica*、化香树 *Platycarya strobilacea*、杜仲 *Eucommia ulmoides*、马桑 *Coriaria nepalensis*、豪猪刺 *Berberis julianae*、红茴香 *Illicium henryi*、常春藤 *Hedera nepalensis* var. *sinensis*、苦皮藤 *Celastrus angulatus*、绣球藤 *Clematis motana*、三叶木通 *Akebia trifoliata*、葛枣猕猴桃 *Actinidia polygama*、

中华猕猴桃 *Actinidia chinensis*、钩藤 *Uncaria rhynchophylla*、葛 *Pueraria montana*、大血藤 *Sargentodoxa cuneata*、南蛇藤 *Celastrus orbiculatus*、清风藤 *Sabia japonica*、七叶鬼灯檠 *Rodgersia aesculifolia*、过路黄 *Lysimachia christiniae*、华中五味子 *Schisandra sphenanthera*、兴山五味子 *Schisandra incarnata*、铁箍散 *Schisandra propinqua* subsp. *sinensis*、荷包山桂花 *Polygala arillata*、百合 *Lilium brownii* var. *viridulum*、忍冬 *Lonicera japonica*、三枝九叶草 *Epimedium sagittatum*、四川淫羊藿 *Epimedium sutchuenense*、马蹄香 *Saruma henryi*、茜草 *Rubia cordifolia*、虎杖 *Reynoutria japonica*、藜芦 *Veratrum nigrum*、石松 *Lycopodium japonicum*、槲蕨 *Drynaria roosii*、拟草芍药 *Paeonia obovata* subsp. *willmottiae*、独角莲 *Sauromatum giganteum*、天南星 *Arisaema heterophyllum*、大百部 *Stemona tuberosa*、七叶一枝花 *Paris polyphylla*、盾叶薯蓣 *Dioscorea zingiberensis*、射干 *Belamcanda chinensis*、黄水枝 *Tiarella polyphylla*、支柱拳参 *Polygonum suffultum*、风龙 *Sinomenium alutum*、乌头 *Aconitum carmichaelii*、瓜叶乌头 *Aconitum hemsleyanum*、金线吊乌龟 *Stephania cephalantha*、望春玉兰 *Yulania biondii*、垂盆草 *Sedum sarmentosum*、龙芽草 *Agrimonia pilosa*、海金沙 *Lygodium japonicum* 等。

## 2. 落叶阔叶林带

落叶阔叶林分布于海拔 1500~2600m，海拔 2000m 以下有的地方混生有常绿阔叶树。常见药用植物有亮叶桦 *Betula luminifera*、槲栎 *Quercus aliena*、胡桃 *Juglans regia*、连香树 *Cercidiphyllum japonicum*、湖北花楸 *Sorbus hupehensis*、珙桐 *Davidia involucrata*、漆树 *Toxicodendron vernicifluum*、雷公藤 *Tripterygium wilfordii*、卫矛 *Euonymus alatus*、三桠乌药 *Lindera obtusiloba*、楤木 *Aralia elata*、美味猕猴桃 *Actinidia chinensis* var. *deliciosa*、葛枣猕猴桃 *Actinidia polygama*、忍冬 *Lonicera japonica*、红豆杉 *Taxus wallichiana* var. *chinensis*、华山松 *Pinus armandii*、秦岭冷杉 *Abies chensiensis*、青扦 *Picea wilsonii*、八角莲 *Dysosma versipellis*、南方山荷叶 *Diphylleia sinensis*、石松 *Lycopodium japonicum*、鹿蹄草 *Pyrola calliantha*、华中五味子 *Schisandra sphenanthera*、鹰爪枫 *Holboellia coriacea*、五月瓜藤 *Holboellia angustifolia*、马铜铃 *Hemsleya graciliflora*、天师栗 *Aesculus chinensis* var. *wilsonii*、藁本 *Ligusticum sinense*、紫花前胡 *Angelica decursiva*、多花黄精 *Polygonatum cyrtonema*、卷丹 *Lilium tigrinum*、穿龙薯蓣 *Dioscorea nipponica*、盾叶薯蓣 *Dioscorea zingiberensis*、高乌头 *Aconitum sinomontanum*、双叶细辛 *Asarum caulescens*、支柱拳参 *Polygonum suffultum*、小果唐松草 *Thalictrum microgynum*、避蛇雷 *Aristolochia tubiflora*、狭叶重楼 *Paris polyphylla* var. *stenophylla*、费菜 *Phedimus aizoon*、沿阶草 *Ophiopogon bodinieri*、细辛 *Asarum heterotropoides*、盾叶唐松草 *Thalictrum ichangense*、青牛胆 *Tinospora sagittata*、川黄檗 *Phellodendron chinense*、延龄草 *Trillium tschonoskii*、红毛七 *Caulophyllum robustum*、独活 *Heracleum hemsleyanum*、川党参 *Codonopsis pilosula* subsp. *tangshen*、竹节参 *Panax japonicus*、疙瘩七 *Panax japonicus* var. *bipinnatifidus*、石韦 *Pyrrosia lingua*、问荆 *Equisetum arvense*、石松 *Lycopodium japonicum* 等。

## 3. 常绿针叶林带

常绿针叶林分布于海拔 2600m 以上。由于气候比较寒冷，各种林木树干和枝条上多覆被深厚的苔藓植物。主要药用植物有巴山冷杉 *Abies fargesii*、华山松 *Pinus armandii*、黄杨 *Buxus sinica*、南方山

荷叶 *Diphylleia sinensis*、峨眉蔷薇 *Rosa omeiensis*、延龄草 *Trillium tschonoskii*、红脉忍冬 *Lonicera nervosa*、佛甲草 *Sedum lineare*、中华花荵 *Polemonium chinense*、八宝 *Hylotelephium verticillatum*、云南红景天 *Rhodiola yunnanensis*、小丛红景天 *Rhodiola dumulosa*、红毛七 *Caulophyllum robustum*、细辛 *Asarum heterotropoides*、双叶细辛 *Asarum caulescens*、珠芽拳参 *Polygonum viviparum*、七筋姑 *Clintonia udensis* 以及一些菊科、兰科植物。此外，在低洼地区多为高山草原，常见药用植物还有毛叶藜芦 *Veratrum grandiflorum*、酸模 *Rumex acetosa*、毛茛 *Ranunculus japonicus*、血见愁 *Teucrium viscidum*、湖北老鹳草 *Geranium rosthoriu*、空心柴胡 *Bupleurum longicaule* var. *franchetii*、柳兰 *Chamerion angustifolium* 以及某些龙胆科、玄参科马先蒿属植物。

## （七）矿物

神农架处于扬子淮地台上扬子坪之鄂中断区内，为一断穹构造。地层出露以前寒武系为主，由轻微变质岩种、海相碳酸盐岩、碎屑岩组成，兼有辉绿岩、辉长岩和多项火山喷发岩分布。因此，神农架成矿条件优越，有较丰富的矿藏。

神农架已探明的矿种 15 种（不含砂石、黏土），共有各类矿床（点）53 处，其中主要矿种有磷矿、铁矿、铜矿、镁矿、铅锌矿、硅矿等。现已探明磷矿储量为 15000 万吨，铁矿储量为 2029.4 万吨，已查明铅锌矿金属量为 50 多万吨，铜矿储量为 117.6 万吨，镁矿储量为 37.1 万吨，硅矿储量为 850 万吨。上述矿种潜在经济价值超过 1000 亿元。在开发利用上，目前主要以磷矿为主，现有磷矿开采企业 6 家，开采矿区 8 个，磷矿资源勘查区块 13 个。磷矿资源是林区优势矿产资源，且储量集中，品位较高，已成为林区经济发展和地方财政增收的支柱产业，年生产能力达到 264.18 万吨。

在神农架蕴藏的矿物中，可供药用的矿种占总矿种的 1/3 以上，主要有黄铁矿、钟乳石、白云岩等。

# 二、神农架社会经济概况

社会经济条件对中药资源的影响极大，随着经济、社会迅速发展和人口的不断增长，中药资源的供应能力与人类需求之间的矛盾就日益尖锐。为此，研究社会经济条件对合理开发中药资源，保持生态平衡具有重要的意义。

## （一）人口、居民收入及经济总量

### 1. 人口

截至 2017 年年底，全区户籍人口为 78908 人。其具体构成见表 1-1。

表 1-1　2017 年年末人口数及其构成　　　　　　　　　　　单位 / 人

| 指标 | 年末数 | 比重 /% |
|---|---|---|
| 全区总人口 | 78908 | 100.0 |
| 其中：男性 | 41812 | 53.0 |
| 女性 | 37096 | 47.0 |
| 其中：0~17 岁 | 12511 | 15.9 |
| 18~34 岁 | 17766 | 22.5 |
| 35~59 岁 | 31920 | 40.5 |
| 60 周岁及以上 | 16711 | 21.2 |

### 2. 居民收入

2017 年，全区居民人均可支配收入为 16482 元，比上年增加 1501 元，同比增长 10.02%；城镇常住居民人均可支配收入为 25767 元，同比增长 9.87%；农村常住居民人均可支配收入为 9205 元，同比增长 10.35%。

### 3. 经济总量

2017 年，全区实现地区生产总值 25.51 亿元，同比增长 7.0%。接待游客 1813.8 万人次，为 2010 年 218.1 万人次的 8.3 倍；实现旅游经济总收入 47.46 亿元，是 2010 年 7.5 亿元的 6.3 倍。金融机构存款余额 60.4 亿元，是 2010 年 25.5 亿元的 2.37 倍，年均增长 13.1%；金融机构贷款余额 20.2 亿元，是 2010 年 4.2 亿元的 4.8 倍，年均增长 25.2%。

# （二）农业

神农架林区气候温暖，雨量充沛，土壤肥沃，土地辽阔，生物种类多，农业资源十分丰富。这不仅为发展种植业创造了有利条件，也为全方位开展林、牧、副、渔业多种经营打下了良好的基础。

林区国土总面积为 3233km²，占全省国土面积 1.71%。其中耕地面积 70.4686km²，占国土面积 2.2%；园地面积 6.7406km²，占国土面积 0.2%；林地 2952.6059km²，占国土面积 90.8%；放牧草地面积 6.6176km²，占国土面积 0.21%；其他农用地 12.4147km²，占国土面积 0.3%；居民点及工矿用地面积 12.563km²，占国土面积 0.39%；交通运输用地 3.9689km²，占国土面积 0.12%；水域用地 11.1918km²，占国土面积 0.34%；未利用地 150.142km²，占国土面积 4.67%。全区人均耕地面积 1.33 亩（1 亩 ≈ 666.67m²）。林区因受地理条件的限制，耕地数量不足，质量不高，相对量少，土地垦殖率低，生态退耕较多。

林区的特点是三大（海拔高度大、山地面积大、土地坡度大）、两差（耕地质量差、经济条件差）、一小（人口密度小）。自 20 世纪 80 年代中期以来，林区政府根据这一特点，制定了一系列政策方针，有力地推进了农业综合发展，并取得了一定的成效。2017 年，神农架实现农林牧渔总产值（现价）4.23 亿元，同比增长 5%。新增精细蔬菜 2000 余亩、中药材 2232 亩、小杂粮 5050 亩、蜜蜂 3000 余群，改造茶园 5000 余亩，新建红星猕猴桃样板示范基地 1000 亩、何首乌药材基地 300 亩、玛咖药材基地 500 亩，建成黑毛猪、野鸡、齐口裂腹鱼等特色养殖基地。神农架汇野蜂蜜获湖北名牌产品，神农百花蜜、神农架洋芋、神农架板栗获国家地理标志产品。神农架鹿茸、冷水红稻米、黑苦荞茶荣获湖北省农产品金奖。经营主体快速发展。发展农民专业合作社 197 家、家庭农场 32 家，培育骨干种养大户 923 户、农业科技示范户 800 户，培育"科技农庄"20 家，搭建电子商务公共服务平台，开通苏宁易购、京东商城和淘宝"神农架特色馆"。

农业的发展有力地推动了中药资源的开发，农业的稳产、高产，可腾出土地、劳力、资金和时间来采挖和种植药材。近几年来野生药材收购品种和药材种植面积不断扩大，其数量和产量不断增加，这与神农架林区农业的发展是分不开的。

经过多年发展，林区中药材种植已初步形成规模。全区有 23 个中药材专业合作社和收购站（点），1300 多户药材种植户。"公司 + 基地 + 农户 + 协会"的中药材种植经营模式正在形成，中药材生产、种植规模也在不断扩大。到 2017 年全区中药材种植面积达 6.5 万亩，其中木本药材约 5 万亩，以杜仲、黄柏、厚朴、银杏为主，新华种植杜仲最多，峡谷两岸形成杜仲长廊，有"杜仲之乡"之称；草本药材 1.5 万亩，以黄连、独活、款冬花、川芎、白芷、川乌、大黄、川牛膝、桔梗等大宗地产药材为主，下谷种植黄连最多，种植面积 3000 多亩，通过政府引导和扶持，已形成种植规模，并成立了黄连专业合作社——黄连协会，有"黄连之乡"之称。

## （三）林业

丰富的森林资源是神农架林区国民经济中的突出优势。全区土地总面积 3237.2688km$^2$（利用区 2514.1151km$^2$，保护区 723.1537km$^2$），林业用地面积 3125.4915km$^2$（利用区 2420.8405km$^2$，保护区 704.651km$^2$），占土地总面积的 96.5%。在林业用地面积中，有林地面积 2891.8187km$^2$（利用区 2232.5307km$^2$，保护区 659.288km$^2$），占林业用地的 92.5%。在有林地面积中，乔木林地面积 2891.7985km$^2$（利用区 2232.5187km$^2$，保护区 659.2798km$^2$），竹林 0.0082km$^2$（保护区），人工矮化乔木林 0.012km$^2$（利用区），灌木林地面积 207.3051km$^2$（利用区 177.5101km$^2$，保护区 297.95km$^2$），占林业用地的 6.6%。疏林地面积 0.0651km$^2$（利用区），未成林地 8.2618km$^2$（利用区 7.7217km$^2$，保护区 0.5401km$^2$）。苗圃地 0.0583km$^2$（利用区）。无立木林地 14.1307km$^2$（利用区 0.4986km$^2$，保护区 13.6321km$^2$）。宜林地 3.0651km$^2$（利用区 2.2755km$^2$，保护区 0.7896km$^2$）。林业生产辅助用地 0.7867km$^2$（利用区 0.1805km$^2$，保护区 0.6062km$^2$）。森林覆盖率从 1980 年的 63% 上升到 2017 年的 90.4%（利用区 90.3%，保护区 96%），增加了 27.4%。这为珍稀野生药用动植物资源提供了极好的天然繁衍场所和避难所。

## （四）工业

神农架林区工业经济起步于 20 世纪 80 年代初期，90 年代工业经济逐步发展壮大，从无到有，由小到大。2000 年前林区工业主要是以木材砍伐和加工为主，随着国家"天然林资源保护工程"的实施，木材加工企业全部停产。进入 21 世纪，神农架林区工业经济有了较快发展，经过近几年产业结构的调整和发展，形成了以矿山、水电为支柱的循环经济产业和以绿色产品加工、养殖、种植及林下产业为主导的生态经济产业。

2017 年，全区规模以上工业总产值 7.3 万元，同比下降 5.2%。工业增产值 3.2 亿元，同比增长 13.2%，比湖北省高 5.6%。劲牌神农架酒业有限公司、聚能药业有限公司、蜜蜂天堂食品有限公司成长为规模以上企业，其中劲牌神农架酒业产值过亿元，新增 2 家规模以上农林企业。林区有重点规模以上工业企业 12 家，其中规模以上中医药企业一家——神农架聚能药业有限公司。该公司的主营业务为地道中草药和生产经营中药饮片，其拥有高山无公害中药材种植基地 1200 余亩，主要生产经营杜仲、厚朴、黄柏、黄连、款冬花、柴胡、天麻、当归、猪苓等 200 多种地道药材及 700 多种中药饮片，产品以其独特的品质，销往全国各地的药品生产、经营企业和各单位。

## （五）交通运输

2014 年 4 月，神农架机场建成通航，"神保"高速开工建设，"郑万"高铁区内设站，松柏线、阳观线等交通主干道全面升级。神农架林区交通状况正在发生翻天覆地的变化。

2017 年底，全区共有通车里程 2014.543km，公路密度每百平方公里达 58.74km。其中国道 159.282km、省道 216.7km、县道 63.319km、乡道 297.591km、专用公路 27.994km、村道 1249.657km。等级公路达 1959.684km，等级公路比重为 97.28%，其中一级公路 17.16km、二级公路 325.829km、三四级公路 1616.695km。67 个行政村公路通畅率 100%。实现国省道等级化、区乡公路黑色化、村组公路网络化。全年共完成客运量 577 万人次，旅客周转量 21967 万人公里，货运量 492 万吨，货物周转量 114912 万吨公里。

2017 年 5 月 23 日，湖北省交通运输厅通报 2016 年度"四好农村路"示范县评选结果，全省共有 6 县市区获评，这也是湖北省评选的首批"四好农村路"示范县，神农架林区当选。

近年来，林区党委政府认真贯彻落实习近平总书记关于"把农村公路建好、管好、护好、运营好"的重要指示精神，通过"四好农村路"的建设，强力推进了交通扶贫各项惠民工程，将农村公路修到了老百姓的家门口，打通了下谷、红坪等乡镇和自然村中草药"有基地、愁销路、难运输"的交通运输"肠梗阻"，彻底解决了中草药运输、销售难题，打通了制约偏远山区群众致富奔小康的最大瓶颈。

## （六）医药卫生

神农架林区现有医疗卫生计生机构 85 个，其中区级医疗卫生计生单位 5 个（三家二级医院），中心卫生院 4 个（木鱼中心卫生院挂靠中医医院），一般卫生院 4 个（松柏卫生院挂靠妇幼保健院），村级卫生组织 61 个，社区卫生服务站 2 个，其他医疗机构 9 个。全区卫生人员 548 人，其中，卫生技术人员 427 人，占 85.4%。全区共有执业（助理）医师 204 人，执业护士 216 人，每千人拥有医生数 2.6 人，每千人拥有护士数 2.7 人，医疗机构共开放病床 500 张，每千人拥有病床 6.25 张。拥有 16 排 CT 2 台、彩超 6 台、DR 3 台及大型检验、急救等设备 18 台件，全区开设有骨科、康复科、妇产科等重点专科，100% 的乡镇卫生院、100% 的社区卫生服务站、95% 的村卫生室能够提供中医药服务。

神农架林区中药材产业已初步形成规模。一种"公司 + 基地 + 农户 + 协会"的中药材种植经营模式正在形成，中药材生产、种植规模也在不断壮大。

近年来，随着生态旅游产业迅猛发展，2017 年接待游客达 1813.8 万人次，这必将为实现神农架中药产业与旅游业高度融合，带动中药产业健康持续发展提供先机。神农架林区党委政府已将中医药暨养老、养生产业作为重要发展产业加快推进，一批具有发展实力的大型企业即将落户于神农架，融合到中医药大健康产业当中去。

# 神农架中药资源地理分布

## 一、神农架药用植物资源地理分布

### （一）科的分布区类型

植物分布区类型一般根据植物种、属、科的现代地理分布来确定，这种区划的区系划分称为区系的地理成分。根据 2006 年吴征镒院士关于《种子植物分布区类型及其起源和分化》的划分，神农架地区种子植物科的分布型见表 2-1。

表 2-1 神农架地区种子植物科的分布区类型统计表

| 编号 | 分布区类型 | 科数 | 比例 /% | 分布型 |
|---|---|---|---|---|
| 1 | 世界分布 | 51 | — | |
| 2 | 泛热带分布 | 51 | 38.63 | |
| 3 | 热带亚洲和热带洲间断分布 | 13 | 9.85 | |
| 4 | 旧世界热带分布 | 5 | 3.79 | 热带分布型共 76 科，占 57.58% |
| 5 | 热带亚洲至热带大洋洲分布 | 4 | 3.03 | |
| 6 | 热带亚洲至热带非洲分布 | 1 | 0.76 | |
| 7 | 热带亚洲分布 | 2 | 1.52 | |
| 8 | 北温带分布 | 29 | 21.97 | |
| 9 | 东亚和北美洲间断分布 | 9 | 6.81 | |
| 10 | 旧世界温带分布 | 3 | 2.27 | |
| 11 | 温带亚洲分布 | 0 | 0 | 温带分布型共 54 科，占 40.90% |
| 12 | 地中海、西亚至中亚分布 | 0 | 0 | |
| 13 | 中亚分布 | 1 | 0.76 | |
| 14 | 东亚分布 | 12 | 9.09 | |
| 15 | 中国特有分布 | 2 | 1.52 | — |
| | 合计 | 183 | 100.0 | — |

## 1. 世界分布

该类型有 51 科，分别是败酱科 Valerianaceae、报春花科 Primulaceae、车前科 Plantaginaceae、唇形科 Lamiaceae、茨藻科 Najadaceae、酢浆草科 Oxalidaceae、豆科 Fabaceae、浮萍科 Lemnaceae、禾本科 Poaceae、槲寄生科 Viscaceae、虎耳草科 Saxifragaceae、角果藻科 Zannichelliaceae、金鱼藻科 Ceratophyllaceae、堇菜科 Violaceae、景天科 Crassulaceae、桔梗科 Campanulaceae、菊科 Asteraceae、兰科 Orchidaceae、狸藻科 Lentibulariaceae、藜科 Chenopodiaceae、蓼科 Polygonaceae、柳叶菜科 Onagraceae、马齿苋科 Portulacaceae、毛茛科 Ranunculaceae、木犀科 Oleaceae、南洋杉科 Araucariaceae、千屈菜科 Lythraceae、茜草科 Rubiaceae、蔷薇科 Rosaceae、茄科 Solanaceae、瑞香科 Thymelaeaceae、伞形科 Apiaceae、桑科 Moraceae、莎草科 Cyperaceae、十字花科 Brassicaceae、石竹科 Caryophyllaceae、鼠李科 Rhamnaceae、水鳖科 Hydrocharitaceae、水马齿科 Callitrichaceae、睡菜科 Menyanthaceae、睡莲科 Nymphaeaceae、苋科 Amaranthaceae、香蒲科 Typhaceae、小二仙草科 Haloragaceae、玄参科 Scrophulariaceae、旋花科 Convolvulaceae、眼子菜科 Potamogetonaceae、榆科 Ulmaceae、远志科 Polygalaceae、泽泻科 Alismataceae、紫草科 Boraginaceae。

## 2. 泛热带分布

该类型有 51 科，占总科数（不包括世界广布科，下同）的 38.63%，分别是白花菜科 Cleomaceae、茶茱萸科 Icacinaceae、大风子科 Flacourtiaceae、大戟科 Euphorbiaceae、椴树科 Tiliaceae、防己科 Menispermaceae、凤仙花科 Balsaminaceae、谷精草科 Eriocaulaceae、胡椒科 Piperaceae、葫芦科 Cucurbitaceae、夹竹桃科 Apocynaceae、金粟兰科 Chloranthaceae、锦葵科 Malvaceae、爵床科 Acanthaceae、苦木科 Simaroubaceae、楝科 Meliaceae、罗汉松科 Podocarpaceae、萝藦科 Asclepiadaceae、落葵科 Basellaceae、马兜铃科 Aristolochiaceae、美人蕉科 Cannaceae、葡萄科 Vitaceae、漆树科 Anacardiaceae、荨麻科 Urticaceae、秋海棠科 Begoniaceae、桑寄生科 Loranthaceae、山茶科 Theaceae、山矾科 Symplocaceae、山龙眼科 Proteaceae、商陆科 Phytolaccaceae、蛇菰科 Balanophoraceae、石蒜科 Amaryllidaceae、柿树科 Ebenaceae、薯蓣科 Dioscoreaceae、粟米草科 Molluginaceae、檀香科 Santalaceae、桃金娘科 Myrtaceae、天南星科 Araceae、铁青树科 Olacaceae、卫矛科 Celastraceae、无患子科 Sapindaceae、梧桐科 Sterculiaceae、鸭跖草科 Commelinaceae、野牡丹科 Melastomataceae、雨久花科 Pontederiaceae、鸢尾科 Iridaceae、芸香科 Rutaceae、樟科 Lauraceae、紫金牛科 Myrsinaceae、紫葳科 Bignoniaceae、棕榈科 Arecaceae。

## 3. 热带亚洲和热带美洲间断分布

该类型有 13 科，占总科数的 9.85%，分别是安息香科 Styracaceae、冬青科 Aquifoliaceae、杜英科 Elaeocarpaceae、旱金莲科 Tropaeolaceae、苦苣苔科 Gesneriaceae、马鞭草科 Verbenaceae、木通科 Lardizabalaceae、桤叶树科 Clethraceae、瑞香科 Thymelaeaceae、省沽油科 Staphyleaceae、仙人掌科 Cactaceae、瘿椒树科 Tapisciaceae、紫茉莉科 Nyctaginaceae。

### 4. 旧世界热带分布

该类型有 5 科，占总科数的 3.79%，分别是八角枫科 Alangiaceae、芭蕉科 Musaceae、海桐花科 Pittosporaceae、胡麻科 Pedaliaceae、苏铁科 Cycadaceae。

### 5. 热带亚洲至热带大洋洲分布

该类型有 4 科，占总科数的 3.03%，分别是百部科 Stemonaceae、姜科 Zingiberaceae、交让木科 Daphniphyllaceae、马钱科 Loganiaceae。

### 6. 热带亚洲至热带非洲分布

该类型仅有 1 科，占总科数的 0.76%，为杜鹃花科 Ericaceae。

### 7. 热带亚洲分布

该类型有 2 科，占总科数的 1.52%，分别是伯乐树科 Bretschneideraceae、清风藤科 Sabiaceae。

### 8. 北温带分布

该类型有 29 科，占总科数的 21.97%，分别是百合科 Liliaceae、柏科 Cupressaceae、大麻科 Cannabaceae、灯心草科 Juncaceae、胡桃科 Juglandaceae、胡颓子科 Elaeagnaceae、花荵科 Polemoniaceae、桦木科 Betulaceae、黄杨科 Buxaceae、金缕梅科 Hamamelidaceae、壳斗科 Fagaceae、列当科 Orobanchaceae、龙胆科 Gentianaceae、马桑科 Coriariaceae、牻牛儿苗科 Geraniaceae、茅膏菜科 Droseraceae、七叶树科 Hippocastanaceae、槭树科 Aceraceae、忍冬科 Caprifoliaceae、山茱萸科 Cornaceae、杉科 Taxodiaceae、芍药科 Paeoniaceae、松科 Pinaceae、藤黄科 Clusiaceae、五福花科 Adoxaceae、小檗科 Berberidaceae、悬铃木科 Platanaceae、杨柳科 Salicaceae、罂粟科 Papaveraceae。

### 9. 东亚和北美洲间断分布

该类型有 9 科，占总科数的 6.81%，分别是八角科 Illiciaceae、菖蒲科 Acoraceae、蜡梅科 Calycanthaceae、蓝果树科 Nyssaceae、莲科 Nelumbonaceae、木兰科 Magnoliaceae、三白草科 Saururaceae、透骨草科 Phrymaceae、五味子科 Schisandraceae。

### 10. 旧世界温带分布

该类型有 3 科，占总科数的 2.27%，分别是北极花科 Linnaeaceae、柽柳科 Tamaricaceae、川续断科 Dipsacaceae。

### 11. 温带亚洲分布

无该类型。

### 12. 地中海、西亚至中亚分布

无该类型。

### 13.中亚分布

该类型仅有 1 科,占总科数的 0.76%,为星叶草科 Circaeasteraceae。

### 14.东亚分布

该类型有 12 科,占总科数的 9.09%,分别是红豆杉科 Taxaceae、锦带花科 Diervillaceae、旌节花科 Stachyuraceae、连香树科 Cercidiphyllaceae、领春木科 Eupteleaceae、猕猴桃科 Actinidiaceae、鞘柄木科 Toricelliaceae、青荚叶科 Helwingiaceae、三尖杉科 Cephalotaxaceae、十齿花科 Dipentodontaceae、水青树科 Tetracentraceae、桃叶珊瑚科 Aucubaceae。

### 15.中国特有分布

该类型有 2 科,占总科数的 1.52%,分别是杜仲科 Eucommiaceae、银杏科 Ginkgoaceae。

由表 2-1 可知,世界广布型科,如禾本科 Poaceae、菊科 Asteraceae、莎草科 Cyperaceae、茜草科 Rubiaceae、金鱼藻科 Ceratophyllaceae、睡莲科 Nymphaeaceae 等,在世界各地均有分布,适应性广,各地差异甚小,对区系分析意义不大,但丰富了神农架地区植物的多样性,也充分说明神农架地区生境的多样、复杂;热带分布型包括 2~7 分布类型,共有 76 科,占总科数的 57.58%,温带分布型包括 8~12 分布类型,共有 54 科,占总科数的 40.9%,热带性质的科高于温带性质的科,说明神农架地区植物区系可能起源于热带地区,但又缺少典型的热带科,因此显示出较强的亚热带性质。

## （二）属的分布型

在植物区系学上,属被认为是进化过程中分类学特征相对稳定、并占有一定分布区的单位,随着地理环境的分异而有比较明显的地区差异。因此,属比科能更好地反映出植物系统发育过程中的进化分化情况和地区性特征。

栽培植物并不能真实反映植物的区系属性,一般在区系分析时都予剔除。根据第四次全国中药资源普查试点工作统计,神农架栽培植物有 262 种,分别隶属于 70 科,194 属。所有的栽培属中,有 55 个属在神农架尚存在自然分布种,有 139 个属纯栽培种,在进行区系分析时剔除这 139 个属。

依据吴征镒院士关于《中国种子植物属的分布区类型》的划分,神农架种子植物属的分布区类型见表 2-2。

表 2-2　神农架地区种子植物属的分布区类型统计表

| 编号 | 分布区类型 | 属数 | 比例 /% | 分布型 |
|---|---|---|---|---|
| 1 | 世界分布 | 79 | — | |
| 2 | 泛热带分布 | 128 | 14.33 | 热带分布型共 329 属,占 36.84% |
| 3 | 热带亚洲和热带美洲间断分布 | 15 | 1.69 | |

续表

| 编号 | 分布区类型 | 属数 | 比例 /% | 分布型 |
|---|---|---|---|---|
| 4 | 旧世界热带分布 | 47 | 5.26 | |
| 5 | 热带亚洲至热带大洋洲分布 | 32 | 3.58 | 热带分布型共329属，占36.84% |
| 6 | 热带亚洲至热带非洲分布 | 22 | 2.46 | |
| 7 | 热带亚洲分布 | 85 | 9.52 | |
| 8 | 北温带分布 | 193 | 21.61 | |
| 9 | 东亚和北美洲间断分布 | 77 | 8.63 | |
| 10 | 旧世界温带分布 | 74 | 8.29 | |
| 11 | 温带亚洲分布 | 16 | 1.79 | 温带分布型共506属，占56.67% |
| 12 | 地中海、西亚至中亚分布 | 1 | 0.11 | |
| 13 | 中亚分布 | 1 | 0.11 | |
| 14 | 东亚分布 | 144 | 16.13 | |
| 15 | 中国特有分布 | 58 | 6.49 | — |
| | 合计 | 948 | 100.0 | — |

## 1. 世界分布

该类型是指几乎遍布于世界各大洲的属。神农架地区有79属，代表有银莲花属 *Anemone*、毛茛属 *Ranunculus*、睡莲属 *Nymphaea*、堇菜属 *Viola*、繁缕属 *Stellaria*、蓼属 *Polygonum*、狐尾藻属 *Myriophyllum*、薹草属 *Carex*、拉拉藤属 *Galium*、飞蓬属 *Erigeron*、鬼针草属 *Bidens*、马唐属 *Digitaria*、早熟禾属 *Poa*、灯心草属 *Juncus*、老鹳草属 *Geranium*、沟酸浆属 *Mimulus*、水马齿属 *Callitriche*、香蒲属 *Typha* 等，多为林缘、荒地、田间、路边的草本植物和水生植物；木本属有悬钩子属 *Rubus*、远志属 *Polygala*、槐属 *Sophora* 等。

## 2. 泛热带分布类型

该类型是指包括分布遍及东西两半球热带地区的属。神农架地区有128属，占总属数（不包括世界分布属，下同）的14.33%。其中，乔木属有柞木属 *Xylosma*、杜英属 *Elaeocarpus*、厚皮香属 *Ternstroemia*、黄檀属 *Dalbergia*、青皮木属 *Schoepfia*、冬青属 *Ilex*、柿属 *Diospyros*、山矾属 *Symplocos*、桂樱属 *Laurocerasus*、安息香属 *Styrax* 等；灌木属有山麻杆属 *Alchornea*、黄杨属 *Buxus*、花椒属 *Zanthoxylum*、栀子属 *Gardenia*、紫珠属 *Callicarpa*、大青属 *Clerodendrum*、醉鱼草属 *Buddleja*、核子木属 *Perrottetia*、叶下珠属 *Phyllanthus*、算盘子属 *Glochidion* 等；藤本属有木防己属 *Cocculus*、鹿藿属 *Rhynchosia*、素馨属 *Jasminum*、牛奶菜属 *Marsdenia*、南蛇藤属 *Celastrus*、崖豆藤属 *Millettia*、鸡血藤属 *Callerya*、羊蹄甲属 *Bauhinia*、薯蓣属 *Dioscorea*、菝葜属 *Smilax*

等；草本属有金粟兰属 *Chloranthus*、牛膝属 *Achyranthes*、节节菜属 *Rotala*、艾麻属 *Laportea*、度量草属 *Mitreola*、鹅绒藤属 *Cynanchum*、耳草属 *Hedyotis*、泽兰属 *Eupatorium*、鳢肠属 *Eclipta*、母草属 *Lindernia*、石豆兰属 *Bulbophyllum*、水蜈蚣属 *Kyllinga*、狼尾草属 *Pennisetum*、野古草属 *Arundinella*、棒头草属 *Polypogon*、雀稗属 *Paspalum*、假稻属 *Leersia* 等。

### 3. 热带亚洲和热带美洲间断分布

该类型是指包括间断分布于美洲和亚洲温暖地区的热带属。神农架地区有 15 属，占总属数的 1.69%。乔木属有楠属 *Phoebe*、猴欢喜属 *Sloanea*、苦木属 *Picrasma*、无患子属 *Sapindus*、泡花树属 *Meliosma*、山香圆属 *Turpinia*、桤叶树属 *Clethra* 等；灌木属有木姜子属 *Litsea*、柃属 *Eurya* 等；藤本属雀梅藤属 *Sageretia*；草本属有地榆属 *Sanguisorba*、藿香蓟属 *Ageratum* 等。

### 4. 旧世界热带分布

该类型是指亚洲、非洲和大洋洲热带地区分布的属。神农架地区有 47 属，占总属数的 5.26%。乔木属有合欢属 *Albizia*、野桐属 *Mallotus*、厚壳树属 *Ehretia*、楝属 *Melia* 等；灌木属有扁担杆属 *Grewia*、白饭树属 *Flueggea*、杜茎山属 *Maesa*、八角枫属 *Alangium*、黄皮属 *Clausena*、蒲桃属 *Syzygium* 等；藤本属有千金藤属 *Stephania*、青牛胆属 *Tinospora*、马㼎儿属 *Zehneria*、酸藤子属 *Embelia*、吊灯花属 *Ceropegia*、娃儿藤属 *Tylophora*、弓果藤属 *Toxocarpus* 等；草本属有金锦香属 *Osbeckia*、香茶菜属 *Isodon*、杜若属 *Pollia*、山姜属 *Alpinia*、天门冬属 *Asparagus*、雨久花属 *Monochoria*、线柱兰属 *Zeuxine*、双花草属 *Dichanthium*、细柄草属 *Capillipedium*、拟金茅属 *Eulaliopsis* 等。

### 5. 热带亚洲至热带大洋洲分布

该类型是指旧世界热带分布区的东翼，其西端有时可达马达加斯加，但一般不及非洲大陆。神农架地区有 32 属，占总属数的 3.58%。乔木属有樟属 *Cinnamomum*、臭椿属 *Ailanthus*、香椿属 *Toona* 等；灌木属有守宫木属 *Sauropus*、雀舌木属 *Leptopus*、鼠李属 *Rhamnus*、猫乳属 *Rhamnella*、梁王茶属 *Metapanax* 等；藤本属有栝楼属 *Trichosanthes*、百部属 *Stemona*、崖爬藤属 *Tetrastigma* 等；草本属有蛇菰属 *Balanophora*、通泉草属 *Mazus*、兰属 *Cymbidium*、淡竹叶属 *Lophatherum*、天麻属 *Gastrodia*、石仙桃属 *Pholidota*、结缕草属 *Zoysia* 等。

### 6. 热带亚洲至热带非洲分布

该类型是指旧世界热带分布的西翼，其分布从热带非洲至马来西亚。神农架地区有 22 属，占总属数的 2.46%。无乔木属；灌木属有水麻属 *Debregeasia*、水团花属 *Adina*、铁仔属 *Myrsine*、老虎刺属 *Pterolobium*、豆腐柴属 *Premna*、莠竹属 *Microstegium* 等；藤本属有杠柳属 *Periploca*、常春藤属 *Hedera*、飞龙掌血属 *Toddalia* 等；草本属有蝎子草属 *Girardinia*、鱼眼草属 *Dichrocephala*、钟萼草属 *Lindenbergia*、观音草属 *Peristrophe*、犁头尖属 *Typhonium*、荩草属 *Arthraxon*、芒属 *Miscanthus*、菅属 *Themeda* 等。

### 7. 热带亚洲分布

该类型是旧世界或旧大陆的中心部分，其范围包括印度、斯里兰卡、中南半岛、印度尼西亚、菲律宾及新几内亚等，东面可到斐济等太平洋岛屿，但不到澳大利亚大陆，我国西南、华南及台湾，甚至更北地区是这一分布区类型的北部边缘。神农架地区有 85 属，占总属数的 9.52%。乔木属有油杉属 *Keteleeria*、穗花杉属 *Amentotaxus*、木莲属 *Manglietia*、含笑属 *Michelia*、润楠属 *Machilus*、木荷属 *Schima*、秋枫属 *Bischofia*、乌桕属 *Triadico*、虎皮楠属 *Daphniphyllum*、青冈属 *Cyclobalanopsis*、黄杞属 *Engelhardia*、赤杨叶属 *Alniphyllum* 等；灌木属有山胡椒属 *Lindera*、紫麻属 *Oreocnide*、野扇花属 *Sarcococca*、假柴龙树属 *Nothapodytes*、密脉木属 *Myrioneuron*、山茶属 *Camellia*、黄肉楠属 *Actinodaphne* 等；藤本属有绞股蓝属 *Gynostemma*、赤瓟属 *Thladiantha*、葛属 *Pueraria*、鸡矢藤属 *Paederia*、飞蛾藤属 *Dinetus*、肖菝葜属 *Heterosmilax*、雷公连属 *Amydrium* 等；草本属有肉穗草属 *Sarcopyramis*、微柱麻属 *Chamabainia*、石椒草属 *Boenninghausenia*、蛇根草属 *Ophiorrhiza*、假野菰属 *Christisonia*、粗筒苣苔属 *Briggsia*、小苦荬属 *Ixeridium*、冠唇花属 *Microtoena*、马蓝属 *Strobilanthes*、水竹叶属 *Murdannia*、斑叶兰属 *Goodyera*、薏苡属 *Coix* 等。

### 8. 北温带分布

该类型一般是指那些广泛分布于欧洲、亚洲和北美洲温带地区的属。神农架地区有 193 属，占总属数的 21.61%。乔木属有冷杉属 *Abies*、云杉属 *Picea*、松属 *Pinus*、柏木属 *Cupressus*、红豆杉属 *Taxus*、樱属 *Cerasus*、稠李属 *Padus*、紫荆属 *Cercis*、杨属 *Populus*、柳属 *Salix*、鹅耳枥属 *Carpinus*、栗属 *Castanea*、胡桃属 *Juglans*、槭属 *Acer* 等；灌木属有唐棣属 *Amelanchier*、绣线菊属 *Spiraea*、胡颓子属 *Elaeagnus*、杜鹃属 *Rhododendron*、荚蒾属 *Viburnum*、越桔属 *Vaccinium* 等；藤本有何首乌属 *Fallopia*、野豌豆属 *Vicia*、葎草属 *Humulus*、山黧豆属 *Lathyrus* 等；草本属有乌头属 *Aconitum*、翠雀属 *Delphinium*、唐松草属 *Thalictrum*、紫堇属 *Corydalis*、细辛属 *Asarum*、葶苈属 *Draba*、无心菜属 *Arenaria*、红景天属 *Rhodiola*、地肤属 *Kochia*、路边青属 *Geum*、墙草属 *Parietaria*、柴胡属 *Bupleurum*、藁本属 *Ligusticum*、睡菜属 *Menyanthes*、风铃草属 *Campanula*、花荵属 *Polemonium*、婆婆纳属 *Veronica*、薄荷属 *Mentha*、泽泻属 *Alisma*、百合属 *Lilium*、天南星属 *Arisaema*、玉凤花属 *Habenaria*、红门兰属 *Orchis*、绶草属 *Spiranthes*、看麦娘属 *Alopecurus*、雀麦属 *Bromus*、臭草属 *Melica*、鹬草属 *Phalaris* 等。

### 9. 东亚和北美洲间断分布

该类型是指间断分布于东亚和北美温带及亚热带地区的属。神农架地区有 77 属，占总属数的 8.63%。乔木属有黄杉属 *Pseudotsuga*、榧树属 *Torreya*、鹅掌楸属 *Liriodendron*、檫木属 *Sassafras*、紫茎属 *Stewartia*、枫香树属 *Liquidambar*、漆属 *Toxicodendron*、蓝果树属 *Nyssa*、木犀属 *Osmanthus*、柯属 *Lithocarpus* 等；灌木属有十大功劳属 *Mahonia*、鼠刺属 *Itea*、绣球属 *Hydrangea*、六道木属 *Zobelia*、毛核木属 *Symphoricarpos* 等；藤本属有五味子属 *Schisandra*、土圞儿属 *Apios*、紫藤属 *Wisteria*、络石属 *Trachelospermum* 等；草本属有三白草属 *Saururus*、金罂粟属 *Stylophorum*、扯根菜属 *Penthorum*、香根芹属 *Osmorhiza*、透骨草属 *Phryma*、散血丹

属 *Physaliastrum*、腹水草属 *Veronicastrum*、龙头草属 *Meehania*、延龄草属 *Trillium*、乱子草属 *Muhlenbergia* 等。

### 10. 旧世界温带分布

该类型指广泛分布于欧洲、亚洲中高纬度的温带和寒温带，或最多有个别延伸到北非及亚洲—非洲热带山地，或澳大利亚的属。神农架地区有 74 属，占总属数的 8.29%。乔木属有桃属 *Amygdalus*、梨属 *Pyrus*、榉属 *Zelkova*、夹竹桃属 *Nerium*、女贞属 *Ligustrum* 等；灌木属有柽柳属 *Tamarix*、栒子属 *Cotoneaster*、瑞香属 *Daphne*、火棘属 *Pyracantha*、丁香属 *Syringa* 等；无藤本属；草本属有铁筷子属 *Helleborus*、绿绒蒿属 *Meconopsis*、糖芥属 *Erysimum*、瓦松属 *Orostachys*、草木犀属 *Melilotus*、峨参属 *Anthriscus*、假繁缕属 *Theligonum*、川续断属 *Dipsacus*、橐吾属 *Ligularia*、鸦葱属 *Scorzonera*、青兰属 *Dracocephalum*、水棘针属 *Amethystea*、香薷属 *Elsholtzia*、夏至草属 *Lagopsis*、益母草属 *Leonurus*、萱草属 *Hemerocallis*、对叶兰属 *Listera*、芨芨草属 *Achnatherum*、黑麦草属 *Lolium* 等。

### 11. 温带亚洲分布

该类型是指主要限于亚洲温带地区的属。神农架地区有 16 属，占总属数的 1.79%。木本属有杏属 *Armeniaca*、白鹃梅属 *Exochorda*；草本属有双果荠属 *Megadenia*、诸葛菜属 *Orychophragmus*、防风属 *Saposhnikovia*、翼萼蔓属 *Pterygocalyx*、女菀属 *Turczaninovia*、附地菜属 *Trigonotis* 等。

### 12. 地中海、西亚至中亚分布

该类型是指分布于地中海周围，经过小亚细亚半岛、西亚、伊朗、阿富汗至前苏联中亚和我国新疆、青藏高原至蒙古一带的属。神农架地区有 1 属，即黄连木属 *Pistacia*，占总属数的 0.11%。

### 13. 中亚分布

神农架地区有 1 属，即星叶草属 *Circaeaster*，占总属数的 0.11%。

### 14. 东亚分布

该类型是指从喜马拉雅山一直分布到日本的一些属，其分布区一般向东北不超过前苏联境内的阿穆尔洲和日本北部至前苏联萨哈林，向西南不超过越南北部和喜马拉雅山，向南最远达菲律宾和加里曼丹岛北部，向西北一般以我国各类森林的边界为界。神农架地区有 144 属，占总属数的 16.13%。乔木属有三尖杉属 *Cephalotaxus*、水青树属 *Tetracentron*、领春木属 *Euptelea*、连香树属 *Cercidiphyllum*、山桐子属 *Idesia*、油桐属 *Vernicia*、枳椇属 *Hovenia*、南酸枣属 *Choerospondias*、栾树属 *Koelreuteria*、枫杨属 *Pterocarya*、化香树属 *Platycarya*、刺楸属 *Kalopanax*、白辛树属 *Pterostyrax*、水东哥属 *Saurauia*、泡桐属 *Paulownia* 等；灌木属有南天竹属 *Nandina*、猫儿屎属 *Decaisnea*、溲疏属 *Deutzia*、红果树属 *Stranvaesia*、旌节花属 *Stachyurus*、桃叶珊瑚属 *Aucuba*、青荚叶属 *Helwingia*、白马骨属 *Serissa*、双盾木属 *Dipelta*、虎刺属 *Damnacanthus*、檵木属 *Loropetalum* 等；藤本属有八月瓜属 *Holboellia*、野木瓜属 *Stauntonia*、风龙属 *Sinomenium*、裂瓜属 *Schizopepon*、猕猴桃属 *Actinidia*、无须藤属 *Hosiea* 等；草本属有星果草属 *Asteropyrum*、铁破锣属 *Beesia*、

鸡爪草属 *Calathodes*、人字果属 *Dichocarpum*、鬼臼属 *Dysosma*、鬼灯檠属 *Rodgersia*、石莲属 *Sinocrassula*、叉叶蓝属 *Deinanthe*、花点草属 *Nanocnide*、败酱属 *Patrinia*、大吴风草属 *Farfugium*、蟹甲草属 *Parasenecio*、黄鹌菜属 *Youngia*、袋果草属 *Peracarpa*、党参属 *Codonopsis*、鞭打绣球属 *Hemiphragma*、松蒿属 *Phtheirospermum*、地黄属 *Rehmannia*、莸属 *Caryopteris*、蜘蛛抱蛋属 *Aspidistra*、射干属 *Belamcanda*、白及属 *Bletilla*、显子草属 *Phaenosperma* 等。

## 15. 中国特有分布

该类型是指仅分布于中国境内的属。神农架地区有 58 属，占总属数的 6.49%。乔木属有银杏属 *Ginkgo*、银杉属 *Cathaya*、杉木属 *Cunninghamia*、水杉属 *Metasequoia*、台湾杉属 *Taiwania*、拟单性木兰属 *Parakmeria*、山拐枣属 *Poliothyrsis*、蜡梅属 *Chimonanthus*、任豆属 *Zenia*、杜仲属 *Eucommia*、青檀属 *Pteroceltis*、伞花木属 *Eurycorymbus*、伯乐树属 *Bretschneidera*、金钱枫属 *Dipteronia*、瘿椒树属 *Tapiscia*、青钱柳属 *Cyclocarya*、喜树属 *Camptotheca*、珙桐属 *Davidia*、香果树属 *Emmenopterys* 等；灌木属有猬实属 *Kolkwitzia*、箭竹属 *Fargesia*、通脱木属 *Tetrapanax*、牛鼻栓属 *Fortunearia* 等；藤本属有大血藤属 *Sargentodoxa*、藤山柳属 *Clematoclethra*、串果藤属 *Sinofranchetia*、秦岭藤属 *Biondia* 等；草本属有尾囊草属 *Urophysa*、马蹄香属 *Saruma*、血水草属 *Eomecon*、堇叶芥属 *Neomartinella*、阴山荠属 *Yinshania*、红药子属 *Pteroxygonum*、假贝母属 *Bolbostemma*、地构叶属 *Speranskia*、裸芸香属 *Psilopeganum*、川明参属 *Chuanminshen*、马蹄芹属 *Dickinsia*、紫伞芹属 *Melanosciadium*、羌活属 *Notopterygium*、虾须草属 *Sheareria*、车前紫草属 *Sinojohnstonia*、盾果草属 *Thyrocarpus*、天蓬子属 *Atropanthe*、呆白菜属 *Triaenophora*、直瓣苣苔属 *Ancylostemon*、金盏苣苔属 *Isometrum*、石山苣苔属 *Petrocodon*、四棱草属 *Schnabelia*、异野芝麻属 *Heterolamium*、动蕊花属 *Kinostemon*、斜萼草属 *Loxocalyx*、异黄精属 *Heteropolygonatum*、独花兰属 *Changnienia*、瘦房兰属 *Ischnogyne*、征镒麻属 *Zhengyia*、华蟹甲属 *Sinacalia*、蒲儿根属 *Sinosenecio* 等。

由表 2-2 中可知，热带分布型属包括 2~7 分布类型，共有 329 属，占总属数的 36.84%；温带分布型属包括 8~14 分布类型，共有 506 属，占总属数的 56.67%。因此，从属级水平来看，温带分布型属得到了进一步发展，显著高于热带分布型属，表现出较强的温带性质。

未参与区系分析的栽培属有：苏铁属 *Cycas*、银杉属 *Cathaya*、雪松属 *Cedrus*、落叶松属 *Larix*、柳杉属 *Cryptomeria*、水杉属 *Metasequoia*、台湾杉属 *Taiwania*、落羽杉属 *Taxodium*、南洋杉属 *Araucaria*、扁柏属 *Chamaecyparis*、竹柏属 *Nageia*、罗汉松属 *Podocarpus*、拟单性木兰属 *Parakmeria*、莲属 *Nelumbo*、睡莲属 *Nymphaea*、芸苔属 *Brassica*、菘蓝属 *Isatis*、萝卜属 *Raphanus*、青锁龙属 *Crassula*、土人参属 *Talinum*、甜菜属 *Beta*、菠菜属 *Spinacia*、杯苋属 *Cyathula*、千日红属 *Gomphrena*、落葵属 *Basella*、落葵薯属 *Anredera*、天竺葵属 *Pelargonium*、石榴属 *Punica*、倒挂金钟属 *Fuchsia*、大麻属 *Cannabis*、西瓜属 *Citrullus*、黄瓜属 *Cucumis*、南瓜属 *Cucurbita*、葫芦属 *Lagenaria*、丝瓜属 *Luffa*、苦瓜属 *Momordica*、佛手瓜属 *Sechium*、昙花属 *Epiphyllum*、仙人掌属 *Opuntia*、令箭荷花属 *Nopalxochia*、蟹爪兰属 *Schlunbergera*、蜀葵属 *Alcea*、棉属 *Gossypium*、蓖麻属 *Ricinus*、木瓜属 *Chaenomeles*、落花生属 *Arachis*、刀豆属 *Canavalia*、锦鸡儿属 *Caragana*、扁豆属 *Lablab*、银合欢属 *Leucaena*、含羞草属 *Mimosa*、豆薯属 *Pachyrhizus*、菜豆属 *Phaseolus*、豌豆属 *Pisum*、车轴草属 *Trifolium*、悬铃木属 *Platanus*、芹属 *Apium*、芫荽属

*Coriandrum*、茴香属 *Foeniculum*、云木香属 *Aucklandia*、雏菊属 *Bellis*、翠菊属 *Callistephus*、金鸡菊属 *Coreopsis*、秋英属 *Cosmos*、菊苣属 *Cichorium*、蓝花矢车菊属 *Cyanus*、大丽花属 *Dahlia*、大吴风草属 *Farfugium*、茼蒿属 *Glebionis*、菊三七属 *Gynura*、向日葵属 *Helianthus*、松香草属 *Silphium*、万寿菊属 *Tagetes*、百日菊属 *Zinnia*、仙客来属 *Cyclamen*、白花丹属 *Plumbago*、夜香树属 *Cestrum*、鸳鸯茉莉属 *Brunfelsia*、辣椒属 *Capsicum*、天仙子属 *Hyoscyamus*、番茄属 *Lycopersicon*、烟草属 *Nicotiana*、碧冬茄属 *Petunia*、番薯属 *Ipomoea*、茑萝属 *Quamoclit*、胡麻属 *Sesamum*、麒麟吐珠属 *Calliaspidia*、鞘蕊花属 *Coleus*、罗勒属 *Ocimum*、吊兰属 *Chlorophytum*、紫万年青属 *Tradescantia*、芭蕉属 *Musa*、姜黄属 *Curcuma*、美人蕉属 *Canna*、凤眼蓝属 *Eichhornia*、海芋属 *Alocasia*、蘑芋属 *Amorphophallus*、龟背竹属 *Monstera*、马蹄莲属 *Zantedeschia*、龙舌兰属 *Agave*、君子兰属 *Clivia*、文殊兰属 *Crinum*、朱蕉属 *Cordyline*、朱顶红属 *Hippeastrum*、水仙属 *Narcissus*、虎尾兰属 *Sansevieria*、葱莲属 *Zephyranthes*、香雪兰属 *Freesia*、唐菖蒲属 *Gladiolus*、棕竹属 *Rhapis*、蒲葵属 *Livistona*、刺葵属 *Phoenix*、大麦属 *Hordeum*、稻属 *Oryza*、高粱属 *Sorghum*、小麦属 *Triticum*、玉蜀黍属 *Zea* 等。

## （三）地理资源分布及区系特点

### 1. 种类繁多

经过 3 年的实地调查和参考文献整理统计，神农架林区共有维管植物 3550 种，隶属 222 科 1184 属，种子植物的科、属、种数分别占湖北的 92.00%、81.11%、57.72%，占全国的 66.67%、36.39%、9.62%，而其地域面积仅为湖北的 1.75%，中国的 0.03%，所以神农架不仅是湖北省种子植物种类最丰富的地方，也是中国植物多样性最丰富的地区之一。神农架处于地球上生物多样性异常丰富的北纬 30° 线上，四季分明的气候，复杂多样的生境，雨热同期的降水，给各种植物的生存、繁衍提供了优越的条件。林区实施生态移民政策，使得山区的人口密度大大降低，为植物生长留出较大的空间。保护区对科学研究的重视，让众多生长于深山老林的植物被研究人员发现。

### 2. 古老植物众多

裸子植物是起源古老的类群，这类植物在神农架林区较为丰富，共有 50 种，隶属 9 科 27 属。在神农架最具代表的松科（9 属 23 种）起源于石炭纪，在侏罗纪得以迅速发展，神农架产中国自然分布的 9 属中的 6 属，仅缺金钱松属 *Pseudolarix*、落叶松属和银杉属，后 2 属均有栽培，其中落叶松属植物日本落叶松 *Larix kaempferi* 栽培极广。第三纪的水杉 *Metasequoia glyptostroboides* 被誉为活化石植物，即产于神农架周边的利川市，而银杏 *Ginkgo biloba* 在神农架一些偏远山区则有疑似野生的大树。最新研究表明，银杏的祖型并不在浙江天目山，而在华中地区的黔、湘、鄂一带，与水杉的祖型分布区域大致吻合。

最新研究证实，金粟兰科、三白草科位于被子植物系统发育树的基部，表明它们是被子植物的共同祖先，在神农架金粟兰科有 2 属 5 种，三白草科有 2 属 2 种。形态学上认为被子植物的原始类型为离生心皮类或柔荑花序类，神农架地区离生心皮类种类极为丰富，计有木兰科 7 属 13 种，八角科 1 属 1 种，五味子科有 2 属 7 种，毛茛科 23 属 107 种，木通科 6 属 12 种，防己科 6 属 10 种；

柔荑花序类的杨柳科 2 属 26 种，桦木科 5 属 24 种，壳斗科 6 属 36 种（该科最原始的类型水青冈属 *Fagus*，神农架产中国的全部 4 种，其中 3 种可供药用），榆科 5 属 17 种，桑科 5 属 21 种，荨麻科 16 属 54 种，且还生有特有属征镒麻属 *Zhengyia*。除上面两类以外，还有像连香树科、水青树科、领春木科、杜仲科，这些在系统位置上处于孤立地位的单型种的科，无疑是很古老的类群。

### 3. 特有植物丰富

神农架特有物种丰富，但是各资料记载差别较大，最多统计达 110 余种。以往文献报道的神农架特有植物因为发现了新的分布区而变成非特有种，新的分布区主要在重庆的城口和鄂西武陵山区，大量的特有种经后人研究成为异名而遭废弃。综合历史文献和相关资料，本书共统计出神农架地区现在的特有植物属 1 个，特有种 34 种（见表 2-3）。

表 2-3　神农架地区的特有植物

| 科 | 属 | 种 | 神农架分布地点 |
|---|---|---|---|
| 岩蕨科 Woodsiaceae | 岩蕨属 *Woodsia* | 神农岩蕨 *W. shennongensis* | 神农谷 |
| 鳞毛蕨科 Dryopteridaceae | 贯众属 *Cyrtomium* | 膜叶贯众 *C. membranifolium* | 徐家庄 |
| 毛茛科 Ranunculaceae | 乌头属 *Aconitum* | 神农架乌头 *A. shennongjiaense* | 宋洛（桂竹园） |
| | 铁线莲属 *Clematis* | 神农架铁线莲 *C. shenlungchiaensis* | 天燕、板壁岩、神农顶 |
| 芍药科 Paeoniaceae | 芍药属 *Paeonia* | 卵叶牡丹 *P. qiui* | 松柏 |
| 小檗科 Berberidaceae | 小檗属 *Berberis* | 单花小檗 *B. candidula* | 阴峪河、天燕 |
| | 淫羊藿属 *Epimedium* | 木鱼坪淫羊藿 *E. franchetii* | 木鱼（官门山）、新华 |
| 罂粟科 Papaveraceae | 紫堇属 *Corydalis* | 巫溪紫堇 *C. bulbilligera* | 小九湖 |
| | | 鄂西黄堇 *C. shennongensis* | 红坪（板仓）、木鱼（老君山） |
| | | 神农架紫堇 *C. ternatifolia* | 板壁岩、天生桥 |
| 十字花科 Brassicaceae | 堇叶芥属 *Neomartinella* | 兴山堇叶芥 *N. xingshanensis* | 九冲 |
| 石竹科 Caryophyllaceae | 无心菜属 *Arenaria* | 神农架无心菜 *A. shennongiiaensis* | 神农谷 |
| 蔷薇科 Rosaceae | 悬钩子属 *Rubus* | 鄂西绵果悬钩子 *R. lasiostylus* var. *hubeiensis* | 大神农架 |
| | 杏属 *Armeniaca* | 洪平杏 *A. hongpingensis* | 红坪 |
| 黄杨科 Buxaceae | 黄杨属 *Buxus* | 矮生黄杨 *B. sinica* var. *pumila* | 千家坪 |
| 壳斗科 Fagaceae | 栎属 *Cyclobalanopsis* | 神农栎 *C. shennongii* | 新华、阳日 |
| 凤仙花科 Balsaminaceae | 凤仙花属 *Impatiens* | 神农架凤仙花 *I. shennongensis* | 小龙潭、金猴岭 |
| 蓼科 Polygonaceae | 冰岛蓼属 *Koenigia* | 大苞冰岛蓼 *K. hedbergii* | 板壁岩、神农谷 |

续表

| 科 | 属 | 种 | 神农架分布地点 |
|---|---|---|---|
| 荨麻科 Urticaceae | 征镒麻属 Zhengyia | 征镒麻 Zh. shennongensis | 阳日（武山湖） |
| 冬青科 Aquifoliaceae | 冬青属 Ilex | 神农架冬青 I. shennongjiaensis | 阴峪河、天燕、官门山 |
| 伞形科 Apiaceae | 天胡荽属 Hydrocotyle | 裂叶天胡荽 H. dielsiana | 阴峪河、板仓 |
| 菊科 Asteraceae | 蒿属 Artemisia | 神农架蒿 A. shennongjiaensis | 大九湖 |
| | 紫菀属 Aster | 神农架紫菀 A. shennongjiaensis | 阳日 |
| | 假还阳参属 Crepidiastrum | 柔毛假还阳参 C. sonchifolium subsp. pubescens | 红坪 |
| | 蟹甲草属 Parasenecio | 湖北蟹甲草 P. dissectus | 太子垭 |
| 龙胆科 Gentianaceae | 龙胆属 Gentiana | 湖北龙胆 G. hupehensis | 猴子石 |
| 报春花科 Primulaceae | 报春花属 Primula | 保康报春 P. neurocalyx | 天燕 |
| 桔梗科 Campanulaceae | 沙参属 Adenophora | 鄂西沙参 A. hubeiensis | 红花营、小神农架 |
| 玄参科 Scrophulariaceae | 玄参属 Scrophularia | 鄂西玄参 S. henryi | 神农顶、阴峪河 |
| 禾本科 Poaceae | 箭竹属 Fargesia | 神农箭竹 F. murielae | 神农顶、猴子石 |

### 4. 成分复杂多样，国家珍稀濒危与保护植物汇集

根据吴征镒院士《世界种子植物科的分布区类型系统》及《世界种子植物科的分布区类型系统的修订》科分布型的划分原则，神农架林区种子植物科的分布型可划分为 13 个分布型，仅缺温带亚洲及地中海区、西亚至中亚两个分布类型，详见表 2-4。根据吴征镒院士《中国种子植物分布区类型》，神农架地区种子植物属的分布型可划分为 15 个分布型，包含全部的分布类型，详见表 2-4、2-5。

表 2-4　神农架地区种子植物土著属的分布区类型统计表

| 编号 | 分布区类型 | 属数 | 比例 /% | 分布型 |
|---|---|---|---|---|
| 1 | 世界分布 | 73 | — | |
| 2 | 泛热带分布 | 131 | 14.67 | |
| 3 | 热带亚洲和热带美洲间断分布 | 15 | 1.68 | 热带分布型共 332 属，占 37.18% |
| 4 | 旧世界热带分布 | 46 | 5.15 | |
| 5 | 热带亚洲至热带大洋洲分布 | 32 | 3.59 | |
| 6 | 热带亚洲至热带非洲分布 | 25 | 2.80 | |
| 7 | 热带亚洲分布 | 83 | 9.29 | |

续表

| 编号 | 分布区类型 | 属数 | 比例 /% | 分布型 |
|---|---|---|---|---|
| 8 | 北温带分布 | 191 | 21.39 | |
| 9 | 东亚和北美洲间断分布 | 78 | 8.74 | |
| 10 | 旧世界温带分布 | 75 | 8.40 | |
| 11 | 温带亚洲分布 | 16 | 1.79 | 温带分布型共 504 属，占 56.44% |
| 12 | 地中海、西亚至中亚分布 | 1 | 0.11 | |
| 13 | 中亚分布 | 1 | 0.11 | |
| 14 | 东亚分布 | 142 | 15.90 | |
| 15 | 中国特有分布 | 57 | 6.38 | — |
| | 合计 | 966 | 100.0 | — |

表 2-5　神农架国家重点保护植物名录

| 编号 | 种名 | 拉丁名 | 1999 年国务院公布 Ⅰ级 | 1999 年国务院公布 Ⅱ级 | 说明 |
|---|---|---|---|---|---|
| 1 | 银杏 | *Ginkgo biloba* | √ | | 疑似野生，红坪有大古树 |
| 2 | 秦岭冷杉 | *Abies chensiensis* | | √ | 红坪、下谷 |
| 3 | 大果青扦 | *Picea neoveitchii* | | √ | 红坪 |
| 4 | 篦子三尖杉 | *Cephalotaxus oliveri* | | √ | 下谷 |
| 5 | 红豆杉 | *Taxus wallichiana* var. *chinensis* | √ | | 红坪、木鱼 |
| 6 | 南方红豆杉 | *Taxus wallichiana* var. *mairei* | √ | | 下谷 |
| 7 | 巴山榧树 | *Torreya fargesii* | | √ | 神农架各地广布 |
| 8 | 鹅掌楸 | *Liriodendro chinense* | | √ | 神农架各地 |
| 9 | 厚朴 | *Houpoëa officinalis* | | √ | 神农架各地 |
| 10 | 水青树 | *Tetracentron sinense* | | √ | 神农架各地 |
| 11 | 连香树 | *Cercidiphyllum japonicum* | | √ | 神农架各地 |
| 12 | 闽楠 | *Phoebe bournei* | | √ | 神农架各地 |
| 13 | 金荞 | *Fagopyrum dibotrys* | | √ | 神农架各地广布 |
| 14 | 野大豆 | *Glycine soja* | | √ | 神农架各地广布 |
| 15 | 杜仲 | *Eucommia ulmoides* | | √ | 疑似野生 |
| 16 | 台湾水青冈 | *Fagus hayatae* | | √ | 下谷 |
| 17 | 大叶榉树 | *Zelkova schneideriana* | | √ | 神农架各地 |
| 18 | 川黄檗 | *Phellodendron chinense* | | √ | 神农架各地 |
| 19 | 伯乐树 | *Bretschneidera sinensis* | √ | | 宋洛 |

| 编号 | 种名 | 拉丁名 | 1999 年国务院公布 | | 说明 |
| --- | --- | --- | --- | --- | --- |
| | | | Ⅰ级 | Ⅱ级 | |
| 20 | 庙台枫 | *Acer miaotaiense* | | √ | 红坪（阴峪河）、阳日 |
| 21 | 喜树 | *Camptotheca acuminata* | | √ | 栽培 |
| 22 | 珙桐 | *Davidia involucrata* | √ | | 神农架各地 |
| 23 | 光叶珙桐 | *Davidia involucrata* var. *vilmoriniana* | √ | | 神农架各地 |
| 24 | 香果树 | *Emmenopterys henryi* | | √ | 神农架各地 |
| 25 | 呆白菜 | *Triaenophora rupestris* | | √ | 神农架各地 |

# （四）与周边山地植物区系的比较

神农架林区植物区系与周边山地植物区系的关系，西北可与在陕西境内的秦岭太白山，东可与鄂、皖、豫三省交界的大别山，南可与贵州的梵净山，西南可与四川的峨眉山，东南可与江西的井冈山相比较，主要从组成植物区系的种子植物大科（以含 31 种以上的科为大科）和森林植被的优势科和建群种、在种子植物中热带分布属和温带分布属占总属数的百分比、中国种子植物特有属中的共有属及其相似性系数、中国珍稀保护植物的物种及其相似性系数等几个方面进行比较。通过比较可以进一步了解神农架林区和这几处山地植物区系的关系以及各自的特色。

## 1. 与秦岭太白山植物区系的关系

秦岭是中国中部东西走向的最大山脉。东起河南伏牛山西部，西至甘肃东南部与青藏高原东端相接，南临汉水，北以渭河为界，东西横亘长达 1500km，南北平均宽约 300km，是黄河与长江两大水系的分水岭，也是中国暖温带和温带植物的分界线。太白山踞秦岭中部偏西北，在陕西的西南部，山体跨越太白县、眉县和周至县，其最高峰拔仙台亦称八仙台，海拔 3767m，为秦岭山脉的第一高峰。太白山为中国华北、华中和横断山脉 3 个植物地区的交汇处。据有关资料统计和文献报道，太白山区有维管植物 1901 种，分隶于 147 科，707 属。其中蕨类植物有 22 科，41 属，111 种；种子植物有 125 科，666 属，1790 种。按照中国植物区系的地理区分，太白山属华北植物地区，神农架属华中植物地区，但由于神农架山脉是秦岭山系人巴山的东延部分，它和太白山的距离相对也比较近，两地的植物可以通过秦巴山地相联系，因此两山地之间的区系关系最为密切。

太白山和神农架共有的含 31 种以上的大科多达 13 个，其中主要的有菊科、蔷薇科、豆科、毛茛科、伞形科、蓼科、百合科等温带性科。山地木本科植物都是温带科占优势。两山地的大科相似性系数为 72.2%；太白山种子植物温带占总属数的 65.8%；太白山中国种子植物特有属与神农架特有属的相似性系数为 66.7%，说明了这两个山地植物区系都是温带的科属占据主导地位，具有明显的温带特点及其关系的密切性。

由于神农架与太白山的纬度相差1° 43′，经度相差2° 4′，神农架处于中国亚热带向暖温带过渡的地区，而秦岭山脉作为暖温带和温带的分界线，两个山地的植物区系所属植物地区、地带性森林植被和一些主要森林树种也是有差异的。神农架属于华中植物区系地区，地带性森林植被为暖温带落叶阔叶林，并不出现常绿与落叶阔叶混交林。

## 2. 与大别山植物区系的关系

大别山位于鄂、皖、豫三省交界处，地理坐标为北纬30° 02′~31° 55′，东经114° 32′~117° 05′，东西连绵约500km，是长江和淮河的天然分水岭。它的主体部分坐落在安徽省境内，最高峰白马尖在安徽岳西县南部，海拔1777m，第二主峰多云尖，海拔1763m，在安徽金寨县西南角，与湖北英山、罗田两县毗邻。据文献报道及资料统计，大别山区有维管植物1728种，分隶于199科，709属。其中蕨类植物31科，61属，119种；种子植物168科，648属，1609种。含31种以上的大科有菊科、蔷薇科、豆科、唇形科、伞形科、毛茛科、禾本科、百合科等12个科。木本植物的优势科有松科、壳斗科、桦木科、榆科、樟科、山茶科、金缕梅科、木兰科、槭树科、胡桃科等。

在中国植物区系地理分区中，大别山属华东植物地区。由于大别山与神农架几乎位于同一纬度，而且两地相距也比较近，可以通过淮阳山地和江汉平原相互沟通，因而神农架与大别山植物区系的关系相当密切，它的地带性森林植被也是北亚热带常绿、落叶阔叶混交林。根据初步统计，两山地共有的种子植物多达935种，分别占大别山种子植物总种数的54.1%，占神农架种子植物总种数的38.3%。大别山种子植物12个大科，温带性的科约占58.3%，在种子植物属的分布区类型中，温带属占总属数的62.3%，热带属占总属数的26.2%，说明大别山区系和神农架区系一样，都是以温带成分为主，亦有热带、亚热带成分，体现了地处亚热带与暖温带过渡地带的特色。

大别山和神农架中国种子植物特有属的相似性系数为54.5%，中国珍稀保护植物的相似性系数为48.4%，均仅次于太白山和梵净山而居第三位，也可说明大别山区系与神农架区系关系的密切性。

## 3. 与梵净山植物区系的关系

梵净山位于贵州省东北部的印江、江口和松桃三县交界处，地理坐标为北纬27° 49′~28° 1′，东经108° 45′~108° 48′，面积约600km²。它是武陵山脉的主峰，突立于云贵高原东部向湘西丘陵过渡带上，最高峰凤凰山海拔2570m。

梵净山正处于中国亚热带中心，植物区系属华中植物地区，地带性森林植被为中亚热带湿性常绿阔叶林。据有关文献和资料统计，梵净山有维管植物1617种，分隶于177科，749属。其中蕨类植物有39科，83属，182种；种子植物有138科，666属，1435种。含31种以上的大科有菊科、蔷薇科、壳斗科、豆科、樟科、忍冬科、茜草科、兰科等12个科。

在梵净山种子植物138科中与神农架区系相同的科有133科；梵净山的木本植物约有882种，其中395种是与神农架共有的。梵净山的种子植物温带属占总属数的45.5%，热带属占总属数的

40.4%，温带性质的属略为多数。

梵净山和神农架同属华中植物区系地区，但因梵净山远在神农架之南，地处于亚热带，纬度相差约3°14'，其中植物区系增加了不少热带的成分。

### 4. 与峨眉山植物区系的关系

峨眉山为中国西南地区的名山，雄踞于四川省中部乐山市境内，地理位置约当北纬29°30'，东经103°20'。全山纵横约200km，最高峰万佛顶海拔3099m。植物区系属横断山脉植物地区，地带性森林植被是中亚热带偏湿性常绿阔叶林。据文献及资料统计，峨眉山有种子植物1689种，分隶于159科，707属。其中含31种以上的大科有菊科、樟科、蔷薇科、山茶科、毛茛科、唇形科、百合科、兰科等11科。木本植物主要优势科有松科、壳斗科、樟科、蔷薇科、山茶科、桦木科、木兰科、槭树科、杜鹃花科、漆树科等。在种子植物属的分布区类型中，温带属有328属，占总属数的46.4%，热带属286属，占总属数的40.5%，显示温带成分略占优势，但也带有较强的热带型。

峨眉山地处横断山脉东缘，四川盆地西部向青藏高原过渡地带，从该山地的大科、种子植物属的分布区类型、种子植物特有属和珍稀保护植物与神农架的相似性系数来看，它和神农架区系的关系也有一定的联系。由于峨眉山纬度偏低，属亚热带区域，兼处盆地边缘，气候温暖潮湿，出现一些属于热带或亚热带南部的成分，如西番莲科Passifloraceae、水东哥科、桃金娘科Myrtaceae、野牡丹科Melastomataceae、仙茅科等科植物和蕨类的桫椤*Alsophila spinulosa*和峨眉莲座蕨等，这都是神农架没有的。

### 5. 与井冈山植物区系的关系

井冈山位于江西省西部，与湖南省毗连，属南岭山地向北延伸的罗霄山脉中段，地理坐标为北纬26°22'~26°48'，东经113°59'~114°23'，海拔最高1841m，最低202m，是江西的主要山区之一。植物区系属华东植物地区，地带性森林植被是中亚热带常绿阔叶林。据文献报道，井冈山有种子植物1831种，分隶于157科，724属。含31种以上的大科有蔷薇科、豆科、菊科、唇形科、樟科、壳斗科、山茶科、冬青科、茜草科、兰科等14科。山地木本植物优势科为壳斗科、樟科、山茶科、金缕梅科。在种子植物157科中，热带性科85个，温带性科48个，分别占总科数的54.0%和30.6%；种子植物共有724属，其中热带属329个，温带属314个。分别占总属45.4%和43.4%，由此可见，井冈山植物区系是热带、亚热带的科、属占据主导地位，与神农架区系相比已有显著的区别。这主要是由于井冈山与神农架纬度相差4°27'，经度相差3°1'，偏差在神农架最远的东南角，处于中亚热带东段的南部地带，而反映在植物区系上有所差异。

综合上述资料，可以看出神农架与周边5个山地植物关系比较：与秦岭太白山区系的关系最为密切，与大别山和梵净山区系的关系次之，与峨眉山区系的关系也比较密切，而与井冈山区系的关系最小。（见表2-6）

表 2-6　神农架林区与 5 个周边山地植物区系比较

| 山地项目 | 种子植物含 31 种以上大科 | | | 种子植物属的分布区类型 | | | | | 中国种子植物特有属 | | | 中国珍稀保护植物 | | | 中国植物区系归属地区 |
|---|---|---|---|---|---|---|---|---|---|---|---|---|---|---|---|
| | 总科数 | 共有科数 | 与神农架大科相似性系数 | 总属数 | 温带属数 | 热带属数 | 温带属占总属数 /% | 热带属占总属数 /% | 总属数 | 共有属数 | 与神农架特有属相似性系数 /% | 总种数 | 共有种数 | 与神农架珍稀植物相似性系数 /% | |
| 神农架 | 19 | 19 | 100 | 791 | 454 | 226 | 57.4 | 28.6 | 52 | 52 | 100 | 50 | 50 | 100 | 华中植物地区 |
| 太白山 | 17 | 13 | 72.2 | 666 | 438 | 130 | 65.8 | 19.5 | 32 | 28 | 66.7 | 31 | 20 | 49.4 | 华北植物地区 |
| 大别山 | 12 | 11 | 70.9 | 648 | 404 | 170 | 62.3 | 26.2 | 25 | 21 | 54.5 | 45 | 23 | 48.4 | 华东植物地区 |
| 梵净山 | 12 | 9 | 58.1 | 666 | 303 | 269 | 45.5 | 40.4 | 41 | 28 | 60.2 | 35 | 22 | 51.8 | 华中植物地区 |
| 峨眉山 | 11 | 9 | 60.0 | 707 | 328 | 286 | 46.4 | 40.5 | 48 | 27 | 54.0 | 50 | 23 | 46.0 | 横断山脉植物区系 |
| 井冈山 | 14 | 9 | 54.5 | 724 | 314 | 329 | 43.4 | 45.4 | 27 | 16 | 40.5 | 38 | 13 | 29.5 | 华东植物地区 |

# 二、神农架药用动物资源地理分布

中国疆域广大，地理环境复杂，动物种类繁多，仅陆栖脊椎动物就有 2000 种以上。根据现代陆栖脊椎动物和昆虫地理分布的研究，我国大陆的动物区系分属于南、北两个界。南部约在长江中、下游流域以南；北部自东北经秦岭以北。可分为 7 个区和 19 个亚区（表 2-7），分属于古北界和东洋界。

神农架属于东洋界、中印亚界、华中区、西部山地高原亚区，动物资源丰富，有陆栖脊椎动物 446 种，其中兽类 75 种，分别隶属于 7 目 22 科 53 属。从其地理分布的隶属关系上属古北界的有 13 种，占总种数的 17.3%；东洋界的有 50 种，占总种数的 66.7%；广布种有 12 种，占总种数的 16%。虽然南北类型相混杂显示出明显的过渡性，但东洋种占多数，更富于华中区的特色。

鸟类 308 种，隶属于 16 目 4 科 158 属。308 种鸟类中，留鸟 145 种，占总种数的 47.1%；夏候鸟 91 种，占 29.5%；冬候鸟和旅鸟 72 种，占 13.4%。236 种繁殖鸟中，属古北界的 51 种，占总种数的 21.6%；东洋界有 145 种，占总种数的 61.4%；广布种有 40 种，占总种数的 17%。神农架鸟类区系也是东洋种占多数，富于华中区的特色。

表 2-7　我国动物地理区划与生态地理动物群的关系

| 界 | 亚界 | 区 | 亚区 | 生态地理动物群 |
|---|---|---|---|---|
| 古北界 | 东北亚界 | Ⅰ 东北区 | ⅠA 大兴安岭亚区 | 寒温带针叶林动物群 |
| | | | ⅠB 长白山亚区 | 中温带森林、森林草原动物群 |
| | | | ⅠC 松辽平原亚区 | 农田动物群 |
| | 中亚亚界 | Ⅱ 华北区 | ⅡA 黄淮平原亚区 | 暖温带森林草原动物群 |
| | | | ⅡB 黄土高原亚区 | 农田动物群 |
| | | Ⅲ 蒙新区 | ⅢA 东部草原亚区 | 温带草原动物群 |
| | | | ⅢB 西部荒漠亚区 | 温带荒漠、半荒漠动物群 |
| | | | ⅢC 天山山地亚区 | 高地森林草原—草原草甸、寒漠动物群 |
| | | Ⅳ 青藏区 | ⅣA 羌塘高原亚区 | 高原寒漠动物群 |
| | | | ⅣB 青海藏南亚区 | 高原草原、草甸动物群 |
| 东洋界 | 中印亚界 | Ⅴ 西南区 | ⅤA 西南山地亚区 | 南方亚高山森林草原、草甸动物群 |
| | | | ⅤB 喜马拉雅亚区 | 亚热带林灌、草地—农田动物群 |
| | | Ⅵ 华中区 | ⅣA 东部丘陵平原亚区 ⅣB 西部山地高原亚区 | 亚热带森林灌草地、农田动物群 |
| | | Ⅶ 华南区 | ⅦA 闽广沿海亚区 ⅦB 滇南山地亚区 ⅦC 海南岛亚区 ⅦD 台湾亚区 ⅦE 南海诸岛亚区 | 热带森林、林灌、草地—农田动物群 |

　　爬行类 40 种，隶属于 2 目，8 科，27 属。在区系成分中，东洋界占优势，有 30 种，占总种数的 75%；古北界仅 1 种，占 2.5%；广布种 9 种，占 22.5%。爬行动物中，有蛇类 28 种，大部分具有药用价值。

　　两栖类 23 种，隶属于 2 目，7 科，11 属。神农架两栖动物的区系组成特点是缺乏古北界种类成分，东洋界有 18 种，占总种数的 78.3%；广布种有 5 种，占 21.7%。两栖动物多分布于低海拔地带。

　　神农架有鱼类 47 种，隶属于 4 目，10 科，32 属。由于神农架地处长江、汉水中游和一些支流的上游，属南北交错地带，鱼类区系成分复杂多样，地理分布具有明显的地域性和特殊性，鱼类组成有南北混杂和过渡的特征。分布在长江（支流）水系有 15 种，分布在汉水水系有 21 种，两个水系均有分布的共有 9 种。47 种鱼类中，鲤科有 25 种，占总种数的 50.7%。

　　药用动物的地理分布，既符合一般动物地理分布规律，又有自己独特的组成特点。迄今已收集到神农架药用动物 369 种（含人工驯化品种），分属于 4 门、13 纲、55 目、143 科；其中脊椎动物占较大优势，共 286 种，隶属于 34 目、78 科。可划分为陆生药用动物和水生药用动物。从区系规律上，陆栖药用动物更接近陆栖动物地理区系。

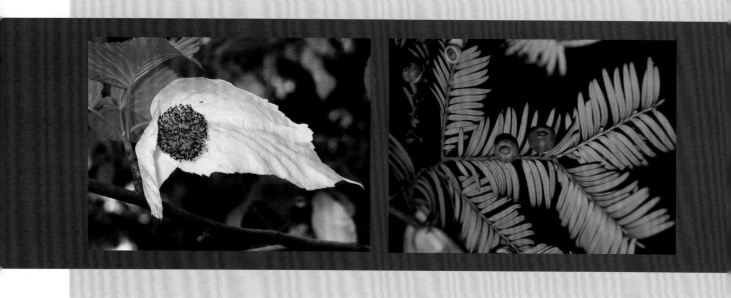

# 第二章
# 神农架传统医药文化

　　中华大地，幅员辽阔。长江之水，奔流不息。物华天宝的民族土壤，孕育了中华儿女生生不息、居安思危的生存智慧，铸就了炎黄子孙"以人为本、开拓创新"的民本思想和东方文化。源自于长江中游，植根于中华民族沃土的神农炎帝文化是中华民族文化的元典，既是中华民族优秀传统文化的重要组成部分，又创造成就了独具特色的神农传统医药文化，为后人从过去继承下来的文化中创造精神财富和物质财富提供了取之不竭的力量源泉。

　　神农架为大巴山东段余脉，山系似"叶脉状"，东接荆山，西依秦岭，南濒长江，北临汉水和武当山，纵横千余里，高山深谷的地貌特征覆盖了整个鄂西北，在地域范围上囊括了兴山、宜昌、秭归、远安、荆门、南漳、保康、房县、竹山、竹溪等十多个县市。神农架区域内南北交汇、东西过渡的地形地貌、气候条件、生态群落、物种基因，以及人们共同的生产生活方式和文化习俗，成就了神农架自然生态、楚汉巴蜀文化和武当山道教医药相互交融的文化特点；奏响了一曲曲山与水相互辉映，人与自然、人与社会和谐相处的医药文明凯歌；凝炼出博大精深的神农医药文化，包括武当山道教医药文化和民间医药文化。

# 神农架传统医药文化构成

## 一、神农医药文化

### （一）神农故里传奇

#### 1. 神农生于随州烈山

从大量的文献记载分析表明，神农生于烈山，别号烈山氏，历代史家基本趋同。"烈山"始见于《国语》和《左传》，或许是神农氏的古称。《国语·鲁语》记述春秋初年鲁国大夫展禽的话："昔烈山氏之有天下也，其子曰柱，能殖百谷百蔬。夏之兴也，周弃继之，故祀以为稷。"《左传·昭公二十九年》记春秋末年晋国太史蔡墨谈到这段历史时说："有烈山氏之子曰柱，为稷，自夏以上祀之。周弃亦为稷，自商以来祀之。"大约成书于战国或汉初的《礼记·祭法》引用了上述展禽的论述，不同之处是其将"烈山氏"改为"厉山氏"，将"其子曰柱"改为"其子曰农"，以及将"夏之兴也"作"夏之衰也"。对于《礼记·祭法》改"烈山氏"为"厉山氏"，东汉郑玄在《注》中指出："厉山氏，炎帝也。起于厉山，或曰有烈山氏。"西晋皇甫谧《帝王世纪》说："神农氏起列山，谓列山氏。""烈""列""厉"三字上古均为月部来纽入声，故可通用。例如《楚辞·招魂》"厉而不爽些"，王逸注："厉，烈也。"《诗经》"垂带而厉"，郑玄注："厉字当作烈。"可见，烈山氏、列山氏、厉山氏实为一人，其子柱或农即神农烈山，很可能是第一代神农放火烧荒之地，或人以山名，或山以人名，神农起于烈山。

#### 2. 神农架得名传说

民间世代相传，远古时代，炎帝神农老祖宗曾率众来到这儿，但见群峰峥嵘，沟谷纵横，森林遍野，山花烂漫，不禁喜出望外，遂扎下营盘，开始了遍尝百草的光辉实践。为抵御山高气寒，防备猛兽侵扰，他"架木为屋，以避凶险"；为方便登山探谷，采得奇草异药，他"架木为梯，以助攀缘"。他以其亲力亲为的实践经验为基础，编写著就了《神农本草经》。闻天帝相召，他方"架木为坛，跨鹤飞天"。后世子民为了缅怀始祖恩德，便把此地命名为神农架。

炎帝神农遍尝百草的过程充满了艰辛的探索和勇敢的实践。根据《通鉴外记》所载："民有疾病，未知药石，炎帝始味草木之滋味，曾一日而遇七十毒，神而化之，遂作方书，以疗民疾，而医道立矣。"由于人们没有现代所谓的药物学知识，也无法区分有毒或无毒的物质，他们四处迁徙，走到哪里就吃当地的食物。由于饥不择食，人们经常误食某些有毒的植物，因而发生呕吐、腹泻、昏迷甚至死亡等情况。经过神农带头反复多次的勇敢尝试，人们逐渐认识哪些植物对人体有益，哪些植物对人体有害，哪些植物可以治病，例如吃了藜芦导致呕吐，吃了大黄引起腹泻，吃了马钱子导致昏迷等。当然，他们也可能偶然进食某些物质，如止呕的生姜、止泻的山楂等，使原来的病痛得到缓解，甚至完全消除。同时也发现有的植物尽管有毒，但是适量食用也可以达到治疗疾病的效果。于是人们总结这些反复出现的情况，逐步积累起对植物药的认识。"神农尝百草……一日而遇七十毒"的传说，就是人们认识植物药的实践过程的客观反映。

## （二）开启医药文明

关于医学起源，医史界有"医源于动物本能""医源于巫""医源于圣人"等不同的观点，三个观点基本统一于"劳动创造了医学"的结论，但这种统一仅限于文字与形式上的一致化。由于古代史料缺乏，易于使人忽视时间尺度，把有文字记载的前若干年间的事情压缩成一个平面来看待，这就在人们头脑中形成了战国乃至秦汉魏晋时期"去古不远，其言必有所据"的看法，也是神话传说具有一定科学道理，并被人们所接受的一个重要因素。由于形象符号和文字出现的年代远远晚于人类活动的最早时期，因而人类活动最早的记载往往是通过神话传说来延续和传承的。中国神话的背后大多是与上古时期的历史相互关照，甚至有些神话本身就是一段真实历史的折射，比如神农。

经过对大量史料的分析考证，便不难发现不同时期、不同地域、不同作者对于"神农尝百草"和神农架传说中所蕴含的医药实践的描述和介绍基本是一致的、趋同的，少有争议或相左的观点。从情理上看，因为要遍尝百草，必寻药源丰富的地方，而神农架至今仍以中医药宝库著称于世；其次红坪犀牛洞考古发掘成果也已证明，在距今10万年前的旧石器时代，神农架便有远古人类生存，而老祖宗的生活时代距今仅5000多年，自然不难循着祖先的足迹一路寻来。从实情上讲，神农架的山山水水无不印刻着老祖宗的足迹，草草木木无不浸润着老祖宗的血汗，诸多民风民俗也皆因炎帝神农搭架采药而起、而兴，更能为神农老祖宗曾在此创功立业提供佐证。炎帝神农"斫木为耜，揉木为耒"，开创了农耕文明和医药文明的传说一直流传至今。

神农尝百草的神话传说，就是反映远古时代生产力水平低下的历史条件下，人们为提高生存能力和生产能力，为认识自然和顺应自然，获取生存资源所长期进行的艰苦卓越的探索。神农既是传说中的中国农耕社会的鼻祖，同时又是中医药的开拓者。神农成为中华民族的人文始祖和中医药的先祖是顺理成章的，他在推动中华民族由原始畜牧业向原始农业转变的同时，奠定了中医药"顺应自然，道法自然"思想基础，开启了中医药文明的进程。

## （三）天下为公怡民

### 1. 劳动创造财富

神农炎帝所生活的时代是原始社会由母系氏族社会向父系氏族社会过渡的新石器时代，是人类社会文明初创的时代。在《逸周书》《周易》《管子》《商君书》《淮南子》《帝王世纪》《资治通鉴》《吴越春秋》等史籍中，均有炎帝神农氏功绩的记载，主要有始种五谷，以为民食；制作耒耜，以利耕耘；遍尝百草，以医民恙；治麻为布，以御民寒；陶冶器物，以储民用；削桐为琴，以怡民情；首辟市场，以利民生；剡木为矢，以安民居。炎帝神农氏为了救民疾苦而舍生忘死，鞠躬尽瘁，尝百草"一日而遇七十毒"（《淮南子·修务训》），终因误尝断肠草而"崩葬长沙茶乡之尾，是曰茶陵"（《路史》）。后人不忘炎帝神农氏在开创医药方面作出的杰出贡献和献身精神，将我国已知的第一部药物学专著归功于神农氏，称为《神农本草经》，并尊炎帝为"先医"，即医药的创始人。

在湖北省境内，劳动创造财富的佐证大多还具有连续性。除江汉平原的石家河类型外，还有汉水中游的鄂西北地区青龙泉类型、鄂东南地区的尧家林类型、鄂西地区的季家湖类型、鄂东地区的易家山类型等，多是分布于若干个不同文化最上层的一期文化堆积而未能分期的各新石器时代遗址。属于"石家河文化"时期青龙泉类型的七里河遗址，延续时间至少在三百年左右，是目前湖北境内的"石家河文化"中唯一可以分出早中晚三期的新石器时代遗址。

### 2. "尝草"令民知所避就

据《淮南子·修务训》记载"神农憔悴""圣人之忧劳百姓甚矣"。炎帝神农氏为了解决氏族成员的生存问题，他"尝百草之滋味，水泉之甘苦，令民知所辟就。当此之时，一日而遇七十毒"。反映了炎帝神农时代认识和尊重自然规律，"养民以公""仁诚之心"的和谐社会状况；倡导人与自然和谐相处的"谐天""和人""融己""化民"的和谐氛围和"天下大同"的民本思想；彰显了神农炎帝在开创中华农耕文明的长期实践中所凝聚的坚韧不拔的开拓精神，百折不挠的创新精神，自强不息的进取精神和天下为公的奉献精神，激励后人建功立业。

### 3. 祭祖三皇共营和谐

"三皇五帝"为炎黄子孙的共同祖先。传说神农炎帝氏族部落，南传到湖北、湖南、云南，北传至河北，东传到山西、河南、山东，西传至甘肃，活动范围涉及中国的大部分疆土，这些地方至今仍流传着有关神农炎帝的传说故事，留有神农的遗迹。神农医药文化体现的贵和尚中思想正是人类崇尚和谐的共同目标。《淮南子·主术训》云："昔者神农之治天下也，神不弛于胸中，智不出于四域，怀其仁诚之心……养民以公。其民朴重端悫，不忿争而财足，不劳形而功成，因天地之资而与之和同。"炎帝神农治理天下，沉静于胸，有聪明智虑，有仁爱诚心，以公心教化子民，成为后世社会追求的目标。氏民质朴、稳重、正直、诚实，没有忿争，人人依靠劳动获取生活资源，启迪后人减少人与人之间的利益摩擦，减少对大自然的索取。

### 4. 药食同源生死攸关

据《路史·外纪》载，炎帝神农氏"尝味草木，宣药疗疾，救夭伤人命""磨蜃鞭茇，察色腥，尝草木，而正名之。审其平毒，旌其燥寒，察其畏恶，辨其臣使，厘而三之，以养其性命而治病"。《史记·补三皇本纪》记载，神农"以赭鞭鞭草木，始尝百草，始有医药"。《淮南子·修务训》记载，神农"尝百草之滋味，水泉之甘苦"。以上这些都生动地描述了炎帝神农氏在与自然灾害和疾病作斗争的过程中不断探索、反复实践，逐渐总结了各种治病疗疾的医药知识。《说文解字》

将"药"字训释为"治病之草","药"即治病之物,并且以"草"(泛指植物)类居多的客观事实。中药的发现和利用,反映了医药文明与农业文明是源于劳动实践,与劳动和生存密切相关,是人类数千年来与大自然搏斗的结晶。中药资源与当地的气候、生产方式、风俗习惯都有着密切的关系,中医药理论和方法在实践中逐步完善和升华,伴随着中华民族的繁衍和发展。

神农氏在鄂西北这片古老的土地上"斫木为耜,揉木为耒",开创了农耕文明,在神农架搭架采药开创了医药文明。神农不仅对中国产生了影响,对世界也产生了很大的影响。如今,中国早期神农文化的资料在国外都有发现。在日本,就有许多供奉着神农的庙宇,东京、大阪每年都举办有日本药学界人士参加的祭祀神农活动,流传着许多相关的风俗习惯。韩国人也认为自己是炎帝的子孙。1983年以来,中国中医研究院(现为中国中医科学院)资深研究员马继兴先生对《神农本草经》进行了10年的研究,出版了《神农本草经辑注》。2004年, 国家中医药管理局特以科学技术研究专项为"炎帝药学文化研究"立项,从社会、人文、历史、医药诸多角度全方位地对其进行深入研究,以便更广泛地造富于民。所以说,神农医药文化不仅是神农架乃至湖北省独特的文化资源,更是中华传统文化和全球性的医药文化资源。

# 二、民间医药歌谣文化

神农架传统医药文化中的民间歌谣文化历史悠久,千古流传,且当地中草药资源丰富,这使当地老百姓自古就形成了以民间歌谣的娱乐形式传承中医药知识与医药文化,如中药的功能、主治和注意事项等。歌谣内容通俗易懂,朗朗上口,融知识性、趣味性、娱乐性为一体,形式多种多样,老百姓喜闻乐见,神农架北坡的房县门古镇汪家河村民间采药歌就是其中的代表。

## (一)七字歌谣

### 1. 五劳七伤有良方

各位朋友听我说,听我唱段采药歌。

老汉采药治劳伤,杠板归来八棱麻。

五加皮来金毛狗,杜仲泽兰加木瓜。

广三七来大救驾[①],乳香没药川木香。

桃仁红花加麝香,五劳七伤是良方。

高粱美酒来泡上,喝下疼痛全扫光。

注:①大救驾:三百棒。

## 2. 滋补肝肾心欢畅

中年采药为哪般，只怪平日腰膝酸。

四处打听灵丹药，发现草药甚是多。

急采千年何首乌，淫羊藿来参芪枣。

山药枣皮加枸杞，苁蓉枳实川牛膝。

当归远志巴戟天，肉桂菖蒲杜仲皮。

滋补肝肾能强壮，夫妻心中好欢畅。

## 3. 婆婆能穿绣花针

婆婆采药又一样，只因针线穿不上。

龙眼肉来熟地黄，山药枣皮加蝉蜕。

龙胆芍药加当归，穿山甲来刺猬皮。

谷精石楠与蛇蜕，木贼草来北五味。

石决明和草决明，芦荟防风加人参。

年老眼花服此药，保你能穿绣花针。

## 4. 参芪爱帮好儿郎

人参味甘药中王，补气补血独参汤。

黄芪白术补气药，救了多少好儿郎。

房党参和生黄芪，浮小麦来煨鸡汤。

四药同炖汤服下，自汗盗汗都除光。

苍术陈皮大腹皮，厚朴白芷加茯苓。

重用苏叶和藿香，止吐止泻保安康。

## 5. 中药花开人人夸

春季到来迎春花，菊花金花和银花。

密蒙花和金针花，能治头疼眼睛花。

新老咳嗽用冬花，活血调经用红花。

清热润肺白及花，醒酒解毒野葛花。

皮肤瘙痒凌霄花，腹痛腹胀厚朴花。

心胸郁闷用梅花，仙人掌花人人夸。

## （二）民俗歌谣

### 1. 大夫门前过，喊到屋里坐，虽说没患病，是个冷热货

注：民间老百姓对医生非常敬重和热情，平日里十分注重与医生之间的医药文化交流和情感交流，以便于生病后请教医生或方便请医生到家中诊治疾病。

### 2. 萝卜进了城，大夫关了门

注：萝卜具有消食降气作用，由于消化道疾病大多由内停饮食，外感风寒所致，常吃萝卜可以助消化，消百病，故有"萝卜进了城，大夫关了门"之说。但萝卜不宜与人参同用，因萝卜和萝卜子（莱菔子）有降气作用，可抵消人参的补气作用。

### 3. 喝药不忌嘴，跑断大夫腿

注：中医药治疗疾病，注重辨明疾病的寒热温凉，通过药物的偏性来治疗机体的偏盛或偏衰，故服用中药讲究忌食某些食物。例如在服用治疗外感风寒咳嗽的中药时，一定要忌食生冷瓜果等食物，否则不利于肺气清肃，而出现肺气不宣，导致服药不见效，甚至加重病情，这是老百姓多年积累的实践经验。再如疔疮患者，不能食用辣椒、白酒等辛辣刺激性食物，这些食物性多温热，容易助使疔疮化脓，而加重病情。

### 4. 药铺的甘草——离不了

注：甘草具有清热解毒，调和诸药，缓和药性的作用，医生开具的每一服中药中几乎都有甘草。药铺（中药店）离不开甘草，现在还用作歇后语，以比喻事事离不开某人或某物。

### 5. 绿豆解百毒

注：民间素有服用绿豆汤解毒的习俗，大凡食物中毒均用绿豆汤解毒。另外，绿豆汤也有解药的作用，故在服用中药期间，不宜服绿豆汤。

### 6. 要得小儿安，三分饥来三分寒

注：儿童不能吃得太饱，太饱容易引起消化不良或感冒发烧，老百姓习称"停食"或"食气"发烧。衣服也不能穿得太厚，因儿童爱活动，容易出汗，衣服太厚不利于汗腺的排泄。

### 7. 饭后百步走，活到九十九

注："用进废退"。古人也讲究适量运动。吃饭后立即睡觉，很容易患肥胖症。

### 8. 甘蔗不是两头甜，凡药都是双刃剑

注：老百姓素有"是药三分毒"之说，这里的"毒"一是指药物的偏性，二是指药物具有毒副作用，即使是补药也不宜经常吃，更不能恨病吃药，以免用药过量而中毒。

**9. 食物是"神造"的，药片是"人造"的，补药再好也赶不上食物好**

注："神造"是指食物大多来之天然，"人造"是指药片（泛指化学药物）大多由人工化学合成，常具有毒副作用。因此，药疗赶不上食疗。

**10. 聪明人，投资健康；明白人，储蓄健康；普通人，忽视健康；糊涂人，透支健康**

注：说明健康对人的重要性，要投资、储蓄健康，不要忽视和透支健康。要做聪明人、明白人。

**11. 治疗糖尿病歌谣："管住嘴，迈出腿"**

注："管住嘴"是指不吃糖，主张多吃苦瓜或苦瓜取汁代茶饮用，或用苦瓜干泡水代茶饮。"迈出腿"是指每天多运动，每天走路的长度最好在 8km 左右。

**12. 五谷有营养，豆类则为冠；五食（肉食）适为宜，过多伤身体；五菜常为充，新鲜绿黄橙**

注：豆类在五谷中营养最丰富，每天食用黄豆蛋白 25g，可减少冠心病的发生。人为杂食性动物，不能过多地摄入肉类食品，以避免引起不必要的肥胖。各种蔬菜是用来充饥用的，蔬菜营养丰富，但必须是新鲜的，最好是青、红、黄、白、黑各种颜色的蔬菜搭配，既美观，又有营养。

**13. 晚饭少吃一口，睡觉舒服一宿**

注：晚餐不能过饱，以减少患肥胖症的可能。

**14. 黄豆炖猪蹄，预防骨质松**

注：中医认为药食同源，以藏养藏，即吃什么补什么，有一定的道理。

**15. 酒为百药之长，饮必适量**

注：酒性温热，具活血化瘀的作用，是中药炮炙的辅料之一，但平日饮用不能过量，过量饮酒容易引起痛风病。

**16. 夏天常吃瓜（西瓜），吃药不用抓**

注：西瓜是天然的"白虎汤"。中药方剂"白虎汤"由石膏、知母、甘草、粳米四味药组成，专治阳明气分热盛之大热、大渴、大汗、脉洪大（四大）症状，是治疗气分实热的重剂。

## （三）中药功效歌谣

中药功效应用歌谣是由一位已退休的林业勘测专家曹志雄老师与夫人龙祥生老师完成，夫妻二人对中医药文化情有独钟，著有《十堰药用植物》等书籍，并花费了几年的时间总结编撰了《常用中药歌谣二百首》一书，将常用中药的功效和作用加以归纳，词句押韵，通俗易懂。这里分别选取外地产的人参、本地产的天麻加以举例。

## 1. 人参歌谣

我是一支老人参，统率家族把医行。

祖居东北染苦味，但我世代性皆温[①]。

偶获良机别故里，结伴儿孙来山城[②]。

我等医德堪高尚，更有医术殊高明。

医风高洁人称赞，医绩高踞是实情[③]。

入伍组团常出诊，也作游医串家门。

世人气血多两虚，神疲倦怠併头晕。

食少纳差又心悸，失眠多梦不安神。

胃肠肝肾多炎症，头痛耳鸣且尿频。

临床见闻不胜举，遇我妙手可回春[④]。

注：①我是四句：说人参是一种多年生的常用中药，生于湿而较荫蔽环境，性温味苦。②偶获二句：说人参不产于武当山和神农架地区，而是外地调入的。③我等四句：说人参是传统珍稀名贵要药。④入伍十句：说世人因气血两虚而致的诸多疾病，得我人参施治便可收到"药到病除"之效果。

## 2. 天麻歌谣

天麻味甘性平和，归经心肾脾非讹[①]。

功能定惊抑风动，主治百病妙用多。

脾胃虚弱妨纳运，痰浊中焦滞沉疴。

头痛昏蒙前额甚，恶心呕吐受折磨。

半夏天麻术枣草，陈皮苓姜共捣罗[②]。

坚持早晚汤送服，可保疾患刻日瘥。

世人风痹不鲜见，慎防早治莫蹉跎。

古有名方天麻酒，常服缓饮勿贪酡。

注：①天麻归经于肝，《本草新编》认为归经于"脾肾肝胆心"，归经于肝，而同时入心肾脾经亦非讹。②术：白术；枣：大枣；草：炙甘草；苓：茯苓；姜：生姜。原方名"半夏白术天麻汤"。共捣罗：指方可将汤剂改为散剂。

# 三、道教医药文化

位于神农架北坡的武当山被世人尊称为"仙山""道山"，它不仅是中国道教敬奉的"玄天真武大帝（真武帝）"的发迹圣地，也是中华始祖炎帝神农氏从事医药活动的主要场所。

相传神农氏及随从人员攀山越岭，跃沟跳涧，饿了就采集野果，打猎充肌，困了就夜宿山野。一路行来辛苦非常，加上随从的人们初离故乡，水土不服，过度劳累，伤病者甚多，当行至武当山境内，随从们已举步艰难，寸步难移。神农见状，只好让大家就地休息，住在武当山展旗峰旁的老龙洞内，洞内宽敞，并有长年不干的泉水，可供人饮用，该洞现仍完好。他自己和几位强壮的随从在山里采了一些植物，打了一些野兽，用火煮熟，让伤病者们食用，他又拿出他发明的"桐木琴"演奏美妙的音乐，教大家跳起他编排好的健身之舞。谁知大家吃过他所煮的食物，听到他演奏的美妙音乐，跳了一段他编排的舞蹈之后，伤病者很快得以好转和康复。当时身体虚弱者，就留在武当山疗养，神农则带领身体强健者继续前行。为了记住神农这次有效的治疗过程，随从中有不少人就地专门学习、研究、整理神农所用的药物，所奏的音乐，所跳的舞蹈，这就是武当山道教及道教医药的前身，武当山里从此就有了专门修炼者。这些留在武当山的专门修炼者学习神农采药，以身相试，反复验证，为神农架传统医药文化做出了重要的贡献，武当道教医药因此也成为神农架传统医药文化的重要内容之一。

## （一）名山大川出好药

郦道元在《水经注》中所言："（武当山）山形特秀，异于众岳，峰首状，博山香炉婷婷远出，药食延年者萃焉。"特殊的地理位置和气候条件是神农架与武当山中草药资源丰富重要原因。武当山及毗邻地区在"全国中药区划图"中位于西南野生、家生中药区的东北角，分别与华北、华东野生、家生中药区毗邻，"三区"过渡的地理位置、气候条件和土壤条件孕育了"三区"兼有的中草药特色品种。著名道医葛洪、陶弘景、孙思邈、陈抟、张三丰等都曾在武当山采药炼丹，悬壶济世。民国时期，武当道总徐本善利用武当医药配制道教医药秘方"刀枪金创散"，为贺龙率领的红三军伤员治病，被传为佳话。武当道人在长期的医疗实践中积累了一套独特的用药经验和诊疗手段，他们创立的"一炉丹，一双手，一根针，一把草"的治疗方法被称为"四个一疗法"，把预防、诊疗和康复视为一个整体，具有显著的治疗效果。他们研制的"八宝紫金锭""万应丹""太和散""九仙丹'等系列丹药享誉海内外。十堰市太和医院的一位药学专家曾在神农架北坡的房县桥上乡采到一个直径达10.5cm的天南星块茎，另发现一个重量达400g的干品七叶一枝花块茎，是至今发现的最大的天南星和七叶一枝花块茎。总的来说，武当山有丰富的中草药资源，为武当山道教医药文化的产生和发展提供了良好的物质基础。

## （二）仙山名人演传承

《本草纲目》被达尔文誉为"中国古代的百科全书"，能够达到如此境界，与作者李时珍博览群书，数十年如一日，跋山涉水，历尽艰辛，反复实践是分不开的，阅读此书，既是博览知识，也是享受文化大餐和艺术大餐。在明代，武当山被称为道教的洞天福地，明代也是武当山道教医药的鼎盛时期。杰出医药学家李时珍曾在武当山上研习医药，遍尝百草，他穷毕生精力编撰了《本草纲目》一书，书中载药1892种，有417种出自武当山。李时珍多次上武当山采药、访友、问道，与武当山道医们结下深厚友谊，深受武当山道教医药的影响。他在《本草纲目》中引用了武当山道教医药很多文献，据《本草纲目·卷一》《本草纲目·序例·引据古今医家书目》记载，引用道教医药文献有《曜仙乾坤秘韫》《曜仙乾坤生意》《曜仙寿域神方》《曜仙神隐书》《张三丰仙传方》《神仙服食经》《修真秘旨》《神仙芝草经》《神仙感应篇》《太清石壁记》《遁甲书》《真诰》《修真指南》等。以上提到的书目大多为武当山道教医药必藏之书，有些书乃为武当山道医亲自撰著。《本草纲目》记载的榔梅颇具传奇色彩，如榔梅气味甘、酸、平、无毒，主治生津止渴，精神下气，消酒。时珍曰："榔梅出均州太和山。相传真武折梅枝插于榔树。誓曰：'吾道若成，花开果结。'后来果如其言。今树尚在五龙宫北，榔木梅实，杏形桃核。道士每岁采而蜜煎，以充贡献焉。榔乃榆树也"。

## （三）医道相通兼精诚

中国传统文化的内容具有融会贯通的特点，道家思想与中医药学相互渗透和相互影响。道教以习医自救、济世利人、积德行善、以医弘道为己任。中医理论的奠基之作《黄帝内经》中的很多内容与理论皆源于道教天人合一，阴阳、五行学说。因此，道医兼通，德术兼备的名士层出不穷。

唐代著名的道教医药学家孙思邈是武当道教医药人物中最具有代表性的医药学家。孙思邈为今陕西耀县人（公元581—682年），初唐时期著名的道教人士，著名的医药学家，又被称为药王。少时日诵千言，通晓百家之说，喜爱老庄，隐于太和山学道，求度世之术，洞晓天文，精究医药，务行阴德。著有《千金要方》等医书，以及《摄养论》《太清丹经要决》等道书30余部。明代《武当山志》称他曾在五龙峰西南的灵虚岩隐居修炼，清代《武当山志》云："遍游名山，历武当。"他认为"人命至重，有贵千金，一方济之，德逾于此"。他在《大医精诚》中强调，医道是"至精至微之事"，告诫学医之人一要"精"，即技术要精湛，必须"博极医源，精勤不倦"；二要"诚"，即品德要高尚，应确立"普济含灵之苦"的志向，在诊疗上"丝毫勿失"，在学风上不得炫己毁人，谋求财利。武当山的紫霄宫中至今仍供奉着药王孙思邈的像。

武当道教医药在长期的医疗实践中逐步形成了融宗教文化、道教医药与地域特色为一体的中草药应用八大特色，即用药讲究来源道地，选用的药物药性平和、剂型多样，炮制方法讲究遵古，疗病制药注重排毒，制药环境强调洁净，遣药用量善于标新立异，养生讲求康体、固齿、美容，强调肾精充盈消百病等内容，故一直受到东南亚各国宗教爱好者的普遍关注。

## （四）武当道教药性赋

武当道教药性赋由武当山道教协会王泰科道长创作，他将中药按来源归纳成二十三类，以歌诀的形式描述诸药的性味、归经、功能、主治、炮制、鉴别、禁忌、产地、验方、配伍原则以及代表性方剂等内容。另外附有相反、相畏、妊娠禁忌、中药炮制、四气、五味、升降浮沉、五脏主病用药等内容。歌诀朗朗上口，易读易记，久读不厌，熟读深思，自然领悟其理，众学速成。以下列举三例。

### 1. 人参

人参东北出产多，味甘微苦性温和；

此为脾肺二经药，补气生津固虚脱；

若加归芍益阴血，妄血虚家第一科；

再加升麻升气机，黎芦相反切记着；

合之术苓与甘草，四君子汤属要药；

若是四君加四物，补气补血八珍作；

添上桂芪十全歌，古人立说得吟哦！

### 2. 甘草

甘入脾胃和胸怀，脾虚之人无多食；

诸药解毒离不了，量大中满胃难安；

生泻炙补真是妙，梢治尿少有涩痛；

遂芫戟藻四味反，唯用海藻散结核。

### 3. 党参

党参味甘性平和，补中益气生津用；

健运脾胃治贫血，气血虚陷可提升；

若得黄芪可实卫，配以石莲能止痢；

配以当归能活血，佐以枣仁以补心；

补气健脾加术陈，唯有功效弱人参。

## （五）神农中药楹联

神农中药楹联的内涵丰富，构思巧妙，含而不露，寓意深邃，是医药文化爱好者消遣娱乐、活跃文化生活的方式，可从楹联创作者的医药学造诣中感悟到中医药文化健康向上的文化底蕴。这里仅略举一二。

## 1. 房陵四屏药联

春花开放满常山，芍药木槿又牡丹；

君子采药遇紫苑，红娘相逢灵芝难。

夏天无把南星采，菖蒲摆酒宴灵仙；

龙皮凤尾茱萸肉，醉在车前唱采莲。

秋菊芙蓉满地黄，无名草蔻挠川羌；

大戟将军战百合，马前官桂败槟榔。

冬花杷叶爱蜂蜜，白芷防风要密蒙；

枯草见霜成粉葛，三棱以望白头翁。

注：此四屏药联由房县大木厂镇新路村二组民间医生杨万安创作并张贴于家中多年。杨万安家中祖传行医，他已是第五代传人。药联中巧妙地选用"春夏秋冬"四字分别作为诗首，诗中包含24种中药名称，即春花（迎春花）、君子（使君子）、红娘（红娘子）、夏天无、龙皮（蛇蜕）、凤尾（凤尾草）、草蔻（草果或肉豆蔻）、川羌（分别指川芎与羌活）、将军（大黄）、马前（马钱子）、官桂（肉桂）、槟榔、款冬花、枇杷叶、蜂蜜、白芷、防风、密蒙花、夏枯草、葛根、三棱、白头翁。

## 2. 房陵中药对联

半夏牡丹开，迎春芍药放。

注：对联中包含4味中药名称，即半夏、牡丹皮、迎春花、芍药（赤芍或白芍）。

神农架民间医药歌谣是数千年来当地群众同疾病作斗争的经验总结，是祖国传统医药宝贵财富的重要组成部分，群众喜闻乐见，亟待传承。

# 神农架传统医药文化特点

## 一、尽纳百草精华

神农架无愧百草药园的美称，药园里遍地皆药，百草争艳，眩人眼目。草本药物多达千余种，农家多为之取有一个好听的土名，或以其形象特征命名，譬如头顶一颗珠、七叶一枝花、江边一碗水、文王一支笔；或以其主要功用命名，譬如生血草、对月草、还阳草、舒筋草等；或突出了其生境特点，譬如过江龙、过岗龙、半边草、六月雪等；还爱在名字前加个序数，譬如一支香、二郎箭、三棵针、四季青、五朵云、六月雪、七叶胆、八爪龙、九死还阳草、十大功劳等。人们凭其形便不难判其名，凭其性便不难知其用。

药园里珍奇纷呈，世所罕见。"四个一"（或"九个一"）、"三十六还阳"和"七十二七"都闻名遐迩。

"四个一"指头顶一颗珠、七叶一枝花、江边一碗水和文王一支笔，它们为神农架珍稀药物的代表，药名形象好记。现发展为"九个一"（详见总论第三章第三节民间草药"一"类草药）。

"七十二七"是民间对主治五劳七伤药草的总称，主要包括红三七、鞭杆七、冰盘七、穿山七、葱头七、对叶七、防风七、肺痨七、凤尾七、蛤蟆七、海龙七、扣子七等。据调查"七"类药草远不止 72 种。

"三十六还阳"因能让生命垂危者"起死回生"而得名，七步还阳、百合还阳、豆板还阳、豆瓣还阳、金耳还阳、金丝还阳、韭菜还阳、菊花还阳、腊梅还阳、梅花还阳、铺地还阳、松柏还阳、青菜还阳等都在其中，还阳类药材远不止 36 种，即把最常见、常用的还阳类药物归类而成。据调查"七"类和"还阳"类药物名称还有重叠的情况。

金钗类草药是以金钗命名的一类名贵民间草药，通常具有滋阴清热、滋补强壮、延年益寿等功效，包括龙头金钗、凤尾金钗、人字金钗、豆芽金钗、竹节金钗等，皆因其主要药用部位的形状特点而得名。龙头凤尾金钗最显神奇，它确实有头，大小若大头针顶，其头伸两须，身体盘曲，尾巴细长，像龙像凤，其通体金黄，酷似古代贵妇头饰的金钗，故而得名。它对生境的要求十分苛刻，一要长在悬崖峭壁间，二要下临无底深渊（潭），三还要深渊水面反射的日月光辉恰好回落崖头，三者缺一不可。凭借如此条件，它方尽得日月精华，天地灵气，因而民间传说它具有"起死回生"的功效。

还阳草神，还阳虫也奇。最有名的还阳虫是脆蛇，它长短不过尺余，皮色暗红，主要特性是喜欢从树枝跌落到地上，落地时全身即断为数节，神奇的是，不要一会儿，散落的各节便会自动接合如初，然后再上树，再跌落。有经验的草药医生多选其第九次接合时将其捉住，因为此时的药力最强，故称之"九死还阳虫"。清代赵学敏在《本草纲目补遗》中只说脆蛇产于云贵山区，却不知道神农架也有。另有一种小虫也俗称还阳虫，它细如米粒，皮色乳白，特殊习性表现为总是成千上万只聚成一列，整体行进，行进途中，任人用树枝拨乱，它们迅速又能接合如初。这两种还阳虫都有剧毒，千万不能直接用手捕捉，土郎中的办法是，视其前进方向，预先将布、头巾之类摊放在前面的地上，待其身体全部进入后，即猛收布巾，将其紧紧扎在布袋之中。处理方法是，将布袋置于瓦片之上，连布带虫，一起用文火烤干，碾磨成粉后，装瓶备用。它们都是接骨斗榫的绝药，能将粉碎性骨折接合如初。其用法很简单，一般是将药粉用黄酒或温开水吞服，也可将药粉配制成药膏敷于伤处。

## 二、魂在顺应自然

在外界，根据季节、气候、方位之特点；在人体，依据男女、老幼、体质强弱之不同；于草木，相其寒凉温热；求效果，用其升降浮沉。追求因地制宜，讲究因人而异。

选取药材来源自然，随手可取，一草一木，一矿一石，一虫一鸟，凡物皆可用，样样有奇效，运用于一年四季。

用药手法效仿生活，处置药材煎、煮、泡、烘，直达病灶喝、擦、洗、蒸、敷等，一切都来源于生活，都是顺应和利用自然的典范。

## 三、贵在"全民皆医"

神农架历史上长期没有医院，没有诊所，就是中医先生、中药店铺也极为少见，人们却能"小病不出门，大病不出村"，靠的就是"全民皆医"。

"全民皆医"主要表现于三大方面。

其一，认药有道，经验普及。人们都能认识几十乃至上百种药草，究其原因，除了身在山林与药为伴外，还积累了宝贵经验，草药郎中高顺德先生将之归纳为"四字经"。一曰"看"。它最重要，又有八个讲究，即一看"形"，譬如看到枫树叶上生有 5 个分裂，形似 5 个手指，就能认定它是五爪枫；看到牛膝草茎上生有膨大的节，且状似牛膝盖，便能认定它是壮牛膝。二看"色"，譬如看到花始呈白色，后逐渐变黄，便能认定它是金银花。三看"眼"，眼指植物上突出或内陷的皮孔，有眼无眼常是判别一些花果形似却非同物的重要依据，譬如水杨梅茎有皮孔，枫香树却没有。四看"点"，譬如满天星便因叶子上有点，透着光看像星星一样，故名。五看"毛"，譬如白泡桐叶背上有层白色的绒毛，金线枫上则有层灰白色绒毛。六看"刺"，譬如鸟不沾便因全株都长满了刺，连鸟也不敢碰而得名。七看"翅"，譬如盐麸木的叶子有翅，可与漆树鉴别；六耳棱叶下苞茎如翅，可与大凤艾鉴别。八看"断面"，譬如铁包金的断面木质部呈金黄，而外皮呈棕黑色。"摸"就是用手去摸、揉、捻，凭借感觉判定药草，譬如锡叶藤的叶面很粗糙，土党参的叶子则会流出白色的汁液。"闻"就是揉碎叶子，剥开果实，切开根茎用鼻子闻，根据不同气味辨别药草。"尝"就是用口尝味，凭味辨药，但此法只适用于那些无毒或微毒的药物。

其二，家家兴药，人人采药。兴药、采药一直是农家经济收入的主要来源。神农架是我国中草药药材的重要产地，出产的大宗药材包括党参、当归、天麻等，有大面积种植记录的有黄连、款冬花、独活等，早因品质优良而闻名中外的"房党"，其所以被称为"房党"，是因神农架原属房县管辖。

会兴药不足为奇，善采药则足堪赞叹。采药必须严格按药材成熟季节去采，否则药力就不足。采药既要跋山涉水，又要攀崖越涧，还要提防凶禽猛兽的袭击，稍有不慎，轻则跌伤，重则丧命。善采金钗的药农最令人赞佩，因金钗生境特殊，药农须先借助绳子悬身半空，再慢悠悠荡，逐渐向悬崖绝壁靠拢。其间，还得时时注意头顶，防备遭飞鼠袭击。飞鼠学名中华鼯鼠，似鸟而非鸟，只能滑翔而不能飞行，滑翔时双蹼平伸充当两翅，长尾高翘掌握方向。双蹼皆为革质，蹼缘又呈齿状，因此借助下滑的惯性，能轻易割断拇指粗的树干、竹竿或藤类。飞鼠主食金钗，常守候在金钗窝边，为其充当保护神，一旦发现有人想来夺食，便会挺身而出，直滑下去，一心要割断药农身上的绳子。聪明的药农自有应对妙招，即为绳子加套竹筒，让飞鼠的锯齿只能随竹筒的滚动一滑而过，保证了绳子的安全，也就保证了自身的安全。

# 四、神在"草药郎中"

民间将药材分为中药和草药，将医生分为中医和草医。中药专指药典有载，经过了加工制作的药物，草药则不仅单指草本药物，且不受药典局限。中医专指那些拜师于老医生，出师后挂牌行医的职业医生。他们多坐堂把脉，按典开方，照典用药，主用"中药"。他们人数虽少，地位却高，被百姓尊称为"先生"。草医则没有那多严格讲究，只讲能看病疗伤，较之中医先生，他们人数众多，地位却低，好听的叫他们"草药郎中"，不好听的则叫他们"药叫花子"。其实，"草药郎中"才堪称为神农老祖宗嫡传弟子。在山林中，他们一直是救死扶伤的主力军，百姓健康的保护神。

"草药郎中"与"先生"最显著的区别在于他们都不以行医为业，仍以务农为主，生活在最底层，与百姓关系最亲密。他们为人治病疗伤，日常多不收钱财，逢年过节时能得到病人送来的一点粮食或菜肴就算是不错的回报了。

"草药郎中"的医术医艺也有异于"先生"，他们既会把脉开方，还善推拿按摩、针灸刮痧、拔火罐、扎火针、烧灯火等传统手法；会使用中药，更善用草药，且多是自采自种的草药；会使用中药汤头，但更多以"祖传秘方"为主，譬如选动物或其内脏为药引，取被蟒蛇吞食的青蛙、老鼠之类入药……看似怪异，却深含奥妙。

"草药郎中"因师门不同，各有所长，或内科，或外科，或妇科，或儿科……其中不乏身怀独门绝技者。

松柏的高顺德老人堪称为草医的典型代表。他生于中医世家，从小随父亲习艺，至今已有50多年的医龄，家住龙沟村，既种有15亩责任田，还经管着一大片山林。门前既不见诊所、药店之类的招牌，屋里也不见医案、药橱之类的摆设，更没有一件医疗器械。他以"高氏草药熏蒸疗法"为独门绝技，此法已被神农架林区纳入了"非物质文化遗产"。

"高氏草药熏蒸疗法"以"百毒随汗出，百病随汗除"为理论依据，巧融祖传秘方与个人经验于一体，既有继承，又有创新。以往是每年的农历九月、十月、冬月、腊月和次年的正月、二月各开蒸一次，每次连蒸三天，号为一个疗程。

"高氏草药熏蒸疗法"是在自建的熏蒸房里进行的，熏蒸房由灶洞、铁锅、木甑和顶罩四部分构成。灶洞口露在墙外面，进门才能看清楚灶上放着一口大铁锅，铁锅上盖着宽竹板或木条编的锅盖，锅盖上架着一只空心大木甑，甑口正对着吊在梁上的顶罩。木甑大半人高，宽度可容一人在里面站立或安坐。顶罩是用厚塑料膜做的，能将甑口裹得严严实实。

"高氏草药熏蒸疗法"依序分六步进行。

第一步，把脉。仅适用于每次开蒸的第一天，旨在先摸清病人的病情，并根据病情向病人提出是否可蒸和所需疗程的建议。对严重的高血压、心脏病和传染病患者，则说明不能接受其熏蒸的理由。

第二步，给药。根据病情，先给病人抓几味草药，并要求当即煎服。这副药管三天，要求病人在每次入蒸前后各喝一杯。

第三步，入蒸。一般一次一人，脱光衣服，钻进甑子，拉下顶罩，裹严甑口。其时，灶里燃着柴火，锅里泡着50多种药材，甑内热气腾腾，药雾弥漫，人在其中，可闻药水煮沸声，不需多大功夫，就会大汗淋漓，从头顶到脚心都是汗。蒸的时间长短，由自己把握，一般蒸20多分钟即可，体质好的可持续半个多小时，蒸的时间越长，汗出的越多，效果也越好。

第四步，净身。出甑后先用温热的药水将全身擦洗干净，然后穿上内衣裤。药水一直热在蒸房外的炉子上，届时会有人帮忙给送一盆进来。

第五步，扎针。这是与传统熏蒸法最大的不同，它分"扎火针""烧灯火"两种，每个疗程的前两天"扎火针"，最后一天"烧灯火"，都在更衣间进行。火针是自制的，由绑在半截筷子头上的四枚缝衣针构成，称为四星针。扎时先在针尖蘸上硫磺，再就着蜡烛点燃，因此而称火针。火针对着穴位扎，可从头顶扎到脚心，遍及全身几百个穴位。烧灯火用的是从麝香包里取出的一截青线，烧时先在线头蘸上桐油，然后就着蜡烛点燃，再点击各个穴位，别看线只有一截，扎在身上竟如同钢针一般。

第六步，喝药。扎完针才可穿好衣服，走出蒸房，将入蒸前熬的药再喝一杯，一次熏蒸到此才宣告结束。

记录显示，从1965年迄今，"高氏草药熏蒸疗法"已接蒸过14000多人次，其中有男有女，有老有少，来自全国19个省市区。反馈信息表明，此法对风湿类患者疗效最佳，还能增强人体免疫力，有助于防癌、抗癌和预防多种传染病。

高顺德老人自信草药才是癌症的克星，正对熏蒸所用的50多种草药分别进行深入研究，争取找出最能防癌、抗癌的药物及配方，献给社会，造福人类。

# 神农架传统医药文化传承

当今，中医药作为中华民族具有独立知识产权的科学技术，在越来越得到世界各国人民认同的同时中医药正快步走出国门，走向世界。神农架作为神农尝百草的重地，中医药文化的发祥地，理应发挥特殊作用，做出重大贡献。

而今的神农架，"全民皆医"已逐渐成为历史，已经没有那么多人能认药、善采药、知药性、用偏方，没有那么多"草药郎中"，名老中医、中药人才也所剩无几。更令人担忧的是，年轻一代多不愿接班，不屑接班，传统医药文化着实面临着后继无人、濒临断代的困境。神农架传统医药文化是神农架人民在几千年生产、生活实践和与疾病做斗争中逐步形成并不断丰富发展的，是炎帝神农文化的典型代表，是中华民族医药文化宝库中一颗璀璨的明珠。深入挖掘其内涵，研究其特点，保护其遗产，弘扬其传统，是历史赋予我们的一项神圣义务和重要职责。

《国务院关于扶持和促进中医药事业发展的若干意见》（国发〔2009〕22号）早已经指出：随着经济全球化、科技进步和现代医学的快速发展，我国中医药发展环境发生了深刻变化，面临许多新情况、新问题。中医药特色优势逐渐淡化，服务领域趋于萎缩；老中医药专家很多学术思想和经验得不到传承，一些特色诊疗技术、方法濒临失传，中医药理论和技术方法创新不足；中医中药发展不协调，野生中药资源破坏严重；中医药发展基础条件差，人才匮乏……

"新情况、新问题"首先在民间引起了强烈反响。神农架人自信，民间中医药对传统理论和方法理解更准、继承更好、运用更多。神农架基础好，根底深，应该建成"国家中草药传承、研究、开发重地"，以确保古老文化不断代，宝贵遗产不失传。

为了保证神农架传统中医药文化不断代、不失传，应该认真做好以下几项工作：

其一，改革开放以来，特别是党十八大以来，在以习近平同志为核心的党中央领导下，党中央国务院出台了不少保护和发扬传统中医药文化的政策法规，并制定和施行了《中华人民共和国中医药法》，将会大大促进神农架传统中医药文化的传承和发展。尽快出台一批有利于神农医药文化保护、传承、发展的政策性法律法规，进一步完善保护其发展的工作、管理、开发、推广机制体制。在全面建设法治社会的进程中，这将是从根本上保证神农传统医药文化发扬光大。

其二，培养人才，保护人才。首先以名老中医、中药人才和土郎中为重点对象，组织力量，深入调查，将相关人员和情况记录在案，给予重点保护，并为之发挥才干创造条件。其次，广辟渠道，培养新人。通过制订扶持政策，解决草药郎中后继无人的问题。目前，已经通过自办培训班和外送医药院校等办法，为村卫生室培训了一批年轻人。还计划借鉴当年培养赤脚医生的做法，或在职业学校开设专班，或由卫生部门举办短期培训班，请医生讲授中医理论、中药药性，请老郎中负责实践（识药、采药、种药），同时鼓励老郎中带徒弟，争取用3~5年时间，实现每所乡镇卫生院有一位懂草药的中医，每村有一位草药郎中。

其三，土洋结合，总结研究。草药郎中或身怀治疗某些病症的绝技，或深藏治疗某些病症的秘方，他们以祖传秘方为主方，以地产大宗药材为主药，积累了养生和治疗疾病的丰富经验，正采取多种措施，鼓励、支持他们自行总结，并请专家学者帮助分析研究，请医疗单位做临床实验，最后形成标准规范，推广运用。

其四，种采结合，发展药材。以促进中医暨养老养生产业为目标，继续调整林业、农业产业结构，大力发展中药材种植业。在强调扩大面积的同时，扎实推进金钗之类珍稀药材的人工栽培实验，根据其生境特点，选择适当的地块种植，严禁使用化肥农药，确保药材质量安全。以强化管理、严禁滥采乱挖为前提，将国家公园和重要的景区景点外的山林向药农开放，保证药有所用，永续利用。要组建一支收购队伍，以便适时收购，统一使用。

其五，因地制宜，政策扶持。中国社会科学院党组副书记、副院长李慎明接受中国社会科学网记者采访时曾指出：现实里民间中医药的传承因有关法规未能充分考虑中医药自身特点而处在困难境地，此种情况全国普遍存在。他强调，"解决民间中医药传承问题必须从制定和完善法规着手。保护和改善民间中医药的生存环境比挖掘、整理民间医药资源更加重要和紧迫，倘若不能从源头上解决民间中医药的合法从业、生存和传承问题，民间传统中医药就失去了生存的空间和发展的活力。而失去了民间中医药，我国原创又完全符合人类新医学发展方向的传统中医药学也就失去了继承和创新的一支主力军。""要充分认识当前国际国内所面临的中医药发展机遇和挑战，高度重视传统中医药传承工作的意义和价值，不能都指望靠'天赐良机''巧遇伯乐''领导特办'一类的方法来解决民间传统中医药的传承问题。"依照国家法律法规，探索制定适合神农架地区独具特点的优惠政策，积极扶持传统医药事业发展，尽早把神农架建成"国家中草药传承、研究、开发重地"，建成中医药文化推广、旅游、传播基地。

神农传统医药文化是多元的。既是中国传统文化重要组成部分，又具有浓郁的鄂西北地方特色；既是神农架和汉水流域人民战天斗地、开辟未来的精神法宝，又是尊重自然、全面协调、推动和谐发展的文化软实力。炎黄子孙追寻神农足迹，把中药推向世界，让世界各国人民都能够享受中医药带给人类的福祉，让济世良药在促进中医药事业发展方面发挥更大的作用，此事还需海内外中药界的有识之士共同为之努力奋斗。

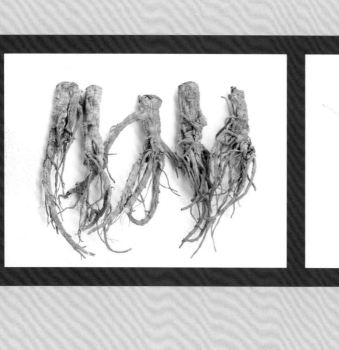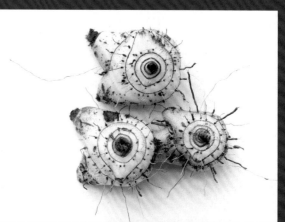

第三章

# 神农架道地药材、地产
# 药材及民间草药

# 神农架道地药材

道地药材是指经过中医临床长期应用优选出来的，产在特定地域，与其他地区所产同种中药材相比，品质和疗效更好，且质量稳定，具有较高知名度的中药材。道地药材是我国传统中药材的代名词，素有"非道地药材不处方，非道地药材不经营"的说法。道地药材的概念最早见于《神农本草经》，有"采造时月，生熟，土地所出，真伪新陈，并各有法"之说。《新修本草》亦认为"离其本土，则质同而效异；乖于采摘，乃物是而实非"，都说明产地适宜性对药用植物的重要性。从某种意义上来说，本草学就是一部系统的道地药材发展史。优良的种质资源、适宜的生态环境、历史悠久的生产加工养护技术和传统文化观念等是道地药材形成和发展的基本要素。道地药材也叫地道药材，名称均来自于古本草。道地药材具有明确的地理性，特定的质量标准，丰富的文化内涵，较高的经济价值。神农架素有天然中药材"百草园"之称，其民间采药、用药历史悠久，加之独特的地理气候条件，孕育了一批质量上乘、特色鲜明的道地药材。

神农架道地药材有 11 种。

## 1 重楼 PARIDIS RHIZOMA
七叶一枝花、蚤休、螺丝七

**来　　源：**百合科植物七叶一枝花 *Paris polyphylla* Smith var. *chinensis* (Franch.) Hara 的干燥根茎。

**生境分布：**喜凉爽、阴湿、水分适宜的环境，既怕干旱又怕积水，生于海拔 800~2300 m 的山坡林荫处或沟边的草丛阴湿处。

**道地沿革：**"重楼"一词来源于明代兰茂的《滇南本草》，书中记载该植物具有两层绿叶。《神农本草经》记载："蚤休去蛇毒"；《本草纲目》记载："蚤休，味苦，微寒，有毒。主治惊痫、瘰疬、痈肿，磨醋敷痈肿蛇毒，甚有效"。《名医别录》云："生山阳川谷及冤句。"《新修本草》云："今谓重楼者是也，一名重台，南人名草甘遂，苗似王孙、鬼臼等，有二三层，根如肥大菖蒲，细肌脆白。"《本草图经》云：

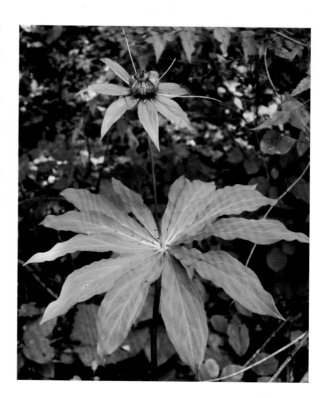

"今河中、河阳、华、凤、文州及江淮间也有之。"《本草品汇精要》云："道地滁州。"《植物名实图考》云："江西、湖南山中多有，人家亦种之。"

**道地产区：**重楼主产于云南、湖北、贵州、福建、湖南等地。湖北地区主要分布于秦巴山区、武陵山区、大别山区，神农架主要集中分布于海拔800~2300m的沟谷林荫下，但资源破坏严重，分布稀少。

**道地评价：**重楼来源有多种，以七叶一枝花和云南重楼 Paris polyphylla Smith var. yunnanensis (Franch.) Hand. -Mazz. 为主流，《中国药典》1977年版起均收载此2种。二者未有区分用药现象，不同产地、不同基源的重楼作统货使用，神农架地区所产重楼的来源主要为七叶一枝花。神农架所产七叶一枝花作为重楼药材进入全国市场，其质量较优。

**采收加工：**种子播种5年以后采收，根茎繁殖3~5年采收。每年秋季的9月下旬至10月待地上茎近枯萎时采挖，需要留作种茎的先切下带有芽孢的块茎用于繁殖，其余部分洗净泥土，除去须根，切片晒干或烘干入药。

**药材性状：**根茎呈结节状扁圆柱形，略弯曲，长5~12cm，直径1.0~4.5cm。表面黄棕色或灰棕色，外皮脱落处呈白色；密具层状凸起的粗环纹，一面结节明显，结节上具椭圆形凹陷茎痕，另一面有疏生的须根或疣状须根痕。顶端具鳞叶及茎的残基。质坚实，断面平坦，白色至浅棕色，粉性或角质。无臭，味微苦。以身干、根茎粗大、质坚实、断面色白、粉性足者为佳。

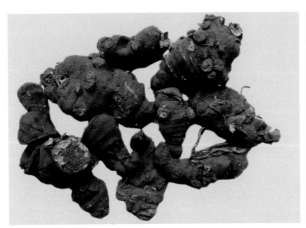 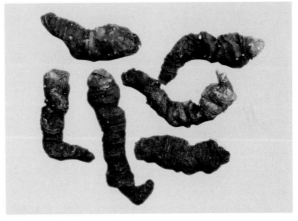

**商品规格：**统货。但随着资源的日益减少，市场上出现以大小分等级的现象，具体标准有待进一步规范和制定。

**化学成分：**主要含有皂苷类成分，皂苷元部分主要包括异螺甾烷醇类的薯蓣皂苷元和偏诺皂苷元两类。

**药理作用：**重楼具有止血、抑菌、抗病毒、抗真菌、抗血吸虫尾蚴、抗肿瘤、止咳平喘、消炎、镇静、镇痛、调节免疫、增强心肌收缩力、降血压、抗氧化和保护肾脏等药理作用。重楼总皂苷具有溶血毒性，大剂量时具有肝脏毒性。

**临床应用：**味苦，性微寒；有小毒；归肝经。清热解毒，消肿止痛，凉肝定惊；用于疔肿痈肿、咽喉肿痛、毒蛇咬伤、跌扑伤痛、惊风抽搐。民间常用于流行性腮腺炎、扁桃体炎、咽喉肿痛、乳腺炎、跌打损伤、毒蛇咬伤、疮痈肿痛等。临床还用于癌症治疗，常与石见穿、半枝莲、夏枯草等药材配伍应用。

**附 注**

1. 重楼在神农架具有悠久的应用历史，以七叶一枝花之名，与头顶一颗珠、文王一支笔、江边一碗水同列为神农架特色民间草药。重楼在神农架主要用于疮痈、外伤、真菌感染等疾病。俗谚云："七叶一枝花，深山是我家，痈疽如遇着，一似手拈拿"，这是对它功效和生长环境贴切的写照。

2. 由于七叶一枝花生长环境特殊、生长缓慢，资源供不应求，市场上重楼价格逐年上涨，加剧了重楼资源的破坏，神农架野生七叶一枝花资源几近枯竭。

3. 七叶一枝花在神农架地区已种植 10 亩，年总产量达 1t。

## 2 | 天麻 <sup>明天麻、定风草、赤箭</sup> GASTRODIAE RHIZOMA

**来　源：**兰科植物天麻 *Gastrodia elata* Bl. 的干燥块茎。

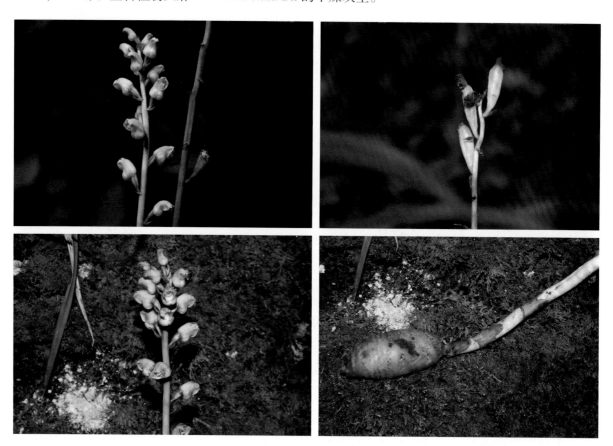

**生境分布：**多生于海拔 600~1800m 的湿润阔叶林下肥沃的土壤中。喜凉爽气候，冬季不过于寒冷，夏季较为凉爽，雨量充沛。天麻为广布种，除新疆、青海外，其他各地均有分布。

**道地沿革：**原名赤箭，始载于《神农本草经》，列为上品。天麻之名首见于《雷公炮炙论》。《梦溪笔谈》中载："古方用天麻不用赤箭，用赤箭不用天麻，则天麻、赤箭本一物也。"《本草纲目》称："天麻即赤箭之根。"说明古人所用赤箭和天麻与现今所用品种相同，赤箭与天麻分别指天麻的地上部分和块茎。《名医别录》云："生陈仓、雍州及太山少室。"《开宝本草》称天麻，谓："生郓州、利州、太山、崂山诸山，今多用郓州者佳。"《图经本草》曰："今京东、京西、湖南、淮南州郡亦有之。"《药物出产辩》道："四川、云南、陕西汉中所产者均佳。"

**道地产区：**天麻主产于陕西、甘肃、四川、重庆、贵州、云南、湖北等地，根据主产区的不同，分为以下道地药材，川天麻（主产于云南、四川）、贵天麻（主产于贵州）、什路天麻（主产于湖北、吉林）、汉中天麻（主产于陕西、甘肃）。

**道地评价：**根据野生天麻产地的不同，商品天麻有"川天麻""贵天麻""什路天麻""昭通乌天麻""汉中天麻"等不同的称谓，神农架所产天麻属"川天麻"。不同产地的野生天麻皆以"姜皮""芝麻点""鹦哥嘴""肚脐眼""蜡质样"为其典型特征，不同产地之间未有明显质量差异，但习惯以川天麻、贵天麻、乌天麻为优。但其采收季节明显影响野生天麻质量，"冬麻"质量明显好于"春麻"。湖北以恩施、神农架为主产区，神农架所产天麻从巫山进入全国市场，属"川天麻"。天麻目前以栽培资源为主，野生资源逐年减少。

**采收加工：**于立春至立夏前或立冬后至翌年立春前采收，根据采收季节的不同分别称为"春麻"和"冬麻"。挖取后，洗净泥土，用清水浸泡至表面稍显润滑时，以竹刀刮或毛刷轻轻擦去表皮，勿伤其内皮，最好浸于水中进行洗擦，可免表面变黑。去表皮后，蒸或水煮至适度透心，取出稍晾，上炕烘焙，先以旺火，待表面水分烘干后，改用文火缓缓烘干，烘干过程中可用木板将天麻压平或用手将天麻搓圆，干后产品质较结实。神农架地区还有利用白矾水浸泡加工，使天麻成品表面雪白，称为雪天麻，属于高档商品天麻加工工艺，但现已罕见。

**药材性状：**块茎呈椭圆形或长条形，略扁，皱缩而稍弯曲，长 3~15cm，宽 1.5~6cm，厚 0.5~2cm。表面黄白色至淡黄棕色，略透明；多不规则纵皱纹，有纵皱纹及由潜伏芽排列成的多轮横环纹；有时可见棕褐色菌索，具点状痕或膜质鳞叶有时可见棕黑色菌索。顶端有残留茎基（春麻），或红棕色至深棕色鹦哥嘴状顶芽（冬麻）。末端有自母体天麻脱落后的圆脐形疤痕。质坚实，不易折断，断面较平坦，角质样，黄白色或淡棕色。气微，性平，味甘、微辛。以质地坚实、体重、有鹦哥嘴、无空心者为佳。

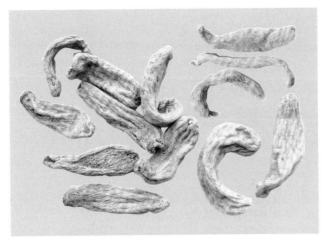
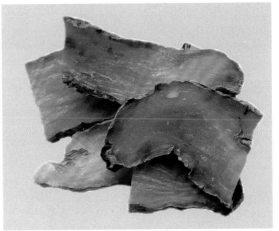

**商品规格：**根据国药联材字（84）第 72 号文附件的规定，天麻可按每千克天麻具有的支数划分为四个等级。

一等品：每千克 26 支以内。

二等品：每千克 46 支以内。

三等品：每千克 90 支以内。

四等品：每千克 90 支以外，以及不符合一、二、三等品的碎块、空心及未去皮者均属此等。

**化学成分**：主要成分是天麻苷（gastrodin），或称天麻素，为对羟甲基苯 – $\beta$ –D– 吡喃葡萄糖苷（p-hydroxymethylphenyl-$\beta$-D-glucopyranoside）。

**药理作用**：现代药理研究表明，天麻具有镇静安神、降低外周血管阻力、降血压、增强心肌收缩力、抗炎、抗惊厥、调节免疫、抗衰老、改善学习记忆、抗辐射作用等药理活性。

**临床应用**：味甘，性平；归肝经。息风止痉，平肝潜阳，祛风通络；用于小儿惊风、癫痫抽搐、破伤风、头痛眩晕、手足不遂、肢体麻木、风湿痹痛。临床应用天麻素注射液进行肌内注射，用于脑外伤综合征、三叉神经痛、坐骨神经痛、冠心病、神经衰弱、血管性头痛和抑郁性神经症、眩晕症、癫痫、高血压、肢体麻木、手足不遂等。

## 附 注

1. 天麻主要变型有 5 个：

红天麻 *Gastrodia elata* f. *elata* 又名水红秆天麻。株高 1.5~2m。根茎棒槌形或哑铃型，重达 1kg，含水量达 85%。茎橙红色。花浅姜黄色，略带淡绿色。花期 4~5 月，分布于黄河流域与长江流域。

绿天麻 *Gastrodia elata* f. *viridis* 又名青天麻。株高 1~1.5m，根茎椭圆形或倒圆锥形，节较密，重达 0.6kg，含水量达 70%。茎淡蓝绿色，花淡蓝绿色或白色，较为少见。花期 6~7 月，分布于我国东北至西南各省。

乌天麻 *Gastrodia elata* f. *glauca* 又名铁杆天麻。株高 1.5~2m，或者更高。根茎椭圆形或卵圆形，节较密，长可达 15cm 或更长，重达 0.8kg，含水量达 60%~70%。茎灰褐色。花蓝绿色。花期 6~7 月。果实形状不同于其他品种，为棱形或倒楔形。分布于云南东北部至西北部、贵州西部。

松天麻 *Gastrodia elata* f. *alba* 株高约 1m。根茎梭形或圆柱形，含水量达 90% 以上。茎微黄色。花淡黄或白色。花期 4~5 月。常见于松、栎林下，分布于云南西北部。

黄天麻 *Gastrodia elata* f. *flavida* 又名草天麻。株高 1m 或 1m 以上。根茎长椭卵形，重达 0.5kg，含水量约达 80%。幼嫩茎淡黄绿色，成熟茎淡黄色。花淡黄色。花期 4~5 月。分布于云南东北部、贵州西部，河南、湖北。

此 5 种天麻中，红天麻种子发芽率和产量较高，适应性和耐旱性较强；乌天麻块茎繁殖率、种子发芽率和产量均较低，但含水量低，干品质量好，因此红天麻和乌天麻均是较常栽培的优良品种，其中红天麻栽培最为广泛，而绿天麻品质虽好，但栽培较为稀少。

2. 天麻在神农架的种植面积 300 亩，年总产量 150t。

## 3 白及 <sub>地螺丝、连及草</sub>
## BLETILLAE RHIZOMA

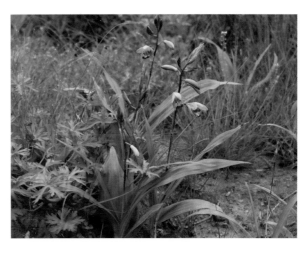

**来　　源：** 兰科植物白及 *Bletilla striata* (Thunb.) Reichb. f. 的干燥块茎。

**生境分布：** 生于山坡、川谷、疏林、草丛等潮湿处。广泛分布于长江流域各省。

**道地沿革：** 始载于《神农本草经》，列为下品，味苦，平。一名甘根，一名连及草，生川谷。清代《植物名实图考》也对白及作了描述和绘图，曰："白及，《本经》下品。山石上多有之。开紫花，长瓣微似瓯兰。其根即用以研朱者。凡瓷器缺损，研汁黏之不脱。鸡毛拂之，即时离解。黄元治《黔中杂记》谓"白及根苗，妇取以浣衣，甚洁白。其花似兰，色红不香，比之箐鸡羽毛，徒有文采，不适于用"。《本草纲目》曰："一棵只抽一茎，开花长寸许，红紫色，中心如舌，其根如菱米，有脐，如凫茈之脐，又如扁扁螺旋纹，性难干，其根白色，连及而生，故曰白及，气味（根）苦、平、无毒"。"白芨，敛气，渗痰，止血，消痈之药也。此药质极黏腻，性极收涩，味苦气寒，善入肺经；因热壅血瘀而成疾者，以此研末日服，能坚敛肺脏，封填破损，痈肿可消，溃败可托，死肌可去，脓血可洁，有托旧生新之妙用也。""其根白色，连及而生，故曰白及。"

**道地产区：** 主产于贵州、四川、湖南、湖北、河南、浙江、陕西等地。

**道地评价：**《全国中草药汇编》称"白鸡娃"；《滇南本草》称"大白芨、小白芨、鱼眼兰、白鸟头儿、粽叶白发"。《新修本草》称"白给"；《吴普本草》称"白根"；《本草蒙筌》称"白芨"；只有"白发"流传为常用名，其他的古籍别名并未流传为常用名，医家处方采用不多，只是在医药典籍上相沿引用而已。其原植物名称在《中国植物志》称"白及"，《中国高等植物图鉴》称"白芨、小白芨"，药材名只有"白及"和"白芨"，沿用至今，古人药用白及与现代白及是一致的。神农架林区自然条件比较适宜白及种植，且品质较好。

**采收加工：** 秋季茎叶黄枯时采挖，去除茎叶、须根、泥沙，大小分开，投入沸水中加热至内无白心，取出，晒或烘至半干，撞去外皮后再晒或烘至全干。

**药材性状：** 根茎略呈不规则扁圆形或菱形，有 2~3 个分歧似掌状，长 1.5~5cm，厚 0.5~1.5cm。表面灰白色或黄白色；有细皱纹。上面有凸起的茎痕，下面亦有连接另一块茎的痕迹；以茎痕为中心，数个棕褐色同心环纹，环上残留棕色点状的须根痕。质坚硬，不易折断，断面类白色，半透明，角质样，可见散在点状维管束。粗粉遇水即膨胀，有显著黏滑感，水浸液呈胶质样。无臭，味苦，嚼之有黏性。以身干、色白、个大者为佳。

**商品规格：** 统货。

**化学成分：** 主要含白及胶质（黏液质之一），为甘露聚糖（mannan）。

**药理作用：** 现代药理研究证明，白及具有活血止血、抗菌、增强骨髓造血功能、促进组织愈合、抗胃溃疡、抗癌等多种药理活性。

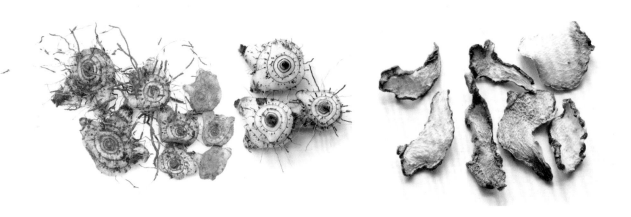

**临床应用**：味苦、甘、涩，性寒；归肺、肝、胃经。收敛止血，消肿生肌；用于内外出血诸证及痈肿、烫伤、手足皲裂、肛裂等。单用或配伍组方用于鼻血不止、心气疼痛、妇女阴脱、疔疮、肿疮、跌打骨折、刀伤、冬季手足皲裂、烫火伤、重伤呕血、肺胃出血、百日咳、口腔黏膜病、皮肤结核、痤疮、乳头皲裂、带下病、肛裂等的治疗与预防。

## 附 注

1. 由于白及生长缓慢、繁殖困难，历史上白及以野生资源为主，但随着近年来医药保健行业对其的需求量大增，价格一路走高，对野生资源的破坏性采挖造成白及资源急剧减少，现已采用组织培养育苗的方式进行繁殖，并逐步进行大规模种植。

2. 白及在神农架的种植面积 30 亩，年产量 6 t。

3. 白及属植物共 6 种，我国 4 种，除了《中国药典》收载的白及外，其他 3 种分别为黄花白及 *Bletilla ochracea*、小白及 *Bletilla formosana*、华白及 *Bletilla sinensis*，它们在四川、云南、广西的部分地区亦可供药用，通称"小白及"，现有混作白及药用的现象。

现将以上 4 种白及属植物的分种检索表列于下，以供鉴别：

1. 唇瓣不裂或不明显 3 裂，上面具 3 条纵褶片，褶片具流苏状细锯齿或流苏状…华白及
1. 唇瓣明显 3 裂，上面具 5 条纵褶片，褶片波状。
  2. 花瓣和萼片紫红色或粉红色，罕为白色；唇瓣的侧裂片顶端尖或稍钝，伸至中裂片。
    3. 花大，花瓣和萼片长 25~30mm；唇瓣中裂片边缘具波状齿，顶端中部凹缺，唇瓣上面 5 条纵脊状褶片仅在中裂片上面为波状；叶常宽，长圆状披针形或狭长圆形
        ……………………………………………………………………白及
    3. 花小，花瓣和萼片长 15~21mm；唇瓣中裂片边缘波状，顶端中部常不凹缺，唇瓣上面 5 条纵脊状褶片从基部至中裂片上均为波状；叶的宽窄变异较大，但多较狭窄，线状披形……………………………………………………………小白及
  2. 花瓣和萼片黄色或其外面黄绿色，内面为黄白色，罕近白色，长 18~23mm；唇瓣侧裂片先端钝，几乎不伸至中裂片，唇瓣上面 5 条纵脊状褶片仅在中裂片上面为波状；叶长圆状披针形……………………………………………………黄花白及

# 4 当归 西当归、秦归
## ANGELICAE SINENSIS RADIX

**来　　源：** 伞形科植物当归 *Angelica sinensis* (Oliv.) Diels 的干燥根。

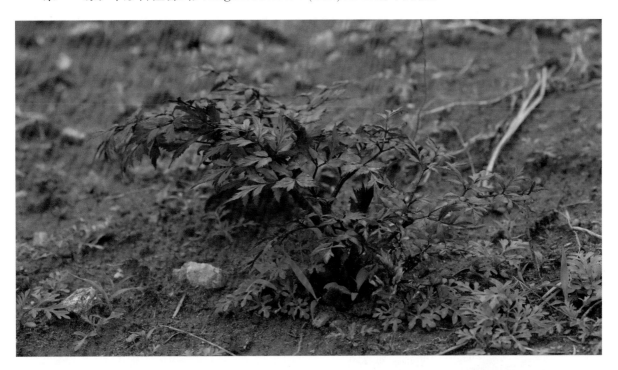

**生境分布：** 喜低温、长日照，宜高寒凉爽气候，在海拔 1500~3000m 的地段均可栽培。

**道地沿革：** 其始载于《神农本草经》，谓之"当归味甘温，主咳逆上气"，被列为中品。在《本草纲目》中列为芳草类 56 种药物之首，谓"当归调血，为女人要药"。《本草经集注》以"当归"名收载，至今一直沿用。承曰："当归治妊妇产后恶血上冲，仓卒取效。气血昏乱者，服之即定，能使气血各有所归，恐当归之名必因此出也"。当归入药，《别录》云："生陇西川谷，二月、八月采根阴干。"《本草经集注》云："今陇西叨阳、黑水当归，多肉少枝气香，名马尾当归，稍难得。西川北部当归，多根枝而细。历阳所出，色白而气味薄，不相似，呼为草当归，阙少时乃用之。"《新修本草》云："当归苗，有二种于内：一种似大叶芎䓖，一种似细叶芎䓖，惟茎叶卑下于芎䓖也。今出当州、宕州、冀州、松州，宕州最佳，细叶者名蚕头当归，大叶者名马尾当归，今用多是马尾当归，蚕头者不如，此不复用，陶称历阳者是蚕头当归也。"《本草图经》云："当归，生陇西川谷，今川蜀、陕西诸郡及江宁府、滁州皆有之，以蜀中者为胜。"《本草纲目》云："今陕、蜀、秦州、汉州诸处，人多栽莳为货。以秦归头圆、尾多、色紫、气香、肥润者名马尾归，最胜他处。"

**道地产区：** 文献记载原主产于甘肃岷县、宕昌、渭源、漳县、武都、文县；云南维西、丽江、兰坪、德钦等地；四川九寨沟、平武、松潘、北川、宝兴、甘孜、茂县、小金、理县、青川、江油；湖北恩施、巴东、神农架林区、建始、咸丰、鹤峰、利川、竹溪；重庆巫溪；陕西平利、太白、陇县、镇坪、留坝、汉滨、南郑；宁夏固原、西吉；青海贵德、涅中、大通；贵州遵义、习水、威宁、雷山、黄平；山西吕梁、运城垣曲等地亦产少量。目前甘肃、四川、云南、陕西、贵州、湖北等地均有栽培，湖北主要栽培区有神农架、恩施。

**道地评价：**以往当归商品分西归、川归、云归三个大类。川归主产于甘肃岷山南麓的武都东部、文县等地，均由碧江口经嘉陵江流入四川、重庆集散，由四川药材商人收购，经整理加工后出售，形成了川归。这路当归又称"前山归"。而甘肃岷山山北的岷县、宕昌等地所产的当归，多向兰州、西安集散，故称为西归、秦归，这路当归又称后山归。川归与西归本就一样，现由于交通日趋发达，四川当归产量本身不大，造成川归一说逐渐消失。云归主产于云南，其品质逊于西归。神农架林区历史上就属于西归的传统产区，神农架林区大九湖等地高山独特的寒冷气候与甘肃岷县气候相似，所产当归"主根粗壮而长，腿少枝粗，质结体重，肉色粉白，味辛较甜，苦味少"。符合西归的典型鉴别特征。

**采收加工：**一般生长2年才能采挖。在10月下旬挖取，抖净泥土，去除残留叶柄，待水分稍蒸发后，扎把，搭棚熏干，先用湿柴火熏烟，使当归上色，至表皮赤红色，再用煤火、柴火熏干。

**药材性状：**根略呈圆柱形，下部有支根3~5条或更多，长15~25cm。表面黄棕色至棕褐色；具纵皱纹及横长皮孔。根头（归头）直径1.5~4cm，具环纹，上端圆钝，具紫色或黄绿色的茎及叶鞘的残基。主根（归身）表面凹凸不平。支根（归尾）直径0.3~1cm，上粗下细，多扭曲，有少数须根痕。质柔韧，断面黄白色或淡黄棕色，皮部厚，有裂隙及多数棕色点状分泌腔，木部色较淡，形成层环黄棕色。具浓郁的香气，味甘、辛、微苦。

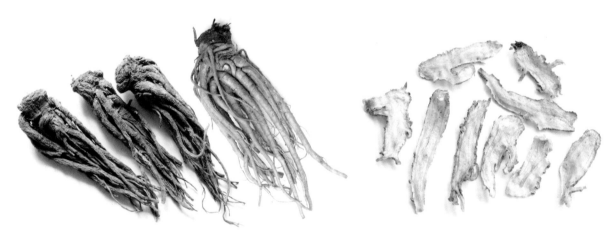

**商品规格：**根据国药联材字（84）第72号文附件的规定，当归可以分为以下等级。

（1）全归

一等品：干货。上部主根圆柱形，下部有多条支根，根梢不细于0.2cm。表面棕黄色或黄褐色。断面黄白色或淡黄色，具油性。气芳香，味甘、微苦。每千克40支以内，无须根、杂质、虫蛀、霉变。

二等品：干货。上部主根圆柱形，下部有多条支根，根梢不细于0.2cm。表面棕黄色或黄褐色。断面黄白色或淡黄色，具油性。气芳香，味甘、微苦。每千克70支以内，无须根、杂质、虫蛀、霉变。

三等品：干货。上部主根圆柱形，下部有多条支根，根梢不细于0.2cm。表面棕黄色或黄褐色。断面黄白色或淡黄色，具油性。气芳香，味甘、微苦。每千克110支以内，无须根、杂质、虫蛀、霉变。

四等品：干货。上部主根圆柱形，下部有多条支根，根梢不细于0.2cm。表面棕黄色或黄褐色，断面黄白色或淡黄色，具油性。气芳香，味甘、微苦。每千克110支以外，无须根、杂质、虫蛀、霉变。

五等品：干货。凡不符合以上分等的小货全归占30%，腿渣占70%，具油性，无须根、杂质、虫蛀、霉变。

（2）归头

一等品：干货。纯主根，呈长圆形或拳状。表面棕黄色或黄褐色。断面黄白色或淡黄色，具油性。气芳香，味甘、微苦。每千克40支以内，无油个、枯干、杂质、虫蛀、霉变。

二等品：干货。纯主根，呈长圆形或拳状。表面棕黄色或黄褐色。断面黄白色或淡黄色，具油性。气芳香，味甘、微苦。每千克80支以内，无油个、枯干、杂质、虫蛀、霉变。

三等品：干货。纯主根，呈长圆形或拳状。表面棕黄色或黄褐色。断面黄白色或淡黄色，具油性。气芳香，味甘、微苦。每千克120支以内，无油个、枯干、杂质、虫蛀、霉变。

四等品：干货。纯主根，呈长圆形或拳状。表面棕黄色或黄褐色。断面黄白色或淡黄色，具油性。气芳香，味甘、微苦。每千克160支以内，无油个、枯干、杂质、虫蛀、霉变。

**化学成分：** 挥发油含量0.4%左右。挥发油中主要成分有亚丁基苯酞（butylidene phthalide）约占11.3%、藁本内酯（ligustilide）约占47%及正丁烯基呋内酯（N-butylidene phthalide）及水溶性成分。

**药理作用：** 现代药理研究证明，当归具有多种药理学效应，如抗凝血、促凝血、补血、抗炎、增强机体免疫、抗脑缺血损伤、抗惊厥、抗氧化、镇痛、抗动脉粥样硬化、保肝、抗菌、促进细胞增殖、抗辐射等药理活性。

**临床应用：** 甘、辛，温；归肝、心、脾经。补血，活血，调经止痛，润燥滑肠；用于血虚诸证、月经不调、经闭、痛经、癥瘕结聚、崩漏、虚寒腹痛、痿痹、肌肤麻木、肠燥便秘、赤痢后重、痈疽疮疡、跌扑损伤等。

## 附　注

1. 可作为当归和土当归药用的植物有数十种之多，主要来源于伞形科、五加科、菊科、蓼科、毛茛科等多种植物的根。常见的有以下几种。

（1）东当归为伞形科东当归 *Angelica acutiloba* 的根，又称为大和归、日本当归、延边当归。在东北某些地区作当归入药，吉林朝鲜族当地认为其功效与当归相似，在日本和朝鲜也作当归入药。东当归的根较当归为短。表面黄棕色或棕褐色；全体有细纵皱纹及横向突起的皮孔状疤痕。主根短具细环纹，直径为1.5~3cm。顶端有叶柄及茎基痕，中央多凹陷，支根较多，有10余条或更多。质地坚脆，断面皮部类白色，木部黄白色或黄棕色。气芳香，味甜而后稍苦。

（2）欧当归为伞形科植物欧当归 *Levisticum officinale* 的根。1957年从保加利亚引种的，其在性状和药理作用上与当归不同，具有当归没有的不良反应，不能混充当归入药。欧当归根为圆锥形，根的头部膨大，有2个以上的根头，具横环纹。表面灰棕色或灰黄色；可见侧根断去后的疤痕。质干枯无油而略韧，易折断，断面黄白色有裂隙，木部为黄白色有放射状的纹理。气香而浊，味初微甘而后辛辣麻舌。

（3）云南野当归为伞形科云南野当归 *Angelica* sp. 的根，在云南又称作土当归。其药理作用类似当归，在云南某些地区作当归入药。其根呈圆锥形，分枝较少。表面棕色、红棕色或黑棕色。顶端具茎痕或茎残基，根头部具横环纹。表面具纵皱纹及皮孔状疤痕。质坚硬，断面黄白色。有类似当归的香气，味微甘而后苦。

（4）兴安白芷为伞形科兴安白芷 *Angelica dahurica* 的根，又叫作东北大活。在湖南和四川曾作当归引种和误用。其主根较短，支根数条。表面棕黄色或褐黄色。质地干，味辛辣而麻舌。

（5）紫花前胡为伞形科紫花前胡 *Porphyroscias decursiva* 的根，又叫鸭脚七、野当归。紫花前胡实际是正品药用前胡。其主根呈不规则圆锥形，长 3~6cm，直径 1.8~2cm。表面棕褐色；有纵皱纹。顶端有叶基痕，下部生支根数条，支根长 6~9cm，直径 0.5~0.8cm。表面有纵皱纹及横向皮孔状的疤痕。质较硬，易折断，折断面皮部棕褐色，木部黄棕色，也有的断面色较浅。气芳香，但与当归香气不同，味略辛辣。

（6）独活为伞形科重齿毛当归 *Angelica pubescens* **f. *biserrata*** 的根。其根略呈圆柱形，下部分枝 2~3 条或更多，根头部膨大，圆锥状，多横皱纹。表面灰褐色或棕褐色，具纵皱纹和横向隆起的皮孔及细根痕。质较硬，但受潮则变软，断面皮部灰白色，有散在的棕色点状油室，木部灰黄色至黄棕色，形成层环状，棕色。有特异香气，味苦辛而微麻舌。

（7）大独活为伞形科朝鲜当归 *Angelica gigas* 的根，在吉林的某些地区又叫土当归、野当归、鲜当归。曾代当归药用。大独活根头部短粗。表面有环纹。顶部有叶基痕。下面有数个支根。表面可见纵皱纹、横向皮孔样疤痕，有的可见渗出的棕褐色黏稠的树脂样物质。质脆易断，断面皮部灰白色，木部黄白色。气芳香，味微甜而后辛、苦。

2. 当归在神农架的种植面积有 200 亩，年总产量 200t。

## 5　杜仲 EUCOMMIAE CORTEX

来　　源：杜仲科植物杜仲 *Eucommia ulmoides* Oliv. 的干燥树皮。

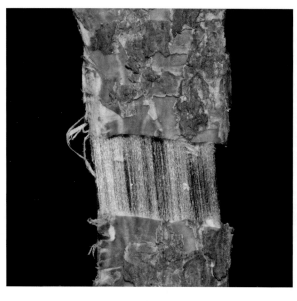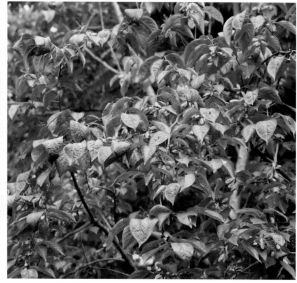

**生境分布：**多生长于海拔 300~800m 的山区、谷地或低坡的疏林里、杜仲是我国的特有种。分布于陕西、甘肃、河南、湖北、四川、云南、贵州、湖南、安徽、江西、广西及浙江等地。

**道地沿革：**我国早在 2000 年前就有用杜仲入药的历史。《神农本草经》和《本草纲目》中将杜仲列为药之"上品"。《神农本草经》："主腰脊痛，补中，益精气，坚筋骨，强志，除阴下痒湿，小便余沥。"《本草纲目》："杜仲，古方只知滋肾，惟王好古言是肝经气分药，润肝燥，补肝虚，发昔人所未发也。盖肝主筋，肾主骨，肾充则骨强，肝充则筋健，屈伸利用，皆属于筋。杜仲色紫而润，味甘微辛，其气温平，甘温能补，微辛能润，故能入肝而补肾，子能令母实也。按庞元英《谈薮》：一少年得脚软病，且疼甚，医作脚气治不效。路铃孙琳诊之，用杜仲一味，寸断片折，每以一两，用半酒半水一大盏煎服，三日能行，又三日痊愈。琳曰，此乃肾虚，非脚气也，杜仲能治腰膝痛，以酒行之，则为效容易矣。"《本草经疏》："杜仲，按《神农本草经》所主腰脊痛，益精气，坚筋骨，脚中酸痛，不欲践地者，盖腰为肾之府，经曰，动摇不能，肾将惫矣。又肾藏精而主骨，肝藏血而主筋，二经虚，则腰脊痛而精气乏，筋骨软而脚不能践地也。"

**道地产区：**杜仲在我国种植范围较为广泛，主要产于湖北、湖南、云南、贵州、四川等地。

**道地评价：**神农架林区毗邻四川与陕西，是杜仲的传统产地之一，神农架林区的新华有"杜仲走廊"之称，独特的气候和地理条件所产杜仲不仅皮厚而大，内皮色紫，油润，有效成分的含量较高，药效较好。

**采收加工：**6~7 月高温湿润的季节，采用半环剥法剥取 10~20 年树龄的树皮，剥下树皮用开水烫泡，将皮展平，把树皮内面相对叠平，压紧，四周上下用稻草包住，使其发汗，经 1 星期后，内面略呈紫褐色，取出，晒干，刮去粗皮，修切整齐，置通风干燥处，贮藏。

**药材性状：**树皮呈板片状或两边稍向内卷，大小不一，厚 3~7mm。表面淡棕色或灰褐色；有明显的皱纹或纵裂槽纹；有的树皮较薄，未去粗皮，可见明显的皮孔。内面暗紫色，光滑。质脆，易折断，断面有细密、银白色、富弹性的橡胶丝相连。气微，味稍苦。以去净粗皮、皮厚、内表面暗紫棕色、折断面银白丝浓密、弹性大者为佳。

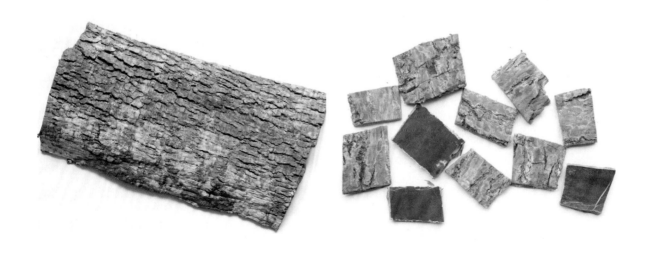

**商品规格：**根据国药联材字（84）第 72 号文附件的规定，杜仲的商品规格分为以下几种。

特等品：干货。树皮，呈平板状，两端切齐，去净粗皮。表面灰褐色；内面黑褐色。质脆，断处有胶丝相连。味微苦。整张长 70~80cm，宽 50cm 以上，厚 0.7cm 以上，碎块不超过 10%。无卷形、杂质、霉变。

一等品：干货。树皮，呈平板状，两端切齐，去净粗皮。表面呈灰褐色；内面黑褐色。质脆，断处有胶丝相连。味微苦。整张长 40cm 以上，宽 40cm 以上，厚 0.5cm 以上，碎块不超过 10%。无卷形、杂质、霉变。

二等品：干货。树皮，呈板片状或卷曲状。表面呈灰褐色；内面青褐色。质脆，断处有胶丝相连。味微苦。整张长 40cm 以上，宽 30cm 以上，厚 0.3cm 以上，碎块不超过 10%。无杂质、霉变。

三等品：干货。凡不符合特、一、二等品标准，厚度最薄不得小于 0.2cm，包括枝皮、根皮、碎块，均属此等。无杂质、霉变。

**化学成分：**含杜仲胶（gutta percha），其为一种硬质橡胶。尚含桃叶珊瑚苷（aucubin）。

**药理作用：**现代药理研究表明，杜仲具有降血压、促进肾上腺皮质、免疫调节、抗氧化、降血脂、抗菌消炎、恢复肾功能、中枢兴奋、抗肿瘤、促进胃液分泌及利胆等药理作用。

**临床应用：**味甘，性温；归肝、肾经。补肝肾，强筋骨，安胎；用于肝肾不足、腰膝酸痛、筋骨无力、头晕目眩、妊娠漏血、胎动不安。临床上主要用于中老年人肾气不足、腰膝疼痛、腿脚软弱无力、小便余沥不尽、妇女体质虚弱、肾气不固、胎漏欲堕、习惯性流产、小儿麻痹后遗症、小儿行走过迟、下肢无力，也用于高血压。

## 附 注

1. 杜仲综合开发利用有以下几个方面：

（1）橡胶及相关产业。杜仲果、叶、皮、根均含有杜仲胶。杜仲橡胶具有其他任何高分子材料都不具备的"橡胶—塑料二重性"，开发出的新功能材料具有热塑性、热弹性和橡胶弹性的特性，以及低温可塑、抗撕裂等功能，被国际社会誉为"绿色轮胎"。杜仲胶资源的战略价值，已引起国际社会的高度关注。

（2）医药保健产业。除传统药材杜仲皮外，杜仲的叶、花、果等也具有很高的食用和药用价值。杜仲叶富含绿原酸（chorogenic acid）、京尼平苷酸（geniposidic acid）等活性成分；杜仲雄花中氨基酸含量达 21.88%，为松花粉的 2 倍以上，杜仲黄酮含量达 3.5%~4.0%，为银杏叶的 4~5 倍；杜仲种仁油 $\alpha$-亚麻酸含量高达 67.6%，为橄榄油、核桃油、茶油的 8~60 倍。这些活性成分，在降血脂、降血压、促进睡眠、防辐射和突变、预防骨质疏松和抗衰老、预防心肌梗死和脑梗死、保护视力、增强智力、抑制过敏反应、抗菌消炎、抑制癌细胞发生和转移等多方面功效显著，是开发现代中药、保健品、功能食品等优良原料，已经被列入国家新资源食品目录和国家药典。

（3）杜仲籽油还可以用于健康饲料和安全食品产业。

（4）杜仲还可以为推进生态建设和城乡绿化产业发挥重要作用。

2. 神农架现已种植杜仲 5000 亩，年总产量 750t。

## 6 | 独活 <sup>川独活、资丘独活、巴东独活、肉独活</sup> ANGELICAE PUBESCENTIS RADIX

**来　　源：**伞形科植物重齿毛当归 *Angelica pubescens* Maxim. f. *biserrata* Shan et Yuan 的干燥根。

**生境分布：**适宜温和气候，要求土壤肥沃、深厚，以砂质土壤为好，生于海拔 1200m~2000m 的地段。

**道地沿革：**独活始载于《神农本草经》，列为上品。陶弘景："羌活形细而多节，软润，气息极猛烈。出益州北部、西川为独活，色微白，形虚大，为用亦相似而小不如，其一茎直上，不为风摇，故名独活，至易蛀，宜密器藏之。"《本草图经》："独活、羌活，……今蜀汉出者佳。……《本经》云二物同一类，今人以紫色而节密者为羌活，黄色而作块者为独活。一说按陶隐居云，独活生西川益州北部，色微白，形虚大，用与羌活相似。今蜀中乃有

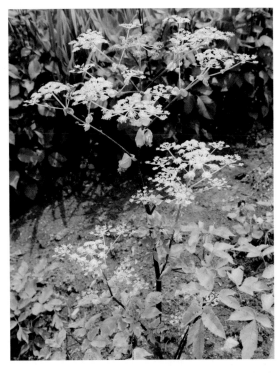

大独活，类桔梗而大，气味亦不与羌活相类，用之微寒而少效。今又有独活，亦自蜀中来，形类羌活，微黄而极大，收时寸解，干之，气味亦芳烈，小类羌活，又有槐叶气者，今京下多用之，极效验，意此为真者，而市人或择羌活之大者为独活，殊未为当。大抵此物有两种，西川者黄色，香如蜜，陇西者紫色，秦陇人呼为山前独活。古方但用独活，今方既用独活而又用羌活。"《本草纲目》："独活，按王贶《易简方》云，羌活须用紫色有蚕头鞭节者，独活是极大羌活有目如鬼眼者，寻常皆以老宿前胡为独活者，非矣。"《植物名实图考》："《图经》：独活、羌活，一类二种，近时多以土当归充之。湖南产一种独活，颇似莱菔，叶布地生，有公、母。母不抽茎，入药用；公者抽茎，紫白色，支本不圆，如笕状，末乃圆。枝或三叶、或五叶，有小锯齿，土人用之，恐别一种。云南独活大叶，亦似土当归，而花杈无定，粗糙深绿，与《图经》文州产略相仿佛，今图之。"

**道地产区：**主产于湖北、四川、陕西、安徽、浙江、江西、河北等地，多为栽培。

**道地评价：**目前我国药用独活因产地不同而形成不同的商品，著名的有川独活、资丘独活、恩施独活、巴东独活、浙独活等。近年来，湖北、四川、陕西大量栽培伞形科植物重齿毛当归，且质量较其他品种为优，因而作为药典的正品收载。产于湖北、四川等地的独活商品称为"川独活"，产于浙江的独活称为"香独活"，川独活产量大，品质优，为市场上主流的独活商品，且大量出口。神农架林区下谷等乡镇原属巴东，出产的独活多从巴东进入市场，属于巴东独活的道地产区。

**采收加工：**育苗移栽的，当年 10~11 月就可收获；直播的独活生长 2 年后，在霜降前后采收，割去地上茎叶，挖取根部，除去泥沙、须根和地上部分，切去芦头，置干燥处摊晾，待水分稍干后，堆放于炕房内，用柴火熏炕，经常检查并勤翻动，熏至六七成干时，堆放回潮，抖掉灰土和残留泥沙，理顺扎成小捆，根头部朝下放入炕房，用文火烘至全干即可。

**药材性状：** 根头及主根粗短，略呈圆柱形，长 1.5~4cm，直径 1.5~3.5cm，下部有数条弯曲的支根，长 12~30cm，直径 0.5~1.5cm。表面粗糙，灰棕色；具不规则纵皱纹及横裂纹，并有多数横长皮孔及细根痕。根头部有环纹，具多殖环状叶柄痕，中内为凹陷的茎痕。根质坚硬，断面灰黄白色，形成层环棕色，皮部具棕色油点（油管），木部黄棕色。根头横断面有大型髓部，亦有油点。香气特异，味苦、辛，微麻舌。以根条粗壮、质油润、香气浓者为佳。

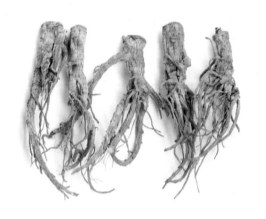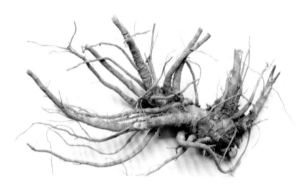

**商品规格：** 统货。

**化学成分：** 主要含有香豆精类化合物、挥发油。香豆精类化合物主要有甲氧基欧芹酚、二氢山芹醇。

**药理作用：** 现代药理学研究发现，独活具有抗炎、镇痛、抑制环氧化酶、抗血小板聚集、降血压、抗肿瘤、改善学习记忆、抗老年性痴呆等多种药理活性。

**临床应用：** 味辛、苦，性微温；归肾、膀胱经。祛风除湿，通痹止痛；用于风寒湿痹、腰膝疼痛、少阴伏风头痛、风寒挟湿头痛。临床应用上多以复方形式出现，以独活寄生汤为主，加减用于痹证，多用于肩周炎、坐骨神经痛、腰椎间盘突出、强直性脊柱炎、风湿性关节炎。

## 附 注

1. 由于地方用药习惯不一样，独活类药材自古就有多种来源，现今因各地习用品种不同，仍存在混乱现象，20 世纪 60 年代佘孟兰等曾予整理。经调查，全国目前有 2 科，4 属，至少 17 种植物的根及根茎作独活入药，如重齿当归 *Angelica biserrata*、牛尾独活 *Heracleum hemsleyanum*、平截独活 *Heracleum nicinum*、永宁独活 *Heracleum yungningense*、白亮独活 *Heracleum candicans*、裂叶独活 *Heracleum millefolium*、渐尖叶独活 *Heracleum acuminatum*、糙独活 *Heracleum scabridum*、大叶当归 *Angelica megaphylla*、兴安白芷 *Angelica dahurica*、东北土当归 *Aralia continentalis*，短茎古当归 *Archangelica brevicaulis*。川独活原植物为重齿当归 *Angelica biserrata* 又称资丘独活、肉独活等，主产于四川、湖北。陕西（汉中、安康）、甘肃（天水）、湖南等地有少量栽培，销于国内并有出口。

2. 资源状况。独活在湖北巴东、五峰、鹤峰、长阳等地野生资源蕴藏量较大，当地可采用半野生种植或就地抚育的方式进一步扩大资源蕴藏量，作为当地重点发展中药材品种。

3. 神农架现已种植重齿毛当归 200 亩，年总产量 200t。

**7 党参** 川党参、单枝党参、板桥党参、条党参、房党
**CODONOPSIS RADIX**

来　　源：桔梗科植物川党参 *Codonopsis tangshen* Oliv. 的干燥根。

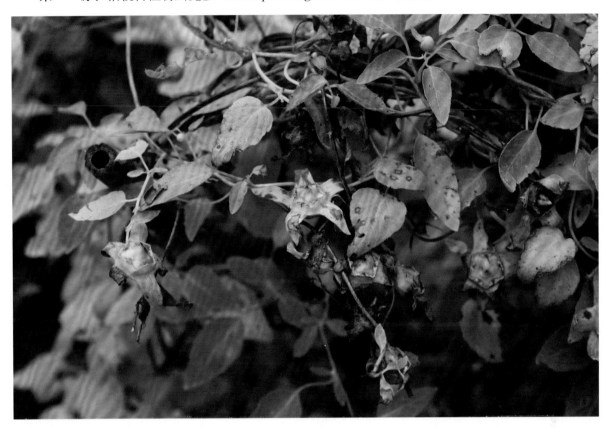

**生境分布：**喜温和凉爽气候、耐寒。根部能在土壤中露地越冬。适宜在土层深厚、排水良好、土质疏松而富含腐殖质的沙质壤栽培。生于海拔 900~2300m 的山地林边灌丛及林缘。分布于四川北部及东部、贵州北部、湖南西北部、湖北西部以及陕西南部，现已大量栽培。

**道地沿革：**清朝康熙年间，由张璐著《本草逢源》中首次收录党参，并且描述"党参产山西太行者，名上党人参，虽无甘温峻补之功，却有甘平清肺之力，亦不似沙参之性寒专泄肺气也"。不过在当时，党参尚未作为大宗药材使用也无正式学名，而是用了"上党人参"这个名字，这是由于在清朝初年，在山西省东南部的上党地区有人将当地产的党参作为"上党人参"入药并进入药材市场。

1757 年吴仪洛的著作《本草从新》第一次将党参作为药材单列记载，其记录为："参须上党者佳，今真党参久已难得，肆中所市党参，种类甚多，皆不堪用，唯防党性味和平足贵，根有狮子盘头者真，硬纹者伪也"。这也首次在对党参的描述中提出了"狮子盘头"的性状特征。并绘有党参植物图，为正确认识党参提供了科学依据。作为药材，党参经过 200 余年的使用和发展之后，由于其自身优良的药用品质及资源优势，已经成为了大宗药材。并为大众和各医家所熟知。《植物名实图考》记载："山西多产，长根至二三尺，蔓生，叶不对称，节大如手指，野生者根有白汁，秋开花如沙参，花色青白，土人种之为利，气极浊。"并绘有党参植物图。

**道地产区：**川党参主产于湖北西部、四川北部和东部接壤地区及贵州北部。商品原称"单枝党"，

因形多条状，又称"条党"。

**道地评价：**《中国药典》收载党参基源植物为桔梗科植物党参 Codonopsis pilosula (Franch.) Nannf.、素花党参 Codonopsis pilosula Nannf. var. modesta (Nannf.) L. T. Shen 或川党参 Codonopsis tangshen Oliv.。药用党参因分布区域广，质量差异较大。山西的潞党和台党历史上一直被认为是最优的党参道地药材，后来甘肃纹党、陕西凤党、湖北板党也被纳入道地药材的行列。湖北主产于神农架、恩施、利川、鹤峰、五峰、巴东等地。神农架林区有野生党参分布。历史上一部分从恩施进入市场，称为"板党"，一部分从房县进入市场，称为"房党"。

**采收加工：**9~10 月间，挖取根部，洗净，晒 4~6h，然后用绳捆成把，边晒变揉搓使根充实，经反复 3~4 次处理后，用绳索从根头部穿过，经闷润后于干燥通风处晾干或晒干，也可扎成小捆，闷润后晒干，或洗净泥沙后润透去芦，切片或切段，晒干。

**药材性状：**根细长圆柱形，很少分枝。表面灰黄色至黄棕色；纵沟明显。顶端有较稀的横纹，大条者可见"狮子盘头"。质较软而结实，断面裂隙较少，断面皮部黄白色，木部淡黄色。香气浓，味微甜。以条粗状、质柔润、气味浓、嚼之无渣者为佳。

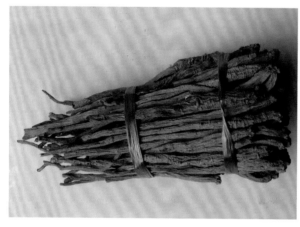
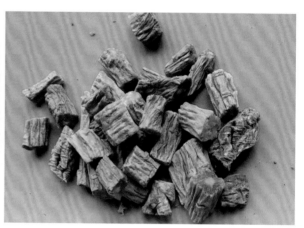

**商品规格：**党参的商品规格可分为以下三等。

一等品：芦下直径 1.2cm 以上。条大，灰黄色至棕黄色，皮松肉紧，有狮子盘头芦及横纹、质油润、味色甜、嚼之无渣者为佳。

二等品：芦下直径 0.8cm 以上。条大，灰黄色至棕黄色，皮松肉紧，有狮子盘头芦及横纹、质油润、味色甜、嚼之无渣者为佳。

三等品：芦下直径 0.5cm 以上。条大，灰黄色至棕黄色，皮松肉紧，有狮子盘头芦及横纹、质油润、味香甜、嚼之无渣者为佳。

**化学成分：**含皂苷、生物碱、多糖、挥发油等。

**药理作用：**目前药理研究表明，党参具有扩张外周血管降低血压、升高失血动物血压、升高白细胞、抑制血小板聚集、降血脂、兴奋中枢、改善学习记忆、免疫调节、升高血清皮质酮含量、促进小肠和子宫平滑肌收缩、恢复肠功能紊乱、抗肠源性感染等作用。

**临床应用：**味甘、微酸，性平；归脾、肺经。补中益气，健脾益肺；用于脾肺虚弱，气短心悸，食少便溏，虚喘咳嗽，内热消渴。党参为临床常用的补气药，补脾益肺，效近人参而较弱，适用于各种气虚不足者，常与黄芪、白术、山药等配伍应用；用于血虚萎黄及慢性出血疾患引起的气血两亏的病证，配伍熟地、当归等补血药。此外，党参亦常与解表药、攻下药等配伍，用于气虚外感、里实热结而气血亏虚等邪实正虚之证，以扶正祛邪，攻邪而正气不伤。

**附　注**

1. 党参的商品根据党参的来源和产地不同，将党参分为以下5类。

（1）西党，甘肃、陕西及四川西北部所产。旧称纹党、晶党。其原植物为素花党参。

（2）东党，东北三省所产。

（3）潞党，山西所产。目前全国各地均有引种。

（4）条党，四川、湖北、陕西三省接壤地带所产。原名单枝党、八仙党，因形多条状，故名条党。其原植物为川党参。

（5）白党，贵州、云南及四川南部所产。原称叙党，因质硬，糖少，肉色白故名白党。其原植物为管花党参。

2. 神农架已种植川党参60亩，年总产量25t。

| 8 | **黄连** 味连、鸡爪连、王连<br>**COPTIDIS RHIZOMA** |

**来　　源：**毛茛科植物黄连 *Coptis chinensis* Franch. 的干燥根茎。

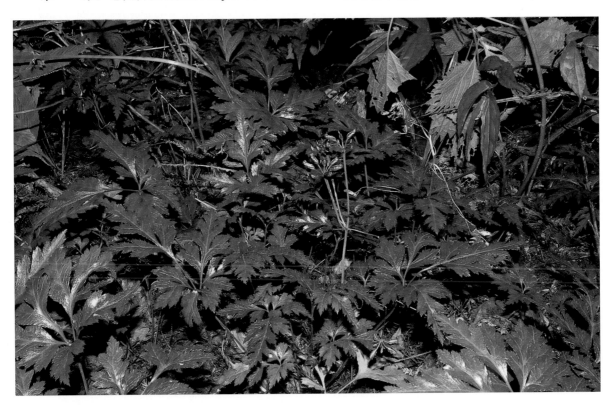

**生境分布：**喜冷冻、湿润、荫蔽、土层深厚、富腐殖质的环境，忌高温、干旱。生于海拔500~2000m 的山区背阴林下或山谷阴湿处。

**道地沿革：** 黄连始载于《神农本草经》，列为上品。《名医别录》载："黄连生巫阳（今四川省巫山县）川谷及蜀郡（今四川省雅安境内）、太山。二月、八月采。"可见自古以来即以四川为主产地。《新修本草》载："蜀道者粗大节平，味极浓苦，疗渴为最；江东者节如连珠，疗痢大善。今澧州（今湖南澧县）者更胜。"

《本草纲目》载："今虽吴、蜀皆有，惟以雅州、眉州者为良。药物之兴废不同如此。大抵有二种：一种根粗无毛有珠，如鹰鸡爪形而坚实，色深黄；一种无珠多毛而中虚，黄色稍淡。各有所宜。"据产地、药物形状及性味来看，《本草纲目》所载前一种即今之"味连"，原植物为黄连 *Coptis chinensis* Franch.；后一种即今之"雅连"，原植物为三角叶黄连 *C. deltoidea* C. Y. Cheng et Hsiao；而《新修本草》所云产江东，节如连珠者即华东一带所产的"土黄连"，其原植物为短萼黄连 *C. chinensis* Franch. var. *brevisepala* W. T. Wang et Hsiao，《植物名实图考》载："黄连，今用川产，其江西山中所产者，谓之土黄连。"

**道地产区：** 分布于陕西、湖北、湖南、四川、重庆、贵州等地，在四川东部、湖北西部有较大量栽培。

**道地评价：** 黄连原植物为毛茛科植物黄连 *Coptis chinensis* Franch.、三角叶黄连 *Coptis deltoidea* C. Y. Chenget Hsiao 或云连 *Coptis teeta* Wall.，药材商品分别称为"味连""雅连"和"云连"，目前市场主流品种为味连。商品"雅连"和"云连"由于大多是野生资源，产量较少，市场少见。"味连"传统产地分为"南岸黄连"和"北岸黄连"，习惯认为"北岸黄连"优于"南岸黄连"，湖北省主产于恩施、竹溪、神农架等地。药材市场上按不同产地将黄连分为南岸连、北岸连和川连。南岸连主产于湖北的利川、恩施、五峰、鹤峰等地，重庆的石柱、武隆、南川等地；北岸连主产于湖北的神农架、竹溪、房县、巴东、秭归等地，重庆的城口、巫溪、巫山等地；川连主产于四川的峨眉、龙池、乐山等地。神农架所产黄连归属于北岸连。

**采收加工：** 秋季采收，栽培品在移栽后第五或第六年的10~11月采收。采收时挖出根部，剪去叶和须根，即得鲜根茎，俗称毛团，将毛团运回，直接放于烘炕内烘干。烘干时温度不宜过高，要勤翻动，待干至易折断时，趁热放到槽笼里撞去残留泥砂、叶柄和须根，即得黄连。传统加工则是在黄连采收地挖简易烘坑，在烘坑上平铺上木头或竹竿，再铺上竹篾做成的烘帘，四周围以挡板，做成烘坑，将采收的黄连置于烘坑内，在烘坑下生火，将黄连分档烘至半干，剪去地上部分和须根，抖去泥沙，继续分档烘干，趁热撞去残留泥沙和须根。

**药材性状：** 根茎多数聚集成簇，常常弯曲，形如鸡爪，习称"鸡爪连"，其单枝根茎长3~6cm，直径0.3~0.8cm。表面粗糙，有不规则结节状隆起，有须根及须根残基。节间表面平滑如茎秆，习称"过桥"。其上部多残留褐色鳞叶，顶端常留有残余的茎或叶柄。表面灰黄色或黄褐色。质硬，断面不整齐，皮部橙红色或暗棕色，木部鲜黄色或橙黄色，呈放射状排列，髓部有时中空。气微，味极其苦。以条粗壮、质坚实、无残渣毛须、过桥短、木部全黄色者为佳。

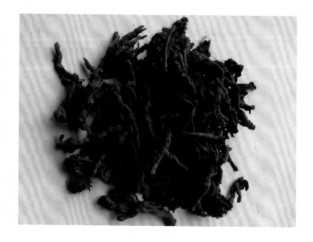

**商品规格：** 黄连商品规格分为以下二等。

**一等品：** 肥壮坚实，间有过桥，过桥长不超过 2cm，无杂质、残茎、焦枯、霉变。

**二等品：** 条较瘦小，过桥较多，间有碎节，无杂质、残茎、焦枯、霉变。

**化学成分：** 含多种生物碱，主要是小檗碱（berberine），又称黄连素，为 5%~8%，其次为黄连碱（coptisine）、甲基黄连碱（worenine）等。黄连叶小檗碱含量为 1.4%~2.8%。

**药理作用：** 现代药理研究表明，黄连具有抗菌、抗内毒素、抗病毒、免疫调节、解热、抗溃疡、降血糖、降血压、增加心肌收缩力、保护心肌和脑组织缺血性损伤、抗肿瘤、抑制血小板聚集等药理作用。

**临床应用：** 味苦，性寒；归心、肝、脾、胆、胃、大肠经。清热燥湿，泻火解毒；用于湿热痞满、呕吐吞酸、泻痢、黄疸、高热神昏、心火亢盛、心烦不寐、血热吐衄、目赤、牙痛、消渴、痈肿疔疮，外用于湿疹、湿疮、耳道流脓等。酒黄连善清上焦火热；用于目赤、口疮。姜黄连清胃热，和胃止呕；用于寒热互结、湿热中阻、痞满呕吐。萸黄连舒肝，和胃止呕；用于肝胃不和、呕吐、吞酸。现代临床用于 2 型糖尿病，具有良好疗效。

### 附 注

1. 黄连作为大宗中药材，生长年限较长，从播种到收获需要 5~6 年的时间，为了保障供给，必须做好监测工作，合理安排种植，避免供不应求或供过于求的情况发生，造成用药紧张或损害药农利益。神农架现已种植黄连 300 亩，年总产量 30t。

2. 随着环境的变迁和过度采收，黄连野生资源逐年减少，已经难以形成商品，需要国家制定政策，加以保护，避免野生资源的破坏。神农架林区已经出台保护办法，严禁科学研究以外的非法采挖野生黄连资源。

3. 黄连属植物在我国共有 9 种，2 变种，《中国植物志》仅收载 6 种，1 变种，其中线萼黄连、古蔺黄连、西藏黄连为新发现的种类，爪萼黄连为新发现的变种，分种检索表如下。

1. 叶掌状 3 全裂。

 2. 叶片轮廓窄卵形或披针形；萼片线性。

  3. 植株不具有带芽匍匐茎。

   4. 花瓣窄线形，长为萼片的 1/2 左右，花瓣中央具蜜槽；叶片的中央裂片比两侧裂片 3~3.5 倍·····················峨眉黄连 *C. omeiensis*

   4. 花瓣短而细窄，上不具椭圆形蜜槽；叶片的中央裂片比两侧裂片长 1.3~1.6 倍······
   ·····················线萼黄连 *C. linearisepala*

  3. 花瓣蜜槽线状椭圆形；萼片为花瓣的 2~2.2 倍；植株常有带芽匍匐茎·················
  ·····················古蔺黄连 *C. Gulinensis*

 2. 萼片卵形。

  5. 花瓣匙形，先端钝圆，下部爪明显·····················云南黄连 *C. teetoides*

  5. 花瓣非匙形。

   6. 花瓣倒卵状披针形，无爪，具蜜槽·····················西藏黄连 *C. teeta*

6. 花瓣线形，具爪。

　　7. 花瓣明显具爪；萼片比花瓣长 1 倍或更多⋯爪萼黄连 *C. chinensis* var. *unguiculata*

　　7. 花瓣线形、窄披针形或披针形，先端尖，下部爪不明显。

　　　8. 叶裂片上的羽状深裂片彼此邻近或近邻接，裂片近三角形；雄蕊短，长为花瓣的 1/2 左右⋯⋯⋯⋯⋯⋯⋯⋯⋯三角叶黄连 *C. deltoidea*

　　　8. 叶裂片上的羽状深裂片间距稀疏，彼此相距 2~6mm；外轮雄蕊比花瓣稍短或近等长；种子能育。

　　　　9. 萼片长 9~12.5mm，比花瓣长 1 倍或近 1 倍⋯⋯⋯⋯⋯黄连 *C. chinerrsis*

　　　　9. 萼片长约 6.5mm，仅比花瓣长 1/5~1/3⋯短萼黄连 *C. chinensis* var. *brevisepala*

1. 叶掌状 5 全裂。

　　10. 根茎粗壮；叶片较大，宽 5.5~12cm，中全裂片羽状深裂，顶端渐尖或长渐尖⋯⋯⋯⋯⋯⋯⋯⋯⋯⋯⋯⋯⋯⋯⋯⋯⋯五裂黄连 *C. quinquesecta*

　　10. 根茎细；叶片较小，宽 2~6cm，中全裂片 3 浅裂，顶端急尖⋯五叶黄连 *C. quinquefolia*

## 9　猪苓 POLYPORUS
朱苓、豕零、猪茯苓

**来　　源：** 多孔菌科真菌猪苓 *Polyporus umbellatus* (Pers.) Fr 的干燥菌核。

**生境分布：** 喜冷凉、阴郁、湿润，怕干旱的习性，多生于海拔 1000~2000m，坡度 20°~50° 的向阳山地、林下富含腐殖质的土壤中。

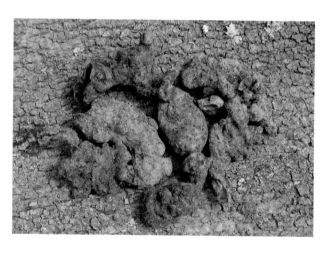

**道地沿革：** 早在《庄子》一书中名为"豕零"；《神农本草经》列为中品。《本草经集注》记有："其块黑似猪屎，故以名之。""枫树苓，其皮去黑作块似猪屎，故以名之。肉白而实者佳，用之削去黑皮。"《庄子》云："豕橐一名苓，其根似猪矢。是也。"《本草纲目》载："马屎曰通，猪屎曰零（即苓字），其块零落而下故也。""猪苓亦是木之余气所结，如松之余气结茯苓之义。他木皆有，枫木为多耳。""猪苓取其行湿，生用更佳。"《别录》曰："猪苓生衡山山谷，及济阴冤句。"

**道地产区：** 猪苓在我国出产范围较广，河北、山西、河南、辽宁、吉林、湖北、四川、云南、贵州、陕西、甘肃等地均产。陕西、云南、甘肃、河南、四川、湖北等地为主产区，陕西、云南为道地产区。陕西、甘肃、河南、四川、湖北为川猪苓产区，云南为云猪苓产区。湖北主产于竹溪、神农架、竹山等地。神农架林区猪苓主产于松柏、宋洛、红坪、木鱼、阳日等地，有较多药农种植，其种植技术较为成熟。

**道地评价：** 猪苓以陕西、甘肃、河南、四川、湖北等为主要产地，其质量亦最好，历史上，这些地域所产猪苓通过四川、重庆和湖北老河口转运至全国各地，故药材行业称之为川猪苓。后来，云南猪苓产量逐渐增大，但其质量不如川猪苓，后行业内称之为云猪苓。神农架为传统川猪苓产区，所产猪苓主要通过湖北老河口销往全国。

**采收加工：**春、秋两季都可采挖，最好于休眠期采挖，一般10月底至翌年4月初。收获时轻挖轻放，取出色黑、质硬的菌核作药材。将色泽淡、体质松软的作种苓继续培养，连续使用3代后，其生长力减退，应更换新的野生幼苓种。收获后，除去砂土等杂物，晒干即可。

**药材性状：**菌核呈条形、类圆形或扁块状，有的有分枝，长5~25cm，直径2~6cm。表面黑色、灰黑色或棕黑色；皱缩或有瘤状突起。体轻，质硬，断面类白色或黄白色，略呈颗粒状。气微，味淡。

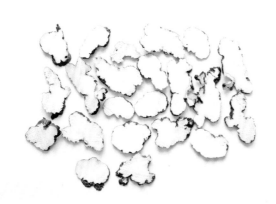
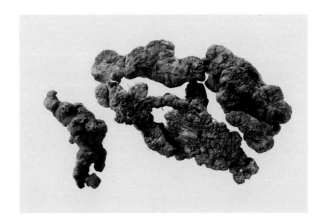

**商品规格：**国内市场川猪苓与云猪苓均为统货销售，不分等级。出口商品按单位重量所含猪苓的个数，分为以下三个等级。

一等品：每500g，49个以内，个头均匀。

二等品：每500g，50~55个，个头均匀。

三等品：每500g，55个以外，个头均匀。

**化学成分：**主要为水溶性多聚糖化合物猪苓聚糖I等多糖类。

**药理作用：**现代药理学研究表明，猪苓具有抑制肾小管对电解质和水的重吸收，从而发挥利尿作用，另外猪苓还具有抗肿瘤、抗菌、抗炎、抗血小板聚集和促进头发生长的药理作用。猪苓多糖具抗肿瘤及促进免疫功能。

**临床应用：**味甘、淡，性平；归肾、膀胱经。利水渗湿；用于小便不利、水肿、泄泻、淋浊、带下等证。现代临床用于肺癌、肝癌等多种肿瘤的辅助治疗。

---

**附 注**

1. 猪苓不仅具有利尿和抗菌作用，还有抗癌作用，临床用量逐年增加，野生资源不断减少。人工栽培技术虽然近乎成熟，但由于技术含量较高，单产低，收益少，发展比较缓慢，需要政府和社会加强技术攻关和推广应用。

2. 神农架现已种植猪苓400亩，年总产量40t。

## 10 蜂蜜 MEL 神农百花蜜、石蜜、岩蜜

**来　　源:** 蜜蜂科昆虫中华蜜蜂 *Apis cerana* Fabricius 所酿的蜜。

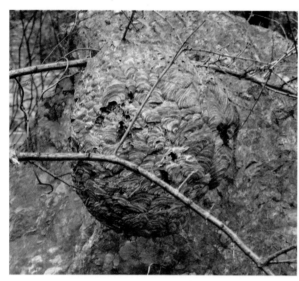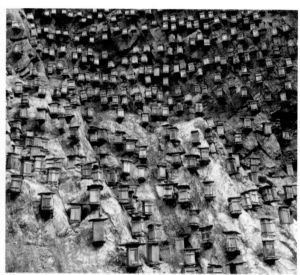

**生境分布:** 喜温暖、蜜源较多的区域,集中分布于我国西南部及长江以南区域,以云南、贵州、四川、广西、福建、广东、湖北、安徽、湖南、江西等地数量最多,多为人工饲养。

**道地沿革:** 蜂蜜出自《名医别录》石蜜,生武都山谷、河源山谷及诸山石中。色白如膏者良。陶弘景:石蜜即崖蜜也,高山岩石间作之。蜂蜜色青赤,味小碱,食之心烦。其蜂黑色似虻。又木蜜呼为食蜜,悬树枝作之。色青白。树空及人家养作之者亦白,而浓厚味美。《本草拾遗》按寻常蜜亦有木中作者,亦有土中作者,北方地燥,多在土中,南方地湿,多在木中,各随土地所有而生,其蜜一也。宣州有黄连蜜,色黄味苦,主目热,蜂衔黄连花作之。西凉有梨花蜜,色白如凝脂,亦梨花作之,各逐所出。《本草图经》食蜜有两种,一种在山林木上作房,一种人家作窠槛收养之。其蜂甚小而微黄,蜜浓厚而味美。

**道地产区:** 以湖北、云南、贵州、四川、广西、福建、广东、安徽、湖南、江西等省数量最多,多人工饲养。神农架林区分布的主要为中华蜜蜂。

**道地评价:** 蜂蜜为蜜蜂科昆虫中华蜜蜂 *Apis cerana* Fabricius 或意大利蜂 *Apis mellifera* Linnaeus 所酿的蜜,中华小蜜蜂所酿百花蜜为药引的首选蜜。神农架林区为中华小蜜蜂的核心保护区,且有1200多种蜜源植物,气候适宜,是理想的养蜂区,所产百花蜜道地正宗,为"蜜之珍品",是神农架地理标志产品。

**采收加工:** 多在春、夏、秋三季进行采收。神农架传统取蜜时先将蜂巢割下,置于布袋中将蜜挤出。新式取蜜法是将人工蜂巢取出,置于离心机内,把蜜摇出过滤,除出蜂蜡和碎片及其他杂质即可。

**药材性状:** 蜜为半透明、带光泽、浓稠的液体。白色至淡黄色,或橘黄色至黄褐色,放久或遇冷渐有白色颗粒状结晶析出。气芳香,味极甜。

**相对密度:** 本品如有结晶析出,可置于不超过60℃的水浴中,待结晶全部融化后,搅匀,冷

至 25℃，参照《中国药典》附录通则 0601 项下的韦氏比重秤法测定，相对密度应在 1.349 以上。

**化学成分：** 主要含糖类，占蜂蜜的 65% 以上，其主要为葡萄糖、果糖。

**药理作用：** 百花蜜是多种花蜜酿成的混合蜂蜜，味甜，具有天然蜜的香气，营养成分比较多。现代药理研究发现，百花蜜具有抗菌、促进新陈代谢、增强免疫、抗氧化、助长发育、增强记忆、健肠胃、预防龋齿、促进酒精代谢、调节血糖、润肠通便、促进血液循环、保肝、消炎、镇痛、抗衰老等多种药理作用。

**临床应用：** 蜂蜜味甘，性平；归肺、脾、大肠经。补中，润燥，止痛，解毒，生肌敛疮；用于脘腹虚痛、肺燥干咳、肠燥便秘、解乌头类药毒；外用用于疮疡不敛，水火烫伤。蜂蜜的临床应用极其广泛，关于其治疗各种疾病的文献有大量报道，一些偏方、经验更是数不胜数。现代医学研究证明，蜂蜜保护肝脏，促进肝细胞再生，消炎润肺，止咳去痰，增强、改善心肌功能，调节神经系统功能紊乱；用于便秘、感染性创伤及烧伤、十二指肠溃疡等胃肠疾病。另外有报道蜂蜜可预防肿瘤复发，亦可用于足癣，结膜炎、角膜炎等眼部疾病，长期服用可预防肾结石、尿路结石。

## 附 注

1. 中华蜜蜂为我国地产蜜蜂，具有 7000 万年进化史。在我国，中华蜜蜂抗寒、抗敌害能力远远超过西方蜂种，是植物传花授粉的重要媒介。近年来，由于毁林造田、滥施农药、环境污染和西方蜜蜂的引进等因素，给中华蜜蜂生存带来了很大危机。如北京本土野生中华蜜蜂已经灭绝，人工饲养的中华蜜蜂种群也在不断减少。建立中华蜜蜂自然保护区、蜜蜂分种保护区对于保护中华蜜蜂、植物种类繁衍等具有重要意义。

2. 神农架现已养殖中华蜜蜂 40000 群，年总产蜜量 400t。

3. 蜂蜜的种类。根据蜜源植物的种类将蜂蜜厂区划分为荆条蜜、椴树蜜、荔枝蜜、枣花蜜、柑橘蜜等产区，随着气候变迁，植被分布情况变化，传统花蜜的产区也在随之变化，各蜜种无严格的产区界限。百花蜜没有固定产区，多出自植物种类丰富的神农架西南山区，其蜜源植物丰富，花蜜来源广泛，不少来自于药用植物花卉，为药用蜜源。神农架林区人为干扰少，环境污染少，蜜源植物种类丰富，也是百花蜜的理想产地。

中华蜜蜂适合大山里定点饲养，采集多种原生态野山花蜜充分酿制而成。蜜色泽深、口味独特、香甜味浓，含有多种能被人体直接吸收的微量元素和丰富的有机酸、蛋白质、维生素、酶和生物活性物质等营养成分，不含人工添加剂，具有润肠、解毒、增强人体免疫力等功效。《本草纲目》记述中华蜜蜂所产的蜂蜜对人体健康价值高，是药引的首选蜜，也由于酿蜜周期长、蜜源稀少被誉为蜜之珍品。意蜂又称意大利蜂、洋蜂，是西方蜜蜂的一个品种，原产于意大利的亚平宁半岛。由于其经济效益好，于 20 世纪初，被大量引进我国，并大量繁殖。意蜂便于大量饲养，产量高，其产量是同等条件下中国蜜蜂的几倍到十几倍，所以国内养蜂场绝大部分都是饲养意蜂。这种蜂没有了蜜蜂原有的野性，很多器官都已退化，比如视觉很差，飞行速度很慢，少数的花源它们无法找到，而且也很懒惰，自身消耗比较大，要长期在外追花夺蜜，不适合定点饲养。因此，现在西南山区定点饲养的蜜蜂基本是中华蜜蜂，所产蜂蜜质量好，但因产量低，价格偏高，而平原地区追花饲养的一般是意蜂，意蜂引入我国后，发展较快，现 2/3

以上的蜂蜜皆为意蜂所产。

　　3. 世界上现生存的蜜蜂种类有9种，分别为黑小蜜蜂 *Apis andreniformis*、小蜜蜂 *Apis florea*、黑大蜜蜂 *Apis laboriosa*、大蜜蜂 *Apis dorsata*、沙巴蜂 *Apis koschevnikovi*、绿努蜂 *Apis nulunsis*、苏拉威西蜂 *Apis nigrocincta*、中华蜜蜂 *Apis cerana*、西方蜜蜂 *Apis mellifera*。

　　我国大部分地区以西方蜜蜂为主，占2/3；中华蜜蜂集中分布区则在西南部及长江以南省区，以云南、贵州、四川、广西、福建、广东、湖北、安徽、湖南、江西等省区数量最多，占1/3。

---

## 11　麝香 MOSCHUS
当门子、麝脐香、香脐子

　　**来　　源**：鹿科动物林麝 *Moschus berezovskii* Flerov 成熟雄体香囊中的干燥分泌物。

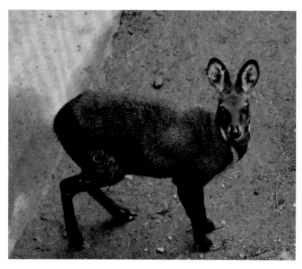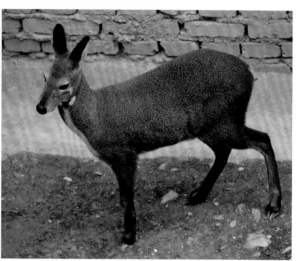

　　**生境分布**：主要栖息于多岩石或面积较大的针叶林和针阔混交林中。主要分布于陕西、甘肃、青海、四川、西藏、云南、贵州、广西、湖北、河南、安徽、河北等地。湖北省主要分布于以神农架、郧阳为主的西部地区。现房县建有林麝养殖场。

　　**道地沿革**：《神农本草经》列为上品，其原动物为麝。《本草纲目》曰："远射，故谓之麝。麝生中台山谷及益州雍州山中，春分取香，生者益良。麝产麝香分三等，一等为生香，也称遗香，第二等为脐香，第三等为心结香。"唐代诗人杜甫《丁香》诗曰："晚坠兰麝中。"麝香是配制高级香精的重要原料。古代文人、诗人、画家都在上等麝料中加少许麝香，制成"麝墨"写字、作画，芳香清幽，若将字画封妥，可长期保存，防腐防蛀。古书《医学入门》中谈"麝香，通关透窍，上达肌肉。内入骨髓……"。《本草纲目》云："盖麝香走窜，能通诸窍之不利，开经络之壅遏。"其意是说麝香可很快进入肌肉及骨髓，能充分发挥药性。治疗疮毒时，药中适量加点麝香，药效特别明显。西药用麝香作强心剂兴奋剂等急救药。《神农本草经》："主辟恶气……温疟，蛊毒、痫至，去三虫。"《名医别录》："中恶，心腹暴痛胀急，痞满，风毒，妇人产难，堕胎，去面黣，目中肤翳。"《本草纲目》："通诸窍，开经络，透肌骨，解酒毒，消瓜果食积，治中风、中气、中恶、痰厥、积聚癥瘕。""盖麝走窜，能通诸窍之不利，开经络之壅遏，若诸风、诸气、诸血、诸痛、惊痫、症瘕诸病，经络壅闭，孔窍不利者，安得不用为引导以开之通之耶？非不可用也，但不可过耳"。

**道地产区：** 在中国分布很广，东北地区的大、小兴安岭及长白山、三江平原等地，华北地区，西北的祁连山区，青藏高原，云贵高原，东北、内蒙古、四川、新疆等地均有。麝香由于其来源的不同，其产地迥异。林麝一般分布在中国的湖北、四川、甘肃、陕西一带，马麝分布在青藏高原地区，而原麝则主要分布在东北大兴安岭、小兴安岭以及长白山一带地区。现在多人工饲养。主产于四川、西藏、云南、陕西、甘肃、内蒙古；此外，东北、河南、安徽、湖北、广西、贵州、青海等地亦产。

**道地评价：** 麝香来源为鹿科动物林麝 *Moschus berezovskii* Flerov、马麝 *Moschus sifanicus* Przewalski 或原麝 *Moschus moschiferus* Linnaeus 成熟雄体香囊中的干燥分泌物。麝为我国濒危保护动物一级，严禁捕猎，现麝香来源多为人工养殖，其主要成分麝香酮也能通过化学方法进行合成。神农架林区仅有林麝分布，人工养殖品种也为林麝。

**采收加工：** 麝香采收分为猎麝取香和活麝取香 2 种。猎麝取香一般在 10 月到翌年 3 月的狩猎时期，捕到野生成年雄麝后，将腺囊连皮割下，将毛剪短，阴干，习称毛壳麝香；剖开香囊，除去囊壳，取出分泌物，习称麝香仁。

活麝取香是在人工饲养条件下进行的。现普遍采用的快速取香法，即将麝直接固定在抓麝者的腿上，略剪去覆盖着香囊口的毛，酒精消毒，用挖勺伸入囊内徐徐转动，再向外抽出，挖出麝香。取香后，除去杂质，放在干燥器内，干后，置棕色密闭的小玻璃器里保存，防止受潮发霉。

**药材性状：** 毛壳麝香为扁圆形或类圆形的囊状体，直径 3~7cm，厚 2~4cm。开口面的皮革质，棕褐色，略平；密生白色或灰棕色短毛，从两侧围绕中心排列，中间有 1 个小囊孔。另一面为棕褐色略带紫色的皮膜，微皱缩，偶显肌肉纤维，略有弹性；剖开后可见中层皮膜呈棕褐色或灰褐色，半透明，内层皮膜呈棕色，内含颗粒状、粉末状的麝香仁和少量细毛及脱落的内层皮膜，习称"银皮"。

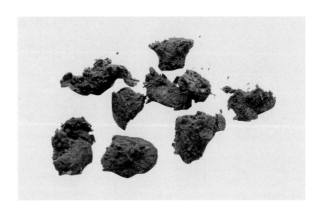

麝香仁：野生者质软，油润，疏松；其中不规则圆球形或颗粒状者习称"当门子"。表面多呈紫黑色，油润光亮，微有麻纹。断面深棕色或黄棕色。粉末状者多呈棕褐色或黄棕色，并有少量脱落的内层皮膜和细毛。饲养者呈颗粒状、短条形或不规则的团块。表面不平，紫黑色或深棕色，显油性，微有光泽，并有少量毛和脱落的内层皮膜。气香浓烈而特异，味微辣、微苦带咸。毛壳麝香以饱满、皮薄、捏之有弹性、香气浓烈为佳。净香（麝香仁）以当门子多、质柔润、香气浓烈者为佳。

**商品规格：** 麝香分毛壳和净香 2 种，均为统货、干货。

**化学成分：** 麝香酮为重要的有效成分，其含量在天然麝香肉中占 1.58%~1.84%，在天然麝香毛壳中占 0.90%~3.08%。此外，天然麝香中尚含蛋白质约 25%。

**药理作用：** 现代药理研究发现，麝香药理活性广泛，具有对中枢神经系统的双向调节、抗心肌缺血、抗炎、兴奋子宫、抗早孕、抗肿瘤、雄激素样作用、免疫调节、抗菌等多种药理作用。

**临床应用：** 味辛，性温；归心、肝、脾经。开窍醒神，活血散结，止痛消肿，催生下胎；用于热病神昏、中风痰厥、气郁暴厥、中恶昏迷、血瘀经闭、痛经、积聚、心腹暴痛、风湿痹痛、跌打损伤、痈疽恶疮、喉痹、口疮、牙疳、虫蛇咬伤、难产、死胎、胞衣不下。

附　注

　　近年来该物种在全球范围内的资源急剧下降，在许多原分布区已经绝迹，成为全球性濒危物种，为此我国已于2002年单独将其从国家二级重点保护动物上调为国家一级重点保护动物，神农架林区野生林麝濒临灭绝。

# 神农架地产药材

地产中药材是指当地生产、药用历史较久，在中医临床上应用广泛，疗效确切，对多发病、常见病具有一定疗效的一类中药材。根据《中国药典》（2015年版）一部所收载的中药品种，神农架林区地产中药材共计260余味（含炮制品），现将其中产量较大的121味中药材列举于下（年产量以2017年计）。

表2-1  神农架地产药材

| 药材名 | 药材拉丁名 | 地方名 | 年产量／t |
|---|---|---|---|
| 三棱 | SPARGANII RHIZOMA | 黑三棱、芽舌草 | 2 |
| 干姜 | ZINGIBERIS RHIZOMA | — | 20 |
| 干漆 | TOXICODENDRI RESINA | 生漆 | 2 |
| 土木香 | INULAE RADIX | 南木香 | 2 |
| 土贝母 | BOLBOSTEMMATIS RHIZOMA | 藤贝、猪屎贝 | 1 |
| 土茯苓 | SMILACIS GLABRAE RHIZOMA | | 5 |
| 土鳖虫 | EUPOLYPHAGA STELEOPHAGA | 土别虫、䗪虫 | 1 |
| 大血藤 | SARGENTODOXAE CAULIS | 红藤 | 20 |
| 大黄 | RHEI RADIX ET RHIZOMA | — | 10 |
| 大蓟 | CIRSII JAPONICI HERBA | 刺芥菜 | 20 |
| 山茱萸 | CORNI FRUCTUS | 枣皮、萸肉 | 10 |
| 川木通 | CLEMATIDIS ARMANDII CAULIS | 花木通 | 50 |
| 川牛膝 | CYATHULAE RADIX | 牛膝 | 10 |
| 川乌 | ACONITI RADIX | 乌头 | 60 |
| 川芎 | CHUANXIONG RHIZOMA | | 10 |
| 女贞子 | LIGUSTRI LUCIDI FRUCTUS | — | 10 |
| 小通草 | STACHYURI MEDULLA HELWINGIAE MEDULLA | 叶上珠、通草树 | 20 |
| 马齿苋 | PORTULACAE HERBA | — | 5 |
| 马鞭草 | VERBENAE HERBA | — | 5 |
| 王不留行 | VACCARIAE SEMEN | 麦嘎公 | 2 |
| 天花粉 | TRICHOSANTHIS RADIX | | 30 |

续表

| 药材名 | 药材拉丁名 | 地方名 | 年产量 / t |
|---|---|---|---|
| 天南星 | ARISAEMATIS RHIZOMA | 南星、一把伞 | 20 |
| 天麻 | GASTRODIAE RHIZOMA | 赤箭 | 20 |
| 木香 | AUCKLANDIAE RADIX | 云木香、广木香 | 50 |
| 五加皮 | ACANTHOPANACIS CORTEX | — | 5 |
| 五倍子 | CALLA CHINENSIS | — | 10 |
| 车前子 | PLANTAGINIS SEMEN | — | 5 |
| 牛蒡子 | ARCTII FRUCTUS | 鼠粘子 | 10 |
| 升麻 | CIMICIFUGAE RHIZOMA | — | 20 |
| 水红花子 | POLYGONI ORIENTALIS FRUCTUS | 大辣蓼、火辣蓼 | 2 |
| 玉竹 | POLYGONATI ODORATI RHIZOMA | 玉竹参 | 5 |
| 功劳木 | MAHONIAE CAULIS | 十大功劳木 | 50 |
| 艾叶 | ARTEMISIAE ARGYI FOLIUM | 艾蒿 | 30 |
| 石斛 | DENDROBII CAULIS | 金钗 | 2 |
| 白及 | BLETILLAE RHIZOMA | — | 3 |
| 白术 | ATRACTYLODIS MACROCEPHALAE RHIZOMA | 于术 | 6 |
| 白芍 | PAEONIAE RADIX ALBA | 白芍药 | 5 |
| 白芷 | ANGELICAE DAHURICAE RADIX | 川白芷 | 20 |
| 白附子 | TYPHONII RHIZOMA | 独角莲、禹白附 | 20 |
| 白茅根 | IMPERATAE RHIZOMA | 茅根 | 10 |
| 白果 | GINKGO SEMEN | — | 5 |
| 玄参 | SCROPHULARIAE RADIX | 元参 | 5 |
| 半夏 | PINELLIAE RHIZOMA | 三步跳 | 5 |
| 辛夷 | MAGNOLIAE FLOS | 迎春花 | 20 |
| 羌活 | NOTOPTERYGII RHIZOMA ET RADIX | — | 10 |
| 忍冬藤 | LONICERAE JAPONICAE CAULIS | 二花藤 | 10 |
| 鸡内金 | GALLI GIGERII ENDOTHELIUM CORNEUM | — | 0.5 |
| 鸡冠花 | CELOSIAE CRISTATAE FLOS | — | 0.5 |
| 青风藤 | SINOMENII CAULIS | 毛青藤、汉防己 | 5 |
| 青蒿 | ARTEMISIAE ANNUAE HERBA | 黄蒿 | 10 |
| 苦参 | SOPHORAE FLAVESCENTIS RADIX | — | 2 |
| 苘麻子 | ABUTILI SEMEN | 桐麻 | 1 |
| 枇杷叶 | ERIOBOTRYAE FOLIUM | — | 5 |

续表

| 药材名 | 药材拉丁名 | 地方名 | 年产量 / t |
|---|---|---|---|
| 松花粉 | PINI POLLEN | — | 0.5 |
| 虎杖 | POLYGONI CUSPIDATI RHIZOMA ET RADIX | 酸筒杆 | 50 |
| 垂盆草 | SEDI HERBA | 石指甲 | 10 |
| 委陵菜 | POTENTILLAE CHINENSIS HERBA | 翻白草 | 10 |
| 侧柏叶 | PLATYCLADI CACUMEN | 扁柏 | 2 |
| 金果榄 | TINOSPORAE RADIX | 散血丹、地苦胆 | 2 |
| 金沸草 | INULAE HERBA | 野旋覆花、黄菊 | 1 |
| 金钱草 | LYSIMACHIAE HERBA | — | 10 |
| 金银花 | LONICERAE JAPONICAE FLOS | 二花 | 5 |
| 鱼腥草 | HOUTTUYNIAE HERBA | — | 50 |
| 卷柏 | SELAGINELLAE HERBA | 九死还阳 | 1 |
| 细辛 | ASARI RADIX ET RHIZOMA | 茗叶细辛 | 5 |
| 荆芥 | SCHIZONEPETAE HERBA | — | 2 |
| 茜草 | RUBIAE RADIX ET RHIZOMA | 四棱分筋、马拉草、女儿红 | 10 |
| 茵陈 | ARTEMISIAE SCOPARIAE HERBA | — | 2 |
| 茯苓 | PORIA | — | 10 |
| 南沙参 | ADENOPHORAE RADIX | 沙参 | 2 |
| 威灵仙 | CLEMATIDIS RADIX ET RHIZOMA | — | 5 |
| 厚朴 | MAGNOLIAE OFFICINALIS CORTEX | — | 50 |
| 韭菜子 | ALLII TUBEROSI SEMEN | — | 0.2 |
| 骨碎补 | DRYNARIAE RHIZOMA | 毛姜、碎补还阳 | 1 |
| 钟乳石 | STALACTITUM | 岩浆石 | 20 |
| 钩藤 | UNCARIAE RAMULUS CUM UNCIS | — | 2 |
| 急性子 | IMPATIENTIS SEMEN | — | 3 |
| 前胡 | PEUCEDANI RADIX | — | 5 |
| 首乌藤 | POLYGONI MULTIFLORI CAULIS | 伇父藤 | 10 |
| 莱菔子 | RAPHANI SEMEN | 萝卜子 | 5 |
| 桔梗 | PLATYCODONIS RADIX | — | 20 |
| 核桃仁 | JUGLANDIS SEMEN | — | 100 |
| 夏枯草 | PRUNELLAE SPICA | — | 50 |
| 柴胡 | BUPLEURI RADIX | 北柴胡 | 100 |
| 鸭跖草 | COMMELINAE HERBA | 竹叶七 | 50 |

续表

| 药材名 | 药材拉丁名 | 地方名 | 年产量 / t |
|---|---|---|---|
| 射干 | BELAMCANDAE RHIZOMA | 寸干 | 5 |
| 益母草 | LEONURI HERBA | — | 20 |
| 通草 | TETRAPANACIS MEDULLA | 大通草 | 5 |
| 预知子 | AKEBIAE FRUCTUS | 八月瓜、八月炸 | 20 |
| 黄连 | COPTIDIS RHIZOMA | 味连 | 20 |
| 黄柏 | PHELLODENDRI CHINENSIS CORTEX | 川黄柏 | 10 |
| 黄精 | POLYGONATI RHIZOMA | 冰盘七 | 20 |
| 常山 | DICHROAE RADIX | — | 1 |
| 野菊花 | CHRYSANTHEMI INDICI FLOS | — | 30 |
| 鹿衔草 | PYROLAE HERBA | 青地花、地青菜 | 1 |
| 商陆 | PHYTOLACCAE RADIX | 土人参 | 20 |
| 淫羊藿 | EPIMEDII FOLIUM | 三枝九叶草 | 15 |
| 淡竹叶 | LOPHATHERI HERBA | — | 20 |
| 淡豆豉 | SOJAE SEMEN PRAEPARATUM | — | 50 |
| 续断 | DIPSACI RADIX | — | 20 |
| 楮实子 | BROUSSONETIAE FRUCTUS | — | 0.5 |
| 葛根 | PUERARIAE LOBATAE RADIX | — | 100 |
| 葶苈子 | DESCURAINIAE SEMEN LEPIDII SEMEN | — | 2 |
| 萹蓄 | POLYGONI AVICULARIS HERBA | — | 50 |
| 棕榈 | TRACHYCARPI PETIOLUS | — | 2 |
| 紫苏叶 | PERILLAE FOLIUM | — | 20 |
| 蓖麻子 | RICINI SEMEN | — | 1 |
| 蒲公英 | TARAXACI HERBA | — | 10 |
| 路路通 | LIQUIDAMBARIS FRUCTUS | — | 1 |
| 蝉蜕 | CICADAE PERIOSTRACUM | — | 0.5 |
| 辣椒 | CAPSICI FRUCTUS | 椒子 | 100 |
| 墨旱莲 | ECLIPTAE HERBA | 旱莲草 | 2 |
| 稻芽 | ORYZAE FRUCTUS GERMINATUS | 谷芽 | 20 |
| 鹤虱 | CARPESII FRUCTUS | — | 1 |
| 薤白 | ALLII MACROSTEMONIS BULBUS | 酒母子 | 1 |
| 薏苡仁 | COICIS SEMEN | 六谷 | 20 |

续表

| 药材名 | 药材拉丁名 | 地方名 | 年产量 / t |
|---|---|---|---|
| 薄荷 | MENTHAE HAPLOCALYCIS HERBA | — | 5 |
| 藁本 | LIGUSTICI RHIZOMA ET RADIX | 小西芎 | 10 |
| 瞿麦 | DIANTHI HERBA | — | 1 |
| 蟾酥 | BUFONIS VENENUM | 癞肚七浆 | 0.01 |
| 麝香 | MOSCHUS | 獐子、香獐 | 0.005 |

## 第三节

# 神农架民间草药

中药通常指以中医药基础理论为指导，进行炮制、加工和使用的药物，是天然药物的一部分，它包括常用中药、民间草药和少数民族药，都属传统药物的范畴。民间草药则指广泛流传于民间，应用尚不普遍，使用地区较窄，多为草医所用，在一般药店和医院中难以购买的一部分天然药及其加工品。但中药和民间草药这两者有时无法截然划分。中药是由草药逐渐发展起来的。随着民间草药的不断被发掘、研究和推广应用，一些有较好疗效的草药逐渐被社会认可，被教科书、药品标准甚至《中国药典》收载，如车前草、旱莲草、白花蛇舌草等。

神农架幅员辽阔。中华人民共和国成立前，这里地处偏远，山大人稀、交通闭塞、文化落后、经济不发达，缺医少药成为地方的困惑。人们在生产和生活的日常活动中，在同大自然作斗争的过程中，为了就地或就近求医寻药，民间草药便成了人们重要的防病治病手段，久而久之孕育了一种医药文化。长期以来，民间草药在防治疾病方面积累了丰富的经验。经长期历史的检验，证实民间草药确实具有良好的疗效，特别是对于某些种类的疾病，如跌打损伤、风湿痹痛、创伤出血、蛇虫咬伤、伤风感冒等，更具显著疗效。通过长期的发展已再不局限于单方、土方，治小病的状况，而基本上形成了广泛用于防治内、外、儿、妇、五官、骨伤科等多种疾病，形成了一套较为完善的医疗体系。

神农架民间草药极其丰富，不仅种类多、数量大，且颇具特色，富有传奇色彩。经过调查和整理，神农架民间草药的分类本书采用"九个一""十八金钗""三十六还阳"和"七十二七"等来论述。民间草药分类目的是使这类药物易认、易记、易上口。这类药物单独或配合其他药物使用都能取得较好疗效。

据调查，冠以"一""金钗""还阳"和"七"类的药物远不止 9 种、18 种、36 种和 72 种，如以"还阳"命名的药物达 70 多种，在民间又有"七十二还阳"之说，冠以"七"药为名的药物达百余种。

"一""金钗""还阳"与"七"类药物的用药历史源远流长，且在本地区民间使用广泛。但由于民间医生各承其师、互闭门户、相互封锁，加上传男不传女、传内不传外，这些药物只限于口传心授、指药传授和亲教密传等形式，且无文字记载的多方面原因，因而使这些药物和用药经验散存于民间。由于各承其师，相互用药得不到统一，有些名称相互重复、混淆，它们虽然长期应用，但未经过系统整理。通过调查和整理，现将重点使用的"一""金钗""还阳""七"类和其他常用民间草药介绍于后。

# 一、"一"类草药

所谓"九个一"是指由9种独特的药用植物均含有"一"字草药的称谓。其中,尤以"头顶一颗珠""江边一碗水""七叶一枝花"和"文王一支笔"在神农架最负盛名、颇具影响,在草药中堪称"神农四宝"。

## 1  头顶一颗珠  头顶珠、芋儿七  TRILLII TSCHONOSKII RHIZOMA

**名称来历:**因其具叶3枚,轮生于茎的顶端,花单生于轮生叶之上,开花后结出圆球形的果实,成熟后黑紫色,富有光泽,好似披纱少女头上戴有一颗宝珠,因此而得名。果实因生长于茎顶端,又称"天珠"。根茎粗壮肥大、椭圆形,下端多生须根,加工成药材时常将其编扎在根茎之外,形成球状,因其生长于地下,又称"地珠"。

**来　　源:**本品为百合科植物延龄草 *Trillium tschonoskii* Maximowicz 的干燥根茎。

**生境分布:**生于海拔2000~2900m 的山坡林下草丛中。分布于大九湖、红坪、木鱼、宋洛等。

**药材性状:**根茎呈长圆球形或近球形;棕黄色至棕褐色;顶端有黄色膜质鳞叶及残存的茎基。须根多数,呈细柱状;黄色或黄棕色;上端表面有皱缩成环状的横纹,常编成小辫或盘成髻状。断面白色,有空隙。味微甜。

**功效主治:**镇静安神,活血止血,消肿止痛;用于头痛、头晕目眩、高血压、神经衰弱、跌打损伤、外伤出血等。

**用法用量:**干品6~9g,水煎、泡酒服或研末冲服;外用适量,研末,撒敷,或鲜品捣烂,敷患处。本品有小毒,用量宜轻。应遵医嘱使用。

### 附 注

1. 本品以成熟果实(天珠)与根茎(地珠)配合使用,疗效更佳。
2. 本种为国家三级珍稀濒危植物,应加强保护。
3. 曾有将七叶一枝花、车前草的根茎编成发髻状以冒充本品的现象,应注意区别。

## 2  七叶一枝花  重楼、灯台七、海螺七  PARIDIS POLYPHYLLAE RHIZOMA

**名称来历:**因其叶多为7~10枚轮生于茎顶端,而花单生于轮生叶片之上,故得名。又因其花的外轮花被片大,形似叶状;内轮花被片退化,呈长线形,成熟时金黄色,故名"重楼""灯台七"。因其根茎略似海螺,又称"海螺七"。

**来　　源:**本品为百合科植物七叶一枝花 *Paris polyphylla* Smith 的干燥根茎。

**生境分布:**生于海拔800~2300m 的沟谷林荫下。分布于新华、红坪、木鱼、下谷、松柏等地。

**药材性状：**根茎呈扁圆柱形而弯曲，为结节状；表面黄棕色或灰棕色，密生层状粗环纹，有疏生的须根或须根痕，并有数个椭圆形或半圆形的茎痕；顶端具鳞叶与茎的残基。断面平坦，白色或浅棕色。味微苦。

**功效主治：**清热解毒，消肿止痛；用于咽喉肿痛、肺痨、跌打损伤、毒蛇咬伤、疮痈肿毒等。

**用法用量：**干品3~9g，水煎服；外用适量，磨汁、捣汁或研末调醋，敷患处。本品有小毒，应控制服用量。

**附　注**

本种资源稀少，应加以保护。神农架林区分布多种同属植物，亦作七叶一枝花使用。

## 3　江边一碗水 金鞭七、窝儿七
### DIPHYLLEIAE SINENSIS RHIZOMA

**名称来历：**因其根茎的每一茎节处有一碗状小凹，多生长沟边溪旁，故得名。又因其根茎黄褐色，每节部均有凹窝，故名"金鞭七""窝儿七"。

**来　　源：**本品为小檗科植物南方山荷叶 *Diphylleia sinensis* H. L. Li 的干燥根茎。

**生境分布：**生于海拔2200~2700m的山坡林下或沟边阴湿处。分布于红坪、木鱼、大九湖等地。

**药材性状：**根茎呈扁平长条形结节状，弯曲而有分枝；表面黄棕色至黑棕色；顶端有多个大型圆盘状凹陷的茎痕，节节紧密相连；下端具多数须根痕。断面黄白色。味极苦。

**功效主治：**散瘀，活血，止痛，消肿；用于关节痛、风湿骨痛、跌打损伤、五劳七伤、乳痈、疮疖等。

**用法用量：**干品1.5~3g，水煎或泡酒服；外用适量，研末，撒敷患处。本品有毒，用量宜慎。应遵医嘱使用。

**附　注**

同科植物八角莲 *Dysosma versipellis* (Hance) M. Cheng 的根茎亦称"江边一碗水"，功效主治与本种相似。

## 4　文王一支笔 鸡心七、借母怀胎
### BALANOPHORAE INVOLUCRATAE HERBA

**名称来历：**因其独茎之上的肉穗花序形如毛笔，民间传说周文王路经此地，曾用它当笔写诗作画、批阅公文，故得名。又因其为寄生植物，常寄生在其他植物的根部，故称"借母怀胎"。

**来　　源：**本品为蛇菰科植物筒鞘蛇菰 *Balanophora involucrata* J. D. Hooker 或蛇菰 *Balanophora fungosa* J. R. Forster & G. Forster 的干燥全草。

**生境分布：**生于海拔1100~2500m的山坡林下，寄生于木本植物的根上。分布于大九湖、红坪、木鱼、松柏、下谷等地。

**药材性状：**根茎呈类球形或不规则块状，多分枝，密集成珊瑚状，大小不等；表面灰黄色至灰褐色，全体具星点状或瘤状小突起；顶端有鞘状凹窝，凹窝中常残留茎基。花茎有多数卵形或卵状椭圆形的鳞片，有的花茎中部具一筒状鞘；肉穗花序顶生，可见长椭圆形的雄花序或条形的雄花序。

**功效主治：**止血，生肌，镇痛；用于胃痛、衄血、血崩、痢疾、跌打损伤、外伤出血等。

**用法用量：**干品 9~18g，水煎或泡酒服；外用适量，研末，撒敷患处。

## 5　露天一颗珠　露天珠、金扣子　MALAXIS YUNNANENSIS PSEUDOBULBUS

**名称来历：**因其假鳞茎露于地面，常被日光照射而形成白色干膜质鞘，形如圆珠，故得名。

**来　　源：**本品为兰科植物云南沼兰 *Malaxis yunnanensis* (Schltr.) Tang et Wang 的干燥假鳞茎。

**生境分布：**生于海拔 1700~2400m 的山坡岩石边。分布于大九湖、红坪等地。

**药材性状：**假鳞茎呈斜卵形，外被白色的干膜质鞘；表面皱缩，灰白色。

**功效主治：**活血祛瘀，消肿止痛；用于跌打损伤、风湿筋骨疼痛、瘀血肿痛、痈肿疮毒等。

**用法用量：**干品 6~9g，水煎或泡酒服；外用适量，鲜品捣烂，敷患处。

## 6　活血一颗珠　活血珠、山慈菇　PLEIONIS BULBOCODIOIDIS PSEUDOBULBUS

**名称来历：**因其假鳞茎具有活血消肿的功效，底部圆形，似圆珠，故得名。

**来　　源：**本品为兰科植物独蒜兰 *Pleione bulbocodioides* (Franch.) Rolfe 的干燥假鳞茎。

**生境分布：**生于海拔 1300~1800m 的山沟边或山坡岩石上。分布于大九湖、下谷、木鱼、红坪、新华等地。

**药材性状：**假鳞茎呈圆球形或圆锥形；顶端渐突起；基部呈脐状，有须根痕。断面黄白色，角质半透明。味微苦，有黏性而麻舌。

**功效主治：**清热解毒，消肿散结，舒筋活血；用于痈肿疔毒、瘰疬、跌打损伤、毒蛇咬伤等。

**用法用量：**干品 3~9g，水煎服；外用适量，捣烂或磨汁，涂敷患处。体虚弱者慎服。需遵医嘱使用。

## 7　独叶一支箭　一支箭　OPHIOGLOSSI RETICULATI HERBA

**名称来历：**因其叶片单生，孢子囊狭线形，细长似箭，故得名。

**来　　源：**本品为瓶尔小草科植物心叶瓶尔小草 *Ophioglossum reticulatum* Linnaeus 的干燥全草。

**生境分布：**生于海拔 1300~1700m 的山坡林下草丛中。分布于大九湖、木鱼、松柏、宋洛等地。

**药材性状：**根茎短，簇生数条细长须根。根棕黄色或棕色。断面黄白色。叶单一，呈心形，皱缩而弯曲，灰绿色。

**功效主治：** 清热解毒，消肿止痛；用于毒蛇咬伤、痈肿疔疮、胃痛等。

**用法用量：** 干品 6~15g，水煎服；外用适量，研末或捣烂，敷患处。

## 8 独叶一支蕨 <sub>一支蕨、蛇不见</sub> BOTRYCHII TERNATI HERBA

**名称来历：** 因其茎部叶为单叶，似蕨，故得名。

**来　　源：** 本品为阴地蕨科植物阴地蕨 *Botrychium ternatum* (Thunb erg) Swartz. 的干燥全草。

**生境分布：** 生于海拔 800~1800m 的山谷林荫下草丛中或向阳处。分布于大九湖、红坪、木鱼、宋洛、下谷、新华等地。

**药材性状：** 根茎短，簇生多数粗须根。根灰褐色或棕褐色。断面类白色。营养叶羽状分裂，皱缩卷曲，棕褐色。

**功效主治：** 清热解毒，散结，止咳；用于毒蛇咬伤、痈疽肿毒、肺痨、咳喘、小儿惊风等。

**用法用量：** 干品 6~15g，水煎服；外用适量，研末或捣烂，敷患处。

## 9 花蛇一支箭 <sub>一枝香、乌金莲</sub> GOODYERAE REPENTIS HERBA

**名称来历：** 因其叶具灰白网状纹；花茎直立，似蛇形，故得名。

**来　　源：** 本品为兰科植物小斑叶兰 *Goodyera repens* (L.) R. Br. 的干燥全草。

**生境分布：** 生于海拔 700~1600m 的山坡或沟谷林下。分布于木鱼、松柏、宋洛、新华等地。

**药材性状：** 根茎细长。叶多皱缩，基生叶数枚，展开后呈卵状椭圆形，上表面有白色条纹和褐色斑点，下表面灰绿色。

**功效主治：** 清热解毒，活血止痛，软坚散结；常用于骨节肿痛、跌打损伤、瘰疬、痈肿疮疖等。

**用法用量：** 干品 9~15g，水煎服；外用适量，捣烂，敷患处。

# 二、"金钗"类草药

所谓"十八金钗"是指由 18 种冠以"金钗"命名的草药组成的一类药物的称谓。民间以其色黄如金；茎枝通过加工后，酷似贵妇发髻上的饰品而得名。又因其疗效显著，是滋阴清热、滋补强壮、延年益寿的名贵药材，价昂如金而闻名遐迩，如"龙头金钗""凤尾金钗""耳环金钗"等。本书重点介绍其中 10 种常用"金钗"类草药。

## 1 鸡爪金钗 <sub>鸡腿还阳、鸡爪金</sub> ISCHNOGYNIS MANDARINORI HERBA

**名称来历：** 因其匍匐的假鳞茎形如鸡腿，故得名，又称"鸡腿还阳"。

来　　源：本品为兰科植物瘦房兰 *Ischnogyne mandarinorum*（Kranzl.) Schltr. 的干燥全草。

生境分布：生于海拔 700~900m 的山坡岩石上或老树干上。分布于新华、宋洛等地。

药材性状：假鳞茎呈狭圆柱形，稍弯曲。匍匐的根茎细。叶多脱落，未脱落者顶生 1 枚叶，具短柄，呈矩圆形或矩圆状披针形。

功效主治：滋阴清热，养胃生津，润肺止咳；用于阴虚燥热、咽干舌燥、小儿高热烦渴、肺痨咳嗽等。

用法用量：干品 9~15g，水煎服或代茶饮。

## 2　鹿角金钗　鸦雀还阳、六角分筋　PHOLIDOTAE YUNNANENSIS HERBA

名称来历：因其假鳞茎形如鹿角，故得名。又因其两叶形似喜鹊张嘴，故称"鸦雀还阳"。

来　　源：本品为兰科植物云南石仙桃 *Pholidota yunnanensis* Rolfe 的干燥全草。

生境分布：生于海拔 700m 左右的岩石上。分布于红坪（塔坪）、木鱼、新华等地。

药材性状：根茎粗壮，横生。假鳞茎肉质，疏生，呈长圆形或卵状长圆形，着生多数须根。叶 2 枚，生于假鳞茎顶端，呈披针形或条状披针形，全缘。

功效主治：滋阴生津，润肺止咳，活血止痛；用于阴虚燥热、咽干口渴、肺热咳嗽、肺咯血、胸肋疼痛、月经过多、跌打损伤等。

用法用量：干品 15~30g，水煎服；外用适量，捣烂，敷患处。

## 3　瓜子金钗　瓜子金、瓜米还阳　LIPARIS FARGESII HERBA

名称来历：因其叶形如瓜子，故得名。又称"瓜米还阳"。

来　　源：本品为兰科植物小羊耳蒜 *Liparis fargesii* Finet 的干燥全草。

生境分布：生于海拔 600~800m 的山坡岩石上。分布于木鱼、宋洛、新华等地。

药材性状：假鳞茎呈狭矩圆形，彼此紧接而斜伏于匍匐根茎上；表面黄绿色。叶片脱落后皱缩，展平后，呈卵状矩圆形或卵状椭圆形。

功效主治：生津止渴，润肺止咳；用于阴虚燥热、咽干口渴、肺虚燥咳、肺痨、小儿高热等。

用法用量：干品 6~9g，水煎服。

## 4　石米金钗　米金钗、瓜米还阳、金石豆　BULBOPHYLLI INCONSPICUI HERBA

名称来历：因其生于干燥的悬崖峭壁上，假鳞茎形如大米，故得名。

来　　源：本品为兰科植物麦斛 *Bulbophyllum inconspicuum* Maxim. 的干燥全草。

生境分布：生于海拔 600~800m 的干燥的悬崖峭壁上。分布于木鱼、新华、宋洛等地。

**药材性状**：根茎呈圆柱形；表面淡黄色，节明显。假鳞茎呈扁长椭圆形；表面黄绿色，具纵沟。嚼之具黏性。

**功效主治**：清热化痰，生津养胃；用于白喉、百日咳、风热咽痛、肺痨咯血、关节肿痛、月经不调、小儿惊痫等。

**用法用量**：干品 15~30g，水煎服。

## 5 竹节金钗 竹节金、竹叶金钗、黄草 DENDROBII HANCOCKII HERBA

**名称来历**：因其茎如竹节，色黄如金，故得名。

**来　源**：本品为兰科植物细叶石斛 *Dendrobium hancockii* Rolfe 的干燥全草。

**生境分布**：生于海拔 600~800m 的密林中树上或岩石上。分布于木鱼、新华、阳日、宋洛、下谷等地。

**药材性状**：茎丛生，直立，呈圆柱形，表面具纵沟纹，黄色；茎上部多分枝。叶多脱落，未脱落者着生于茎枝上端，呈线形，顶端圆钝，微凹。

**功效主治**：滋阴养胃，清热生津，润肺；用于热病伤津、口干烦渴、病后虚热、阴伤目暗等。

**用法用量**：干品 9~15g，水煎服。

### 附　注

本种为渐危种，为珍稀名贵中药。

## 6 马牙金钗 马牙金 ERIAE SZETSCHUANICAE HERBA

**名称来历**：因其假鳞茎密集排列于根茎上，形如马牙，故得名。

**来　源**：本品为兰科植物马齿毛兰 *Eria szetschuanica* Schltr. 的干燥全草。

**生境分布**：生于海拔 600~800m 的山谷岩石上。分布于新华、木鱼等地。

**药材性状**：假鳞茎呈长圆形，稍弯曲。叶呈长圆状披针形。

**功效主治**：生津止渴，润肺；用于热病伤津、口干烦渴、肺热咳嗽等。

**用法用量**：干品 9~15g，水煎服。

## 7 绿豆金钗 绿豆金、米金钗 EPIGENEII FARGESII HERBA

**名称来历**：因其假鳞茎斜立，一侧多少偏臌，形如绿豆，故得名。

**来　源**：本品为兰科植物单叶厚唇兰 *Epigeneium fargesii* (Finet) Gagnep. 的干燥全草。

**生境分布**：生于海拔 600~800m 的山地林中树干上或沟谷岩壁上。分布于新华、阳日、木鱼等地。

**药材性状**：根茎密被栗色筒状鞘，在每相距约 1cm 处生 1 个假鳞茎。叶厚革质，栗色，呈卵形或宽卵状椭圆形，先端圆形而中央凹入，基部收狭。

**功效主治：**滋阴清热，生津益胃；用于热病伤津、阴虚燥热、口干烦渴等。

**用法用量：**干品 9~15g，水煎服。

| 8 | **龙头金钗** <small>金钗、龙头金</small> DENDROBII NOBILIS CAULIS |

**名称来历：**因其茎加工成螺旋状或弹簧形，一端可见茎基及残留的短须根，称"龙头"，色黄形如妇人之钗，故得名。

**来　　源：**本品为兰科植物金钗石斛 *Dendrobium nobile* Lindl. 的干燥或新鲜茎。

**生境分布：**生于海拔 600~1200m 的岩石或古老的树干上。分布于阳日、新华、宋洛、木鱼、下谷等地。

**药材性状：**鲜金钗茎呈圆柱形或扁圆柱形；表面黄绿色，光滑或有纵纹；节明显，色较深，节上有膜质叶鞘，肉质，多汁，易折断。味微苦而回甜，嚼之有黏性。干金钗茎呈扁圆柱形；表面金黄色或黄中带绿色，具纵沟。

**功效主治：**生津益胃，清热养阴；用于热病伤津、口干烦渴、病后虚热、阴伤目暗等。

**用法用量：**干品 9~15g（鲜品 15~30g），水煎服。

**附　注**

本种资源稀少，为国家重点保护野生植物。

| 9 | **凤尾金钗** <small>凤尾金</small> DENDROBII FLEXICAULIS CAULIS |

**名称来历：**因其茎的尖端形似"凤尾"，故得名。

**来　　源：**本品为兰科植物曲茎石斛 *Dendrobium flexicaule* Z. H. Tsi, S. C. Sun et L. G. Xu 的干燥茎。

**生境分布：**生于海拔 600~1200m 的岩石或古老树干上。分布于阳日、新华、宋洛、下谷等地。

**药材性状：**茎呈圆柱形，稍回折状弯曲，不分枝，具数节；淡棕黄色。叶展平后，呈长圆状披针形，基部下延为抱茎鞘。

**功效主治：**益胃生津，滋阴清热；用于口干烦渴，津液不足，病后虚热、阴虚眼目不明，老年体虚等。

**用法用量：**干品 6~12g，煎汤服或代茶饮。

**附　注**

本种资源稀少，应加以保护。

## 10 耳环金钗 <sup>耳环金</sup> BULBOPHYLLUI ODORATISSIMI HERBA

**名称来历：**因其假鳞茎形似"耳环"，故得名。

**来　　源：**本品为兰科植物密花石豆兰 *Bulbophyllum odoratissimum* (J. E. Sm.) Lindl. 的干燥全草。

**生境分布：**生于海拔 700m 左右的岩石上。分布于阳日、新华、宋洛等地。

**药材性状：**根茎具节。假鳞茎具棱，呈圆柱状长卵形。叶革质，厚而脆，先端凹入，中脉明显。

**功效主治：**润肺止咳，生津，活血止痛；用于肺痨咳嗽、久咳、胸胁疼痛、跌打损伤、月经不调等。

**用法用量：**干品 9~15g，水煎或泡酒服。

### 附 注

此外，本类药材还有蜈蚣金钗、人字金钗、辫子金钗、吊吊金钗、细叶金钗、竹叶金钗、米金钗、豆芽金钗等称谓。据调查，有些是同物异名，如人字金钗与凤尾金钗来源相同；竹叶金钗、细叶金钗与竹节金钗来源相同；米金钗与石米金钗来源相同；辫子金钗与吊吊金钗来源相同。有的甚至"金钗""七""还阳"混称。如百合科斑叶竹根七（豆芽金钗）又称"黄金七"。

## 三、"还阳"类草药

所谓"三十六还阳"是指由 36 种冠以"还阳"命名的草药组成的一类药物的称谓。民间以"还"意为"回"，"阳"意为"生"，即应用这类药物后能具有康复肌体、消除疾病、起死回生的功效。据调查该类药物远不止 36 种，本书重点收录 45 种常用"还阳"类草药。

## 1 银丝还阳 <sup>清丝还阳、云雾草、海风藤</sup> USNEAE DIFFRACTAE THALLUS

**名称来历：**因叶状体呈淡灰绿色，悬挂于老树干上，远望如银丝悬垂，故得名。又名"清丝还阳"。

**来　　源：**本品为松萝科植物破茎松萝 *Usnea diffracta* Vain. 的干燥叶状体。

**生境分布：**生于海拔 1500m 以上的高山阴湿林中的老树枝干上。分布于神农架林区各地。

**药材性状：**叶状体缠绕成团；灰绿色或灰黄色；粗枝表面有明显的环纹。质柔韧，有弹性。

**功效主治：**清热解毒，止血，活血通络，止咳平喘；用于蛇虫咬伤、外伤出血、风湿痹痛、创伤、肺痨、咳嗽、哮喘、风湿疼痛等。

**用法用量：**干品 6~9 克，水煎服；外用适量，煎水，洗患处或研末，调敷患处。

## 2　清水还阳 ^老君鹿角^ CLADONIAE GRACILIS HERBA

**名称来历**：因地衣体干后萎蔫，遇水后又舒展恢复原状而复活，故得名。又因其子器柄直立成树枝状，形如鹿角，故有"老君鹿角"之称。

**来　　源**：本品为石蕊科植物匙石蕊 *Cladonia gracilis* (L.) Willd. 的干燥地衣体。

**生境分布**：生于海拔 2100~2900m 的高山草地、岩石或古老树皮上。分布于大九湖、红坪、木鱼等。

**药材性状**：地衣体呈鳞片状；表面灰绿色，背面灰白色；子器柄较粗壮，直立成树枝状，形似鹿角。

**功效主治**：消肿解毒，止血生肌；用于水肿、小便不利、鼻出血、吐血、外伤出血、黄水疮等。

**用法用量**：干品 9~15g，水煎服；外用适量，煎水，洗患处或研末，调敷患处。

## 3　菊花还阳 ^地衣^ MARCANTIAE POLYMORPHAE HERBA

**名称来历**：因其雌雄器托呈圆盘状，形似"菊花"，故得名。

**来　　源**：本品为地钱科植物地钱 *Marcantia polymorpha* L. 的干燥全草。

**生境分布**：生于阴凉潮湿地上。分布于神农架林区各地。

**药材性状**：原叶体扁平，呈叶状，先端二叉分裂。

**功效主治**：清热，生肌，拔毒；用于烫火伤、刀伤、骨折、癣、黄水疮及创伤溃烂，久不收口等。

**用法用量**：干品 9~15 克，水煎服；外用适量，研末，调敷患处。

### 附　注

景天科植物垂盆草 *Sedum sarmentosum* Bunge 的全草，因其开的花略似菊花，亦称为"菊花还阳"。

## 4　梅花还阳 ^菊花还阳^ RHODOBRYI GIGANTEI HERBA

**名称来历**：因其顶生叶大，簇生如花苞状，形如梅花，故得名。

**来　　源**：本品为真藓科植物暖地大叶藓 *Rhodobryum giganteum* (Schwaegr.) Par. 的干燥全草。

**生境分布**：生于溪边碎石间或潮湿林地。分布于神农架林区各地。

**药材性状**：茎下部叶片小，呈鳞片状，紧密贴茎；顶生叶大，簇生。

**功效主治**：止血，生肌，收敛；用于外伤出血、刀伤、烫伤、创伤溃烂、痈疮溃烂、黄水疮等。

**用法用量**：干品 6~9g，水煎服；外用适量，捣敷或煎水熏洗患处。

## 5 松枝还阳 <sup>松毛还阳</sup> CLIMACII DENDROIDIS HERBA

**名称来历**：因其植物体呈树形，绿色，形状似松树枝，故得名。

**来　　源**：本品为万年藓科植物万年藓 *Climacium dendroides* (Hedw.) Web. et Mohr. 的干燥全草。

**药材性状**：植物体形如松树枝，地下茎匍匐横生，具假根及膜质鳞状小叶，地上茎直立，多分枝。

**生境分布**：生于海拔 1700~2900m 的潮湿林地或沟边。分布于神农架林区各地。

**功效主治**：活血散瘀，止痛；用于跌打损伤、瘀滞作痛、血滞经闭、劳伤等症。

**用法用量**：干品 6~9g，水煎服。

## 6 金丝还阳 <sup>杉树还阳</sup> POLYTRICHI ALPINI HERBA

**名称来历**：因其植物体呈红褐色，形如金丝，故得名。

**来　　源**：本品为金发藓科植物高山金发藓 *Polytrichum alpinum* Hedw. 的干燥全草。

**生境分布**：生于海拔 1900m 以上的高山潮湿林下或溪沟边。分布于神农架林区各地。

**药材性状**：茎单一或分枝，基部密生假根。叶紧贴茎上，常一面偏斜，潮湿时倾立或背仰。

**功效主治**：清热解毒，泻火；用于疮疖肿毒、水火烫伤、无名肿毒、小儿高热、惊厥等。

**用法用量**：干品 9~15g，水煎服；外用适量，研末，调敷患处。

## 7 松柏还阳 <sup>伸筋还阳、刷竹还阳</sup> LYCOPODII OBSCURI HERBA

**名称来历**：因其植株形如松柏类植物的幼苗，故得名。又因其具有舒筋活络的功效，故称"伸筋还阳"。

**来　　源**：本品为石松科植物玉柏 *Lycopodium obscurum* L. 的干燥全草。

**生境分布**：生于海拔 1900m 以上的高山潮湿林下或溪沟边。分布于神农架林区各地。

**药材性状**：茎直立，呈树冠状。叶黄绿色或黄色。

**功效主治**：舒筋活血，祛风通络；用于风寒湿痹、肢体麻木、关节疼痛、小腿转筋，屈伸不利等。

**用法用量**：干品 6~15g，水煎或泡酒服。

## 8 树柏还阳 <sup>地柏枝</sup> SELAGINELLAE INVOLVENTIS HERBA

**名称来历**：因其植株形似柏树枝，故得名。

**来　　源**：本品为卷柏科植物兖州卷柏 *Selaginella involvens* (Sw.) Spring 的干燥全草。

**生境分布**：生于海拔 1300~1800m 的林下、山谷或沟边等处。分布于自然保护区、大九湖、红坪、新华等地。

**药材性状：** 全草扁平卷缩；绿色或黄色。

**功效主治：** 凉血止血，利湿，消肿；用于吐血、衄血、便血、创伤出血、黄疸、水肿、烫伤等。

**用法用量：** 干品 9~15g（鲜品 30~60g），水煎服；外用适量，捣敷或研末，调敷患处。

## 9　鸡爪还阳 <sup>地柏枝</sup> SELAGINELLAE LABORDEI HERBA

**名称来历：** 因其叶形如鸡爪状分枝，故得名。

**来　　源：** 本品为卷柏科植物细叶卷柏 *Selaginella labordei* Hieron. ex Christ 的干燥全草。

**生境分布：** 生于海拔 1300~1950m 的山坡草丛中。分布于宋洛、新华等地。

**药材性状：** 主茎禾秆色。叶扁平卷缩；绿色或黄绿色。

**功效主治：** 清热利湿，泻火，止血；用于黄疸、小儿高热惊厥、衄血、吐血、外伤出血、烧烫伤等。

**用法用量：** 干品 9~30g，水煎服；外用适量，研末或捣烂，敷患处。

## 10　铜丝还阳 <sup>铜丝分筋</sup> ALEURITOPTERIS OBSCURAE HERBA

**名称来历：** 因其茎黄褐色，光滑，形如铜丝，故得名。

**来　　源：** 本品为中国蕨科植物无粉五角叶粉背蕨 *Aleuritopteris argentea* (Gmel.) Fee var. *obscura* (Chrish) Ching 的干燥全草。

**生境分布：** 生于海拔 1000m 以下的山坡林下、沟边或岩石上。分布于新华、阳日、松柏、宋洛等地。

**药材性状：** 叶柄细长如线。表面紫红色，有光泽。折断后可见叶柄中空。叶羽状分裂，多卷曲。

**功效主治：** 清热解毒，祛风除湿；用于痈肿疮毒、无名肿毒、烧烫伤、风湿疼痛等。

**用法用量：** 干品 9~15g，水煎服；外用适量，捣烂，敷患处。

## 11　猪鬃还阳 <sup>铁丝分筋、猪毛七</sup> ADIANTI CAPILLUS-VENERIS HERBA

**名称来历：** 因其茎细长，栗黑色，纤细如猪鬃似铁丝，故得名。

**来　　源：** 本品为铁线蕨科植物铁线蕨 *Adiantum capillus-veneris* L. 的干燥全草。

**生境分布：** 生于海拔 500~1500m 的沟谷林下潮湿处。分布于木鱼、下谷、新华、阳日等。

**药材性状：** 根茎呈长圆柱形；表面褐色。叶柄细长，棕黑色，有光泽；叶多卷曲，展平后，呈斜扇形，灰绿色。

**功效主治：** 清热解毒，利尿消肿；用于黄疸、痢疾、腰痛、热淋、石淋、劳伤、跌打损伤、疔毒、烧烫伤等。

**用法用量：** 干品 15~30g，水煎服；外用适量，研末，调敷患处。

附　注

本植物亦作"猪毛七"入药。

---

## 12　鸡毛还阳 <sup>鸡尾草、小凤尾草</sup> ASPLENII PEKINENSIS HERBA

**名称来历：** 因其叶片羽状分裂，形如鸡毛状，故得名。

**来　　源：** 本品为铁角蕨科植物北京铁角蕨 *Asplenium pekinense* Hance 的干燥全草。

**生境分布：** 生于海拔 500~2500m 的山坡林下。分布于神农架林区各地。

**药材性状：** 叶簇生，呈披针形，羽状分裂，形如鸡毛状。

**功效主治：** 清热解毒，止血，生肌；用于小儿高热惊风、跌打损伤、肺痨出血、外伤出血、刀伤出血等。

**用法用量：** 干品 6~9g（大剂量可用至 30g），水煎服；外用适量，研粉，调敷患处。

---

## 13　卷槽还阳 <sup>铁丝还阳</sup> DRYMOTAENII MIYOSHIANI HERBA

**名称来历：** 因其叶片长条形，主脉下陷，叶边缘反曲形成纵沟，形如卷槽，故得名。

**来　　源：** 本品为水龙骨科植物丝带蕨 *Drymotaenium miyoshianum* (Makino) Makino 的干燥全草。

**生境分布：** 生于海拔 700~1900m 的沟边岩石或附生于老树干上。分布于大九湖、下谷、阳日等地。

**药材性状：** 根茎细长。叶片呈长条形，黄绿色，主脉下凹，叶缘反卷。

**功效主治：** 活血止痛，舒筋活络；用于跌打损伤、劳伤、腰痛、风湿痹痛、筋骨疼痛等。

**用法用量：** 干品 15~18g，水煎或泡酒服。

---

## 14　瓜子还阳 <sup>鱼剪草、石龙</sup> LEPIDOGRAMMITIDIS DRYMOGLOSSOIDIS HERBA

**名称来历：** 因其营养叶形如瓜子，故得名。

**来　　源：** 本品为水龙骨科植物抱石莲 *Lepidogrammitis drymoglossoides* (Baker) Ching 的干燥全草。

**生境分布：** 生于海拔 1500m 以上的沟谷林下岩石上或山坡岩壁上。分布于新华、宋洛、木鱼、下谷等地。

**药材性状：** 根茎细长如线。叶皱缩不平，向下表面反卷。两面灰绿色。

**功效主治：** 清热解毒，活血散结；用于小儿高热、风火牙痛、瘰疬、疔疮、无名肿毒、跌打损伤等症。

　　**用法用量：** 干品 9~15g（鲜品加倍），水煎或泡酒服；外用适量，捣碎，敷患处。

## 15　韭菜还阳 <sup>石豇豆、石小豆</sup> LEPISORI EILOPHYLLI HERBA

　　**名称来历：** 因其叶片长条形，形如韭菜，故得名。

　　**来　　源：** 本品为水龙骨科植物高山瓦韦 *Lepisorus eilophyllus* (Diels) Ching 的干燥全草。

　　**生境分布：** 生于海拔 1500~2100m 的林下岩石上或树干上。分布于大九湖、红坪、木鱼、宋洛等地。

　　**药材性状：** 根茎横生。叶片呈长线形，边缘强度反卷。

　　**功效主治：** 活血散瘀，祛风除湿，止痛；用于风湿疼痛、跌打损伤、腰腿痛、劳伤肌损等。

　　**用法用量：** 干品 15~30g，水煎或泡酒服。

## 16　鸡脚还阳 <sup>锦鸡脚</sup> PHYMATOPSIS HASTATAE HERBA

　　**名称来历：** 因其叶片分叉，形如鸡脚，故得名。

　　**来　　源：** 本品为水龙骨科植物金鸡脚 *Phymatopsis hastata* (Thunb.) Kitagawa 的干燥全草。

　　**生境分布：** 生于海拔 600~2000m 的山地岩石上或河沟边。分布于神农架林区各地。

　　**药材性状：** 根茎短小，着生多数细长棕色须根。叶片皱缩，灰绿色，展开后，呈 3 裂或掌状。

　　**功效主治：** 清热解毒，利尿消肿；用于黄疸、咽喉肿痛、痢疾、淋浊带下、痈肿疔疮、毒蛇咬伤等。

　　**用法用量：** 干品 6~15g（鲜品 30~60g）水煎或泡酒服；外用适量，捣敷患处。

## 17　铁板还阳 <sup>石韦</sup> PYRROSIAE DAVIDII HERBA

　　**名称来历：** 因其叶片形如铁板，故得名。

　　**来　　源：** 本品为水龙骨科植物华北石韦 *Pyrrosia davidii* (Baker) Ching 的干燥全草。

　　**生境分布：** 生于海拔 800~1500m 的林下或沟边岩石上。分布于木鱼、松柏、宋洛、下谷、新华等地。

　　**药材性状：** 根茎细长。叶片呈条形或条状披针形，下表面被星状毛。

　　**功效主治：** 利尿通淋，清热止血；用于热淋、血淋、小便涩痛、血热崩漏、外伤出血等。

　　**用法用量：** 干品 9~15g，水煎服；外用适量，孢子研末，外敷患处。

## 18 铁丝还阳 <sup>赶山鞭</sup> SAXIGLOSSI ANGUSTISSIMI HERBA

**名称来历：** 因其根茎细长，横走如铁丝，故得名。

**来　　源：** 本品为水龙骨科植物石蕨 *Saxiglossum angustissimum* (Gies.) Ching 的干燥全草。

**生境分布：** 生于海拔 800~1600m 的山坡林缘岩石上或沟边岩壁上。分布于木鱼、新华、宋洛、下谷等地。

**药材性状：** 根茎细长。叶呈线形，边缘向下反卷。

**功效主治：** 活血散瘀；用于跌打损伤、劳伤、肌损、风湿关节痛、筋骨疼痛、外伤出血、崩漏等。

**用法用量：** 干品 15~30g，水煎或泡酒服；外用适量，研末，敷患处。

## 19 马尾还阳 <sup>霸王鞭</sup> HAPLOPTERIS FLEXUOSAE HERBA

**名称来历：** 因其叶片条形，形如马尾，故得名。

**来　　源：** 本品为书带蕨科植物书带蕨 *Haplopteris flexuosa* (Fée) E. H. Crane. 的干燥全草。

**生境分布：** 生于海拔 800~1300m 的岩石或老树莞上。分布于新华、木鱼等地。

**药材性状：** 根茎细长，呈圆柱形。叶片呈长条形，反卷，黄绿色，中肋在叶下表面隆起。

**功效主治：** 活血止痛，止血；用于跌打损伤、劳伤、腰痛、风湿关节痛、筋骨疼痛、咯血、吐血等。

**用法用量：** 干品 9~15g，水煎或泡酒服。

## 20 碎骨还阳 <sup>麻布七、口袋七</sup> ACONITI SINOMONTANI RADIX

**名称来历：** 因其具有跌打损伤、骨折的功效，故得名。又因其根的下部须根较多，且延长相互交织，结网状，中空，形如麻袋，故有"麻布七""口袋七"之名。

**来　　源：** 本品为毛茛科植物高乌头 *Aconitum sinomontanum* Nakai 的干燥根。

**生境分布：** 生于海拔 1400~2800m 的山谷或山坡林荫下。分布于神农架林区各地。

**药材性状：** 根呈圆柱形或不规则形；下端多分枝聚集成束状；表面棕色至棕褐色，粗糙不平，全体有明显的网状孔纹，形如麻袋。质松脆。断面呈蜂窝状或中空。

**功效主治：** 祛风除湿，活血止痛；用于跌打损伤、劳伤、风湿疼痛、肢体麻木等。

**用法用量：** 干品 3~6g，水煎、研末或泡酒服；外用适量，捣敷患处。本品有毒，用量宜慎。应遵医嘱使用。

## 21 粉骨还阳 <sup>一口血</sup> ACONITI SCAPOSI RADIX

**名称来历：** 因其根具有治疗跌打损伤、骨折的功效，故得名。

**来　　源：** 本品为毛茛科植物花葶乌头 *Aconitum scaposum* Franch. 的干燥根。

**生境分布：** 生于海拔 1500~2100m 的山坡林下或沟边草丛中。分布于红坪、木鱼、下谷、大九湖等地。

**药材性状：** 根呈长圆柱形，稍扁；表面灰褐色，具纵皱纹。断面红棕色。

**功效主治：** 活血止痛，祛风除湿；用于跌打损伤、劳伤、风湿疼痛、筋骨疼痛、肢体麻木等。

**用法用量：** 干品 6~9g，水煎或泡酒服；外用适量，磨汁涂患处。本品有小毒。应遵医嘱使用。

---

| 22 | 金耳还阳 | 就地还阳、铁牛七 |
|---|---|---|

**金耳还阳** 就地还阳、铁牛七
**BEESIAE CALTHIFOLIAE HERBA**

**名称来历：** 因其果穗形如耳环，故得名。

**来　　源：** 本品为毛茛科植物铁破锣 *Beesia calthifolia* (Maxim. ex Oliv.) Ulbr. 的干燥全草。

**生境分布：** 生于海拔 1400~3000m 的山坡林下阴湿处或沟谷边。分布于大九湖、红坪、木鱼、宋洛等地。

**药材性状：** 根茎粗壮，横生。叶皱缩，展开后，呈心形或心状卵形。

**功效主治：** 清热泻火，祛风除湿，止痛；用于风火牙痛、痈肿、跌打损伤、风湿疼痛、肩背疼痛等。

**用法用量：** 干品 9~15g，水煎或泡酒服；外用适量，鲜品捣烂，敷患处。

---

**石蒜还阳** 岩黄连
**THALICTRI ICHANGENSIS HERBA**

23

**名称来历：** 因其果实形状略似蒜瓣，多生于岩石旁，故得名。

**来　　源：** 本品为毛茛科植物盾叶唐松草 *Thalictrum ichangense* Lecoyer ex Oliv. 的干燥全草。

**生境分布：** 生于海拔 800~1800m 的林缘沟边或沟谷岩石边。分布于大九湖、木鱼、松柏、下谷等地。

**药材性状：** 须根多；黄褐色。叶多皱缩，展平后，呈宽截三角形，基部圆形，中部以上 3 浅裂，具疏圆齿。

**功效主治：** 清热解毒，祛风除湿；用于黄疸、小儿惊风抽搐、跌打损伤、骨折肿痛、风湿痹痛等。

**用法用量：** 干品 9~15g，水煎或泡酒服；外用适量，煎水，洗患处。

---

**石笋还阳** 石黄草
**THALICTRI MICROGYNI HERBA**

24

**名称来历：** 因其果实形状略似石笋，故得名。

**来　　源：** 本品为毛茛科植物小果唐松草 *Thalictrum microgynum* Lecoyer ex Oliv. 的干燥全草。

**生境分布：** 生于海拔 800~2300m 的山谷岩石边、林下或沟边。分布于红坪、新华、阳日、木鱼等地。

**药材性状：**根茎短。须根有斜倒圆锥形的小块根。小叶薄草质，呈楔状倒卵形、菱形或卵形。

**功效主治：**清热利湿，退黄；用于黄疸、全身黄肿、眼睛发黄等。

**用法用量：**干品 9~15g，水煎服；外用适量，捣烂，敷患处。

## 25　十步还阳 <sub>岩生还阳、大救驾</sub> RHODIOLAE YUNNANENSIS HERBA

**名称来历：**因其有活血、止痛、消肿的功效，且药效快，故名"十步还阳""大救驾"。又因其生于岩石缝中，故又称"岩生还阳"。

**来　　源：**本品为景天科植物云南红景天 *Rhodiola yunnanensis* (Franchet) S. H. Fu 的干燥全草。

**生境分布：**生于海拔 1500~2800m 的山地阴湿岩石上或林中岩石缝中。分布于木鱼、红坪、新华、宋洛、大九湖等地。

**药材性状：**根茎呈圆柱形而弯曲，或为不规则凹凸不平的块状；表面棕褐色，密生环纹。断面红棕色，周围有灰白色圆形小点。叶轮生，3 枚，多皱缩破碎，展平后，呈卵状菱形。

**功效主治：**活血散瘀，止痛消肿，止血；用于跌打损伤、跌扑青肿、筋骨损伤、劳伤、创伤出血、刀伤等。

**用法用量：**干品 9~15g，水煎或泡酒服；外用适量，鲜品捣烂，敷患处。

## 26　六月还阳 <sub>土三七</sub> SEDI AIZOON HERBA

**名称来历：**因其在六月开花，故得名。又因其具有活血化瘀、止血的功效，民间认为其疗效近似参三七，故称为"土三七"。

**来　　源：**本品为景天科植物费菜 *Sedum aizoon* L. 的干燥全草。

**生境分布：**生于海拔 800~2100m 的山坡荒地、沟边或林下岩石上。分布于神农架林区各地。

**药材性状：**根茎呈不规则块状，表面灰棕色或灰褐色，断面灰白色、浅棕色或深棕色；茎圆柱形，有纵棱，断面黄白色。

**功效主治：**活血化瘀，止血，安神；用于跌打损伤、劳伤、吐血、衄血、便血、外伤出血、心悸、失眠、烦躁、惊狂等。

**用法用量：**干品 9~15g（鲜品 60~90g），水煎或绞汁服；外用适量，研末或鲜品捣烂，敷患处。

## 27　石板还阳 <sub>石雀还阳、石板菜、九月寒</sub> SEDI EMARGINATI HERBA

**名称来历：**因其多生于石板或石缝中，故得名。又因其叶形略似雀舌，故名"石雀还阳"。

**来　　源：**本品为景天科植物凹叶景天 *Sedum emarginatum* Migo 的干燥全草。

**生境分布：**生于海拔 600~1400m 的阴湿岩石上。分布于木鱼、新华等地。

**药材性状：**茎细；表面灰棕色，节明显。叶对生，多皱缩破碎，展平后，呈匙形，顶端凹陷。

**功效主治：**清热解毒，利湿止血；用于吐血、衄血、黄疸、血崩、白带、跌打损伤、疖痈等。

**用法用量：**干品 30~60g，水煎或捣汁服；外用适量，鲜品捣烂，敷患处。

## 28　包菜还阳 <sub>活血三七、茧子草</sub> HYLOTELEPHII ERYTHROSTICTI HERBA

**名称来历：**因其叶形如包菜叶，故得名。

**来　　源：**本品为景天科植物八宝 *Hylotelephium erythrostictum* H. Ohba 的干燥全草。

**生境分布：**生于海拔 900~1600m 的山坡草地或沟边。分布于松柏、下谷等地。

**药材性状：**根略呈圆锥形。表面粗糙。茎呈圆柱形。叶多对生，易碎落，展平后呈长卵形。

**功效主治：**清热解毒，散瘀消肿，止血调经；用于火眼、目翳、咽喉肿痛、月经不调、白带过多、血崩、漆疮、皮肤瘙痒、水火烫伤、跌打损伤、疮疡肿毒等。

**用法用量：**干品 15~30g，水煎、捣汁服或入散剂；外用鲜品适量，捣烂，敷患处，或煎水，洗患处。

## 29　豆瓣还阳 <sub>豆瓣菜</sub> SEDI FILIPES HERBA

**名称来历：**因其叶片形状略像豆瓣，故得名。也称为"豆瓣菜"。

**来　　源：**本品为景天科植物小山飘风 *Sedum filipes* Hemsl. 或山飘风 *Sedum major* (Hemsl.) Migo 的干燥全草。

**生境分布：**生于海拔 900~2500m 的山坡或林中岩石上。分布于下谷、红坪、木鱼、新华、大九湖、宋洛等地。

**药材性状：**全草常皱缩成团。茎细。叶轮生，4 枚，叶片多皱缩，展平后呈圆形或卵圆形，大小各 1 对。

**功效主治：**清热解毒，活血止痛；用于月经不调、劳伤腰痛、鼻出血、烧伤、外伤出血、疖痈等。

**用法用量：**干品 6~9g，水煎服；外用适量，鲜品捣烂，敷患处。

## 30　打死还阳 <sub>五月还阳</sub> SEDI ODONTOPHYLLI HERBA

**名称来历：**因其消肿止痛功效较强，故得名。因其在五月开花，又称"五月还阳"。

**来　　源：**本品为景天科植物齿叶景天 *Sedum odontophyllum* Frod. 的干燥全草。

**生境分布：**生于海拔 900~1800m 的阴湿沟边。分布于下谷、大九湖等地。

**药材性状：**叶多皱缩，展平后基生叶丛生，莲座状；茎生叶互生或对生，呈卵圆形至椭圆形，边缘具不规则小圆齿。

**功效主治**：消肿，止痛，止血；用于跌打损伤、劳伤腰痛、骨折扭伤、青肿疼痛、外伤出血等。

**用法用量**：干品 9~15g，水煎服；外用适量，捣烂，敷患处。

## 31 铺盖还阳 小屋儿肠
**SEDI STELLARIIFOLII HERBA**

**名称来历**：因其成片匍匐生长，故得名。

**来　　源**：本品为景天科植物繁缕景天 *Sedum stellariifolium* Franch. 的干燥或新鲜全草。

**生境分布**：生于海拔 500~1600m 的山坡岩石上或沟边石缝中。分布于阳日、新华、宋洛、红坪、松柏等地。

**药材性状**：茎纤细。叶展平后，呈正三角形或三角状宽卵形。

**功效主治**：清热解毒；用于水火烫伤、无名肿毒、痈疖等。

**用法用量**：干品 10~30g，水煎服或鲜品 50~100g 捣汁服；外用适量，捣烂，敷患处。

## 32 蜡梅还阳 景天还阳、梅花还阳
**SINOCRASSULAE INDICAE HERBA**

**名称来历**：因其基部叶呈莲座状，形如蜡梅和梅花的花瓣，故得名。又称"梅花还阳"。

**来　　源**：本品为景天科植物石莲 *Sinocrassula indica* (Decne.) Berger 的干燥全草。

**生境分布**：生于海拔 800m 左右的沟边岩石上。分布于宋洛、新华、木鱼等地。

**药材性状**：根短，分枝。地上部分皱缩，展平后基部叶，呈莲座状，叶片呈匙状长圆形。

**功效主治**：清热解毒，止血止痢；用于咽喉肿痛、痢疾、崩漏、便血、疮疡肿毒、水火烫伤等。

**用法用量**：干品 9~15g，水煎服；外用适量，捣烂，敷患处。

## 33 百合还阳 土三七
**OXALIS CORYMBOSAE HERBA**

**名称来历**：因其鳞茎形如百合，故得名。

**来　　源**：本品为酢浆草科植物红花酢浆草 *Oxalis corymbosa* DC. 的干燥全草。

**生境分布**：栽培于新华、红坪、松柏等地。

**药材性状**：鳞茎圆形，鳞片膜质。叶展平后，为掌状三出复叶。小叶呈阔倒卵形。先端凹入。

**功效主治**：散瘀消肿，清热解毒；用于跌打损伤、劳伤腰痛、咽喉肿痛、痈疮、烫伤、创伤出血等。

**用法用量**：干品 15~30g，水煎或炖肉服；外用适量，捣烂，敷患处。

## 34　马蹄还阳　<sup>蜈蚣七</sup>VIOLAE MOUPINENSIS HERBA

**名称来历：**因其叶形如马蹄，故得名。

**来　　源：**本品为堇菜科植物萱 *Viola moupinensis* Franch. 的干燥全草。

**生境分布：**生于海拔 1500~2100m 的山坡、林下、岩石边或沟谷旁草丛中。分布于神农架林区各地。

**药材性状：**地下茎粗壮，呈圆锥形。叶基生，多皱缩，展开后，呈心形，边缘具钝锯齿。

**功效主治：**清热解毒，活血止血；用于跌打损伤、骨折、刀伤、咳血、乳痈、疮疖肿毒、疮疖溃烂，久不收口等。

**用法用量：**干品 9~15g，水煎服；外用适量，捣烂，敷患处。

## 35　岩板还阳　<sup>散血草</sup>BOEAE CLARKEANAE HERBA

**名称来历：**因其多生在岩石上，故得名。

**来　　源：**本品为苦苣苔科植物大花旋蒴苣苔 *Boea clarkeana* Hemsl. 的干燥全草。

**生境分布：**生于海拔 500~900m 的阴湿岩石。分布于阳日、木鱼、宋洛、新华等地。

**药材性状：**全草卷缩成团。展开后，叶基生，叶片呈卵形或宽卵形，边缘有钝锯齿。两面具短糙毛。

**功效主治：**消肿，散瘀，止血；用于跌打损伤、劳伤、刀伤、创伤出血等。

**用法用量：**干品 15~30g，水煎或泡酒服；外用适量，捣烂，敷患处，或研粉，撒患处。

## 36　猫耳还阳　<sup>岩生还阳、牛儿菜</sup>BOEAE HYGROMETRICAE HERBA

**名称来历：**因其叶形似猫耳朵，故得名。

**来　　源：**本品为苦苣苔科植物旋蒴苣苔 *Boea hygrometrica* (Bunge) R. Br. 的干燥全草。

**生境分布：**生于海拔 500~800m 的山坡、山沟边或林下岩石上。分布于阳日、新华、木鱼、松柏等地。

**药材性状：**全草多卷缩成团。叶基生，展开后，密集成莲座状，肉质，呈近圆形或卵圆形，边缘具粗浅齿，两面均被白色长柔毛。

**功效主治：**活血，散瘀，止血；用于跌打损伤、劳伤腰痛、瘀血阻滞、外伤出血、耳流脓等。

**用法用量：**干品 15~30g，水煎或泡酒服；外用适量，鲜品捣烂，敷患处。

## 37　见水还阳　<sup>清水还阳</sup>BRIGGSIAE SPECIOSAE HERBA

**名称来历：**因其干枯萎缩后遇水又能伸展成活，故得名。

来　　源：本品为苦苣苔科植物鄂西粗筒苣苔 *Briggsia speciosa* (Hemsl.) Craib 的干燥全草。

药材性状：叶基生，具叶柄，展平后，呈长圆形或椭圆状狭长圆形，顶端钝，两面被白色贴伏柔毛；叶柄密被白色柔毛。

生境分布：生于海拔 1500~1800m 的山坡路边岩石上或沟边。分布于红坪、木鱼、宋洛、松柏等地。

功效主治：活血祛瘀；用于劳伤、跌打损伤、瘀血疼痛等。

用法用量：干品 9~15g，水煎或泡酒服。

---

| 38 | 枇杷还阳 青菜还阳、毛还阳 **CHIRITAE EBURNEAE HERBA** |

名称来历：因其叶形如枇杷叶，故得名。又因其叶形如小白菜，故称"青菜还阳"。

来　　源：本品为苦苣苔科植物牛耳朵 *Chirita eburnea* Hance 的干燥全草。

生境分布：生于海拔 1000m 左右的山坡岩石上。分布于新华等地。

药材性状：根茎粗壮。根生叶展平后，呈卵形或倒卵状披针形，先端钝，基部渐狭，下延成柄，两面均被毛。

功效主治：补虚，止血，止咳；用于阴虚咳嗽、肺痨咯血、血崩、带下、外伤出血、痈疮肿毒等。

用法用量：干品 3~9g（鲜品 9~18g），水煎服；外用适量，捣烂，敷患处，或研粉，调敷患处。

---

| 39 | 岩石还阳 岩还阳 **PARABOEAE SINENSIS HERBA** |

名称来历：因其多生于岩石旁，故得名。

来　　源：本品为苦苣苔科植物蛛毛苣苔 *Paraboea sinensis* (Oliv.) Burtt 的干燥全草。

生境分布：生于海拔 600~800m 的山坡林下岩石边。分布于新华、木鱼等地。

药材性状：根茎短、粗，叶柱状；黑褐色；具极密的环纹。叶对生，紧接，展平后，呈卵圆形至长圆形，先端锐尖。

功效主治：止咳平喘，疏风散热；用于外感风邪、哮喘、头痛等。

用法用量：干品 6~9 克，水煎服。

---

| 40 | 马耳还阳 棉花还阳 **CORALLODISCI CORDATULI HERBA** |

名称来历：因其叶形如马耳朵，故得名。

来　　源：本品为苦苣苔科植物珊瑚苣苔 *Corallodiscus cordatulus* (Craib. ) Burtt. 的干燥全草。

生境分布：生于海拔 550~900m 的山坡林下岩石上。分布于新华、宋洛、木鱼、阳日等地。

药材性状：全草多卷缩成团。叶多基生，展开呈莲座状。叶片呈菱状卵形或菱形，边缘具小锯齿。

功效主治：活血化瘀，消肿止痛；用于跌打损伤、劳伤、瘀血阻滞、刀伤、创伤出血及疮疡溃烂，久不收口等。

　　**用法用量：** 干品 9~15g，水煎或泡酒服；外用适量，捣烂或研粉，调敷患处。

| 41 | **豆板还阳** 石豇豆、豇豆还阳<br>**LYSIONOTI PAUCIFLORI HERBA** |

　　**名称来历：** 因其蒴果细长，形如豆类细长的荚果，故得名。

　　**来　　源：** 本品为苦苣苔科植物吊石苣苔 *Lysionotus pauciflorus* Maxim. 的干燥全草。

　　**生境分布：** 生于海拔 800~1800m 的山坡沟边或林下岩石上。分布于新华、宋洛、木鱼、松柏、下谷等地。

　　**药材性状：** 茎呈圆柱形；表面淡棕色，有纵皱纹；节膨大。叶多为轮生，3 枚灰绿色，多皱缩，完整叶呈倒披针形。

　　**功效主治：** 清热利湿，祛痰止咳，活血调经，消积，止痛；用于咳嗽、哮喘、风湿关节痛、痢疾、崩漏、月经不调、跌打损伤、水火烫伤等。

　　**用法用量：** 干品 15~30g，水煎或泡酒服；外用适量，捣烂或研末，敷患处。

| 42 | **猪耳还阳** SINOSENECIONIS HEDERIFOLII HERBA |

　　**名称来历：** 因其叶形如猪耳朵，故得名。

　　**来　　源：** 本品为菊科植物单头蒲儿根 *Sinosenecio hederifolius* (Dunn) B. Nord. 的干燥全草。

　　**生境分布：** 生于海拔 700~1200m 的山坡阴湿处或岩石上。分布于松柏、新华、阳日等地。

　　**药材性状：** 茎不分枝。叶基生，展平后，呈心形，下表面被毛。

　　**功效主治：** 清热泻火，利湿；用于外感发热、咽喉肿痛、白喉、黄疸、小便淋痛、水火烫伤等。

　　**用法用量：** 干品 9~15g，水煎服；外用适量，捣烂或研末，调敷患处。

| 43 | **太阳还阳** 太阳草<br>**POLYGONATI HOOKERI RHIZOMA** |

　　**名称来历：** 因其喜生于向阳坡上，故得名。

　　**来　　源：** 本品为百合科植物独花黄精 *Polygonatum hookeri* Baker 的干燥根茎。

　　**生境分布：** 生于海拔 2500~2800m 的向阳坡草丛中或灌木林中。分布于大九湖、红坪、木鱼等地。

　　**药材性状：** 根茎呈细圆柱形，除结节处稍增粗之外，全体粗细大致相等；表面黄棕色。嚼之黏牙，味甜微苦。

　　**功效主治：** 补虚，镇静，安神；用于体虚乏力、食欲不振、头晕目眩、失眠多梦、头痛等。

　　**用法用量：** 干品 9~15g，水煎或炖熟服。

## 44 扇子还阳 扇子七、荷叶莲
CYPRIPEDII JAPONICI RHIZOMA

**名称来历**：因其叶形像蒲扇，故得名。

**来　　源**：本品为兰科植物扇脉杓兰 *Cypripedium japonicum* Thunb. 的干燥根茎。

**生境分布**：生于海拔 1200~1800m 的山坡沟谷林下。分布于宋洛、红坪、木鱼、松柏、大九湖等地。

**药材性状**：根茎呈圆柱形，稍弯曲；表面褐色或灰棕色，有细纵纹；节明显，节处有圆形突起茎痕。质脆。断面白色；中柱淡黄色。

**功效主治**：散瘀镇痛，活血调经；用于劳伤腰痛、月经不调、跌打损伤、头痛头晕等。

**用法用量**：干品 6~9g，水煎或泡酒服。

## 45 落地还阳 鸡蛋参、独叶一枝花
HEMIPILIAE HENRYI RHIZOMA

**名称来历**：因其块茎易于繁殖，故得名。

**来　　源**：本品为兰科植物裂唇舌喙兰 *Hemipilia henryi* Rolfe 的干燥块茎。

**生境分布**：生于海拔 900~1500m 的山坡林下或岩石上。分布于新华、松柏、宋洛等地。

**药材性状**：块茎呈椭圆状。茎在基部通常具 1 枚筒状膜质鞘，鞘上方具叶 1 枚，罕见 2 枚，向上还具 2~4 枚鞘状退化叶。叶片展平后，呈卵形，先端急尖或具短尖，基部呈心形或近圆形，抱茎；鞘状退化叶呈披针形，先端长渐尖。

**功效主治**：活血，止痛，补虚，润肺；用于肾虚腰痛、腰肌损伤、五劳七伤、腰腿疼痛、肺燥，咳腥臭痰等。

**用法用量**：干品 15~30g，水煎或泡酒服。

**附　注**

同属植物扇唇舌喙兰 *H. flabellata* Bur. et Franch. 的块茎，也称"落地还阳"同等入药。

# 四、"七"类草药

所谓"七十二七"是指由 72 种冠以"七"的草药组成的一类药物的称谓，这类药物多具有活血祛瘀、消肿止痛、祛风除湿、解毒、止血的功效，通治五劳七伤、跌打损伤、风寒湿痹、外伤出血、水火烫伤、毒蛇咬伤等。本书重点收录 62 种"七"类草药。

## 1 对叶七 四块瓦、四大天王
### CHLORANTHI HENRYI RADIX ET RHIZOMA

**名称来历：** 因其茎直立，叶四片交互对生，故得名。

**来　　源：** 本品为金粟兰科植物宽叶金粟兰 *Chloranthus henryi* Hemsl. 的干燥根和根茎。

**生境分布：** 生于海拔 500~1300m 的沟边或林下阴湿处。分布于宋洛、松柏、木鱼、下谷、红坪、新华等。

**药材性状：** 根茎呈不规则短圆柱形；顶端有多数圆柱形凹窝的茎痕；四周密生长而扭曲的须根；表面灰黄色或灰褐色，有纵皱纹。质脆。断面有一可抽出的黄色木心。

**功效主治：** 祛风活血，消肿解毒；用于风湿疼痛、跌打损伤、毒蛇咬伤等。

**用法用量：** 干品 3~6g 水煎或泡酒服；外用适量，捣烂，敷患处。本品有毒，不宜过量使用。

## 2 乌金七 乌金草、毛叶细辛
### ASARI CAULESCENTIS HERBA

**名称来历：** 因其根茎呈乌黑色，故得名。

**来　　源：** 本品为马兜铃科植物双叶细辛 *Asarum caulescens* Maxim. 的干燥全草。

**生境分布：** 生于海拔 1300~1800m 的山坡林下、岩石边或沟旁。分布于大九湖、红坪、木鱼、宋洛、新华等地。

**药材性状：** 根茎呈细长圆柱形；节间明显，节间有茎痕及细长的须根。易折断。断面淡黄棕色。茎顶端有对生叶 2 枚，展平后，呈心形。

**功效主治：** 理气止痛，健胃消食；用于胃痛、腹痛、胸胁疼痛、风湿疼痛、劳伤疼痛等。

**用法用量：** 干品 3~6g，水煎、泡酒服或研末吞服。

**附　注**

　　同属植物苕叶细辛 *A. himalaicum* J. D. Hooker et Thomson ex Klotzsch 和长毛细辛 *A. pulchellum* Hemsley 的干燥全草亦称"乌金七"。

## 3 冷水七 铁筷子、三朵云
### EUPHORBIAE HYLONOMAE RADIX

**名称来历：** 因其多生于寒冷阴湿之地，故得名。

**来　　源：** 本品为大戟科植物湖北大戟 *Euphorbia hylonoma* H. -M. 的干燥根。

**生境分布：** 生于海拔 1200~2000m 的山沟、山坡、灌丛、草地或疏林等地。分布于新华、宋洛、木鱼、红坪、下谷、大九湖等地。

**药材性状：** 主根粗壮，呈圆锥形，有数条侧根。茎上部分枝，无毛。叶展平后，呈长圆状倒披针形。

**功效主治：**利尿，通便，消积破瘀，止痛；用于二便不通、积聚腹胀、胸膈不利、劳伤、跌打损伤、痈肿疮毒等。

**用法用量：**干品 1.5~3g，水煎服；外用适量，捣烂，敷患处。本品有毒，用量宜轻。应遵医嘱使用。

附　注

凤仙花科植物窄萼凤仙花 *Impatiens stenosepala* E. Pritzel 和鸢尾科植物鸢尾 *Iris tectorum* Maxim. 的干燥根也称"冷水七"，但功用不同。

## 4 红三七 蓼子七 ANTENORONIS NEFILIFORMIS RHIZOMA

**名称来历：**因其根茎内部为紫红色，又有类似于三七的功效，故得名。

**来　　源：**本品为蓼科植物稀毛金线草 *Antenoron nefiliforme* (Nakai) Hara 的干燥根茎。

**生境分布：**生于海拔 900~1900m 的沟谷林下草丛中。分布于新华、红坪、宋洛、大九湖、下谷等地。

**药材性状：**根茎呈长条形，为结节状；表面棕褐色；顶端残留数个孔洞状的茎痕。断面黄白色或淡棕红色。

**功效主治：**舒筋接骨，凉血止血，止痛；用于跌打损伤、骨折、劳伤、胃痛、咯血、痢疾、崩漏、痛经等。

**用法用量：**干品 15~30g，水煎服或用酒冲服；外用鲜品适量，捣烂，敷患处。

## 5 荞麦七 荞麦三七、荞麦当归 FAGOPYRI DIBOTRYIS RHIZOMA

**名称来历：**因其植物形态如荞麦，故得名。

**来　　源：**本品为蓼科植物金荞麦 *Fagopyrum dibotrys* (D. Don) Hara 的干燥根茎。

**生境分布：**生于海拔 600~1100m 的沟边草丛中；栽培。分布于木鱼、红坪、松柏等地。

**药材性状：**根茎呈不规则块状；表面棕褐色，有凹陷的圆形根痕。断面可见木部为黄白色或淡黄棕色，有放射状纹理。

**功效主治：**清热解毒，散瘀消肿；用于咽喉肿痛、痢疾、风湿痹痛、痛经、跌打损伤、肺脓肿、蛇虫咬伤等。

**用法用量：**干品 15~30g，水煎服；外用适量，鲜品捣烂，敷患处。

## 6 血三七 血伤七 POLYGONI SINENSIS RHIZOMA

**名称来历：**因其根茎断面为血红色，能活血止痛，治疗跌打损伤，功同三七，故得名。

**来　　源：**本品为蓼科植物中华抱茎蓼 *Polygonum amplexicaule* D. Don var. *sinense* Forb. et

Hemsl. 的干燥根茎。

**生境分布**：生于1000~2500m的沟边或林下潮湿处草丛中。分布于宋洛、新华、松柏、红坪、下谷、木鱼、大九湖、自然保护区等地。

**药材性状**：根茎呈圆柱状，肥厚；表面紫褐色。断面淡紫红色。

**功效主治**：清热解毒，活血止痛，外用止血；用于胃痛、跌打损伤、骨折、劳伤腰痛、风湿疼痛等。

**用法用量**：干品3~9g，水煎或泡酒服；外用适量，研末，撒敷患处。

### 附 注

牻牛儿苗科植物鼠掌老鹳草 *Ceranium sibiricum* L. 的干燥全草也称"血三七"。

## 7 鸡骨七 <sup>接骨笋</sup> POLYGONI CHINENSIS HERBA

**名称来历**：因其根茎粗壮坚硬，表面红褐色，形如鸡骨，故得名。

**来　　源**：本品为蓼科植物火炭母 *Polygonum chinense* L. 的干燥全草。

**生境分布**：生于海拔800~1200m的山坡草丛中或溪沟边。分布于下谷等地。

**药材性状**：根茎呈圆柱形，有多数向上的簇状分枝；表面棕褐色或灰棕色，有较密而稍隆起的轮状环节，具多数须根。茎呈圆柱形，有分枝；节稍膨大。茎质脆，易折断。断面灰黄色或灰绿色，有时中空。叶互生，多皱缩或卷缩，破碎，完整叶片展平后，呈卵状长圆形或卵状长三角形。

**功效主治**：清热解毒，利湿止痢，活血消肿；用于外感风邪、赤白带下、风湿骨痛、痢疾、跌打损伤、乳痈、疮疖等。

**用法用量**：干品15~30g（鲜品30~60g），水煎服；外用适量，捣烂，敷患处，或煎水洗。

## 8 蜂王七 <sup>蜂子七</sup> POLYGONI MACROPHYLLI RHIZOMA

**名称来历**：因其根茎形如蜂王，故得名。

**来　　源**：本品为蓼科植物圆穗蓼 *Polygonum macrophyllum* D. Don 的干燥根茎。

**生境分布**：生于海拔2800m的山坡草丛中。分布于红坪、木鱼等地。

**药材性状**：根茎呈块状，形如蜂王；表面棕红色，有皱纹。断面浅红色，呈颗粒状，沿中心部分外围有维管束一圈。

**功效主治**：清热解毒，散瘀止血；用于跌打损伤、血瘀肿痛、损伤疼痛、胃痛、吐血、衄血、血崩、带下等。

**用法用量**：干品9~15g，水煎或泡酒服；外用适量，研末，调敷患处。

## 9　算盘七　鸡血莲、红三七
### POLYGONI SUFFULTI RHIZOMA

**名称来历**：因其根茎呈结节状，形如算盘珠。故得名。

**来　　源**：本品为蓼科植物支柱蓼 *Polygonum suffultum* Maxim. 的干燥根茎。

**生境分布**：生于海拔 1300~2300m 的山坡林下草丛中。分布于新华、宋洛、木鱼、红坪、松柏等地。

**药材性状**：根茎呈连珠结节状，有的微弯曲，形如算盘珠；表面红褐色至紫褐色。断面淡粉红色，近边缘处有白色小点，排列成环。

**功效主治**：散瘀止血，理气止痛；用于胃痛、崩漏、闭经、痛经、跌打损伤、腰痛、外伤出血等。

**用法用量**：干品 9~15g，水煎或泡酒服；外用适量，研末，调敷患处。

## 10　蝎子七　蜂子七、猴子七、单兵救主
### POLYGONI VIVIPARI RHIZOMA

**名称来历**：因其根茎粗、短，肥厚，多须根，具有一些残留老叶，形如蝎子，故得名。略似土蜂，又称"蜂子七"。

**来　　源**：本品为蓼科植物珠芽蓼 *Polygonum viviparum* L. 的干燥根茎。

**生境分布**：生于海拔 1900~2700m 的山坡草丛中或林荫下。分布于新华、宋洛、红坪、木鱼、大九湖等地。

**药材性状**：根茎呈长条形或扁圆柱形，有的卷曲；表面棕褐色或深棕色，一端膨大，一端渐细，上面中间有凹槽，下面隆起。断面浅棕红色。

**功效主治**：活血，止血，解毒，止痛；用于咽喉肿痛、胃病、腹痛、关节痛、吐血、衄血、崩漏、白带、跌打损伤、外伤出血、局部溃疡等。

**用法用量**：干品 9~15g，水煎或泡酒服；外用适量，研末，撒敷患处。

## 11　岩羊角七　岩乌头、羊角七
### ACONITI CANNABIFOLII RADIX

**名称来历**：因其块根形似羊角，且常生于岩石缝间，故得名，又称"羊角七"。

**来　　源**：本品为毛茛科植物大麻叶乌头 *Aconitum cannabifolium* Franch. ex Fin. et Gagn. 的干燥块根。

**生境分布**：生于海拔 1500~1900m 的山坡林下、岩石缝或沟边。分布于红坪、大九湖等地。

**药材性状**：母根圆锥形，表面暗棕色，有横皱纹及纵沟；子根圆柱形，表面有细纵皱纹和须根痕。质坚硬，不易折断。断面不平坦。

**功效主治**：散寒祛湿，舒筋活络；用于风湿关节痛、跌打损伤等。

**用法用量**：干品 6~9g，水煎服；外用适量，研末，调敷患处，或浸泡成药液，涂患处。本品有剧毒，

生品切勿内服，应使用炮制品，遵医嘱服用。

## 12　羊角七 <sup>磨三转</sup> ACONITI HEMSLEYANI RADIX

**名称来历：** 因其块根形似羊角，故得名。

**来　　源：** 本品为毛茛科植物瓜叶乌头 *Aconitum hemsleyanum* Prilz. 的干燥块根。

**生境分布：** 生于海拔800~2800m的山坡林下或草丛中。分布于大九湖、红坪、木鱼、松柏、宋洛、下谷等地。

**药材性状：** 块根呈椭圆形，长2~5cm，个头较小；外皮褐棕色，明显皱缩；基部极尖；四周有须根残留，有的呈短角刺状。质硬。断面棕黄色，可见五角星的环纹。闻之气微，口尝有麻舌感，味苦。

**功效主治：** 祛风除湿，散寒止痛；用于风湿痹痛、半身不遂、手足拘挛、肢体麻木、坐骨神经痛、胃腹冷痛、牙痛、扭伤、跌打损伤等。

**用法用量：** 干品6~9g，水煎服；外用适量，研末，调敷患处，或浸泡成药液，涂患处。本品有剧毒，生品切勿内服，应使用炮制品，遵医嘱使用。

## 13　虎掌七 <sup>灯台七、老虎掌</sup> ANEMONIS RIVULARIS HERBA

**名称来历：** 因其叶形如虎掌，故得名。又因其花葶下有1轮叶状苞片，形似灯台，故称"灯台七"。

**来　　源：** 本品为毛茛科植物草玉梅 *Anemone rivularis* Buch. -Ham. ex DC. 的干燥或新鲜全草。

**生境分布：** 生于海拔2600m左右的山坡草丛中。分布于木鱼、宋洛等地。

**药材性状：** 叶片展平后，呈肾状五角形，3全裂。

**功效主治：** 活血舒筋，解毒，止痛；用于风湿痹痛、跌打损伤、痈肿疮毒、瘰疬、牙痛、疟腮等。

**用法用量：** 干品6~9g（鲜15~30g），水煎或泡酒服；外用适量，研末，调敷患处、鲜品捣烂，敷患处或煎汤，含漱。

**附　注**

同属植物小花草玉梅 *A. rivularis* var. *flore-minore* Maxim. 带根的干燥或新鲜全草也称"虎掌七"，同等入药。

## 14　扫帚七 <sup>土黄连</sup> THALICTRI FARGESII RHIZOMA

**名称来历：** 因其根茎多须根，形似扫帚，故得名。

**来　　源：** 本品为毛茛科植物西南唐松草 *Thalictrum fargesii* Franch. et Fin. ex Gagn. 的干燥根茎。

**生境分布：** 生于海拔800~1700m的山地溪边或阴坡林下草丛中。分布于大九湖、红坪、木鱼、新华等地。

**药材性状：** 根茎呈团状；表面灰褐色。须根多数。断面黄白色。

**功效主治：** 清热泻火，利湿；用于目赤肿痛、咽喉肿痛、疮毒、水火烫伤、痢疾、黄疸等。

**用法用量：** 干品 9~15g，水煎或研末服；外用适量，研末，调敷患处。

---

**附 注**

兰科植物大叶杓兰 *Cypripedium fasciolatum* Franch. 和绿花杓兰 *C. henryi* Rolfe 的干燥根茎亦称"扫帚七"，但功效不同。

---

## 15 红毛七 <sup>金丝七、假牡丹</sup> CAULOPHYLLI ROBUSTI RADIX ET RHIZOMA

**名称来历：** 因其须根多而细，紫红色，故得名。

**来　　源：** 本品为小檗科植物红毛七 *Caulophyllum robustum* Maxim. 的干燥根及根茎。

**生境分布：** 生于海拔 1200~2300m 的山坡林下或沟边阴湿处。分布于神农架林区各地。

**药材性状：** 根茎呈长结节状；表面棕褐色，有皱纹，具节，节间处稍膨大；顶端有类圆形凹窝状茎痕，有的节上有突起的芽痕。须根丛生，细长而扭曲。折断，皮部与木部易分离而露出黄色硬木心（木质部）。

**功效主治：** 祛风通络，活血止痛；用于风湿关节痛、跌打损伤、胃痛、月经不调等。

**用法用量：** 干品 9~15g，水煎服或浸酒服，也可研末减量吞服。

---

## 16 小菜子七 <sup>补血菜</sup> HYLOMECONIS JAPONICAE RADIX

**名称来历：** 因其蒴果形如油菜角果，且细小，故得名。

**来　　源：** 本品为罂粟科植物荷青花 *Hylomecon japonica* (Thunb.) Prantl et Kundig 的干燥根。

**生境分布：** 生于海拔 1500~2700m 的林下草丛中。分布于红坪、木鱼、松柏、宋洛、新华等地。

**药材性状：** 根呈不规则的结节状，具分枝，弯曲；棕褐色至黑棕色，残留少数须根。有的根茎上具地上残茎，并附有褐色膜质鳞片。质硬。断面棕褐色，角质样。

**功效主治：** 散瘀消肿，舒筋活络，行血止痛；用于跌打损伤、劳伤腰痛、风湿疼痛、月经不调、闭经等。

**用法用量：** 干品 3~9g，水煎或泡酒服。

---

**附 注**

十字花科植物弯曲碎米荠 *Cardamine flexuosa* With. 的干燥全草也称"小菜子七"，其功效为清热利湿，健脾止泻。

## 17　菜子七　大菜子七、家乡菜、石腊菜
### CARDAMINIS URBANIANAE RHIZOMA

**名称来历**：因其角果形如油菜的果实，故称"菜子七"。又因其果实较荷青花的蒴果大，故称"大菜子七"。

**来　　源**：本品为十字花科植物华中碎米荠 *Cardamine urbaniana* O. E. Schulz 的干燥根茎。

**生境分布**：生于海拔 1200~3000m 的山谷、溪沟边、阴湿林下或草丛中。分布于木鱼、红坪、宋洛、大九湖、下谷等地。

**药材性状**：根茎呈长条状，有分枝；表面淡黄棕色、棕褐色或黑褐色，有细纵纹或较粗糙；节明显，呈间断波状隆起。断面白色，有黄色小点，排列成圈。

**功效主治**：止咳化痰，活血，止泻；用于百日咳、哮喘、小儿腹泻、跌打损伤、月经不调等。

**用法用量**：干品 9~15g，水煎、研末或泡酒服均可。

---

**附　注**

同属植物白花碎米荠 *C. leucantha* (Tausch) O. E. Schulz 的干燥根茎也称"菜子七"，同等入药。

## 18　鸡爪七　活血草
### SEDI AMPLIBRACTEATI HERBA

**名称来历**：因其根形如鸡爪，故得名。又因其有活血散瘀的功效，故称"活血草"。

**来　　源**：本品为景天科植物大苞景天 *Sedum amplibracteatum* K. T. Fu 的干燥全草。

**生境分布**：生于海拔 1200~2000m 的山坡林下阴湿岩石上或沟边。分布于大九湖、红坪、木鱼、松柏、宋洛、新华等地。

**药材性状**：根呈鸡爪状。上部叶为轮生，3 枚；下部叶常脱落，展平后，呈菱状椭圆形。

**功效主治**：活血散瘀，止痛；用于跌打损伤、劳伤腰痛、月经不调、闭经等。

**用法用量**：干品 9~15g，水煎服。

## 19　岩三七　土三七
### HYLOTELEPHII VERTICILLATI RHIZOMA

**名称来历**：因其多生于岩石边，又具三七的功效，故得名。

**来　　源**：本品为景天科植物轮叶八宝 *Hylotelephium verticillatum* (L. ) H. Ohba 的干燥根茎。

**生境分布**：生于海拔 1500~2800m 的沟边林下草丛中。分布于红坪、木鱼、宋洛、新华等地。

**药材性状**：根茎呈圆锥形，具纵纹；灰褐色；表面有芽痕。断面黄白色。

**功效主治**：消肿，止血，解毒；用于跌打损伤、劳伤、疮痈肿毒、蛇虫咬伤、创伤出血等。

**用法用量**：干品 15~30g，水煎或泡酒服；外用适量，捣烂，敷患处，或绞汁，涂患处。

## 20 金毛七 <sup>小升麻</sup>ASTILBLIS MYRIANTHAE RHIZOMA

**名称来历**：因其根茎上被金黄色细毛，故得名。

**来　　源**：本品为虎耳草科植物多花落新妇 *Astilble myriantha* Diels 的干燥根茎。

**生境分布**：生于海拔1750~2000m 的山谷沟边或林边。分布于松柏、宋洛、红坪等地。

**药材性状**：根茎粗壮，呈不规则条形，有多数须根。

**功效主治**：祛风解表，镇痛；用于伤风感冒、头痛、偏头痛等。

**用法用量**：干品 6~9g，水煎服。

## 21 龙头七 <sup>红升麻</sup>ASTILBIS RUBRAE RHIZOMA

**名称来历**：因其根茎略似龙头状，故得名。

**来　　源**：本品为虎耳草科植物落新妇 *Astilbe rubra* Hook. f. et Thoms. 的干燥根茎。

**生境分布**：生于海拔 1000~2000m 的山坡草丛中或林下。分布于松柏、宋洛、木鱼、红坪、大九湖等地。

**药材性状**：根茎为不规则长条形，略呈结节状；表面棕色或黑褐色；上端残留数个圆形凹陷的茎痕，大小不等；全体密布红棕色点状须根痕。质硬，不易折断。断面微带红色或棕红色。气微，味微苦、涩。

**功效主治**：活血祛瘀；用于跌打损伤、腰肌劳损等。

**用法用量**：干品 6~9g，水煎服；外用适量，捣烂，敷患处。

　附　注

本品以个大、质坚、断面白色或微带红色者为佳。

## 22 厚朴七 <sup>牛角七、老蛇莲、铁箍散</sup>RODGERSIAE AESCULIFOLIAE RHIZOMA

**名称来历**：因其叶形与厚朴叶相似，故得名。因其根茎略似牛角，又称"牛角七"。

**来　　源**：本品为虎耳草科植物七叶鬼灯檠 *Rodgersia aesculifolia* Batal. 的干燥根茎。

**生境分布**：生于海拔 1300~2500m 的山谷或山坡林下阴湿处。分布于大九湖、红坪、木鱼、松柏、宋洛、新华等地。

**药材性状**：根茎呈圆柱形，略弯曲；表面红棕色或灰棕色，有纵沟纹；全体细根痕明显，在节部形成环圈。断面肉白色或棕色，有海绵状的蜂窝眼，散布白色亮晶小点。

**功效主治**：解毒止痢，散瘀止血；用于鼻出血、吐血、痢疾、腹泻、月经不调、跌打损伤、烫伤、痈肿疮疖等。

**用法用量：** 干品 9~15g，水煎服；外用适量，捣烂，敷患处，或研末，撒患处。

### 附 注

兰科植物多花兰 *Cymbidium floribundum* L. 的干燥假鳞茎亦称"牛角七"。

## 23 防风七 土防风
### TIARELLAE POLYPHYLLAE HERBA

**名称来历：** 因其功效类似防风，故得名。

**来　　源：** 本品为虎耳草科植物黄水枝 *Tiarella polyphylla* D. Don 的干燥全草。

**生境分布：** 生于海拔 1000~2500m 的山坡林下阴湿处。分布于松柏、木鱼、宋洛、新华、大九湖等地。

**药材性状：** 根茎横生，具鳞片。茎具纵沟，被柔毛。基生叶展平后，呈心形至卵圆形，为不明显的 3~5 裂，先端钝。

**功效主治：** 解表散寒，活血祛瘀；用于感冒头痛、风湿痛、跌打损伤、咳嗽气喘等。

**用法用量：** 干品 15~30g，水煎或泡酒服。

## 24 蜂子七 大救驾、地蜂子
### POTENTILLAE FREYNIANAE RHIZOMA

**名称来历：** 因其根茎形如土蜂，故得名。

**来　　源：** 本品为蔷薇科植物三叶委陵菜 *Potentilla freyniana* Bornm. 的干燥根茎。

**生境分布：** 生于海拔 900~1300m 的林下草丛中。分布于下谷、木鱼、宋洛等地。

**药材性状：** 根茎呈纺锤形或长圆形；表面灰褐色，粗糙，形如土蜂。断面颗粒状，淡棕红色，中央色较深。

**功效主治：** 清热解毒，凉血止痛；用于痢疾、腹痛、胃痛、腰痛、牙痛、痔疮、阴道炎、痈肿疔毒、毒蛇咬伤、外伤出血等。

**用法用量：** 干品 9~15g，水煎或泡酒服；外用适量，捣烂，敷患处，或煎水洗患处，或研末撒患处。

## 25 麦穗七 麦吊七、上天梯
### OXALIS GRIFFITHII HERBA

**名称来历：** 因其根茎横卧，有残留的鳞片状叶柄残基，形似麦穗状排列，故得名。

**来　　源：** 本品为酢浆草科植物山酢浆草 *Oxalis griffithii* Edgew. et Hook. f. 的干燥全草。

**生境分布：** 生于海拔 1000~2100m 的山坡林下或沟谷草丛中。分布于神农架林区各地。

**药材性状：** 根茎呈圆柱形；表面棕褐色，有紧密交互排列的叶柄残基，形如麦穗。断面粉红色。叶丛生，三出复叶，皱缩，灰绿色。

**功效主治：** 清热解毒，消肿止痛；用于风湿疼痛、胃痛、赤白痢疾、黄疸、瘰疬、血尿、淋证、月经不调、带下、乳痈、外伤出血、跌打损伤等。

**用法用量：** 干品 9~15g，水煎服；外用适量，鲜品捣烂，敷患处。

## 26 破血七 破血子
### GERANII ROSTHORNII HERBA ET RHIZOMA

**名称来历：** 因其具有活血祛瘀的功效，故得名。

**来　　源：** 本品为牻牛儿苗科植物湖北老鹳草 *Geranium rosthornii* R. Knuth 的干燥全草或根茎。

**生境分布：** 生于海拔 1500~2800m 的山坡草丛中。分布于大九湖、红坪、木鱼、松柏、宋洛等地。

**药材性状：** 全草多卷缩。叶多破碎，完整者展平后，呈肾状五角形，裂片呈菱状短楔形，上表面被密而短的伏毛。

**功效主治：** 活血祛瘀，舒筋活络，止泻；用于跌打损伤、劳伤、风湿疼痛、肢体屈伸不利、坐骨神经痛、月经不调、痢疾、血尿等。

**用法用量：** 干品 9~15g，水煎或泡酒服。

## 27 蜈蚣七 红骨参、红骨七
### BEGONIAE PEDATIFIDAE RHIZOMA

**名称来历：** 因其根茎形如蜈蚣，故得名。

**来　　源：** 本品为秋海棠科植物掌裂叶秋海棠 *Begonia pedatifida* Lévl. 的干燥或新鲜根茎。

**生境分布：** 生于海拔 600m 以下的山坡林下或较阴湿处。分布于木鱼等地。

**药材性状：** 根茎呈扁圆形；表面棕红色至黑褐色，有不规则的皱纹；顶端凹窝状。断面类白色或淡红色，粉性，有散在发亮的微小晶粒。

**功效主治：** 活血止血，消肿止痛；用于吐血、咯血、血虚、风湿关节痛、跌打损伤、外伤出血、蛇虫咬伤等。

**用法用量：** 干品 9~15g（鲜品 30~60g），水煎、泡酒服或研末吞服；外用适量，捣烂敷患处。

---

**附　注**

百合科植物万寿竹 *Disporum cantoniense* (Lour.) Merr. 的干燥根及根茎亦称"蜈蚣七"，其功效为祛风湿，镇痛。

## 28　鸳鸯七　红白二丸、一点血
## BEGONIAE SINENSIS RHIZOMA

**名称来历：** 其因根茎一大一小，一红一白，故称"鸳鸯七"，又称"红白二丸"。

**来　　源：** 本品为秋海棠科植物中华秋海棠 *Begonia grandis* Dry subsp. *sinensis* (A. DC.) Irmsch. 的干燥或新鲜根茎。

**生境分布：** 生于海拔 600~1100m 的山谷潮湿的灌木林下或岩石边。分布于宋洛、红坪、阳日、松柏、木鱼、大九湖、下谷等地。

**药材性状：** 根茎呈扁圆球形或长圆形；表面棕红色或黄白色，大小不一，具皱纹；顶端有茎痕。断面类白色或淡红色。

**功效主治：** 清热解毒，止血，活血；用于痢疾、疝气、腹痛、腹泻、崩漏、痛经、赤白带下、跌打损伤、外伤出血等。

**用法用量：** 干品 15~30g（鲜品 30~60g），水煎或泡酒服；外用适量，捣烂敷患处。

## 29　毛菜子七　对经草
## EPILOBII PYRRICHOLOPHI HERBA

**名称来历：** 因其蒴果呈线状长圆柱形，形似油菜的长角果，且被毛，故得名。

**来　　源：** 本品为柳叶菜科植物长籽柳叶菜 *Epilobium pyrricholophum* Franch. et Savat. 的干燥全草。

**生境分布：** 生于海拔 700m 左右的沟边阴湿处。分布于新华等地。

**药材性状：** 茎下部节上生须根，稍有纵槽。叶展平后，呈卵状长椭圆形或披针形，边缘有细锯齿，先端短尖，基部圆形。

**功效主治：** 活血调经，止痢；用于月经不调、闭经、便血、痢疾等。

**用法用量：** 干品 9~15g，水煎服。

### 附　注

本种种子的种缨能止血；用于刀伤、创伤出血等。

## 30　水田七　九眼独活
## ARALIAE HENRYI RHIZOMA

**名称来历：** 因其根茎节明显，节处具有凹陷的茎痕，略似竹节三七，故称"水田七"。又因其凹陷节痕有 6~9 个，故称"九眼独活"。

**来　　源：** 本品为五加科植物柔毛龙眼独活 *Aralia henryi* Harms 的干燥根茎。

**生境分布：** 生于海拔 1400~1900m 的山坡林下草丛中。分布于大九湖、红坪、木鱼等地。

**药材性状：** 根茎粗大，弯曲扭转，呈不规则的圆柱体；表面灰棕色或棕褐色；顶端具有 6~9 个较大的圆形凹窝，每一凹窝构成一节结。断面淡黄色或灰白色，多空隙。

**功效主治：** 祛风除湿，散寒止痛；用于风寒湿痹、腰膝疼痛、腰肌劳损、手足拘挛、头痛等。

**用法用量：** 干品9g，水煎服，泡酒服或入丸、散剂；外用适量，煎水，洗患处或水磨汁，涂患处。

**附 注**

同属植物龙眼独活 *A. fargesii* Franch. 亦为"水田七"，同等入药。

---

**31　疙瘩七** <sup>扣子七、扭子七</sup>
**PANACIS BIPINNATIFIDI RHIZOMA**

**名称来历：** 因其根茎节处膨大，形如钮扣，故得名。

**来　　源：** 本品为五加科植物疙瘩七 *Panax japonicus* C. A. Mey. var. *bipinnatifidus* (Seem.) Feng et Y. R. Li 的干燥根茎。

**生境分布：** 生于海拔1850~2800m的山坡灌木丛中或箭竹林下。分布于大九湖、木鱼等地。

**药材性状：** 根茎呈结节状，形似竹鞭；节膨大，形如纽扣；表面黄白色至灰褐色。断面白色或黄色。

**功效主治：** 祛瘀生新，止血，止痛；用于吐血、衄血、跌打损伤、劳伤腰痛等。

**用法用量：** 干品6~9g，水煎或泡酒服。

---

**32　竹节三七** <sup>大叶三七、竹节参</sup>
**PANACIS JAPONCI RHIZOMA**

**名称来历：** 因其小叶片较大，其根茎具节，节处膨大，形如竹节，故得名。

**来　　源：** 本品为五加科植物竹节参 *Panax japonicus* (T. Nees) C. Y. Meyer 的干燥根茎。

**生境分布：** 生于海拔2000~2800m的山坡林下或沟谷灌木丛中。分布于红坪、木鱼等地。

**药材性状：** 根茎呈长串珠状，或前端呈短竹鞭状。

**功效主治：** 止血散瘀，消肿止痛；用于跌打损伤、吐血、衄血、劳伤腰痛、外伤出血等。

**用法用量：** 干品9~15g，水煎、泡酒服或研末冲服；外用适量，磨汁，涂患处，或研末，撒、调敷患处。

---

**33　扣子七** <sup>珠子参、秀丽人参</sup>
**PANACIS MAJORIS RHIZOMA**

**名称来历：** 因其植物形态似三七，且根茎分节，节处膨大，形如一排稀疏纽扣，且功效类似于三七，故得名。

**来　　源：** 本品为五加科植物珠子参 *Panax japonicus* C. A. Mey. var. *major* (Burkill) C. Y. Wu et K. M. Feng 的干燥根茎。

**生境分布：** 生于海拔 1400~2400m 的沟谷林下。分布于新华、宋洛、红坪、木鱼、下谷、大九湖等地。

**药材性状：** 根茎细长；节膨大呈球状或纺锤状，形如纽扣；表面黄白色至灰褐色，皱缩粗糙。断面色白或黄。

**功效主治：** 祛瘀生新，止痛，止血；用于跌打损伤、吐血、衄血、劳伤腰痛、外伤出血等。

**用法用量：** 干品 9~15g，水煎或泡酒服；外用适量，捣烂，敷患处，或研末，撒患处。

## 34　萝卜七 <sup>胡萝卜七</sup> ANTHRISCI SYLVESTRIS RADIX

**名称来历：** 因其根粗壮，呈圆锥形，形如萝卜，故得名。

**来　　源：** 本品为伞形科植物峨参 *Anthriscus sylvestris* (L.) Hoffm. 的干燥根。

**生境分布：** 生于海拔 1000~2000m 的山坡或沟谷边林下。分布于宋洛、新华、红坪、松柏、木鱼等地。

**药材性状：** 根呈圆锥形，略弯曲，常有分枝；表面黄棕色至褐黑色，上部有微细环状横纹，下部有纵皱纹及横长的皮孔。断面粉质，类白色。

**功效主治：** 健脾益肾，止咳，止痛；用于肺虚喘咳、头痛、胃痛、腹痛、腹胀、食积、尿频、水肿、失眠、劳伤腰痛、小儿口疮等。

**用法用量：** 干品 9~15g，水煎服或研末吞服；外用适量，水磨汁，涂患处。

## 35　穿山七 <sup>九月花、退云伞</sup> GENTIANAE RHODANTHAE HERBA

**名称来历：** 因其生于山坡草丛，种子有窄翅，可随风翻越山谷而传播，故名"穿山七"。又因其农历九月开花，花冠美丽，故名"九月花"。

**来　　源：** 本品为龙胆科植物红花龙胆 *Gentiana rhodantha* Franch. 的干燥全草。

**生境分布：** 生于海拔 1300~1750m 的山坡草丛或灌木丛中。分布于新华、宋洛、松柏等地。

**药材性状：** 根细小。茎数枝丛生，略呈方形。叶对生，皱缩卷曲，多碎落，完整叶展平后，呈卵形或卵状三角形，黄绿色，有明显主脉 3 条。

**功效主治：** 清热利湿，凉血，解毒；用于目赤肿痛、咳嗽、痢疾、小便淋痛、便血、黄疸、蛇虫咬伤、烧烫伤及痈肿疔毒等。

**用法用量：** 干品 6~9g，水煎服；外用适量，捣烂，敷患处。

## 36　肺痨七 <sup>藤龙胆、肺形草</sup> TRIPTEROSPERMI CHINENSIS HERBA

**名称来历：** 因其可用于肺痨，故得名。

**来　　源：** 本品为龙胆科植物双蝴蝶 *Tripterospermum chinense* (Migo.) H. Smith 的干燥或新鲜

全草。

**生境分布：**生于海拔 1400~2200m 的山坡草丛中或疏林下。分布于松柏、新华、宋洛、红坪、下谷、大九湖等地。

**药材性状：**茎细，蔓生。茎细小，叶多皱缩，叶展平后，呈三角状狭卵形至五角状披针形，基部微心形至圆形。

**功效主治：**清肺止咳，止血，解毒，散结；用于肺痨、咳嗽、咯血、肺脓肿、疔疮疮毒、外伤出血等。

**用法用量：**干品 9~15g（鲜品 30~60g），水煎服；外用适量，捣烂，敷患处。

---

| 37 | 黑风七 黑虎七、铁乌稍 |
| --- | --- |
| | **PERIPLOCAE CALOPHYLLAE CAULIS** |

**名称来历：**因其老藤茎棕褐色，细长，风起时，随风成片摆动，远远望去，黑压压的一片，故得名。

**来　　源：**本品为萝藦科植物青蛇藤 *Periploca calophylla* (Wight) Falc. 的干燥藤茎。

**生境分布：**生于海拔 650~800m 的山坡或山谷林下、沟边或岩坎上。分布于新华、木鱼等地。

**药材性状：**藤茎呈长圆柱形，长短不等；表面黑褐色，粗糙，皱缩，有多数横裂纹和圆点状棕色皮孔，并常有灰白色地衣斑块。折断面不平坦，皮部较薄，露出白色长纤维。

**功效主治：**祛风除湿，散瘀止痛；用于风湿痹痛、腰痛、劳伤、跌打损伤、骨折等。

**用法用量：**干品 9~12g，水煎或泡酒服；外用适量，浸酒搽患处。

---

| 38 | 猴子七 三层楼、扯钻七 |
| --- | --- |
| | **TRIOSTEI HIMALAYANI RHIZOMA ET RADIX** |

**名称来历：**因其叶形奇特，叶两面被毛，形似一只只小猴子，故得名。又因其茎贯穿叶间，外观叶一层层地抱生于茎上，故称"三层楼"。

**来　　源：**本品为忍冬科植物穿心莛子藨 *Triosteum himalayanum* Wall. 的干燥根及根茎。

**生境分布：**生于海拔 1500~2500m 的沟谷林下或山坡草丛中。分布于神农架林区各地。

**药材性状：**根茎呈结节状或不规则块状，稍扭曲；顶端有多数茎基残留。根簇生，多呈圆锥形；表面棕褐色。易折断。皮部较厚，中央有黄色木心。

**功效主治：**利尿消肿，活血调经；用于水肿、小便不利、月经不调、跌打损伤等。

**用法用量：**干品 15~30g，水煎或泡酒服；外用适量，捣烂，敷患处。

---

| 39 | 乌龟七 罗锅底 |
| --- | --- |
| | **HEMSLEYAE CHINENSIS RADIX** |

**名称来历：**因其块根肥大，呈扁圆形，形如乌龟，故得名。

**来　　源：**本品为葫芦科植物马铜铃 *Hemsleya graciliflora* (Harms) Cogn. 的干燥块根。

**生境分布：**生于海拔 900~1600m 的山坡林下或草丛中。分布于下谷、木鱼等地。

**药材性状：** 块根肥大，扁圆形或不规则形；棕褐色或灰褐色；有茎痕和细根痕。断面淡黄色或黄棕色，粗糙。嚼之有沙砾感。

**功效主治：** 清热，解毒，消肿，止痛；用于上呼吸道感染、支气管炎、肺炎、胃痛、溃疡病、肠炎、泌尿系统感染、败血症及其他多种感染、无名肿毒等。

**用法用量：** 6~9g，水煎服或研末吞服；外用适量，磨汁，涂敷患处。

**附　注**

防己科植物金线吊乌龟 *Stephania cepharantha* Hayata 的干燥块根亦称"乌龟七"。

---

## 40　癞肚七 雪莲 HEMSLEYAE SZECHUENENSIS RADIX

**名称来历：** 因其块根上有多数瘤突，形似大蟾蜍，故得名。

**来　　源：** 本品为葫芦科植物华中雪胆 *Hemsleya szechuenensis* Kuang et A. M. Lu 的干燥块根。

**生境分布：** 生于海拔 1300~1700m 的山坡、沟谷林下。分布于下谷、木鱼、宋洛等地。

**药材性状：** 块根与乌龟七略相似，但其表面颜色较深，瘤突多而明显，略似大蟾蜍。

**功效主治：** 清热解毒，止血止泻；用于无名肿毒、外伤出血、痢疾等。

**用法用量：** 干品 6~9g，水煎服或研末吞服；外用适量，磨汁，涂患处。

---

## 41　马棒七 蒿萝卜 SINACALIAE TANGUTICAE RHIZOMA

**名称来历：** 因其总花轴细长，头状花序在其上密集成宽圆锥状花序，形似马棒，故得名。

**来　　源：** 本品为菊科植物华蟹甲 *Sinacalia tangutica* (Maxim.) B. Nord. 的干燥块茎。

**药材性状：** 根茎呈块状，具多数纤维状根。

**生境分布：** 生于海拔 1100~1900m 的山坡疏林中、沟边草丛中或道路旁。分布于神农架林区各地。

**功效主治：** 活血，祛风，止咳；用于头晕目眩、头痛、胸胁胀痛、咳嗽等。

**用法用量：** 干品 6~9 克，水煎服。

---

## 42　菊三七 血二七、血当归、见肿消 GYNURAE JAPONICAE RADIX

**名称来历：** 因其花序及叶似菊花，功用类似三七，故得名。

**来　　源：** 本品为菊科植物菊三七 *Gynura japonica* (Thunb.) Juel. 的干燥根。

**生境分布：** 栽培于新华、宋洛、松柏等地海拔 1100m 以下的地段。

**药材性状：** 根呈肥厚的拳形团块状；表面灰黄色或灰褐色，多具瘤状突起。断面淡黄棕色，木部有放射状纹理，似菊花心。

**功效主治**：散瘀，止血，消肿，解毒；用于吐血、衄血、咯血、便血、外伤出血、产后腹痛、跌打损伤、痈肿疔疮、蛇虫咬伤等。

**用法用量**：干品 6~9g，水煎、泡酒服或研末服；外用适量，研末，敷患处，或鲜品捣烂，敷患处。

---

## 43 葫芦七 <sup>水葫芦</sup> LIGULARIAE DUCIFORMIS RHIZOMA

**名称来历**：因其叶形如葫芦的叶，故得名。

**来　源**：本品为菊科植物大黄橐吾 *Ligularia duciformis* (C. Winkl) Hand. -Mazz. 的干燥根茎。

**生境分布**：生于海拔 1900m 左右的溪沟边。分布于宋洛、红坪等地。

**药材性状**：根茎呈块状，上端有残存叶基纤维，下端丛生多数细根。根多扭曲成团状，长 10~15cm，直径 2mm 左右；外表灰黄棕色。质脆。断面黄白色。有特殊香气，味辣。

**功效主治**：活血散瘀，止痛；用于跌打损伤、劳伤咯血、月经不调等。

**用法用量**：干品 9~15g，水煎服。

---

## 44 南瓜七 <sup>葫芦七</sup> LIGULARIAE HODGSONII RADIX

**名称来历**：因其叶形如南瓜的叶，故得名。

**来　源**：本品为菊科植物鹿蹄橐吾 *Ligularia hodgsonii* Hook. 的干燥根。

**生境分布**：生于海拔 750~2000m 的山坡或溪沟边。分布于神农架林区各地。

**药材性状**：根肉质，多数。

**功效主治**：活血行瘀，止痛；用于跌打损伤、瘀血肿痛、月经不调、闭经、痛经、腹痛等。

**用法用量**：干品 9~15g，水煎或泡酒服。

---

## 45 螃蟹七 <sup>白南星</sup> ARISAEMAE FRANCHETIANI RHIZOMA

**名称来历**：因其块茎常数个簇生，形如螃蟹。故得名。

**来　源**：本品为天南星科植物紫盔南星 *Arisaema franchetianum* Engl. 的干燥块茎。

**生境分布**：生于海拔 900~2100m 的林下沟谷处。分布于新华、木鱼、红坪等地。

**药材性状**：块茎呈扁圆形块状；表面乳白色；顶端呈凹窝状，周围边缘呈五角形对称小块茎，形如螃蟹。

**功效主治**：消肿散结，祛风湿；用于跌打损伤、风湿痹痛、肢体麻木、疮疡肿毒、毒蛇咬伤、半身不遂等。

**用法用量**：干品 1.5~3g，水煎兑酒服；外用适量，捣烂，敷患处。本品有剧毒，生品切勿内服。

应遵医嘱使用。

**附　注**

同属植物城口南星 *A. fargesii* Buchet 的干燥块茎，亦作"螃蟹七"同等入药。

---

46　**竹叶七** 竹节草
**COMMELINAE COMMUNIS HERBA**

**名称来历：**因其形态及叶形如竹，故得名，又称"竹节草"。

**来　　源：**本品为鸭跖草科植物鸭跖草 *Commelina communis* L. 的干燥或新鲜全草。

**生境分布：**生于海拔 800~1900m 的山坡荒地、路旁或田边。分布于神农架林区各地。

**药材性状：**茎呈圆柱形；节常生根，节间较长。叶展平后，呈卵状披针形。

**功效主治：**清热解毒，利尿消肿；用于流行性感冒、急性扁桃体炎、水肿、小儿肺炎、小便不利、黄疸、痢疾、疮疖肿毒、毒蛇咬伤等。

**用法用量：**干品 9~15g（鲜品 60~90g，大剂量可用至 150~210g），水煎或捣汁服；外用适量，捣烂敷患处。

---

47　**百合七** 白瓦
**CARDIOCRINI YUNNANENSIS BULBUS**

**名称来历：**因其鳞茎形如百合的鳞茎，故得名。

**来　　源：**本品为百合科植物云南大百合 *Cardiocrinum giganteum* (Wall.) Makino var. *yunnanense* (Leichtlin ex Elwes) Stearn 的干燥鳞茎。

**生境分布：**生于海拔 1100~1900m 的山坡林下或阴湿沟谷旁。分布于新华、宋洛、木鱼、松柏、红坪、下谷、大九湖等地。

**药材性状：**鳞茎呈卵形或长卵形，基部有鳞茎盘；单瓣鳞叶肥厚肉质，呈长椭圆形、长卵形或广卵形，中心厚，边缘薄，略向内卷曲，皱缩，具纵皱纹。

**功效主治：**清肺止咳，解毒，散瘀；用于肺虚咳嗽、百日咳、呕吐、白带、乳痈、疮疖肿毒等。

**用法用量：**干品 15~30g，水煎服；外用适量，捣烂，敷患处。

---

48　**剪刀七** 竹叶七
**CLINTONIAE UDENSIS HERBA**

**名称来历：**因其叶形似剪刀，故得名。又因其叶呈椭圆形，纸质，其特征与竹叶颇像，故称"竹叶七"。

**来　　源：**本品为百合科植物七筋姑 *Clintonia udensis* Trautv. et Mey. 的干燥全草。

**生境分布：**生于海拔 1100~2800m 的山坡或沟谷林荫下。分布于宋洛、红坪、木鱼、大九湖等地。

**药材性状：** 根茎细长，有多数须根。叶基生，肉质，呈长圆形或倒卵状椭圆形，先端为小突尖。

**功效主治：** 散瘀止痛；用于跌打损伤、劳伤腰痛、风湿疼痛等。

**用法用量：** 干品 3~6g，水煎服。

---

## 49 黄金七 DISPOROPSIS ASPERAE RHIZOMA

**名称来历：** 因其根茎金黄色，似黄金，故得名。又因其根茎细如箭杆，故称"黄箭七"。又因其根茎横生，呈结节壮，形如竹鞭，故称"竹根七"。

**来　　源：** 本品为百合科植物散斑竹根七 *Disporopsis aspera* (Hua) Engl. ex Krause 的干燥根茎。

**生境分布：** 生于海拔 1300~1700m 的山坡或沟谷林荫下草丛中。分布于新华、松柏、木鱼等地。

**药材性状：** 根茎呈圆柱形，稍扁，有环节；表面黄绿色或黄棕色，肉质。

**功效主治：** 养阴生津，止渴；用于口咽干燥、脾虚、食欲不振、体虚气弱、面黄肌瘦、肺热咳嗽、口舌喉痛等。

**用法用量：** 干品 9~15g，水煎或泡酒服。

---

## 50 韭母七 酒田七、韭母子 LLOYDIAE TIBETICAE BULBUS

**名称来历：** 因其形态如韭菜，故名"韭母七"。

**来　　源：** 本品为百合科植物西藏洼瓣花 *Lloydia tibetica* Bak. 的干燥鳞茎。

**生境分布：** 生于海拔 2400~2800m 的山地岩石上。分布于红坪、木鱼、宋洛等地。

**药材性状：** 鳞茎顶端延长、开裂，不明显膨大。

**功效主治：** 祛痰止咳，行气；用于咳嗽、痰喘、胃腹胀痛等。

**用法用量：** 干品 9~15g，水煎服。

---

## 51 海螺七 灯台七 PARIDIS CHINESIS RHIZOMA

**名称来历：** 因其根茎形如海螺，故得名。

**来　　源：** 本品为百合科植物华重楼 *Paris polyphylla* Sm. var. *chinesis* (Franch.) Hara 的干燥根茎。

**生境分布：** 生于海拔 1500~2600m 的山坡沟谷林荫下。分布于新华、宋洛、大九湖、红坪、松柏、木鱼等地。

**药材性状：** 根茎呈扁圆柱形而弯曲，结节状；表面黄棕色，密生层状粗环纹，呈盘状突起。

**功效主治：** 清热解毒，消肿止痛；用于疟腮、咽喉肿痛、肺痨、黄疸、瘰疬、乳痈、肠痈、跌打损伤、毒蛇咬伤、疮痈肿毒、疮疹等。

**用法用量：** 干品 3~6g，水煎服；外用适量，磨汁或研末调醋，敷患处。本品有小毒，用量宜轻，切勿过量。

**附 注**

1. 同属植物七叶一枝花 *P. polyphylla* Smith.、狭叶重楼 *P. polyphylla* Smith. var. *stenophylla* Franch.、长药隔重楼 *P. polyphylla* var. *pseudothibetica* H. Li、球药隔重楼 *P. fargesii* Franch. 的干燥根茎亦作"海螺七"药用。

2. 本种资源稀少，应予保护。

## 52 鸡头七 <sup>龙头七、老虎姜</sup> POLYGONATI CIRRHIFOLII RHIZOMA

**名称来历：**因其根茎肥厚，色黄，头大尾细，形如鸡头或龙头，故有"鸡头七"和"龙头七"之称。

**来　　源：**本品为百合科植物卷叶黄精 *Polygonatum cirrhifolium* Royle 的干燥根茎。

**生境分布：**生于海拔 750~2300m 的山坡或沟谷灌木丛中。分布于神农架林区各地。

**药材性状：**根茎肥大，呈不规则的结节块状，形似生姜；茎痕明显，呈圆盘状。

**功效主治：**补脾润肺，养阴生津；用于脾气不足、食少倦怠、肺阴虚损、咽干咳嗽、消渴、便秘、劳伤力乏等。

**用法用量：**干品 9~15g，水煎或泡酒服。

## 53 冰盘七 <sup>黄精</sup> POLYGONATI CYRTONEMAE RHIZOMA

**名称来历：**因其根茎色黄白，凹陷茎痕明显，形如小盘状，故得名。

**来　　源：**本品为百合科植物多花黄精 *Polygonatum cyrtonema* Hua 的干燥或新鲜根茎。

**生境分布：**生于海拔 900~1900m 的山坡林荫下或沟边。分布于神农架林区各地。

**药材性状：**根茎为肥厚肉质稍扁的块状，略呈圆锥形，形似鸡头，常数个相连；表面浅黄色至深棕色，略透明或半透明。一端有未发育的侧芽；一端呈折断状，与另一块根茎相连接。顶部正中有一圆盘状的茎痕，俗称"鸡眼"，黄白色或淡黄棕色，布有许多小点。

**功效主治：**补中益气，润肺；用于虚损寒热、食少倦怠、肺阴虚损、咽干咳嗽、消渴、便秘、脚癣、肺痨咯血、病后体虚食少等。

**用法用量：**干品 9~15g（鲜品 30~60g），水煎服；外用适量，煎水，洗患处。

**附 注**

同属植物长梗黄精 *P. filipes* Merrill 的干燥或新鲜根茎亦作"冰盘七"入药。

| 54 | 杯子七 <sup>夜乐分筋</sup> POLYGONATI NODOSI RHIZOMA |

**名称来历**：因其根茎上茎痕凹陷较深，形如杯子，故得名。

**来　　源**：本品为百合科植物节根黄精 *Polygonatum nodosum* Hua 的干燥根茎。

**生境分布**：生于海拔 900~1500m 的山坡林荫下。分布于新华、木鱼等地。

**药材性状**：根茎较细；节结膨大呈连珠状或多少呈连珠状。

**功效主治**：活血化瘀，止痛；用于跌打损伤、扭伤等。

**用法用量**：干品 9~15g，水煎服。

**附　注**

本种全草亦供药用，具补血、补虚之功效；用于气血不足、身体虚弱、四肢乏力等。

| 55 | 老虎七 <sup>老虎姜</sup> POLYGONATI ZANLANSCIANENSIS RHIZOMA |

**名称来历**：因其根茎形似老虎姜（生姜），故得名。

**来　　源**：本品为百合科植物湖北黄精 *Polygonatum zanlanscianense* Pamp. 的干燥根茎。

**药材性状**：根茎呈连珠状或姜块状，肥厚。

**生境分布**：生于海拔 800m 左右的山坡林荫下。分布于新华、阳日等地。

**功效主治**：补气养阴，健脾，润肺；用于脾胃虚弱、口干、肺虚咳嗽、内热消渴等。

**用法用量**：干品 9~15g，水煎服。

| 56 | 竹节七 <sup>竹根七、一步三道桥、铁扁担</sup> REINECKEAE CARNEAE HERBA |

**名称来历**：因其根茎匍匐地下，形如竹根，故得名。

**来　　源**：本品为百合科植物吉祥草 *Reineckea carnea* (Andr.) Kunth. 的干燥全草。

**生境分布**：生于海拔 800~1800m 的沟谷林下阴湿处。分布于神农架林区各地。

**药材性状**：根茎呈扁圆形；表面黄绿色或黄棕色；节明显，具纵皱纹，节处稍膨大，常有残留的叶鞘和须根。叶簇生于茎顶端或节处，多皱折，展平后，呈条状披针形。

**功效主治**：润肺，止咳，固肾，接骨；用于肺痨、哮喘、腰痛、遗精、跌打损伤、骨折等。

**用法用量**：干品 15~30g，水煎服；外用适量，捣烂，敷患处。

| 57 | 鞭杆七 <sup>铁梳子</sup> SMILACINAE HENRYI RHIZOMA |

**名称来历**：因其根茎似竹鞭，故得名。

**来　　源：** 本品为百合科植物管花鹿药 *Smilacina henryi* (Baker) Wang et Tang 的干燥根茎。

**生境分布：** 生于海拔 1700~1900m 的山坡林下阴湿处。分布于红坪、木鱼、宋洛等地。

**药材性状：** 根茎细长匍匐，节明显，黄白色，形如竹鞭竿。

**功效主治：** 祛风除湿，活血散瘀；用于跌打损伤、劳伤腰痛、风湿关节疼痛等。

**用法用量：** 干品 9~15g，水煎或泡酒服；外用适量，捣烂，敷患处或烫热，熨患处。

### 附　注

同属植物舞鹤草 *M. bifolium* (L.) F. W. Schmidt 的干燥全草，亦称"鞭杆七"。

---

| 58 | 虎尾七 <sup>牛尾七、开喉箭</sup> CAMPYLANDRAE CHINENSIS RHIZOMA |

**名称来历：** 因其根茎形如虎尾或牛尾，故称"虎尾七"或"牛尾七"。又因其可用于治疗咽喉疼痛，故又称"开喉箭"。

**来　　源：** 本品为百合科植物开口箭 *Campylandra chinensis* (Baker) M. N. Tamura et al. 的干燥根茎。

**生境分布：** 生于海拔 1100~2300m 的林下沟边草丛中。分布于神农架林区各地。

**药材性状：** 根茎呈圆柱形，微弯曲；表面灰绿色；节与节间显著，节处具明显的环状皱纹，并散在圆点状的须根痕。

**功效主治：** 清热利咽，活血止痛；用于头痛、咽喉痛、腰背疼痛、关节肿痛、咳嗽、跌打损伤、烧烫伤等。

**用法用量：** 干品 3~9g，水煎服或研粉冲服；外用适量，捣烂，敷患处。本品有小毒，应控制用量。

### 附　注

同属植物筒花开口箭 *C. delavayi* (Franchet) M. N. Tamura et al 的干燥根茎，亦作"虎尾七"入药。

---

| 59 | 海龙七 <sup>穿地龙、狗骨头</sup> DIOSCOREAE NIPPONICAE RHIZOMA |

**名称来历：** 因其根茎粗大，形似海中蛟龙，故得名。

**来　　源：** 本品为薯蓣科植物穿龙薯蓣 *Dioscorea nipponica* Makino 的干燥或新鲜根茎。

**生境分布：** 生于海拔 1000~2200m 的山坡灌木丛中或林缘。分布于神农架林区各地。

**药材性状：** 根茎呈长圆柱形，具多数不规则的分枝；表面土黄色，有多数细纵纹，全形略似鹿角。质坚硬。断面淡黄色。

**功效主治：** 舒筋活络，祛风止痛；用于牙周疼痛、风湿关节痛、风湿麻木、腰膝疼痛、劳伤、扭挫伤损、疟疾等。

**用法用量：** 干品 9~12g（鲜品 30~60g），水煎或泡酒服；外用适量，捣烂，敷患处。

---

| 60 | **蛤蟆七** <sup>冷水七、搜山虎</sup> **IRITIS TECTORI RHIZOMA** |

**名称来历：** 因其根茎呈块状，扁平，形似蛤蟆，故得名。又因其多生于湿地、溪沟旁，故称"冷水七"。

**来　　源：** 本品为鸢尾科植物鸢尾 *Iris tectorum* Maxim. 的干燥或新鲜根茎。

**生境分布：** 生于海拔 900~1200m 的山坡或路旁。分布于木鱼、松柏等地。

**药材性状：** 根茎扁平，单个或两个相连，上部膨大有分枝，形似蛤蟆；表面灰黄色，具纵纹和较密的环纹；顶端有圆盘状茎痕。断面黄白色，颗粒状。嚼之有刺喉感。

**功效主治：** 清热解毒，活血祛瘀，祛风除湿；用于咽喉肿痛、跌打损伤、风湿疼痛、虫积腹胀、痈疖肿毒、外伤出血、狂犬咬伤等。

**用法用量：** 干品 6~12g，水煎服；鲜品 15~30g，水煎服或减量捣汁服；外用适量，鲜品捣烂，敷患处。

---

| 61 | **牛角七** <sup>兰草</sup> **CYMBIDII FLORIBUNDI PSEUDOBULBUS** |

**名称来历：** 因其假鳞茎形如牛角，故得名。

**来　　源：** 本品为兰科植物多花兰 *Cymbidium floribundum* Lindl. 的干燥假鳞茎。

**生境分布：** 生于海拔 700m 左右的岩石边。分布于木鱼等地。

**药材性状：** 假鳞茎呈近圆柱形，包藏于宿存的叶基内。

**功效主治：** 活血祛瘀，消肿止痛；用于跌打损伤、腰背疼痛、骨折扭伤、瘀血肿痛、劳伤等。

**用法用量：** 干品 9~15g，水煎服。

---

| 62 | **葱头七** **OREORCHITIS FARGESII PSEUDOBULBUS** |

**名称来历：** 因其假鳞茎形似葱头，故得名。

**来　　源：** 本品为兰科植物长叶山兰 *Oreorchis fargesii* Finet 的干燥假鳞茎。

**生境分布：** 生于海拔 1300~1500m 的山坡沟谷林下。分布于木鱼、宋洛等地。

**药材性状：** 假鳞茎呈椭圆形至近球形，外被撕裂成纤维状的鞘。

**功效主治：** 活血祛瘀，消肿止痛；用于跌打损伤、瘀血疼痛、风湿痹痛、劳伤等。

**用法用量：** 干品 9~15g，水煎服。

# 五、其他类草药

## 1　羊毛分筋 <sup></sup>分筋草、伸筋还阳、伸筋草 LYCOPODII CLAVATI HERBA

**名称来历**：因其叶密生，呈针形，枯萎时黄白色，略似羊毛，故得名。

**来　　源**：本品为石松科植物石松 *Lycopodium clavatum* L. 的干燥全草。

**生境分布**：生于海拔 900~2600m 的林荫下草丛中或岩石边。分布于大九湖、红坪、木鱼等地。

**药材性状**：匍匐茎弯曲细长。叶密生，针形，螺旋状排列，先端有长芒，黄绿色至浅黄棕色。孢子叶顶端生孢子囊穗。

**功效主治**：祛风散寒，舒筋活络，利尿通淋；用于风寒湿痹、关节酸痛、屈伸不利、小腿转筋、肌肉麻木、四肢痿软、水肿、跌打损伤等。

**用法用量**：干品 9~15g，水煎或泡酒服。

## 2　鼻血雷 <sup></sup>鼻血莲、小蛇参 ARISTOLOCHIAE TUBIFLORAE RADIX

**名称来历**：因其根淡红色，似鼻血，故得名。

**来　　源**：本品为马兜铃科植物管花马兜铃 *Aristolochia tubiflora* Dunn 的干燥根。

**生境分布**：生于海拔 800m 左右的山坡草丛中或灌木林边缘。分布于木鱼等地。

**药材性状**：主根长圆锥形；淡黄色；生多数须根。味苦。

**功效主治**：行气止痛，解毒消肿；用于胃痛、腹痛、关节痛、毒蛇咬伤、蜂蜇伤、指疔、痈肿疮毒等。

**用法用量**：干品 3~6g，水煎服或研末吞服；外用适量，鲜品捣烂，敷患处。

## 3　朱砂莲 <sup></sup>朱砂七、雄黄连 FALLOPIAE CILIINERVIS RHIZOMA

**名称来历**：因其根茎内部为红黄色，近似朱砂点，故得名，又称"朱砂七""雄黄连"。

**来　　源**：本品为蓼科植物毛脉首乌 *Fallopia multiflora* var. *ciliinervis* (Nakai) Yonekura 的干燥根茎。

**生境分布**：生于海拔 500~2200m 的沟边或山坡林下。分布于新华、阳日、宋洛、红坪、下谷、木鱼、大九湖等地。

**药材性状**：根茎为不规则片状或块状，大小不一。表面棕褐色，有突起的支根痕。纵切面黄褐色，粗糙，纤维束多数，色较浅，散裂，纵横交错。断面显粉性。味苦、涩，嚼之唾液为橘红色。

**功效主治**：活血止血，清热止痛；用于胃痛、消化不良、崩漏、跌打损伤、水火烫伤、外伤出血、风湿腰腿痛等。

**用法用量：** 干品 9~15g，水煎或泡酒服；外用适量，研末，油调搽或涂敷伤处。

---

## 4　舒筋草 石灰草、缩筋草 CUCUBALI BACCIFERIS HERBA

**名称来历：** 因其全草具舒筋活络的功效，故得名。

**来　　源：** 本品为石竹科植物狗筋蔓 *Cucubalus baccifer* L. 的干燥全草。

**生境分布：** 生于海拔 800~2200m 的山坡林下或沟谷草丛中。分布于宋洛、新华、红坪、松柏、下谷、大九湖、木鱼等地。

**药材性状：** 茎细长，匍地，多分枝，密被黄色细毛。叶片呈卵状披针形、卵状椭圆形或长椭圆形。

**功效主治：** 舒筋活络，散瘀止痛，续筋接骨；用于骨折、跌打损伤、风湿关节痛等。

**用法用量：** 干品 9~15g，水煎或泡酒服；外用适量，鲜品捣烂，敷患处。

---

## 5　土黄连 土黄莲 ASTEROPYRI PELTATI HERBA

**名称来历：** 因其具有类似黄连的功效，故得名。

**来　　源：** 本品为毛茛科植物星果草 *Asteropyrum peltatum* (Franch.) Drumm. et Hufch. 的干燥全草。

**生境分布：** 生于海拔 1800~2600m 的阴湿林下。分布于大九湖、红坪、木鱼等地。

**药材性状：** 根茎短，有多条细根。叶片展开后，呈圆形或近五角形，不分裂或 5 浅裂，边缘具波状浅锯齿，上表面疏被紧贴的短硬毛，下表面无毛。

**功效主治：** 清热解毒，泻火；用于咽喉肿痛、风火眼等。

**用法用量：** 干品 6~9g，水煎服；外用适量，水煎，洗患处。

---

## 6　小升麻 绿升麻、白升麻 CIMICIFUGAE ACERINAE RHIZOMA

**名称来历：** 因其植物形态、功效与升麻相似，故得名。

**来　　源：** 本品为毛茛科植物小升麻 *Cimicifuga acerina* (Sieb. et Zucc.) Tanaka 的干燥根茎。

**生境分布：** 生于海拔 1200~2600m 的山坡林下草丛中。分布于红坪、下谷、宋洛、木鱼、大九湖、松柏等地。

**药材性状：** 根茎粗壮，横生。叶皱缩，展开后，呈心形或心状卵形。

**功效主治：** 祛风解表，活血止痛；用于咽喉肿痛、风湿痹痛、劳伤、腰痛、跌打损伤等。

**用法用量：** 干品 6~9g，水煎或泡酒服。

## 7 破骨风 <sup>鹰爪枫</sup> HOLBOELLIAE CORIACEAE RADIX ET CORTEX

**名称来历**：因其祛风胜湿作用力强，善治风湿关节痛，故得名。

**来　　源**：本品为木通科植物鹰爪枫 *Holboellia coriacea* Diels 的干燥根及茎皮。

**生境分布**：生于海拔 1000~1800m 的山坡或沟谷林中。分布于新华、宋洛、木鱼、红坪、下谷等地。

**药材性状**：茎枝呈圆柱形或类方柱形，长 2~3cm，直径 0.2~0.5cm。表面红棕色至紫红色具细纵纹，光滑无毛；黄绿色至灰褐色者有时可见白色点状皮孔，被黄褐色柔毛。多数枝节上对生 2 个向下弯曲的钩；或仅一侧有钩，另一侧为凸起的疤痕。钩略扁或稍圆，先端细尖，基部较阔；钩基部的枝上可见叶柄脱落后的窝点状痕迹和环状的托叶痕。质坚韧。断面黄棕色，皮部纤维性，髓部黄白色或中空。无臭，味淡。

**功效主治**：祛风胜湿，止痛；用于风湿关节痛等。

**用法用量**：干品 15~30g，水煎或冲黄酒服。

### 附　注

本种的果实亦供药用，理气止痛，用于疝气。

## 8 青风藤 <sup>毛青藤</sup> SINOMENII CINERI CAULIS

**名称来历**：因其茎为木质藤本，小枝青色，又具祛风通络的功效，故得名。

**来　　源**：本品为防己科植物风龙 *Sinomenium acutum* (Thunb.) Rehd. et Wils. 的干燥藤茎。

**生境分布**：生于海拔 800~1500m 的山坡灌木丛中、山谷林荫下或沟边。分布于松柏、新华、下谷、木鱼等地。

**药材性状**：藤茎呈长圆柱形，微弯曲，细茎弯绕成束。表面绿褐色至棕褐色，有细纵纹及皮孔；节稍膨大，有分枝痕。体轻，质硬而脆，易折断。断面不平坦，灰黄色或淡灰棕色，皮部窄，木部射线呈放射状排列；髓部小，淡黄白色或黄棕色。

**功效主治**：祛风湿，通经络；用于风寒湿痹、关节疼痛、肌体麻木、关节肿大等。

**用法用量**：干品 9~15g，水煎或泡酒服。

## 9 过江龙 <sup>小麦泡</sup> RUBI TOMENTOSI RADIX ET FRUCTUS

**名称来历**：因其茎端接触地面后，节上能生不定根，故称"过江龙"。

**来　　源**：本品为蔷薇科植物毛叶插田泡 *Rubus coreanus* Miq. var. *tomentosus* Card. 的干燥根及果实。

**生境分布**：生于海拔 800~1300m 的山坡灌木丛中。分布于神农架林区各地。

**药材性状**：残留的叶片下表面被短绒毛。果红色，蔷薇果，味酸甜。

**功效主治**：祛风胜湿，止痛，活络；用于风湿关节痛、腰腿疼痛、跌打损伤等。

**用法用量**：干品 6~15g，水煎或泡酒服。

---

### 10 猪腰藤 腰子藤、羊蹄藤 BAUHINIAE HUPEHANAE RADIX

**名称来历**：因其为蔓生藤本，叶形如猪腰子，故得名。

**来　　源**：本品为豆科植物湖北羊蹄甲 *Bauhinia hupehana* Craib 的干燥根。

**生境分布**：生于海拔 600m 的山坡沟边或灌木丛中。分布于新华、木鱼、下谷等地。

**药材性状**：根呈圆柱形，稍扁，大小长短不一；表面棕褐色，有细纵皱纹及横长皮孔，有的形成凹沟。断面皮部棕红色，木部色稍淡，密布细小孔洞。

**功效主治**：活血止血，理气止痛；用于风湿痹痛、劳伤、腰痛、咯血、吐血、衄血、尿血、便血、痢疾、疝气、带下、跌打损伤等。

**用法用量**：干品 15~30g，水煎或泡酒服。

---

### 11 山鸡血藤 血藤 MILLETTIAE DIELSIANAE CAULIS

**名称来历**：因其生于山间，藤茎内能分泌红色汁液，故得名。

**来　　源**：本品为豆科植物香花崖豆藤 *Millettia dielsiana* Harms ex Diels 的干燥藤茎。

**生境分布**：生于海拔 500~1400m 的山坡沟边或灌木丛中。分布于阳日、新华、木鱼、下谷等地。

**药材性状**：藤茎呈圆柱形；表皮灰棕色，粗糙，皮孔呈椭圆形。皮部淡黄色，约占横切面 1/4，内有一圈渗出的黑棕色树脂分泌物；木部淡黄色，导管放射状排列成轮状；髓小，居中。

**功效主治**：祛风通络，活血止痛；用于风湿关节痛、腰痛、劳伤、月经不调、赤白带下、跌打损伤等。

**用法用量**：干品 9~15g，水煎或泡酒服。

---

### 12 三百棒 见血飞、红三百棒 TODDALIAE ASIATICAE RADIX ET CORTEX

**名称来历**：因其消肿止痛，用于跌打损伤疗效显著。传说某人虽被棒打三百次，亦很快治愈，故得名。又因其止血效果好，故称"见血飞"。

**来　　源**：本品为芸香科植物飞龙掌血 *Toddalia asiatica* (L.) Lam. 的干燥根及根皮。

**生境分布**：生于海拔 800~1400m 的沟边或山坡灌木丛中。分布于木鱼、新华、宋洛、下谷等地。

**药材性状**：根皮呈不规则的长块状，长宽不一；外表面粗糙，褐黄色，密布黄色微凸起而呈不规则的断续的点状或纵条纹；内表面淡棕褐色，有纵细纹理。

　　**功效主治**：散瘀止血，祛风除湿，消肿止痛；用于风寒湿痹、腰膝疼痛、肋间神经痛、胃痛、跌打损伤、外伤出血、疮疖肿毒等。

　　**用法用量**：干品 9~15g，水煎或泡酒服。

附　注

　　本种的叶捣烂外敷，用于刀伤出血、疮疖肿毒等。

## 13　转筋草 <sup>富贵草</sup>PACHYSANDRAE TERMINALIS HERBA

　　**名称来历**：因其具有舒筋活络的功效，故得名。

　　**来　　源**：本品为黄杨科植物顶花板凳果 *Pachysandra terminalis* Sieb. et Zucc. 的干燥全草。

　　**生境分布**：生于海拔 1350~2200m 的山谷沟边或林中较阴湿处。分布于木鱼、新华、宋洛、大九湖、红坪等地。

　　**药材性状**：茎呈圆柱形，有分枝，弯曲，长短不一；表面黄绿色、黄棕色或棕褐色，具纵皱纹；节处有明显的叶痕。茎下部散生有须根。断面黄色或黄棕色，疏松。叶互生或簇生于枝顶，多卷折，呈倒卵形。有时可见顶生穗状花。

　　**功效主治**：舒筋活络，散瘀止痛；用于风湿疼痛、劳伤、肢体屈伸不利、小腿转筋、带下、月经不调、蛇虫咬伤等。

　　**用法用量**：干品 9~15g，水煎或泡酒服；外用适量，鲜品捣烂，敷患处。

## 14　红马桑 <sup>马桑树</sup>CORIARIAE SINICAE FOLIUM ET RADIX ET CORTEX

　　**名称来历**：因其嫩枝、叶柄及花冠为红色，故得名。

　　**来　　源**：本品为马桑科植物马桑 *Coriaria sinica* Maxim. 的干燥叶、根及茎皮。

　　**生境分布**：生于海拔 500~1500m 的山坡灌木丛中。分布于神农架林区各地。

　　**药材性状**：根肥大粗糙，附有部分残茎，多结节皱纹；表面灰棕色，凹凸不平。断面木质坚实。叶呈椭圆形或广椭圆形，微尖头，圆脚，基脉三出。表面无毛。茎皮红色。

　　**功效主治**：叶用于烫伤、黄水疮、肿毒、痈疽等。根祛风胜湿，活血散瘀；用于风湿麻木、风火牙痛、跌打损伤、瘰疬、痰饮、烫火伤等。树皮用于白口疮。

　　**用法用量**：干品 6~9g，水煎服；外用适量，捣烂，敷患处。本品有小毒，应控制用量。

## 15　岩黄连 <sup>岩黄芩</sup>CORYDALIS TOMENTELLAE HERBA

　　**名称来历**：因其具有与黄连相似的功效，且生于岩缝中或岩石旁，故得名。

**来　　源**：本品为罂粟科植物毛黄堇 *Corydalis tomentella* Franch. 的干燥全草。

**生境分布**：生于海拔 500~1200m 的悬岩陡壁的石缝中或岩石边。分布于阳日、新华、下谷等地。

**药材性状**：全草常皱缩成团，全体被毛。主根呈圆锥形；表面棕黄色，有明显的皱纹。断面黄绿色。

**功效主治**：清热解毒，止泻；用于咽喉肿痛、风火眼、牙龈肿痛、腹痛、腹泻、疮毒肿痛等。

**用法用量**：干品 6~9g，水煎服。

---

### 16 ｜ 金腰带 <sup>强盗药</sup> DAPHNIS ACUTILOBAE CORTEX

**名称来历**：因其茎皮、根皮韧性大，不易折断，平时捆在腰间既作腰带，又治腰痛，故得名。又因其用于跌打损伤，疗效显著，盗窃被打后可用其疗伤，故称"强盗药"。

**来　　源**：本品为瑞香科植物尖瓣瑞香 *Daphne acutiloba* Rehd. 除去栓皮的干燥根皮或茎皮。

**生境分布**：生于海拔 900~2600m 的山坡上、沟边林下或灌木丛中。分布于松柏、新华、木鱼等地。

**药材性状**：呈带状，边缘内卷呈筒状。茎皮外表面棕黄色或灰棕色。根皮黄白色，具纵纹；内表面淡黄白色，具细纵纹。断面富纤维性。

**功效主治**：舒经活络，活血止痛；用于风湿疼痛、劳伤、腰痛、跌打损伤、骨折、扭伤等。

**用法用量**：干品 3~10g，水煎或泡酒服。

---

### 17 ｜ 大救驾 <sup>阔鸡尾、红筷子</sup> CHAMAENERION ANGUSTIFOLII RHIZOMA

**名称来历**：因其具有活血散瘀、止痛的功效，可用于跌打损伤、骨折等，且药效作用快，故得名。

**来　　源**：本品为柳叶菜科植物柳兰 *Chamaenerion angustifolium* (L.) Scop. 的干燥根茎。

**生境分布**：生于海拔 1700~2400m 的荒山坡地、路旁。分布于神农架林区各地。

**药材性状**：根茎横生，细长，外表紫褐色，断面土褐色，节稍膨大，上生须根。

**功效主治**：活血散瘀，止痛；用于跌打损伤、关节扭伤、骨折、月经不调、血瘀痛经、闭经等。

**用法用量**：干品 15~30g，水煎服。

---

### 18 ｜ 白五加 <sup>三加皮</sup> ACANTHOPANACIS HENRYI CORTEX

**名称来历**：因其植物形态及功效均与五加相似，故得名。

**来　　源**：本品为五加科植物糙叶五加 *Acanthopanax henryi* (Oliv.) Harms 的干燥根皮。

**生境分布**：生于海拔 600~1800m 的山坡林下或沟边。分布于木鱼、大九湖等地。

**功效主治**：祛风除湿，舒筋壮骨；用于风湿关节痛、腰膝酸痛、骨折、扭伤、跌打损伤等。

**用法用量**：干品 6~9g，水煎或泡酒服。

## 19　飞天蜈蚣 乌不踏、刺包头
**ARALIAE CHINENSIS CORTEX ET RADIX**

**名称来历：**因其小枝密被黄棕色针刺，犹如蜈蚣飞天，故得名。

**来　　源：**本品为五加科植物楤木 *Aralia chinensis* L. 的干燥根皮、茎皮及根。

**生境分布：**生于海拔 900~2000m 的山坡灌木丛中或林缘。分布于宋洛、新华、红坪、下谷等地。

**药材性状：**根皮呈双卷筒状或不规则条块；外表面淡黄棕色、红棕色或灰褐色；栓皮粗糙疏松，呈鳞片状剥落而露出淡绿色或淡棕色内皮。

**功效主治：**祛风解毒，活血止痛；用于口腔炎、胃痛、胃溃疡、急慢性肝炎、肝硬化腹水、肾炎水肿、风湿腰腿痛、关节痛、淋病、遗精、消渴、血崩、痔疮、跌打损伤、骨折、无名肿毒、毒蛇咬伤等。

**用法用量：**干品 15~30g，水煎服；外用适量，鲜品捣烂，敷患处。

## 20　上树蜈蚣 三角枫、爬山虎
**HEDERAE SINENSIS HERBA**

**名称来历：**因其茎上生多数攀缘根，排于茎两侧，形如蜈蚣之足，常攀树而生，故得名。

**来　　源：**本品为五加科植物常春藤 *Hedera nepalensis* K. Koch var. *sinensis* (Tobl.) Rehd. 的干燥全株。

**生境分布：**生于海拔 800~1800m 的林下，通常攀缘在林缘的其他树干上或沟谷隐蔽的岩石上。分布于神农架林区各地。

**药材性状：**藤茎呈圆柱形，弯曲，有分枝，长短不等；表面淡黄棕色或灰褐色，具皱纹；一侧密生不定根。断面皮部薄，木部宽大，黄白色或淡棕色。

**功效主治：**祛风解毒，活血止血，消肿止痛；用于风湿痹痛、瘫痪麻木、吐血、咯血、衄血、便血、跌打损伤、疮肿痈毒、皮肤痒疹、无名肿毒、蛇虫咬伤等。

**用法用量：**干品 9~15g，水煎或泡酒服；外用适量，煎水，洗患处，或捣烂，敷患处。

## 21　紫金砂 土羌活
**ANGELICAE POLYMORPHAE RADIX**

**名称来历：**因其根断面有多数散在的棕色油点，似紫色，故得名。

**来　　源：**本品为伞形科植物拐芹 *Angelica polymorpha* Maxim. 的干燥根。

**生境分布：**生于海拔 1300~1600m 的山谷沟边或路旁杂草丛中。分布于宋洛、新华、木鱼、红坪等地。

**药材性状：**根呈圆锥形或圆柱形；顶端残留叶鞘和茎基，有的呈凹窝状；表面棕色或灰褐色，粗糙，具明显的横环纹和纵皱纹。断面黄白色，疏松，可见多数散在的棕色油点及一棕色环。

**功效主治**：温中散寒，理气止痛；用于感冒鼻塞、胃痛、腹痛、胸肋痛、劳伤、风湿关节痛、跌打损伤、毒蛇咬伤等。

**用法用量**：干品 3~9g，水煎服；外用适量，捣烂敷患处。

附 注

同科植物五匹青 *Pternopetalum vulgare* (Dunn) Hand. -Mazz. 的干燥根亦作"紫金砂"，同等入药。

## 22 六月寒 苦参菜 PIMPINELLAE DIVERSIFOLIAE HERBA

**名称来历**：因其农历六月开白花，常成片生长，犹如高山积雪，给人以寒意，故得名。

**来　源**：本品为伞形科植物异叶茴芹 *Pimpinella diversifolia* DC. 的干燥全草。

**生境分布**：生于海拔 800~1800m 的山坡林下草丛中。分布于宋洛、红坪、大九湖等地。

**药材性状**：根形似鹅脚板。茎上部的分枝细长，被绒毛或柔毛。叶不裂或 3 裂或三出式一至二回羽状分裂。

**功效主治**：散寒，化积，祛瘀，消肿；用于感冒风寒、痢疾、小儿疳积、皮肤瘙痒等。

**用法用量**：干品 9~15g，水煎服；外用适量，捣烂，敷患处，或煎水，洗患处。

附 注

本种的根具有解毒止痛之功效，用于胃痛、蛇虫咬伤等。

## 23 接骨丹 烂泥巴树 TORICELLIAE ANGULATAE RADIX ET CORTEX ET FOLIUM

**名称来历**：因其可用于骨折，故得名。

**来　源**：本品为山茱萸科植物角叶鞘柄木 *Toricellia angulata* Oliv. 的干燥根、根皮及叶。

**生境分布**：生于海拔 800~1100m 的潮湿灌木丛中。分布于新华等地。

**药材性状**：根皮呈筒状或双卷筒状的卷片，长短不一；外表面黄棕色至红棕色，具纵皱纹及横长皮孔；内表面棕红色或棕褐色，有纵向细理纹。断面棕紫色。

**功效主治**：活血祛瘀，祛风利湿，接骨；用于风湿关节痛、产后腰痛、腹泻、骨折、跌打损伤等。

**用法用量**：干品 15~30g，水煎或泡酒服；外用适量，鲜品捣烂，敷患处。

## 24 大接骨丹 水冬瓜 TORICELLIAE INTERMEDIAE RADIX ET FLOS ET FOLIUM

**名称来历**：因其功效及植物形态与接骨丹相似，但植物体通常较接骨丹高大，故得名。

**来　　源：** 本品为山茱萸科植物有齿鞘柄木 *Toricellia angulata* Oliv. var. *intermedia* (Harms) Hu 的干燥根、花及叶。

**药材性状：** 叶片呈掌状，7 浅裂，基部心形，裂片阔三角形，边缘粗锯齿，叶脉掌状分枝，上面稍被短毛。花单性，雌雄异株，排成稠密的圆锥花序；花淡黄色；雄花萼 5 裂；花瓣 5 枚，内向镊合状排列；雌花无花瓣。

**生境分布：** 生于海拔 700m 左右的山坡林中。分布于新华等地。

**功效主治：** 活血祛瘀，祛风利湿，接骨；用于骨折、跌打损伤、劳伤、哮喘等。

**用法用量：** 干品 9~15g，水煎服；外用适量，捣烂，敷患处，或研末，敷患处。

---

## 25　八爪龙 <sup>开喉箭</sup> ARDISIAE CRISPAE RADIX ET RHIZOMA

**名称来历：** 因其根茎呈短圆柱形或不规则状，分枝多；表面黄棕色，状如龙爪，而得名。

**来　　源：** 本品为紫金牛科植物百两金 *Ardisia crispa* (Thunb.) A. DC. 的干燥或新鲜根及根茎。

**生境分布：** 生于海拔 1000~2000m 的山坡、沟边或灌木丛中。分布于新华、阳日、宋洛、红坪、木鱼等地。

**药材性状：** 根茎呈短圆柱形或不规则块状；顶端残留木质茎；下部着生多数支根；表面黄棕色或灰褐色，具细纵纹。断面皮部宽，类白色，显粉性。

**功效主治：** 清热解毒，活血消肿；用于咽喉肿痛、劳伤咳嗽、关节疼痛、痛经、跌打损伤、无名肿毒、痛疽、毒蛇咬伤等。

**用法用量：** 干品 9~15g（鲜品 15~30g），水煎服；外用适量，捣烂或研末，调敷患处。

---

## 26　云雾草 <sup>一朵云、破头风</sup> ANDROSACIS HENRYI HERBA

**名称来历：** 因其生于高海拔的云雾山地，故得名。

**来　　源：** 本品为报春花科植物莲叶点地梅 *Androsace henryi* Oliv. 的干燥全草。

**生境分布：** 生于海拔 1900~2800m 的山坡林下或沟边岩石上。分布于宋洛、红坪、大九湖、木鱼等地。

**药材性状：** 全草多皱缩卷曲。叶展平后，呈圆形，基部心形，边缘有整齐的圆锯齿，叶脉掌状，两面被纤毛，主脉毛较多。

**功效主治：** 清热解毒，活血止痛；用于头痛、眼睛疼痛、牙痛、咽喉肿痛、跌打疼痛等。

**用法用量：** 干品 9~15g，水煎服；外用适量，捣烂，敷患处。

---

## 27　二郎箭 <sup>退云草、九月花</sup> GENTIANAE RUBICUNDAE HERBA

**名称来历：** 因其花单生，花蕾长而尖，像传说中二郎神之箭，故得名。

**来　　源**：本品为龙胆科植物深红龙胆 *Gentiana rubicunda* Franch. 的干燥全草。

**生境分布**：生于海拔 1200~1500m 的山坡草丛中。分布于神农架林区各地。

**药材性状**：茎紫红色或草黄色，光滑，不分枝或中、上部有少数分枝。基生叶先端钝或钝圆，基部钝，边缘具乳突，上表面具极细乳突，下表面光滑，卵形或卵状椭圆形；茎生叶疏离，常短于节间，稀长于节间，呈卵状椭圆形、矩圆形或倒卵形。

**功效主治**：清热解毒；用于痈疽疔疮、蛇虫咬伤、跌打损伤、消化不良等。

**用法用量**：干品 9~15g，水煎服；外用适量，捣烂，敷患处。

---

## 28　紫龙胆 <sub>紫花龙胆</sub> SWERTIAE BIMACULATAE HERBA

**名称来历**：因其植物形态和龙胆相似，花冠裂片上具紫色斑点，茎基常紫色，故得名。

**来　　源**：本品为龙胆科植物獐牙菜 *Swertia bimaculata* (Sieb. et Zucc.) Hook. f. et Thoms. ex C. B. Clarke 的干燥全草。

**生境分布**：生于海拔 900~2200m 的山坡路旁或草丛中。分布于大九湖、宋洛、红坪、下谷、松柏等地。

**药材性状**：茎单一或分枝长 50~90cm，呈四棱形，带紫色。叶对生，无柄，呈线状披针形。复总状聚伞花序，顶生或腋生；花淡黄色，具紫色或褐色斑点。蒴果呈长圆形。

**功效主治**：清热利湿，解表，止痢；用于外感表邪、咽喉肿痛、牙龈肿痛、黄疸、消化不良、热淋、痢疾等。

**用法用量**：干品 3~9g，水煎或研末，内服。

---

## 29　排风藤 <sub>毛和尚、白毛藤</sub> SOLANI LYRATI HERBA

**名称来历**：因其为藤本，又具有驱散风寒的功效，故得名。

**来　　源**：本品为茄科植物白英 *Solanum lyratum* Thunb. 的干燥或新鲜全草。

**生境分布**：生于海拔 500~900m 的山坡、路边、林缘或灌木丛中。分布于阳日、宋洛、新华、松柏等地。

**药材性状**：全体被毛。茎呈圆柱形，多分枝；表面黄绿色至暗绿色，节明显，具纵向棱线和纵皱纹。叶互生，多皱缩卷曲，易破碎，完整叶展平后，呈卵形或琴形。聚伞花序顶生或与叶对生；花冠淡黄色。浆果球形。

**功效主治**：清热解毒，利水消肿，抗癌止痛；用于外感发热、黄疸、痢疾、水肿、癌症、痈疖肿毒、湿疹、疱疹等。

**用法用量**：干品 15~30g（鲜品 30~60g），水煎或泡酒服；外用适量，水煎，洗患处，或捣烂，敷患处，或捣汁，涂患处。

## 30　太白人参 <sup>太白洋参</sup> PEDICULARITIS DECORAE RHIZOMA

**名称来历：** 因其具有类似人参的功效，且产于太白山，故得名。

**来　　源：** 本品为玄参科植物美观马先蒿 *Pedicularis decora* Franch. 的干燥根茎。

**生境分布：** 生于海拔 1900~3000m 的山坡疏林中。分布于红坪、木鱼等地。

**药材性状：** 根茎呈圆锥形，肉质，有分枝；表面黄白色或灰褐色，具横纹。断面类白色。

**功效主治：** 补气养阴，止痛；用于病后体虚、阴虚潮热、关节疼痛、食欲不振等。

**用法用量：** 干品 9~15 克，水煎服。

## 31　八棱麻 <sup>陆英</sup> SAMBUCI CHINENSIS RHIZOMA

**名称来历：** 因其茎具 8 条紫色纵棱，似荨麻，故得名。

**来　　源：** 本品为忍冬科植物接骨草 *Sambucus chinensis* Lindl. 的干燥根茎。

**生境分布：** 生于海拔 800~2600m 的山坡林缘或沟边灌木丛中。分布于神农架林区各地。

**药材性状：** 根茎呈圆柱形，略扁，长而扭曲；表面灰褐色，有明显的纵皱纹；节稍膨大，上生须根。断面黄白色，纤维性。

**功效主治：** 祛风通络，消肿，解毒，活血，止痛；用于跌打损伤、风湿痹痛、痈肿疔疮、水肿、风疹等。

**用法用量：** 干品 15~30g，水煎或泡酒服；外用适量，水煎，洗患处，或鲜品捣烂，敷患处。

### 附　注

民谚有云："打在地下爬，离不开八棱麻。"八棱麻是治跌打损伤的要药。本种地上部分亦有药用，功效相似。

## 32　墨香 <sup>猫儿香、拔地麻</sup> VALERIANAE OFFICINALIS RHIZOMA

**名称来历：** 因其根茎具墨汁香气，故得名。

**来　　源：** 本品为败酱科植物缬草 *Valeriana officinalis* L. 或宽叶缬草 *Valeriana officinalis* var. *latifolia* Miq. 的干燥根茎。

**生境分布：** 生于海拔 900~2800m 的山坡、沟边或路旁草丛中。分布于红坪、木鱼、松柏、新华、宋洛等地。

**药材性状：** 根茎粗短。根多数，呈圆柱形，弯曲；表面灰棕色或灰褐色，有细纵皱纹。断面黄白色或灰黄色。有特异香气。

**功效主治：** 理气，止痛，镇静，安神；用于胃痛腹胀、头痛、腰腿痛、跌打损伤、癔症、失眠等。

**用法用量：** 3~6g，水煎或泡酒服；外用适量，鲜品捣烂，敷患处。

附 注

本品在民间是治胃、腹疼痛的良药，且疗效较好。

## 33 七叶胆 <sup>八爪龙</sup> GYNOSTEMMAE PENTAPHYLLI RHIZOMA ET HERBA

**名称来历：** 因其鸟趾状复叶通常具 7 枚小叶，故得名。

**来　　源：** 本品为葫芦科植物绞股蓝 *Gynostemma pentaphyllum* (Thunb.) Makino 的干燥根茎及全草。

**生境分布：** 生于海拔 700~1900m 的山坡林下或沟边草丛中。在松柏有人工种植基地。分布于神农架林区各地。

**药材性状：** 全草多皱缩，展开后茎细长。卷须先端 2 裂或不分裂。鸟趾状复叶，互生；小叶 5~7 枚，膜质，呈披针形或卵状长椭圆形，先端急尖或短渐尖，基部楔形，边缘具浅波状小齿。

**功效主治：** 清热解毒，止咳祛痰，抗衰老，抗疲劳；用于慢性支气管炎、癌症、肝炎、肠炎、肾炎、发白、偏头痛等。

**用法用量：** 干品 9~15 克，水煎服。

附 注

由于绞股蓝对机体有较好的滋补作用和生理调节作用，从 1982 年开始，国内研制出一系列产品，如绞股蓝总苷片，以及以绞股蓝为主要原料的中药、食品、饮料和化妆品等。

## 34 四叶参 <sup>奶参</sup> CODONOPSIS LANCEOLATAE RADIX

**名称来历：** 因其叶在小枝上通常 4 枚轮生，具补气的功效，故得名。又因其可用于乳汁不足，补乳，故称"奶参"。

**来　　源：** 本品为桔梗科植物羊乳 *Codonopsis lanceolata* Benth. et Hook. f. 的干燥或新鲜根。

**生境分布：** 生于海拔 500~900m 的山坡灌木丛中、沟边或路旁。分布于新华、宋洛、下谷等地。

**药材性状：** 根略呈卵状纺锤形；表面淡黄褐色，粗糙；顶端有较多茎痕，呈疣状突起，近根头处或全体有多数粗环纹。质轻泡。断面黄白色，多裂隙。

**功效主治：** 益气，养阴，消肿，解毒；用于身体虚弱、四肢无力、头晕头痛、阴虚咳嗽、乳汁不足、肺脓肿、疔疮肿毒、蛇虫咬伤等。

**用法用量：** 干品 15~30g（鲜品 30~120g），水煎服；外用适量，鲜品捣烂，敷患处。

## 35　老龙须 <sup>白龙须</sup> DISPORI SESSILIS RHIZOMA

**名称来历：**因其根簇生呈龙须状，故得名。

**来　　源：**本品为百合科植物宝铎草 *Disporum sessile* D. Don 的干燥根茎。

**生境分布：**生于海拔 700~1800m 的林下湿地及岩缝中。分布于木鱼、宋洛、红坪、新华、下谷、大九湖等地。

**药材性状：**根茎短粗，丛生多数须根，须根细长；表面淡黄棕色，稍有皱缩。断面略平坦，黄白色，中央有黄色细木心。叶对生，多皱缩卷曲，展平后，呈卵形。

**功效主治：**益气补肾，润肺止咳；用于肾虚腰痛、四肢酸软、肺虚咳嗽、肺痨、带下、遗精、遗尿等。

**用法用量：**干品 15~30g，水煎或泡酒服；外用适量，捣烂，敷患处。

## 36　龙骨伸筋 <sup>独角分筋、黄龙须</sup> SMILACIS ACUMINATAE RHIZOMA ET RADIX

**名称来历：**因其形略似龙骨，坚硬，具有舒筋活络的功效，故得名。

**来　　源：**本品为百合科植物尖叶牛尾菜 *Smilax riparia* A. DC. var. *acuminate* (C. H. Wright) Wang et Tang 的干燥根茎及根。

**生境分布：**生于海拔 600~1800m 的山坡、沟谷或灌木丛中。分布于新华、红坪、木鱼、大九湖等地。

**药材性状：**根茎弯曲，呈结节状；表面棕褐色，上面有突起的茎痕，下面有多数圆柱形细长根。根呈波状弯曲；表面黄白色至黄棕色，具细皱纹。断面不平坦，白色，有黄白色木心。

**功效主治：**祛风除湿，舒筋活络；用于风湿关节痛、筋骨疼痛、腰肌劳损、跌打损伤等。

**用法用量：**干品 9~15g，水煎、泡酒或炖肉服；外用适量，捣烂，敷患处。

## 37　铁梳子 <sup>铁扣子、马牙七</sup> CALANTHIS FIMBRIATAE PSEUDOBULBUS ET RADIX

**名称来历：**因其假鳞茎黑褐色，质硬，横排连生，状如梳了，故得名。

**来　　源：**本品为兰科植物流苏虾脊兰 *Calanthe fimbriata* Franch. 的干燥假鳞茎及根。

**生境分布：**生于海拔 1600~2800m 的山坡、沟边或林下。分布于宋洛、红坪、木鱼等地。

**药材性状：**呈长圆柱形，形成多个假鳞茎横排，形似马牙状。

**功效主治：**活血散瘀，止痛，解毒；用于跌打损伤、劳伤、腰痛、腹痛、咽喉肿痛、瘰疬、闭经、关节痛、蛇虫咬伤等。

**用法用量：**干品 3~6g，水煎服；外用适量，捣烂，敷患处。

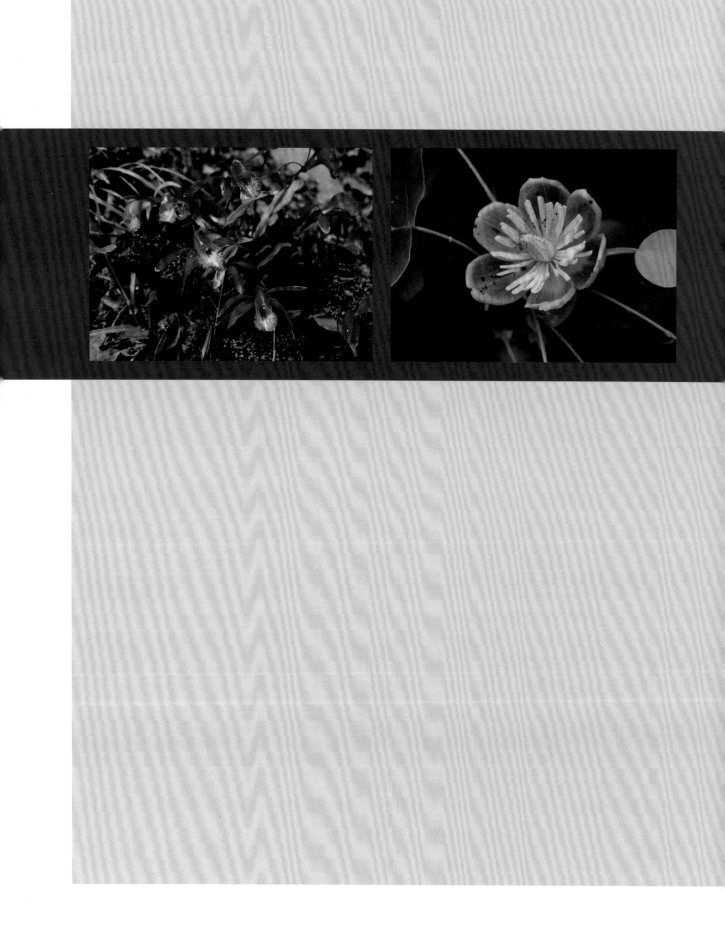

第四章

# 神农架珍稀濒危药用物种及
# 保护措施

# 野生药用物种的保护意义、法规及措施

## 一、野生药用物种的保护意义

野生药用物种资源是一种重要的战略性自然资源，是生物多样性的重要组成部分，不仅具有重要的药用价值，还具有难以估量的生态价值、经济价值和社会价值。

### （一）保护野生药用物种是维护生物多样性和生态平衡的需要

在人类与自然相互依存的发展历史中，野生药用动、植物物种在人类社会的生存和发展中起着重要作用。它们不仅为我们人类提供衣食，也在人类的健康和治疗疾病方面做出了巨大贡献，是人类最亲密的朋友。在近代社会，由于社会发展、人口增长以及人类生产、生活方式的改变，如毁林开荒、过度放牧、滥用化肥、滥用除草剂和农药、湿地围垦和筑建堤坝等，导致野生药用物种的栖息面积逐渐萎缩，生存空间受到挤压侵占，生境破碎化趋势日益显著，许多野生药用物种遭到不同程度的侵害，有的已灭绝或濒临灭绝。每种野生药用物种都是独一无二的基因库，在维护生态平衡中都发挥着一定的作用，具有无法估量的现实和潜在价值。野生药用物种是生物多样性的重要组成部分，是维持生态平衡的重要因素，是生态系统多样性、物种多样性和遗传多样性中活力最强的因子之一，是在生态平衡中不可或缺的重要支点，保护野生药用物种对维护生物多样性和生态平衡具有重要意义。

### （二）保护野生药用物种是中医药事业健康发展的需要

药用动植物资源是我国传统中医药的重要组成成分，药用植物约占中药资源的87%，药用动物约占中药资源的12%，它们是我国几千年劳动人民的智慧结晶，保护好药用植物、动物资源是保证中医药事业稳定、健康发展的重要条件之一。目前我们所知道的药用价值只是其价值的一部分，其中有很多蕴藏的基因治疗等生物药用价值还不为人类所知，如果只顾眼前利益，对药用资源过度利用而导致物种灭绝，将会对全人类造成不可估量的损失。由于野生药用资源的日益减少，造成全国常用药材资源短缺，价格飞速上涨，如天然麝香、穿山甲片、冬虫夏草等。药用植物、动物资源的短缺，特别是动物药资源的短缺和品质问题已成为严重制约中医药发展的因素，国家中医药管理局规定的紧缺药材中，动物药材占了60%。野生药用物种都是可再生资源，只有采用可持续的利用方式才能实现永续利用。中医药事业的稳定发展也必须要加强野生药用资源的保护，需要可持续地利用野生动植物资源。为了保护我国传统中医药成果，促进部分名贵药用动物资源可持续利用，国家已采取有效的措施来保护野生药用资源，特别是野生药用动物资源，如濒危物种穿山甲，以及麝类、熊类和稀有蛇类等药用资源，对这些资源更需重点进行科学研究，大力开展人工饲养，利用人工繁育子代群体或其制品。此外，还应遵守有关药品管理的法律法规，对这些品种实行年度限额管理，并严禁使用虎骨、豹骨等动物药材入药，以保护珍稀物种并实现野生药用资源的可持续利用，最大程度地满足我国中医药事业发展对野生药用资源的需求。

## （三）保护野生药用物种是社会经济和文化发展的需要

野生药用资源是我国劳动人民在长期的生产实践中总结出的经验和智慧的结晶，它包括与人类生产生活十分密切的野生动植物，和经长期驯化而成的家畜、家禽及家种作物。许多药用植物、动物还是重要的经济作物和动物，如麦、稻、棉及猪、马、牛、梅花鹿等，有的还是人类通过诗歌、绘画等托物言志、抒发情感的对象，如梅、杏、桃、鹤、猴、虎、黄鹂等。因此，药用植物、动物具有社会经济、文化和美学等方面的价值，保护好这些资源对社会经济和文化发展具有一定意义。

## （四）保护野生药用物种是维护国家形象的需要

目前，国际社会对中医药中使用濒危动物十分关注，认为传统医药利用大量濒危物种是导致犀牛、虎等野生动物濒危的重要原因之一，对其他野生动物的生存和全球生物多样性构成严重威胁。大量传统药材进入国际贸易反而加剧了资源的压力，一些发达国家在不少场合提出限制珍稀濒危野生动物作药材使用和贸易。1973 年签订的《濒危野生动植物种国际贸易公约》对许多野生药用物种的国际贸易进行严格管理，并禁止部分极度濒危野生药用物种进行国际贸易，要求加强国家立法和执法等措施，加强濒危野生药用物种利用情况的检查管理。因此，传统医药利用野生动物的问题正逐步成为国际社会的敏感问题，加强野生药用物种保护成为维护我国国际形象的大事。

# 二、有关野生药用物种保护的法律法规和国际公约

## （一）国家和地方药用物种保护相关法律法规

我国建立了较为完善的野生动物、植物保护法律法规体系，保护动物的法律主要有《中华人民共和国野生动物保护法》《中华人民共和国刑法》及相关司法解释。《中华人民共和国野生动物保护法》于 1988 年 11 月 8 日经第七届全国人民代表大会常务委员会通过，于 1989 年 3 月 1 日起实行，此法对保护野生动物产生了很大的作用。后经过 2004 年第十届全国人民代表大会常务委员会、2009 年第十一届全国人民代表大会常务委员会两次修正，最后经 2016 年 7 月 2 日第十二届全国人民代表大会常务委员会第二十一次会议修订，修订后的《中华人民共和国野生动物保护法》于 2017 年 1 月 1 日实施，这次修订颁发的野生动物保护法主要内容有：

中华人民共和国野生动物保护法制定的目的是为了保护野生动物，拯救珍贵、濒危野生动物，

维护生物多样性和生态平衡，推进生态文明建设。

规定保护的野生动物是指珍贵、濒危的陆生、水生野生动物和有重要生态、科学、社会价值的陆生野生动物。本法规定的野生动物及其制品是指野生动物的整体（含卵、蛋）、部分及其衍生物。

国家规定野生动物资源归国家所有。国家对野生动物实行保护优先、规范利用、严格监管的原则，鼓励开展野生动物科学研究，培育公民保护野生动物的意识，促进人与自然和谐发展。

国家保护野生动物及其栖息地。野生动物栖息地是指野生动物野外种群生息繁衍的重要区域。禁止任何单位和个人违法猎捕野生动物、破坏野生动物栖息地。

国家对野生动物实行分类分级保护，分为国家重点保护野生动物、地方重点保护野生动物和有重要生态、科学、社会价值的陆生野生动物。

国家对珍稀、濒危的野生动物实行重点保护。国家重点保护的野生动物分为一级保护野生动物和二级保护野生动物。名录由国务院野生动物行政主管部门组织科学评估后制定，报国务院批准公布。每5年对国家重点保护野生动物名录进行一次评估，并根据评估情况确定对名录的调整，报国务院批准公布。地方重点保护野生动物，是指国家重点保护野生动物以外，由省、自治区、直辖市重点保护的野生动物。地方重点保护野生动物名录及其调整，由省、自治区、直辖市人民政府制定并公布。有重要生态、科学、社会价值的陆生野生动物名录的调整，由国务院野生动物行政主管部门制定并公布。县级以上人民政府野生动物保护主管部门应当定期组织或者委托有关科学研究机构对野生动物及其栖息地状况的调查、监测和评估，建立健全野生动物及其栖息地档案。对野生动物及其栖息地状况的调查、监测和评估应当包括下列内容：

1. 野生动物野外分布区域、种群数量及结构等；
2. 野生动物栖息地的面积、生态状况等；
3. 野生动物及其栖息地的主要威胁因素等；
4. 野生动物人工繁育情况等其他需要调查、监测和评估的内容。

省级以上人民政府参照野生动物重要栖息地名录，依法划定相应的自然保护区等保护区域。对不具备划定自然保护区等保护区域条件的，县级以上人民政府或者其野生动物保护主管部门可以采取划定禁猎（渔）区、规定禁猎（渔）期等其他形式予以保护。

国家加强对野生动物遗传资源的保护，对濒危野生动物实施抢救性保护。国务院野生动物保护主管部门应当会同国务院有关部门制定有关野生动物遗传资源保护和利用规划，建立国家野生动物资源基因库，对原产于我国的珍贵、濒危野生动物遗传资源实行重点保护。

国家对野生动物，特别是珍贵、濒危物种实行严格监控，禁止猎捕、杀害国家重点保护野生动物。因科学研究、种群调控、疫源疫病监测或者其他特殊情况，需要猎捕国家一级保护野生动物的，应当向国务院野生动物保护主管部门申请特许猎捕证；需要猎捕国家二级保护野生动物的，应当向省、自治区、直辖市人民政府野生动物保护主管部门批准，申请特许猎捕证。

人工繁育国家重点保护野生动物应当使用人工繁育子代种源，建立物种系谱繁育档案和个体数据。所谓人工繁育子代，是指人工控制条件下繁殖出生的子代个体且其亲本也是在人工控制条件下出生。人工繁育国家重点保护野生动物应当有利于物种保护及其科学研究，不得破坏野外种群资源，并根据野生动物习性确保其具有必要的活动空间和生息繁衍、卫生健康条件，具备与其繁育目的、种类、发展规模相适应的场所、设施、技术，符合有关技术标准，不得虐待野生动物。

禁止出售、购买、利用国家重点保护野生动物及其制品。

对人工繁育技术成熟稳定的国家重点保护野生动物，经科学论证，纳入国务院野生动物保护主管部门制定的允许利用人工繁育国家重点保护野生动物名录。对列入名录的野生动物及其制品，可以凭人工繁育许可证，按照省、自治区、直辖市人民政府野生动物保护主管部门核验的年度生产数量直接取得专用标识，凭专用标识出售和利用，保证可追溯。

对前述规定的国家重点保护野生动物名录进行调整时，根据有关野外种群保护情况，可以对前款规定的有关人工繁育技术成熟稳定野生动物的人工种群，不再列入国家重点保护野生动物名录管理，实行与野外种群不同的管理措施，但应当按照前述的规定取得人工繁育许可证和专用标识。

利用野生动物及其制品的，应当以人工繁育种群为主，有利于野外种群养护，符合生态文明建设的要求，尊重社会公德，遵守法律法规和国家有关规定。野生动物及其制品作为药品经营和利用的，还应当遵守有关药品管理的法律法规。禁止生产、经营使用国家重点保护野生动物及其制品制作的食品，或者使用没有合法来源证明的非国家重点保护野生动物及其制品制作的食品。禁止为食用非法购买国家重点保护的野生动物及其制品。

《中华人民共和国刑法》第 151 条规定了"走私国家禁止进出口的珍贵动物及其制品罪等"，第 341 条规定了"非法捕猎、杀害国家重点保护的珍贵、濒危野生动物罪；非法收购、运输、出售国家重点保护的珍贵、濒危野生动物及其制品罪"。司法解释主要是：最高人民法院关于审理破坏野生动物资源刑事案件具体应用法律若干问题的解释。

法规有《中华人民共和国陆生野生动物保护实施条例》《中华人民共和国濒危野生动植物进出口管理条例》《野生药材资源保护管理条例》和《湖北省实施〈中华人民共和国野生动物保护法〉办法》地方法规。经国务院批准，《中华人民共和国陆生野生动物保护实施条例》于 1992 年 3 月 1 日林业部发布实施，对野生动物的保护和猎捕、驯养繁殖、经营利用管理，以及奖励和惩罚进行规定；《中华人民共和国濒危野生动植物进出口管理条例》自 2006 年 9 月 1 日起施行，对野生动植物进出口进行了规范；《野生药材资源保护管理条例》于 1987 年 10 月 30 日由国务院发布，1987 年 12 月 1 日施行，规定国家对野生药材资源实行保护、采猎相结合的原则，并创造条件开展人工种养。国家重点保护的野生药材物种共 76 种，分为三级，一级有 4 种，为虎（虎骨）、豹（豹骨）、赛加羚羊（羚羊角）、梅花鹿（鹿茸）；二级有 27 种，包括马鹿、林麝、马麝、原麝、黑熊、棕熊、穿山甲、中国林蛙、银环蛇、乌梢蛇、五步蛇、蛤蚧、中华大蟾蜍、黑眶蟾蜍等 14 种动物，甘草、黄连、人参、杜仲、厚朴、黄皮树、剑叶龙血树、川贝母、暗紫贝母、甘肃贝母、梭砂贝母、新疆贝母、伊犁贝母等 13 种植物；三级全为植物药材，为 5 种石斛、4 种秦艽、4 种龙胆、3 种细辛、2 种五味子、2 种阿魏、2 种羌活、2 种诃子、2 种蔓荆、2 种远志、2 种紫草、肉苁蓉、山茱萸等 45 种。

《中华人民共和国中医药法》于 2017 年 7 月 1 日正式施行，该法明确规定："国家保护药用野生动植物资源，对药用野生动植物资源实行动态监测和定期普查，建立药用野生动植物资源种质基因库，鼓励发展人工种植养殖，支持依法开展珍贵、濒危药用野生动植物的保护、繁育及相关研究。"野生药材资源是中医药事业传承和发展的物质基础。保护好中药材资源，对促进我国中医药事业持续发展具有重要意义。对野生中药材资源实行动态监测和定期普查，就能及时掌握资源动态变化，及时提供预警信息。建设野生动植物种质基因库对中药材品质改善、规范化生产、资源保存和生态修复等具有重要意义。鼓励发展人工种植养殖、依法开展珍贵、濒危药用野生资源保护、繁育研究，可以源源不断地满足人们对常用药材的需求，保障野生药材资源可持续发展及利用。

《湖北省实施〈中华人民共和国野生动物保护法〉办法》，1994 年 10 月 12 日公布施行，公布了湖北省重点保护野生动物名录，结合湖北实际，对野生动物保护管理和奖惩进行了规定。此外，与神农架药用物种保护相关的法律法规还有《中华人民共和国森林法》、《中华人民共和国自然保护区条例》（1994 年 12 月 1 日实施）、《中华人民共和国野生植物保护条例》、《国家重点保护野生植物名录》、《中华人民共和国环境保护法》、《地理标志产品保护规定》等，在此不再一一赘述。

此外，依据相关法律法规，国家出台了一系列规范性文件，也具有一定约束力。如《国务院关于禁止犀牛角和虎骨贸易的通知》等政策性文件规定。

## （二）野生药用物种保护的相关国际公约

药用野生物种保护相关的国际公约主要有《濒危野生动植物种国际贸易公约》《生物多样性公约》和《关于特别是作为水禽栖息地的国际重要湿地公约》。具体如下：

《濒危野生动植物种国际贸易公约》于 1973 年在美国华盛顿签订，简称 CITES 公约或华盛顿公约，以建立国际协调一致的野生动植物进出口许可证或者证明书制度，防止过度利用和保护濒危野生动植物种资源。它确立了国家协调的管理机制，每两年召开一次成员国大会为该公约的最高权力机构，重新修改受公约管理的物种名单，审议公约的执行和执法问题。通过一些各国需要共同遵守的规则等，按照野生动植物资源及其受贸易影响的状况建立 3 个附录，对 3 个附录所列物种（含标本及其衍生物）的贸易条件、许可证和证明书格式及内容、豁免及其他特殊问题、成员国应采取的措施、国内立法与公约及其他国际公约的关系等都作出了明确的规定。目前列入《濒危野生动植物种国际贸易公约》管理的野生动物有 4000 多种。

《生物多样性公约》于 1992 年在巴西里约热内卢签订，是一项有法律约束力的公约，旨在保护濒临灭绝的植物和动物，最大限度地保护地球上的多种多样的生物资源。公约规定，发达国家将以赠送或转让的方式向发展中国家提供新的补充资金以补偿它们为保护生物资源而日益增加的费用，应以更实惠的方式向发展中国家转让技术，从而为保护世界上的生物资源提供便利；签约国应为本国境内的植物和野生动物编目造册，制定计划保护濒危的动植物；建立金融机构以帮助发展中国家实施清点和保护动植物的计划；使用另一个国家自然资源的国家要与那个国家分享研究成果、盈利和技术。以生物多样性组成成分的可持续利用和以公平合理的方式共享遗传资源的商业利益和其他形式的利用。

《关于特别是作为水禽栖息地的国际重要湿地公约》于 1971 年在伊朗拉姆萨签订，简称《湿地公约》，也称拉姆萨公约，宗旨是通过各成员国之间的合作加强对世界湿地资源的保护及合理利用，以实现生态系统的持续发展。目前，《湿地公约》已成为国际重要的自然保护公约之一。它明确了湿地的定义和分类，规定了国际重要湿地标准。经过 40 多年的发展，《湿地公约》已经由最初的主要关注"特别是作为水禽栖息地"的公约发展成为一个为保护湿地生态系统及其功能、维持湿地文化、实现社会经济可持续发展的公约。在《湿地公约》的有力推动下，湿地也被认为是与森林、海洋并称全球三大生态系统，也是价值最高的生态系统。湿地保护与合理利用已经成为我国政府在可持续发展总目标下的优先行动。

# 三、野生药用物种的保护措施

## （一）开展宣传教育，提高公众意识

国家和湖北省对野生药用物种保护宣传十分重视，确定每年的 2 月 2 日为"世界湿地日"、3 月 3 日为"世界野生动植物日"、4 月 1 日至 7 日为湖北省"爱鸟周"、11 月为"保护野生动物宣传月"。通过举办主题宣传活动，宣传野生药用物种保护知识，逐步提高社会公众的野生药用物种保护意识，在全社会营造爱护野生药用物种、保护生态、建设美好家园的良好氛围。宣传野生药用物种保护的法律法规，提高人们保护野生药用物种的守法意识。提倡人们拒食野生动植物，树立饮食新风尚，减少市场对野生动植物的需求。提倡人们善待野生动植物，热心救助受伤、迷途的野生动物。针对不同年龄、不同阶层的特点，组织开展形式多样、内容丰富、群众喜闻乐见的宣传教育活动，如针对中小学生开展观鸟、征文比赛、自然笔记比赛等活动，针对农民开展法律法规宣传活动，并适当奖励保护或救助野生动物有功人员。同时，借助广播、电视、报纸、网络等新闻媒体，扩大宣传影响和效果，使广大公众认识到保护野生动植物和自然生态的重要性，让保护野生药用物种成为人们的自觉行为，遇到各种破坏野生珍稀药用物种的行为能及时制止或举报。保护野生动植物就是保护自己的家园，就是保护人类自己，与每个人的息息相关，是每个人的责任和义务。

## （二）完善相关法律法规，严格执法

濒危野生药用物种的保护牵涉到方方面面，管理难度很大，必须通过法律手段来规范濒危动植物的经营利用和保护管理。目前国家出台了一系列与濒危药用资源保护相关的条例和法规，但在实际的管理和执行中仍然存在一些漏洞，有的还存在一些交叉和自相矛盾的情形。因此，必须采取措施，进一步地完善相关的法制法规，建议神农架林区制订出台地方法规。严格贯彻执行国家和湖北省保护野生（药用）物种的实施办法，明确药用动植物保护管理及加工利用、市场流通等各个环节相关部门的责任，制订野生动物肇事补偿办法，由政府补偿野生动物损毁庄稼给农民造成的损失。有关部门应公布湖北省保护的有益的或者有重要经济、科学研究价值的野生动植物名录，适时调整重点保护的野生动植物名录，调整时应充分考虑国际濒危物种等级标准。野生动物主管部门要依法依规对野生动物的猎捕、驯养繁殖、经营利用等行为进行严格管理，对各种违法破坏野生动物资源的行为进行严厉打击。各级医药管理部门和新药审批部门人员应该熟悉国内外有关野生动植物保护法规和条例，不得批准含有国家重点保护野生动植物的产品和药品生产。对于利用过度的野生资源，国家野生动植物行政主管部门会同医药管理和利用部门、单位应当采取停止审批、限制产量等相应的措施，降低对资源的需求量，使资源得以恢复和增加。对已有人工饲养，并能保证原料供应的物种，应该提供栽培、饲养的证据，并经核查准许后方可用于制药。

## （三）保护野生动植物栖息地，保护种质资源

保护野生动植物的栖息地是保护野生动植物中最核心、难度最大也是最有效的一项措施，保护

好野生动植物栖息环境，才能更好地保护栖息环境内野生动植物种群的丰富性、稳定性和生态系统的完整性，从而保护好药用野生动植物种质资源，保持种质资源的优良性和自然性。划建自然保护区或建立国家公园是保护生物多样性、保护野生动植物栖息地最有效的手段，如20世纪80年代以来所建的神农架国家级自然保护区、大九湖省级自然保护区和神农架一批省级自然保护小区的建设管理。加强神农架国家公园的建设管理，提高神农架国家公园的保护管理水平，有效保护野生动植物资源及其栖息地。同时，通过实施天然林保护、生态公益林补偿、退耕还林、珍稀野生动植物保护工程等生态保护项目及其他的惠民工程，对神农架国家公园范围以外的野生动植物栖息地进行有效保护。神农架林区政府要妥善解决好保护与发展的关系，按照地方社会经济发展规划，把保护野生动植物栖息地作为当地生态环境保护、生态文明建设的重要内容，科学规划、妥善处理好保护野生动物栖息地与社会经济发展，与群众生产生活的矛盾，结合林区实际情况，始终把"生态立区、保护第一"的发展理论贯穿到林区经济发展的实际工作中，为人类保护好神农架这块野生动植物自然乐园。

根据神农架中药普查资料和不同物种的生物学特性及在神农架的分布规律，确定神农架中药保护的种类及特殊的保护环境和地点，不仅能使物种得到较好的保存，更为重要的是保存了物种的遗传特性，维持了物种的适应能力和竞争力。

取得神农架林区各级政府和当地老百姓的支持，对神农架珍稀药用植物园的环境是一种最有效的保护方法。对物种赖以生存的自然生态系统的保护，首先要保护原始环境，要严禁对其小环境的破坏，要把人类活动的影响控制在最小范围内，其次要尽力把破坏的环境恢复到原有状态，使受危植物能够在最适宜的环境中维持其生存与繁殖。对那些在原生环境很难保存下来的已经处于极危状态的物种，应及时将其有目的、有计划地迁入珍稀植物园内，进行迁地保护，到一定时期，再视实情让其回归自然，这也是一种重要的保护方式。

## （四）开展科学研究，积极驯养繁殖

随着国家对生态建设日益重视，对野生药用物种的保护将更加严格，今后将不允许捕猎药用野生动物，特别是一些珍贵药用野生动物，如麝、熊、穿山甲等。因此，加强药用野生物种的科学研究、积极驯养繁殖和栽培将是解决野生药用物种短缺的有效途径。要大力开展紧缺野生动植物药材基源的规范化养殖和种植的研究，方能源源不断生产出质优、量足的药材，满足市场需求，珍稀野生药用动物要通过人工繁育子代来供药用。同时，要加强野生药用物种药用成分和药理药效的研究，掌握药用化学成分和有效组分，研究其防病治病机理，研究人工合成代用品，如天麻苷、麝香酮、人工牛黄等。对一些已经濒危的野生药用物种资源，若有替代品或疗效不很确切或疗效确切但危及其生存的（如虎骨、豹骨等），则可取消其药用标准，以达到保护的目的。同时，还要加强药用野生植物人工种植和动物的驯养繁殖技术研究，促进野生药用物种种植业和养殖业的发展，以满足中医药事业发展的药用需求，实现野外获取到人工种植、养殖提供的转变，减轻野外药用野生植物、动物保护压力，达到保护野生物种的目的，如国家研究出人工麝香代替天然麝香，正在鼓励有条件的单位发展麝类的养殖，梅花鹿的养殖已获得成功，基本可以满足药用需求。

# 神农架珍稀濒危药用植物物种

根据第四次神农架中药资源普查结果，同时整合的历年来的中药调查数据，现已查清神农架高等植物中有 60% 以上的种类具有潜在的药用价值，是我国中药资源不可多得的宝库。现根据 1984 年公布的《中国珍稀濒危植物名录》，1987 年国家医药管理局公布的《国家重点保护野生药材物种名录》，1987 年 6 月由国家环境保护局和中国科学院植物研究所出版的《中国珍稀频危植物》，1999 年 8 月 4 日由国务院批准并由国家林业局和农业部发布，并于 1999 年 9 月 9 日起施行的《国家重点保护野生植物名录（第一批）》和 2013 年中国环保部、中国科学院共同发布的《中国生物多样性红色名录 – 高等植物卷》，结合神农架中药资源的实际情况，提出并建议神农架重点保护药用植物 122 种，其中国家重点保护药用植物 42 种，省级重点保护药用植物 63 种，地方需要加强的重点保护药用植物 17 种。

近 50 年来，药用植物的研究日新月异，其数量已达 11146 种，且绝大多数为野生物种。2015 年版《中国药典》（一部）收载的植物药中，近一半是野生种类，民间广泛应用的草药几乎为野生。近年来，随着我国对传统医学的重视，人们对植物药的需求与日俱增，这给自然环境和资源造成了巨大的压力。人们不合理的采挖和利用，致使大面积植被被毁，生态环境急剧恶化，药用植物资源快速萎缩，这些现象警示我们应该采取有效的措施加紧对珍稀濒危药用植物进行保护，应系统研究并制订相应的法律法规。

## 一、国家重点保护药用植物

据调查，神农架有国家重点保护的药用植物物种 42 种，其中国家一级重点保护野生植物的有 6 种，国家二级重点保护野生植物的有 16 种；没有在《国家重点保护野生植物名录（第一批）》中出现，而在 1984 年我国公布的《中国珍稀濒危保护植物名录》中处于国家三级重点保护野生植物有 9 种；兰科植物多为珍稀濒危植物，是生物多样性保护中备受关注的类群，全世界所有野生兰科植物均被列为《濒危野生动植物种国际贸易公约》（CITES）的保护范围，在《全国野生动植物保护及自然保护区建设工程总体规划（2001—2030）》中，已把兰科植物列为重点保护野生植物，神农架符合这类国家重点保护野生植物的有 11 种。下述每一物种的形态特征、地理分布及药用价值可参见本书各论中对应种的描述。

## 1 水杉 *Metasequoia glyptostroboides* Hu & W. C. Cheng

**科 属 名：** 杉科水杉属。

**保护等级：** 国家一级重点保护野生植物，中国物种红色名录中放在易危级。

**生存状况：** 人工栽培种生长良好，野生植株较少，林下无更新苗。种子繁殖差可能是致濒的主要原因。

**保护措施：** 加速育苗造林，加强原产地水杉母树的保护和其原生境的保护。

**繁殖方法：** 播种、扦插繁殖。

**综合评价：** 水杉为喜光性强的速生树种，对环境条件的适应性较强，是中低山的优良用材树种。其原产于湖北利川（湖北利川谋道溪为模式树产地）、湖南龙山、重庆石柱；是世界上珍稀的孑遗树种，为我国特有；其树形优美，常被作为园林树种广泛应用。建议将人工种植的水杉不列入国家重点保护野生物种管理。

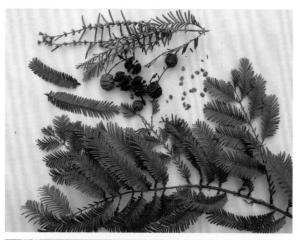

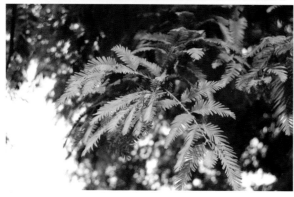

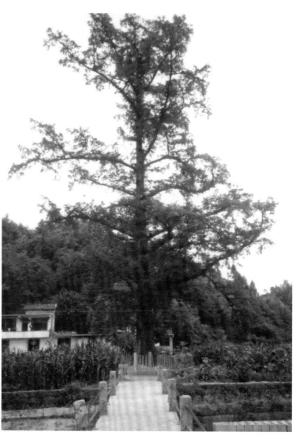

## 2 红豆杉 *Taxus wallichiana* var. *chinensis* (Pilger) Florin

**科 属 名：** 红豆杉科红豆杉属。

**保护等级：** 国家一级重点保护野生植物，中国物种红色名录中放在易危级。

**生存状况：**生长良好，但植株数量较少。因长期过度利用，林木被砍伐，使林地面积缩减。过度砍伐和不合理的利用是致濒的主要原因。

**保护措施：**植株生长缓慢，自然更新困难，建议建立资源圃，大量进行人工种植，严禁采挖野生资源。

**繁殖方法：**播种繁殖。

**综合评价：**我国特有树种。植物体内所含的紫杉醇、紫杉碱、双萜类化合物对肿瘤有很好的控制作用，因而导致大量植株被砍伐。其种子美观，且树体常绿美观，又是国家一级重点保护树种，常被开发为新型高档的园林树种。加强其有效成分人工合成研究，保护野生资源。

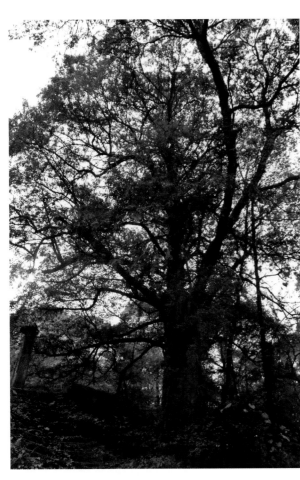
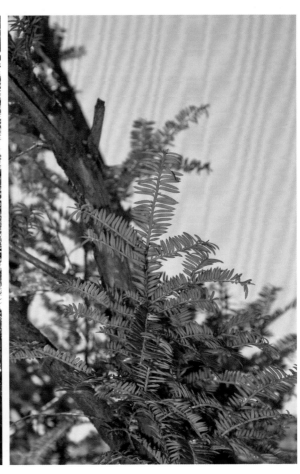

## 3 | 南方红豆杉 *Taxus wallichiana* var. *mairei* (Lemée & H. Léveillé) L. K. Fu & Nan Li

**科 属 名：**红豆杉科红豆杉属。

**保护等级：**国家一级重点保护野生植物，中国物种红色名录中放在易危级。

**生存状况：**生长良好，但植株数量较少。不合理的利用是致濒的主要原因。

**保护措施：**植株生长缓慢，自然更新困难，建议建立资源圃。进行大量人工栽培，严禁砍伐野生资源。

**繁殖方法：**播种繁殖。

**综合评价：**植物体内所含的紫杉醇、紫杉碱、双萜类化合物对肿瘤有很好的控制作用，因而导致大量植株被砍伐。其种子美观，且树体常绿美观，又是国家一级重点保护树种，常被开发为新型高档的园林树种。加强其有效成分人工合成研究，保护野生资源。

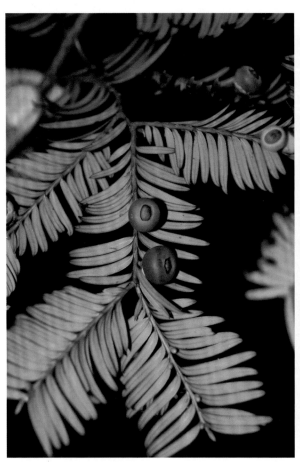
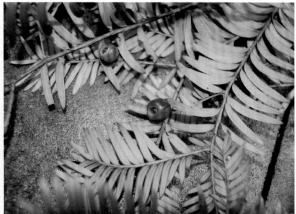
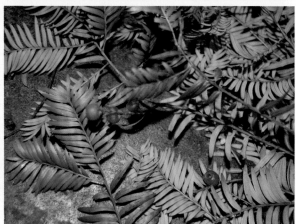

## 4  银杏 *Ginkgo biloba* Linnaeus

**科　属　名：**银杏科银杏属。

**保护等级：**国家一级重点保护野生植物，中国物种红色名录中放在濒危级。仅浙江天目山有野生状态的树木。

**生存状况：**栽培生长良好。

**保护措施：**对古树采用围栏保护，以减少人、畜破坏，防治病虫害，适量繁殖银杏幼苗；建立资源圃。

**繁殖方法：**播种、分株、嫁接、插条繁殖。

**综合评价：**古老的子遗树种，我国特有。是珍贵的药用树种、用材树种及风景园林树种。建议将人工种植银杏不列入国家重点保护野生物种管理。

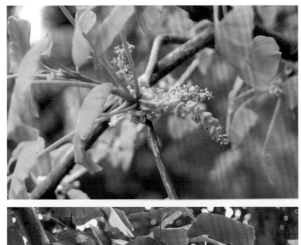

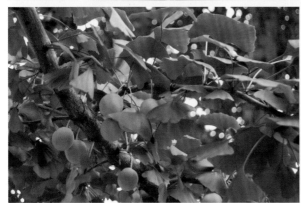

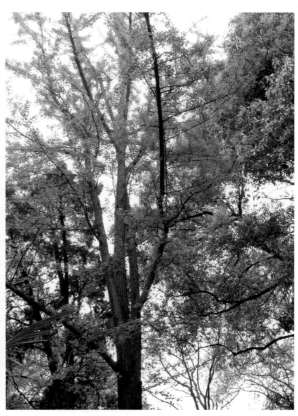

## 5 | 珙桐 *Davidia involucrata* Baillon

**科属名：** 蓝果树科珙桐属。

**保护等级：** 国家一级重点保护野生植物，中国物种红色名录中放在易危级。

**生存状况：** 生境岛屿化严重，种子自然萌发率很低，林下自然更新困难。

**保护措施：** 就地保护好珙桐的原生生态系统和加强当地居民的保护意识；严禁砍伐和破坏其生存环境；开展其濒危机制的研究，大力开展人工种植。

**繁殖方法：** 播种繁殖。

**综合评价：** 孑遗树种，我国特有。其花朵奇特，似白鸽，满树盛放时似白鸽群飞，为著名的观赏树种。

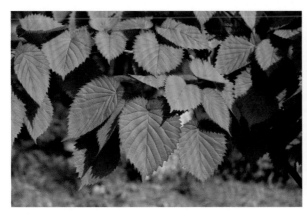

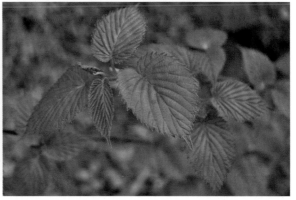

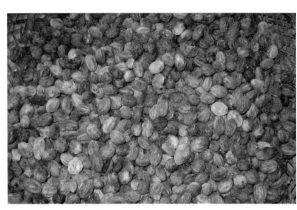
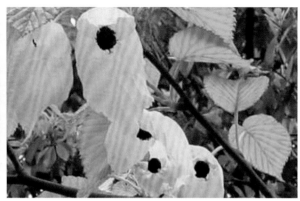

## 6 　光叶珙桐 *Davidia involucrata* var. *vilmoriniana* (Dode) Wangerin

**科　属　名：** 蓝果树科珙桐属。

**保护等级：** 国家一级重点保护野生植物，中国物种红色名录中放在易危级。

**生存状况：** 野生资源较稀少，果实为兽类喜食食物，种子萌发困难，自然更新差。

**保护措施：** 野生资源量少，需加强保护。分布于神农架保护区内的已得到有效保护，分布保护区外需安排专人看护。严禁砍伐野生植株，扩大栽培，大力发展人工育种。

**繁殖方法：** 播种、压条和分株繁殖。

**综合评价：** 我国特有树种。其花朵奇特，似白鸽，满树开放时似白鸽群飞，为著名的观赏树种。

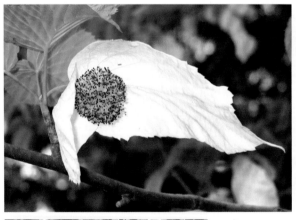
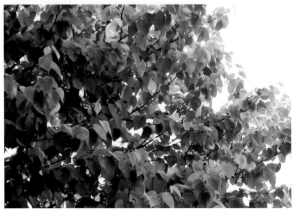
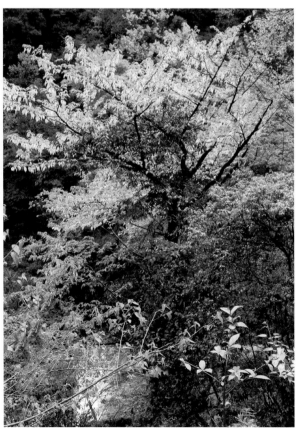

## 7 秦岭冷杉 *Abies chensiensis* Tieghem

**科 属 名：** 松科冷杉属。

**保护等级：** 国家二级重点保护野生植物，中国物种红色名录中放在易危级。模式标本采自陕西秦岭。

**生存状况：** 植株数量较少，但生长良好，种子萌发率低，林下自然更新差。结实率低，种子繁殖差可能是其致濒原因。

**保护措施：** 本种的分布大都在保护区和风景区内，已得到较好的就地保护。加强研究，提高种子萌发率，扩大栽培；严禁砍伐野生植株。

**繁殖方法：** 播种繁殖。

**综合评价：** 我国特有树种，是优良的用材树种。

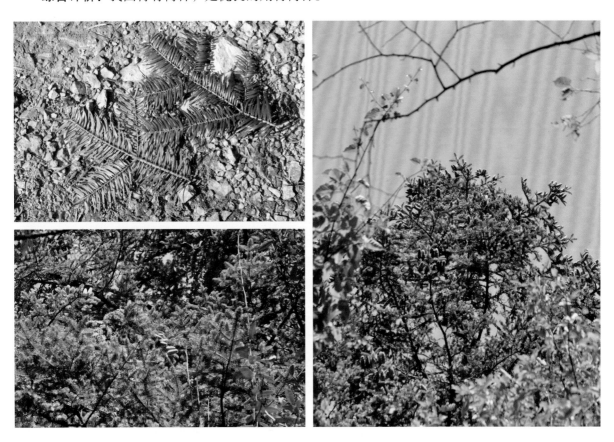

## 8 巴山榧树 *Torreya fargesii* Franchet

**科 属 名：** 红豆杉科榧树属。

**保护等级：** 国家二级重点保护野生植物，中国物种红色名录中放在易危级。

**生存状况：** 分布零散，数量较少。

**保护措施：**促进天然更新，加快人工繁殖，育苗造林；严禁采伐，保护野生成年植株。

**繁殖方法：**播种繁殖。

**综合评价：**我国特有树种，木材坚硬，结构细致，种子可榨油。喜温凉湿润的气候条件，不喜光照，以灌木或小乔木形态分布于林下。

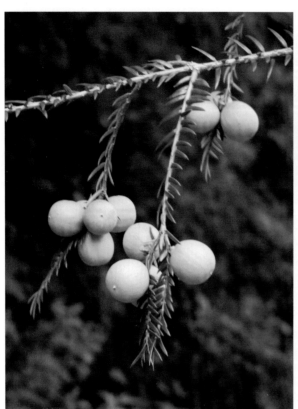
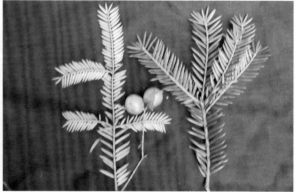
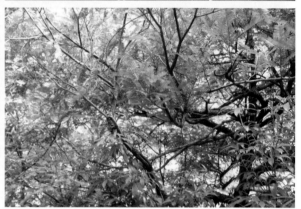

## 9　鹅掌楸　*Liriodendron chinense* (Hemsley ) Sargent

**科 属 名：**木兰科鹅掌楸属。

**保护等级：**国家二级重点保护野生植物，中国物种红色名录中放在易危级。

**生存状况：**分布较少，居群严重片段化，每处只有一至数株，多零星分布于阔叶林中，大树常遭砍伐，天然野生更新能力很弱。

**保护措施：**严禁砍伐野生大树、古树，进行人工繁殖，实行人工辅助授粉，增加种子成熟率，扩大种植面积，使其种群尽早得以恢复。

**繁殖方法：**播种、插条、嫁接繁殖。

**综合评价：**第三纪孑遗植物，我国特有。本种对研究东亚和北美植物关系、起源，以及探讨地理、历史的变迁等具有重要的价值，是世界上最珍贵的园林绿化、用材和药用植物，但近年来屡遭滥伐，在其主要分布区已渐稀少。鹅掌楸是异花受粉种类，有孤雌生殖现象，雌蕊往往在含苞欲放时即已成熟，开花时，柱头已枯黄，失去授粉能力，在未授精的情况下，雌蕊虽能继续发育，但种子生命弱，故发芽率低。

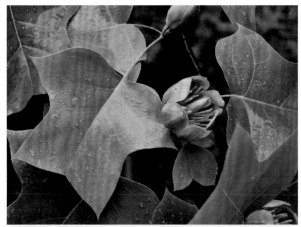

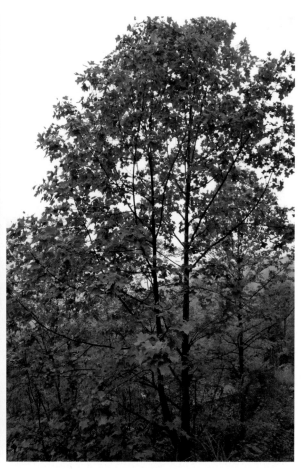

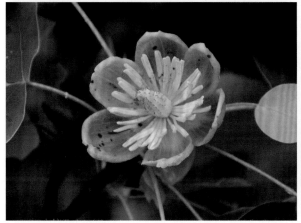

## 10　厚朴 *Houpoëa officinalis* (Rehder & E. H. Wilson) N. H. Xia & C. Y. Wu

**科 属 名：**木兰科厚朴属。

**保护等级：**国家二级重点保护野生植物，中国物种红色名录中放在易危级。

**生存状况：**野生分布稀少，现多为栽培。

**保护措施：**保护野生种群，严禁剥皮、采伐；保护好母树，促进天然更新；加强幼树抚育管理，开展育苗造林。

**繁殖方法：**播种繁殖。种皮厚而坚实，水分难以渗入，播后不易发芽，因此播种前，种子需做适当处理。处理方法之一是将采回的果实晒1~2天，混沙贮藏，或袋藏置于干燥通风处，次春播种前取出种子，用冷水浸3~5天，再用粗沙将种子外层的红色假种皮搓掉，然后播种。或在冬季取出种子，混沙埋藏，次春取出播种。还可用分株、压条、抽条繁殖。

**综合评价：**我国特有树种。其树皮、根皮、花、种子及芽皆可入药，厚朴（皮）及厚朴花（花蕾）为著名中药，被收载于2015年版的《中国药典》。种子具有明目益气的功效，可榨油，含油量35%，出油率25%，可制肥皂。芽作妇科药用。木材供建筑、板料、家具、雕刻、乐器、细木工等用。叶大荫浓，花大美丽，可作绿化观赏树种。近年来被过度采集。建议将人工种植厚朴不列入国家重点保护野生物种管理。

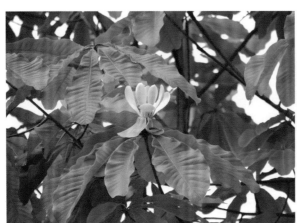
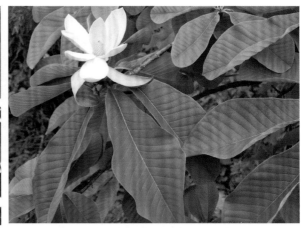

## 11 巴东木莲 *Manglietia patungensis* Hu

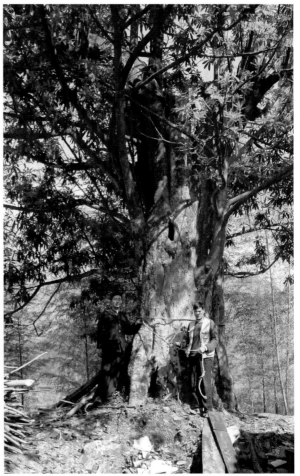

**科 属 名：** 木兰科木莲属。

**保护等级：** 国家二级重点保护野生植物，中国物种红色名录中放在易危级。

**生存状况：** 零星分布于林区及三峡库区，因森林破坏逐渐减少。

**保护措施：** 加强母树管理，扩大种植，严禁砍伐野生种，禁止剥皮。

**繁殖方法：** 播种、分株、压条繁殖。

**综合评价：** 我国特有的珍稀树种。神农架是巴东木莲分布的最北端，该种树形美观，花大而芳香，为珍贵的风景绿化观赏数种。

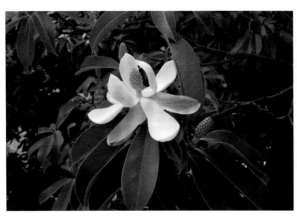

## 12 | 胡桃 *Juglans regia* Linnaeus

**科 属 名：**胡桃科胡桃属。

**保护等级：**国家二级重点保护野生植物，中国物种红色名录中放在易危级。

**生存状况：**大母树稀少。

**保护措施：**扩大栽培范围及繁殖，保护母树，建立种质资源圃。

**繁殖方法：**播种繁殖。种用核桃应在外果皮已变为黄色，且有50%已开裂时采收，此情况的出苗率可高达90%，如采种太早，发芽率就低。去外果皮后干藏，春播，播前浸泡5~7天，每亩用种子100~150kg。也可以用嫁接繁殖，砧木用核桃楸或野核桃、枫杨等。

**综合评价：**我国特有种，是著名坚果、油料、药用植物。建议将人工种植胡桃不列入国家重点保护野生物种管理。

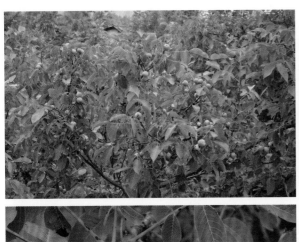

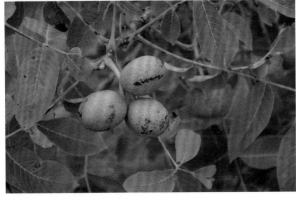

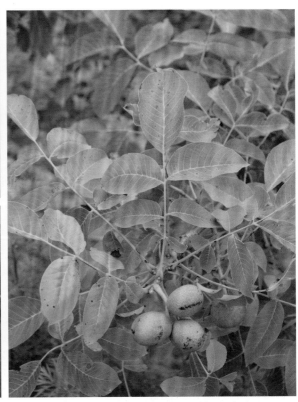

## 13 | 连香树 *Cercidiphyllum japonicum* Siebold & Zuccarini

**科 属 名：**连香树科连香树属。

**保护等级：**国家二级重点保护野生植物。

**生存状况：**长势良好。雌雄异株，结实率低，林下幼苗极少。

**保护措施：**保护母树，进行人工繁殖，在适宜生长区、植物园、树木园中引种栽培；禁止砍伐野生种群。

　　**繁殖方法：**播种、压条、扦插繁殖。

　　**综合评价：**本种材质优良，高大，寿命长，可供观赏。树皮及叶均含鞣质，可提制栲胶。本种是研究中国—日本植物区系分布的重要材料。

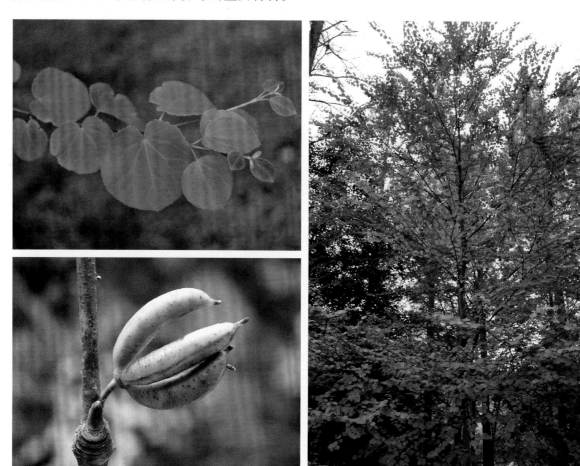

## 14 川黄檗 <sup>川黄柏</sup> *Phellodendron chinense* var. *glabriusculum* C. K. Schneider

　　**科 属 名：**芸香科黄檗属。

　　**保护等级：**国家二级重点保护野生植物。

　　**生存状况：**野生树种很少。

　　**保护措施：**保护原生母树，严禁砍伐或剥皮，扩大种植。

　　**繁殖方法：**播种繁殖。

　　**综合评价：**我国特有树种，树皮为常用中药材川黄柏。建议将人工种植的川黄檗不列入国家重点保护野生物种管理。

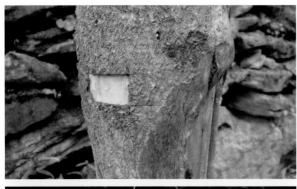
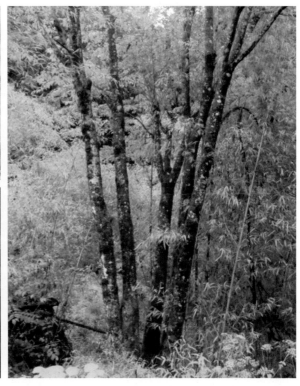
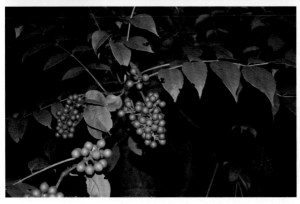

## 15　杜仲 *Eucommia ulmoides* Oliver

**科 属 名**：杜仲科杜仲属。

**保护等级**：国家二级珍稀濒危植物，中国物种红色名录中放在易危级。

**生存状况**：野生树种很少，天然资源已枯绝，现大都为人工栽培。

**保护措施**：保护好野生杜仲种质资源，大力发展人工栽培，研究其自然更新的方法。

**繁殖方法**：播种、压条、扦插繁殖。

**综合评价**：我国特有树种。树皮（杜仲）为珍贵中药材，具补肝肾、强筋骨、安胎、降血压功效；树皮分泌的硬橡胶可作工业原料及绝缘材料，抗酸、碱及化学试剂腐蚀的性能高，可制造耐酸、耐碱容器及管道的内衬；种子含油率达27%；木材可供建筑及制作家具使用。建议将人工种植杜仲不列入国家重点保护野生物种管理。

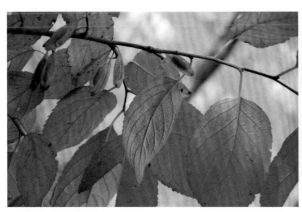
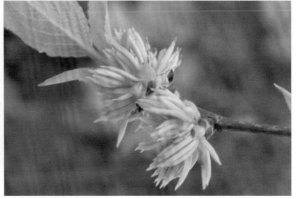

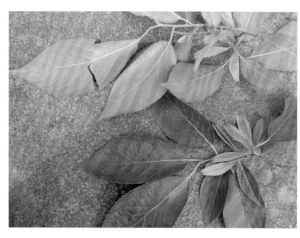 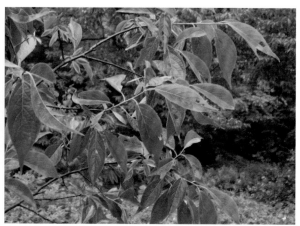

## 16　香果树 *Emmenopterys henryi* Oliver

**科 属 名：**茜草科香果树属。

**保护等级：**国家二级重点保护野生植物，中国物种红色名录中放在近危级。模式标本采自湖北巴东。

**生存状况：**数量较少，生长良好，林下更新差。结实率低，种子繁殖差可能是致濒原因。

**保护措施：**本种的分布大都在保护区和风景区内，已得到较好的就地保护。严禁砍伐野生树种或剥皮。

**繁殖方法：**播种繁殖。

**综合评价：**我国特有树种，为优良的园林树种。

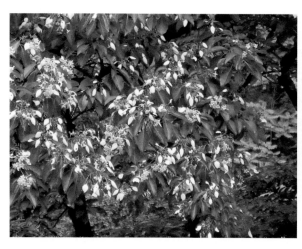 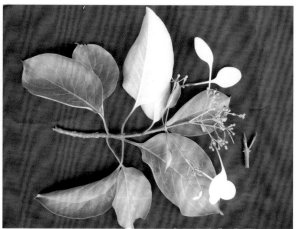

## 17　金荞　金荞麦 *Fagopyrum dibotrys* (D. Don) H. Hara

**科 属 名：**蓼科荞麦属。

**保护等级：**国家二级重点保护野生植物。

**生存状况：**数量较少，生长良好。人为破坏可能是致濒原因。

**保护措施：**本种的分布大都在保护区和风景区内，已得到较好的就地保护。应建立保护点，保护野生种群；收集种子，扩大人工栽培面积，进行规范化生产。

**繁殖方法：**播种繁殖。

**综合评价：**具较好的药用价值。

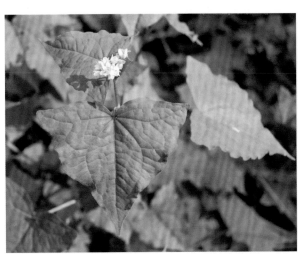 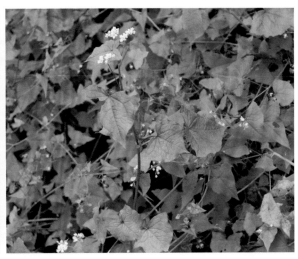

## 18 裸芸香 *Psilopeganum sinense* Hemsley

**科 属 名：**芸香科裸芸香属。

**保护等级：**国家二级珍稀濒危植物。

**生存状况：**零星分布。生境破碎，过度采挖是致危的主要原因。

**保护措施：**禁止采挖野生植株；建立保护点，实行就地保护；人工繁育幼苗，扩大种植面积。

**繁殖方法：**播种、分株繁殖。

**综合评价：**裸芸香属为我国特有属。本种全株有清香柑橘气味，是一种香料原料植物。

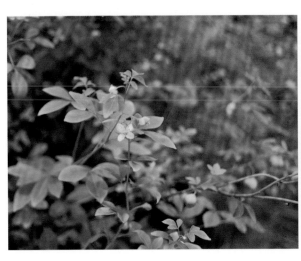 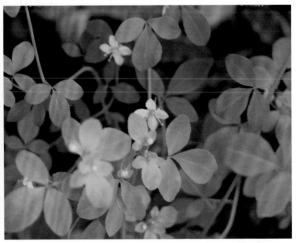

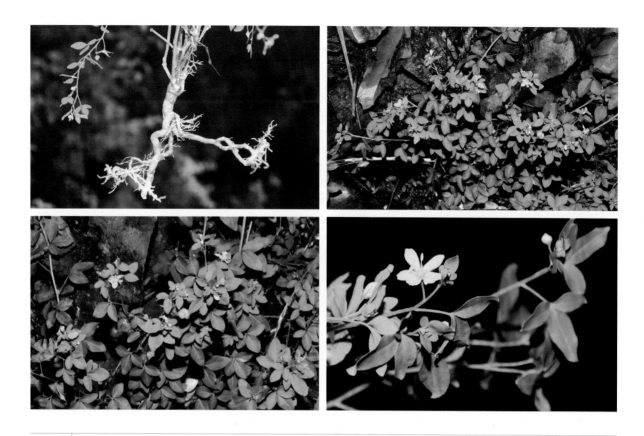

## 19 八角莲 *Dysosma versipellis* (Hance) M. Cheng ex T. S. Ying

**科 属 名**：小檗科八角莲属。

**保护等级**：国家三级珍稀濒危植物，中国物种红色名录中放在易危级。

**生存状况**：零星分布。过度采挖，生境的严重破坏，其自身繁育能力低，遗传多样性低，进化潜力和适应性较弱是导致八角莲濒危的原因。

**保护措施**：划定保护区，加强现有资源和生境的保护；人工繁殖，扩大数量；进行迁地保护，由于八角莲的居群遗传分化较大，迁地保护中应注意在较多的居群中取样，全面保护其遗传多样性。

**繁殖方法**：播种、分株繁殖。

**综合评价**：本种药用价值较高，特别在治疗毒蛇咬伤、抑制肿瘤方面有较好疗效，且其叶形奇特，具观赏性，颇具开发价值。

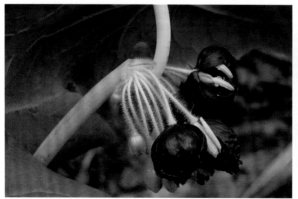
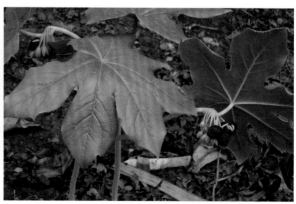

## 20 | 野大豆 *Glycine soja* Siebold & Zuccarini

**科 属 名：** 豆科大豆属。

**保护等级：** 国家二级重点保护野生植物。

**生存状况：** 零星分布。由于大规模的开荒、放牧、农田改造、兴修水利以及基本建设等原因，植被破坏严重，致使野大豆自然分布区日益缩减。

**保护措施：** 在开荒、放牧和基本建设中应对野大豆资源加以保护；划定保护区，收集野大豆种子，进行规范化、规模化人工种植；建立人工保护点和种质资源圃。

**繁殖方法：** 播种繁殖。

**综合评价：** 种子富含蛋白质、油脂，除可食用外，还可榨油、药用，同时与大豆是近缘种，是大豆育种的好材料。曾从茎叶中分离出一种对所有血型有凝集作用的植物血朊凝素。中国拥有丰富的野大豆种质资源，必须引起应有的重视，并加以保护。

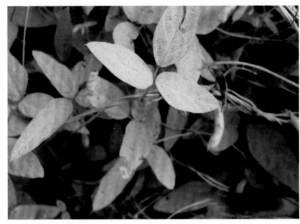 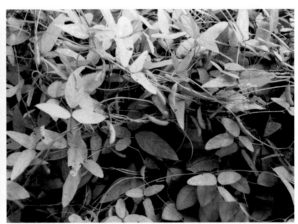

## 21 | 天麻 *Gastrodia elata* Blume

**科 属 名：** 兰科天麻属。

**保护等级：** 国家二级珍稀濒危植物，中国物种红色名录中放在易危级，被世界自然保护联盟（IUCN）评为易危物种，并被列入《濒危野生动植物物种国际贸易公约》（CITES）的附录Ⅱ中，同时也被列入中国《国家重点保护野生植物名录（第二批）》中，为二级保护植物。

**生存状况：** 野生资源破坏较严重。大量采挖和生态环境破坏是导致天麻致危的主要原因。

**保护措施：** 严禁过度采挖野生植株，保护其生态环境，促进天然更新，实行就地保护。

**繁殖方法：** 播种、块茎繁殖。

**综合评价：** 天麻在生长过程中需与蜜环菌共生，是名贵中药，用以治疗头晕目眩、肢体麻木、小儿惊风等。人工有性繁殖在我国已经成功，现人工繁殖天麻已成为供应市场需求的主要途径。建议将人工种植的天麻不列入国家重点保护野生物种管理。

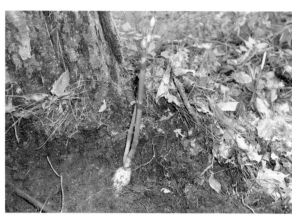
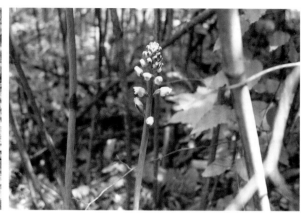

## 22 独花兰 *Changnienia amoena* S. S. Chien

**科 属 名：** 兰科独花兰属。

**保护等级：** 国家二级珍稀濒危植物，中国物种红色名录中放在渐危级。

**生存状况：** 零星分布，资源极稀少。生境破碎，过度采挖是致危的主要原因。

**保护措施：** 严禁采挖植株；在植物园、药园引种栽培；研究繁殖方法，逐步扩大栽培面积。

**繁殖方法：** 分株繁殖。

**综合评价：** 我国特有种。独花兰花瓣有红色和紫白色等，花色艳丽，且耐阴又防寒，适应家庭和室内培养，其植株矮小即可开花，可作微型盆景的花草点缀。

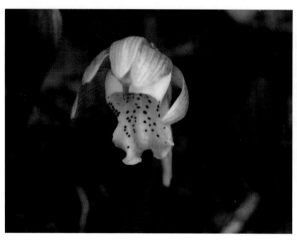
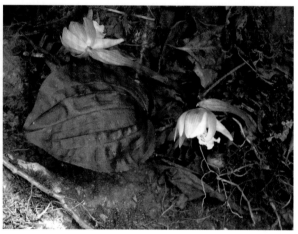

## 23 穗花杉 *Amentotaxus argotaenia* (Hance) Pilger

**科 属 名：** 红豆杉科穗花杉属。

**保护等级：** 国家三级珍稀濒危植物，中国物种红色名录中放在易危级。

**生存状况：** 极少量零星生长，多为萌生或幼苗。

**保护措施：**保护好母树。

**繁殖方法：**播种繁殖。

**综合评价：**我国特有的孑遗植物。植株生长缓慢，种子有休眠期，易遭鼠害，天然更新能力较弱。

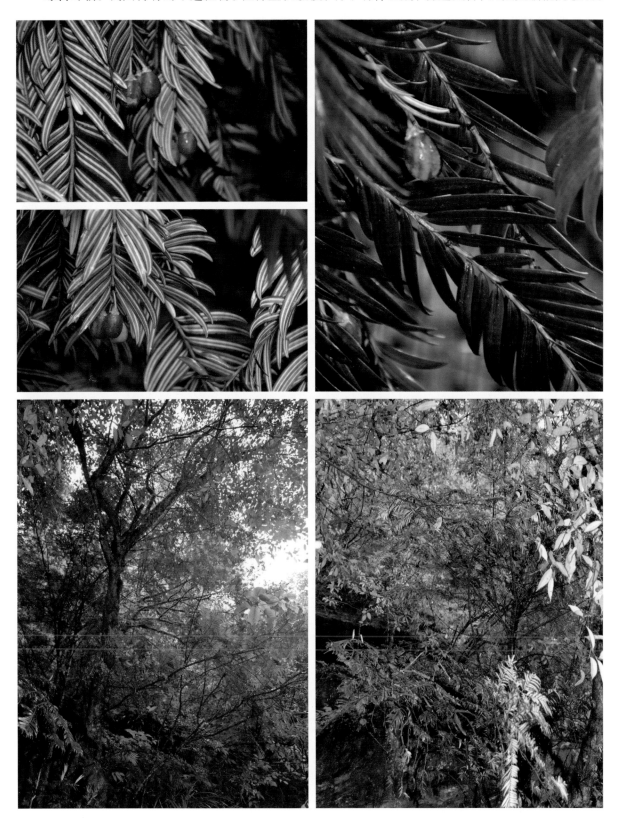

| 24 | **华榛** *Corylus chinensis* Franchet |

**科属名：** 桦木科榛属。

**保护等级：** 国家三级珍稀濒危植物，中国物种红色名录中放在易危级。

**生存状况：** 渐危种。由于森林过度砍伐，导致分布面积日益缩小，资源锐减，且其果实为兽类喜食食物，更新十分困难，有被其他阔叶树种更替而陷入濒危绝灭的危险。

**保护措施：** 可选择具有群落代表性的林分划作保护林；建议将该种列为更新造林树种；有条件的地区应建立种子园，并积极进行采种、育苗、栽植，以扩大资源。

**繁殖方法：** 分株、压条、嫁接、扦插和播种等多种方法进行繁殖，一般多用播种和分株法繁殖。

**综合评价：** 我国特有的稀有珍贵树种。是中国中亚热带至北亚热带中山地带阔叶林组成树种之一。其材质优良，生长快，种子可食，果仁肥白而圆，有香气，含油脂量很大，含油率50%。华榛抗污染能力强，表面有华榛蜡质层，对有害气体（如二氧化硫、氯化氢、氟化物、汽车尾气等）有较强抗性，对粉尘的吸滞能力强，能使空气得到净化。

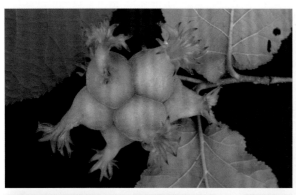

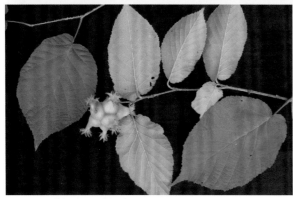

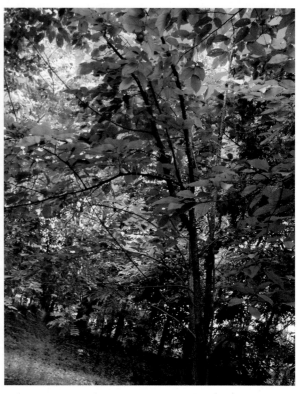

| 25 | **领春木** *Euptelea pleiosperma* J. D. Hooker & Thomson |

**科属名：** 领春木科领春木属。

**保护等级：** 国家三级珍稀濒危植物。

**生存状况：** 分布区域狭窄，仅见于湿润沟谷及山坡的林中或林缘处，呈零星状分布。

**保护措施：**除在原产区加强保护和人工繁殖外，还应选择适宜环境进行迁地种植。

**繁殖方法：**播种、分株繁殖。

**综合评价：**第三纪孑遗植物和稀有珍贵的古老树种。为典型的东亚植物区系成分的特征种，对于研究古植物区系和古代地理气候有重要的学术价值。花、果美观，可作为优良的园林树种。

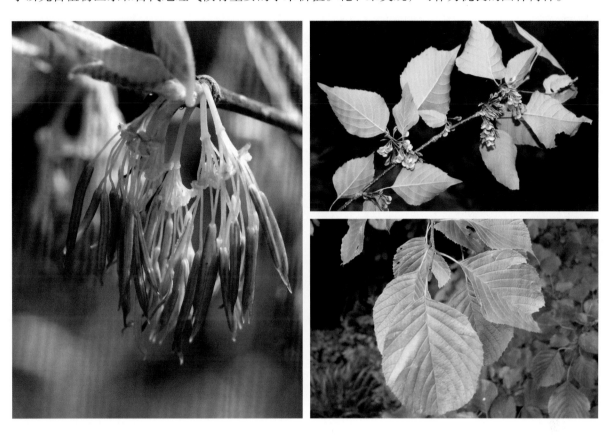

## 26　黄连 *Coptis chinensis* Franchet

**科 属 名：**毛茛科黄连属。

**保护等级：**国家三级珍稀濒危植物。模式标本采自重庆城口。

**生存状况：**由于长期利用，大量采挖，导致野生黄连极为稀少，现有栽培。

**保护措施：**保护好野生黄连及其生态环境，建立苗木繁殖基地。

**繁殖方法：**播种繁殖。种子属底胚后熟类型，5月上旬采收成熟种子后，选择阴凉较平坦的山坡用树枝搭蔽荫棚，让雨水能自然淋入棚内，并挖20cm深地作窖，将种子与湿沙置于窖内贮藏。每年有3个时期可以栽种。

**综合评价：**黄连喜冷凉、湿润、荫蔽，忌高温、干旱。其根茎为著名中药黄连，含小檗碱、黄连碱、甲基黄连碱、掌叶防己碱等生物碱，可治急性结膜炎、急性细菌性痢疾、急性肠胃炎、吐血、痈疖疮疡等；叶柄（剪口连、千子连）、叶片（黄连叶）功效与根茎相似。建议将人工种植黄连不列入国家重点保护野生物种管理。

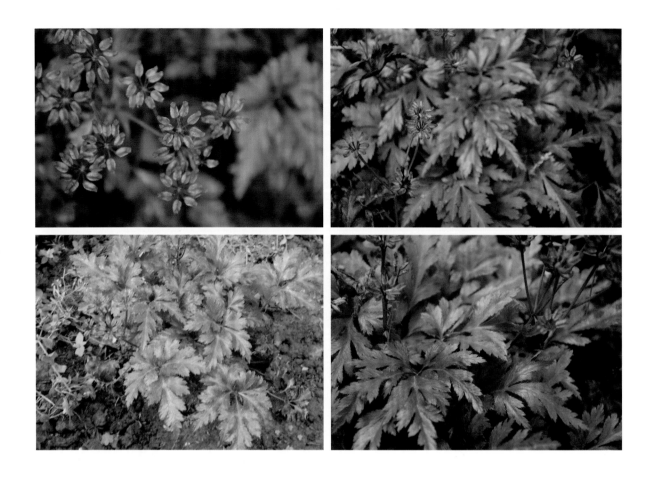

## 27 紫斑牡丹 *Paeonia rockii* (S. G. Haw & Lauener) T. Hong & J. J. Li

**科 属 名：**芍药科芍药属。

**保护等级：**国家三级珍稀濒危植物。

**生存状况：**资源很少，零星分布。天然繁殖力弱，分布区逐步缩少。

**保护措施：**严禁采挖，建立保护点；积极开展繁殖试验，推广栽培。

**繁殖方法：**播种、分株繁殖。

**综合评价：**我国特有种。根皮可入药，但和中药牡丹皮并非一个种。本种花大色艳，具极高的观赏价值，亦是牡丹育种和品种改良的重要材料之一。建议本种的根皮不作药用。

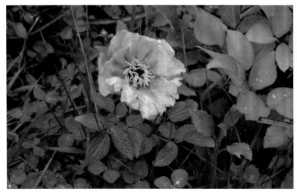
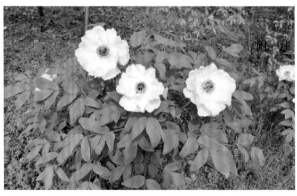

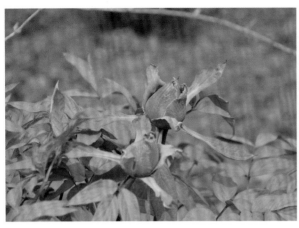 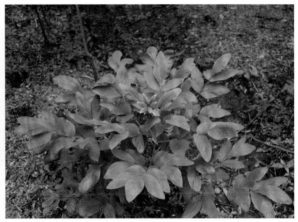

## 28　山白树　*Sinowilsonia henryi* Hemsley

**科 属 名**：金缕梅科山白树属。

**保护等级**：国家三级珍稀濒危植物，中国物种红色名录中放在易危级。

**生存状况**：数量较少，生长良好，林下更新差。生境破碎，种子繁殖差可能是致濒原因。

**保护措施**：本种的分布大都在保护区和风景区内，已得到较好的就地保护。禁止砍伐野生植株。

**繁殖方法**：播种繁殖。

**综合评价**：我国特有树种。

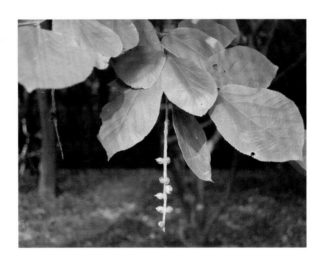

## 29　小勾儿茶　*Berchemiella wilsonii* (C. K. Schneider) Nakai

**科 属 名**：鼠李科小勾儿茶属。

**保护等级**：国家二级重点保护野生植物。

**生存状况**：仅有木鱼（官门山）和红坪2个分布点，每个分布点仅1株。

**保护措施**：严格保护野生植物及其生境，人工辅助繁殖（野外扩繁）。

**繁殖方法**：人工低温层积催芽后，在母树周边播种繁殖。

**综合评价**：神农架为小勾儿茶 *B. wilsonii* 的模式产地（原兴山），国家级小种群。

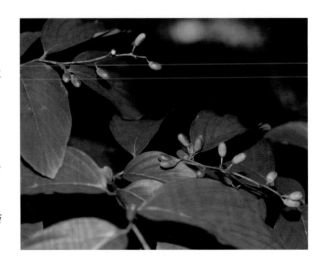

## 30 紫茎 *Stewartia sinensis* Rehder & E. H. Wilson

**科 属 名**：山茶科紫茎属。

**保护等级**：国家三级珍稀濒危植物。

**生存状况**：零星分布。种子发芽低是致危原因。

**保护措施**：实行就地保护，保护母树，采种育苗；禁止砍伐和剥皮。

**繁殖方法**：播种繁殖。

**综合评价**：特有的孑遗植物，对研究东亚—北美植物区系有科学意义。木材坚硬，可作军工、细木及优良家具用材。根皮、茎皮入药，种子油可食用或制肥皂及润滑油，具有较高的经济价值。

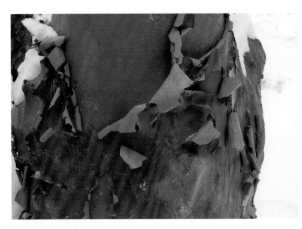
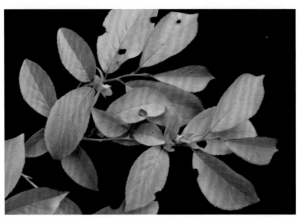

## 31 天师栗 *Aesculus chinensis* var. *wilsonii* (Rehd) Turland & N. H. Xia

**科 属 名**：七叶树科七叶树属。

**保护等级**：国家珍稀濒危植物。

**生存状况**：零星分布。种子繁殖力低是致危原因。

**保护措施**：对原生植株就地保护，建立繁殖基地。

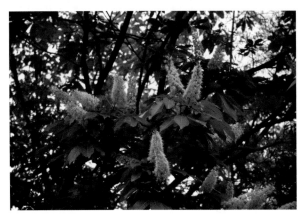
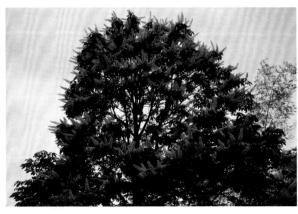

**繁殖方法：**播种繁殖。

**综合评价：**我国特有。本种的树冠圆形而宽大，开花时硕大的白色花序似一盏华丽的烛台，蔚为奇观，可以作为行道树和庭园树。木材坚硬细密可用于制造器具。

## 32　延龄草 *Trillium tschonoskii* Maximowicz

**科 属 名：**百合科延龄草属。

**保护等级：**国家三级珍稀濒危植物，中国物种红色名录中放在近危级。

**生存状况：**野生资源破坏严重，零星分布。近年来过度采挖，致使野生资源逐年减少。

**保护措施：**在延龄草分布集中地区建立自然保护点，植物园引种栽培，扩大人工种植面积。

**繁殖方法：**播种繁殖。或将延龄草根茎切块后，其上的芽眼可萌发出能独立生活的小苗进行无性繁殖。

**综合评价：**渐危种。种子休眠期长，种子发芽率很低，自然繁殖系数低，根茎可作药用。延龄草属间断分布于东亚与北美，本属的形态解剖较特殊，不同学者对其分类位置有不同见解，因此，保护好延龄草，对今后研究延龄草属的系统位置以及植物区系等均有科学意义。

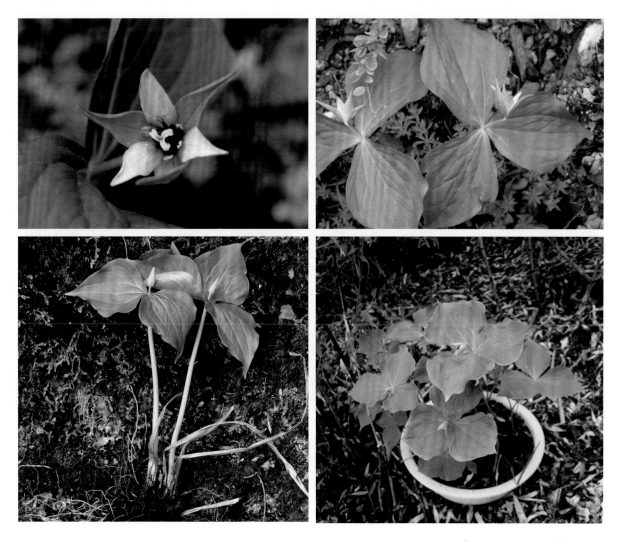

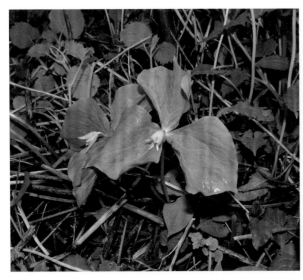 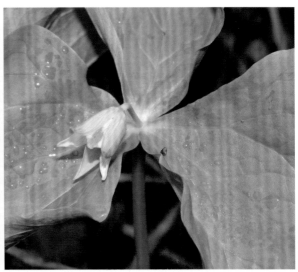

## 33 扇脉杓兰 *Cypripedium japonicum* Thunberg

科 属 名：兰科杓兰属。

保护等级：国家重点保护物种。

生存状况：零星分布。过度采挖和生境破碎是致危原因。

保护措施：严禁砍伐森林和采挖野生植株，实行就地保护；人工繁育幼苗。

繁殖方法：播种、分株繁殖。

综合评价：本种叶和花都很特别，具有较高的园艺价值。

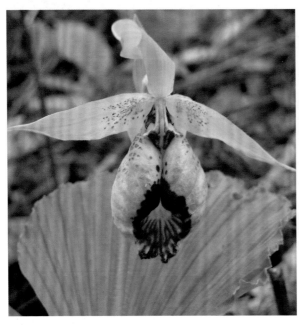 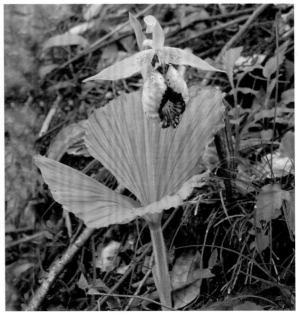

## 34 | 绿花杓兰 *Cypripedium henryi* Rolfe

**科 属 名：**兰科杓兰属。

**保护等级：**国家重点保护物种。

**生存状况：**零星分布。生境破碎，过度采挖是导致物种濒危的主要原因。

**保护措施：**严禁采挖野生植株，实行就地保护，人工繁育幼苗。

**繁殖方法：**播种、分株繁殖。

**综合评价：**本种花大美丽，可作为园林观赏植物。

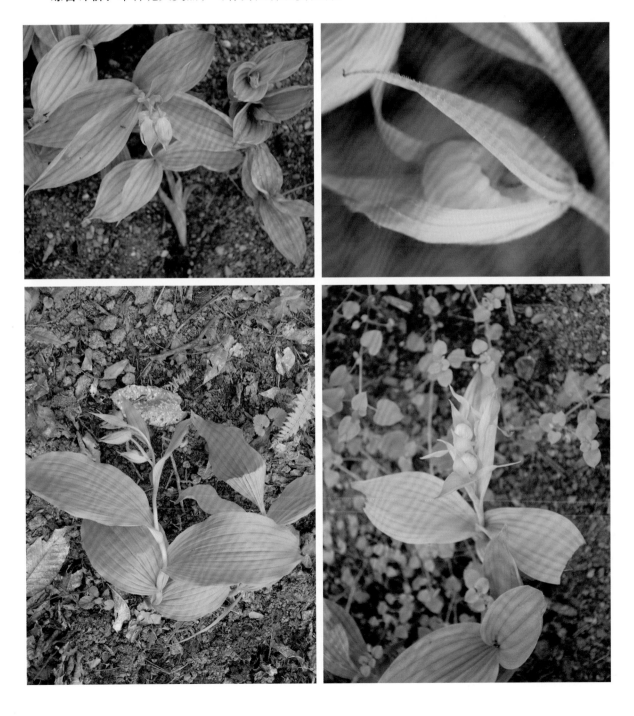

## 35 独蒜兰 *Pleione bulbocodioides* (Franchet) Rolfe

**科 属 名：** 兰科独蒜兰属。

**保护等级：** 国家重点保护物种。

**生存状况：** 零星分布。传粉障碍，生境破碎，过度采挖是致其濒危的主要原因。

**保护措施：** 实行就地保护，人工繁育幼苗。

**繁殖方法：** 播种、分株繁殖。

**综合评价：** 本种既有广泛的药用价值，又有较高的观赏价值。

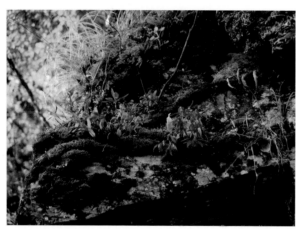 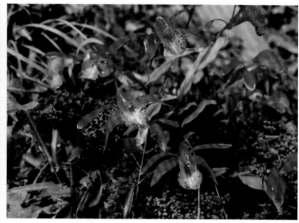

## 36 细叶石斛 *Dendrobium hancockii* Rolfe

**科 属 名：** 兰科石斛属。

**保护等级：** 国家重点保护物种。

**生存状况：** 零星分布。生境破碎，大量采挖是致濒原因。

**保护措施：** 实行就地保护，人工繁育幼苗。

**繁殖方法：** 分株繁殖。

**综合评价：** 本种是名贵药材，且花大美丽，可作为园林观赏植物。

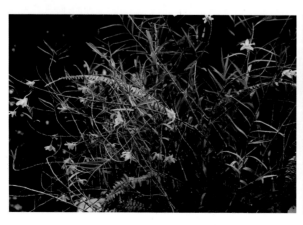 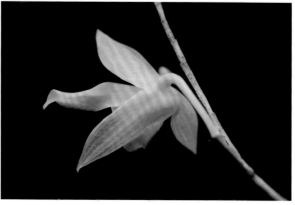

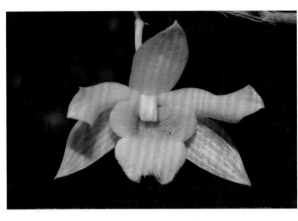
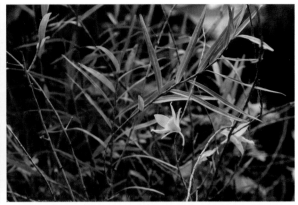

## 37 | 西南手参 *Gymnadenia orchidis* Lindley

**科 属 名：** 兰科手参属。

**保护等级：** 国家重点保护物种。

**生存状况：** 零星分布。过度采挖是致其濒危的主要原因。

**保护措施：** 保护野生资源，发展人工种植。

**繁殖方法：** 分株繁殖。

**综合评价：** 本种是重要的药用植物和观赏植物。用试管苗无菌胚培养技术对手参组织培养和植株再生的技术条件和参数进行了研究，实现了短期内获得大量的无病毒种苗，并满足了市场需要，这对于手参药材的资源开发和保护具有重要的价值。

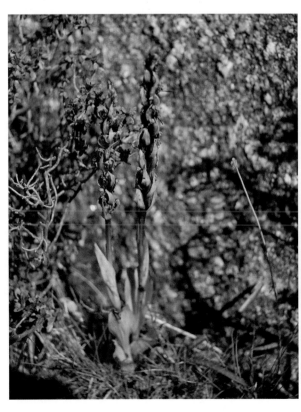
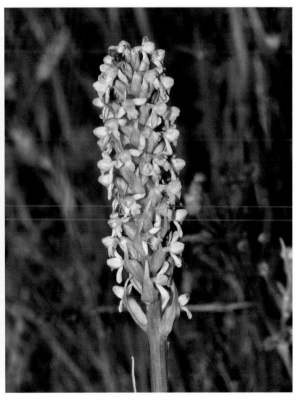

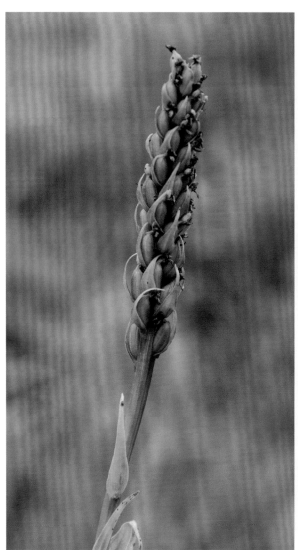

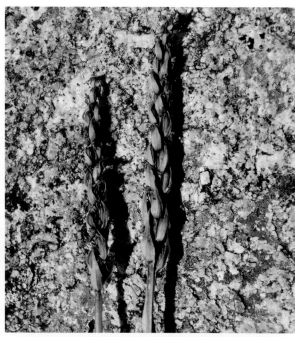

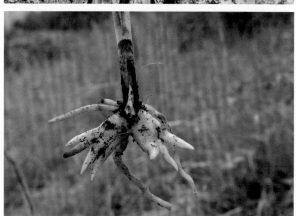

## 38 | 云南石仙桃 *Pholidota yunnanensis* Rolfe

**科 属 名:** 兰科石仙桃属。

**保护等级:** 国家重点保护物种。

**生存状况:** 零星分布。过度采挖是导致野生资源匮乏的主要原因。

**保护措施:** 严禁采挖野生资源;建立保护点;应用植物组织培养技术培育完整植株,开展人工栽培。

**繁殖方法:** 用假鳞茎分株繁殖。

**综合评价:** 石仙桃假鳞茎硕大似桃,青翠犹如碧玉,叶色鲜绿光亮,是一种清雅别致的室内观赏植物。

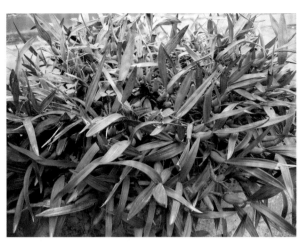
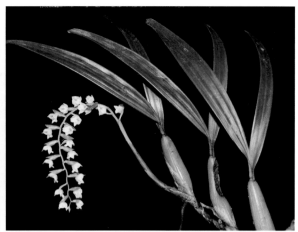

## 39 杜鹃兰 *Cremastra appendiculata* (D. Don) Makino

**科 属 名：** 兰科杜鹃兰属。

**保护等级：** 国家重点保护物种。

**生存状况：** 零星分布。生境破碎，过度采挖是致危的主要原因。

**保护措施：** 严禁砍伐森林，禁止采挖野生植株；实行就地保护；人工繁育幼苗。

**繁殖方法：** 分株繁殖。

**综合评价：** 假鳞茎可作药用，叶和花都具有较高的观赏价值。近年来采挖野生资源作白及用，导致资源接近枯竭。分株繁殖的种源有限，应尽快开展种子繁殖与组织培养技术的研究。

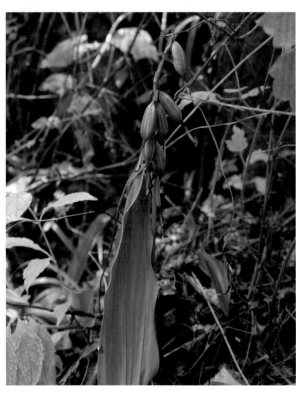
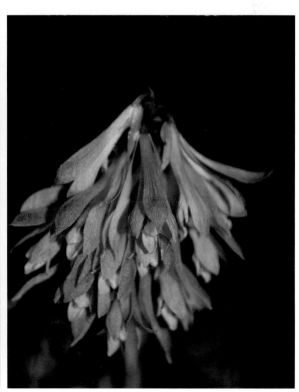

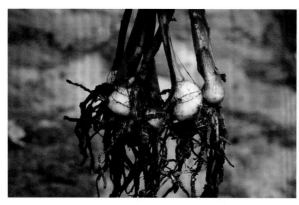
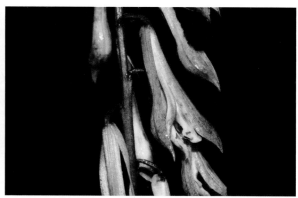

## 40 多花兰 *Cymbidium floribundum* Lindley

科 属 名：兰科兰属。

保护等级：国家重点保护物种。

生存状况：零星分布。生境破碎，过度采挖是致危的主要原因。

保护措施：严禁砍伐森林，禁止采挖野生植株；建立保护点，实行就地保护；人工繁育幼苗。

繁殖方法：分株繁殖。

综合评价：假鳞茎可作药用，叶和花都具有较高的观赏价值。

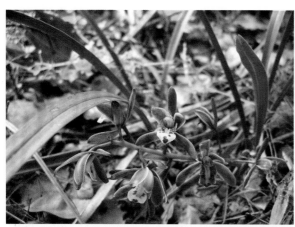

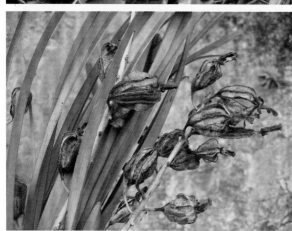

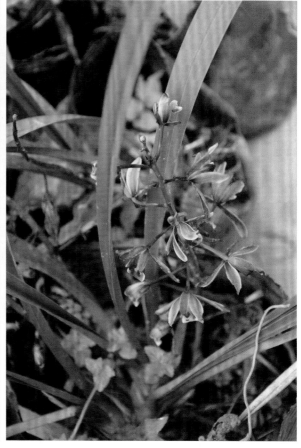

41　**黄花白及** *Bletilla ochracea* Schlechter

**科 属 名：** 兰科白及属。

**保护等级：** 国家重点保护物种。

**生存状况：** 零星分布。生境破碎，过度采挖是致危的主要原因。

**保护措施：** 实行就地保护，并进行人工繁育幼苗。

**繁殖方法：** 播种、分株繁殖。

**综合评价：** 本种具中药白及的功效，且花色美丽，是优良的园林观赏植物。

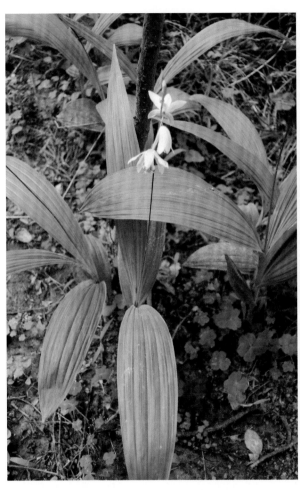
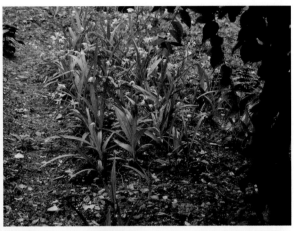
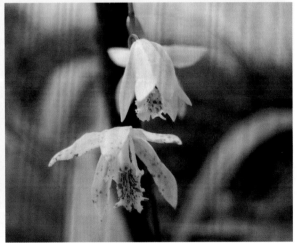

42　**白及** *Bletilla striata* (Thunberg) H. G. Reichenbach

**科 属 名：** 兰科白及属。

**保护等级：** 国家重点保护物种。

**生存状况：** 零星分布。生境破碎，过度采挖是致危的主要原因。

**保护措施：** 严禁不合理采挖植株；植物园、药园引种栽培；开展人工种植研究，建立规范化、规模化种植基地，大量生产白及。

　　**繁殖方法**：播种、分株繁殖。

　　**综合评价**：本种是传统常用中药，又是优良的园林观赏植物。近年来采挖严重，应引起有关部门高度重视。

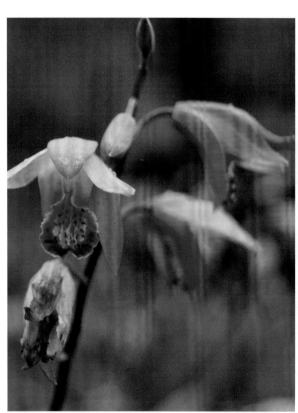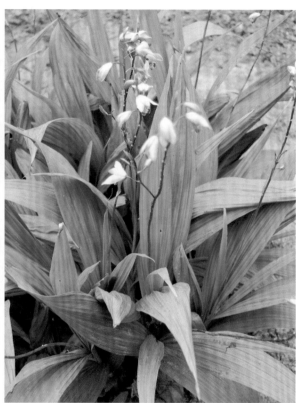

# 二、省级重点保护药用植物

　　据调查，神农架有省级重点保护的药用植物物种 63 种，以下每一物种的形态特征、地理分布及药用价值可参见本书各论中对应种的描述。

## 1 三尖杉 *Cephalotaxus fortunei* Hooker

　　**科 属 名**：三尖杉科三尖杉属。

　　**生存状况**：因被过度利用，资源数量急剧减少，处于渐危状态，呈零星分布，若不加以保护有可能濒危。

　　**保护措施**：加强野生资源的保护，采取就地保护和迁地保护相结合的方式加以保护，鼓励开展人工栽培和繁殖方面的研究。

　　**繁殖方法**：播种繁殖。

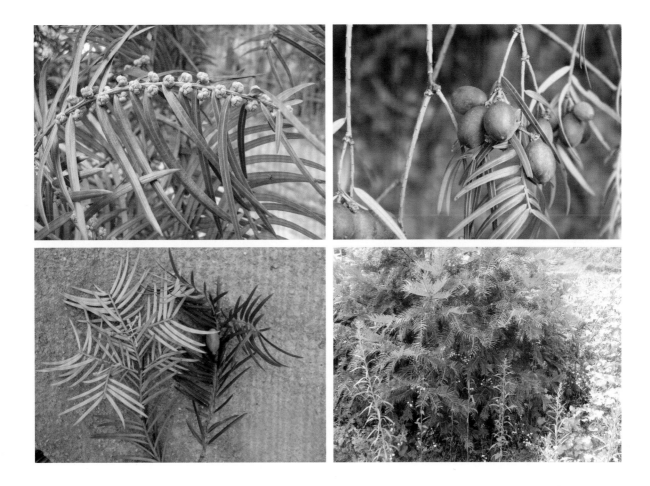

## 2　青钱柳 *Cyclocarya paliurus* (Batalin) Iljinskaya

**科 属 名：**胡桃科青钱柳属。

**生存状况：**目前野生资源迅速减少，处于濒危状态。

**保护措施：**严禁破坏野生资源，加强人工繁殖来满足制茶和园林应用的需求。

**繁殖方法：**扦插、嫁接、压条、分株、播种繁殖。

**综合评价：**青钱柳属落叶速生乔木，树木高大挺拔，枝叶美丽多姿，其果实像一串串的铜钱，迎风摇曳，别具一格，具有很高的庭院观赏价值。幼叶可制保健茶。

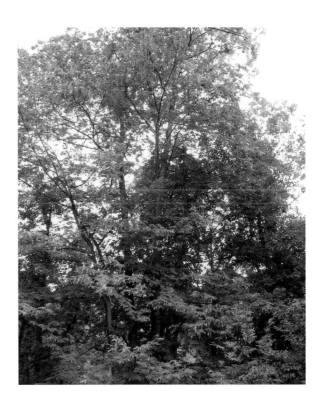

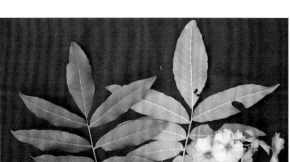
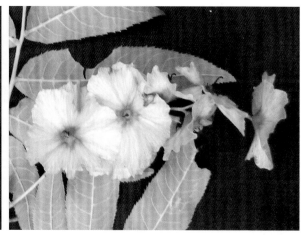

## 3 | 葛菌 红冬蛇菰、宜昌蛇菰、蛇菰
*Balanophora harlandii* J. D. Hooker

**科 属 名**：蛇菰科蛇菰属。

**生存状况**：植被破坏，寄主减少，导致资源锐减。

**保护措施**：保护其生境，开展人工繁殖研究。

**繁殖方法**：尚无。

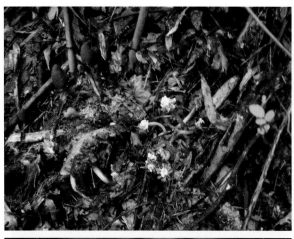

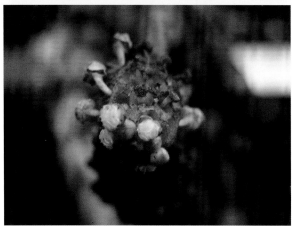

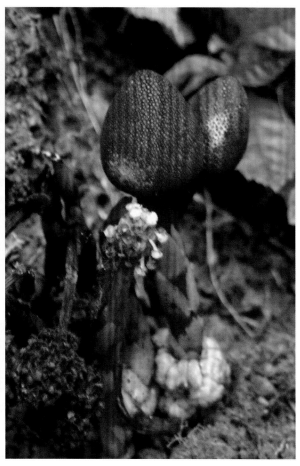

4　**红菌** <sup>筒鞘蛇菰</sup>
*Balanophora involucrata* Hook. f

科 属 名：蛇菰科蛇菰属。

生存状况：植被破坏，寄主减少，导致近年来资源锐减。

保护措施：保护其生长环境，开展人工繁殖研究。

繁殖方法：尚无。

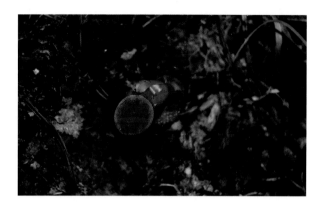

5　**疏花蛇菰** <sup>穗花蛇菰</sup>
*Balanophora laxiflora* Hemsley

科 属 名：蛇菰科蛇菰属。

生存状况：植被破坏，导致近年来资源减少很快。

保护措施：保护其生长环境，开展人工繁殖研究。

繁殖方法：尚无。

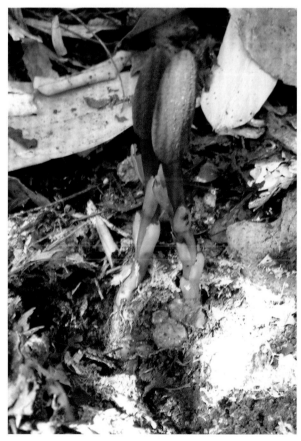

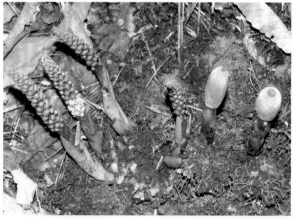

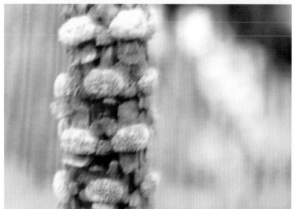

## 6 中华抱茎拳参 *Polygonum amplexicaule* var. *sinense* Forb. et Hemsley ex Steward

科 属 名：蓼科蓼属。

生存状况：因其止血效果好，导致过度采挖，现植株仅零星分布。

保护措施：就地保护。

繁殖方法：播种、分株繁殖。

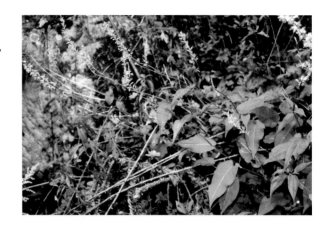

## 7 毛脉蓼 *Fallopia multiflora* var. *cillinerve* (Nakai) A. J. Li

科 属 名：蓼科何首乌属。

生存状况：因过度采挖，资源锐减，现仅零星分布。

保护措施：严禁采挖野生资源，开展人工繁殖研究。

繁殖方法：播种、扦插繁殖。

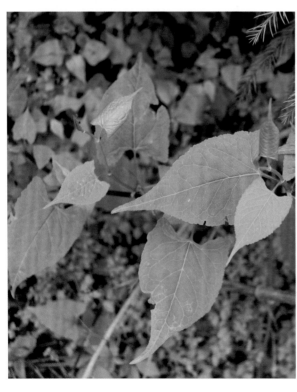
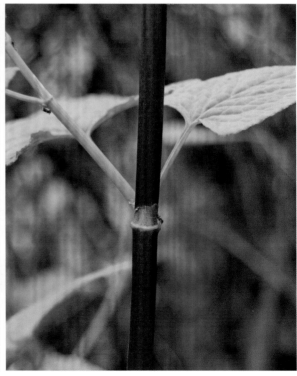

## 8　支柱拳参 *Polygonum suffultum* Maximowicz

**科 属 名：** 蓼科蓼属。

**生存状况：** 采挖过度，零星分布。

**保护措施：** 严禁采挖野生资源，进行人工种植。

**繁殖方法：** 播种、分株繁殖。

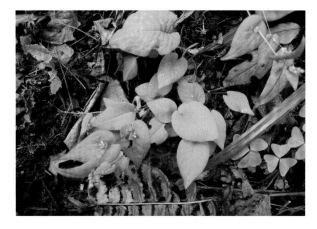

## 9　川鄂乌头 *Aconitum henryi* E. Pritzel

**科 属 名：** 毛茛科乌头属。

**生存状况：** 由于过度采挖，导致野生个体数量稀少，零星分布。

**保护措施：** 收集种子，人工种植；挖大留小，并建立种质资源圃加以保护。

**繁殖方法：** 播种繁殖。

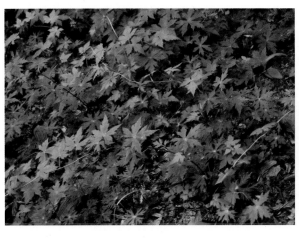 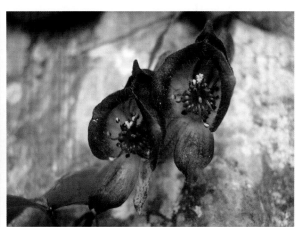

## 10　铁筷子 *Helleborus thibetanus* Franchet

**科 属 名：** 毛茛科铁筷子属。

**生存状况：** 近年来采挖过度，野生个体数量稀少。

**保护措施：** 严禁采挖野生资源，进行人工种植，建立种质资源圃加以保护。

**繁殖方法：** 播种、分株繁殖。

综合评价：铁筷子属为中国西部特有单种属植物，具有药用价值和良好的观赏性，对研究中国西部植物区系与欧亚植物区系的联系有重要的价值。

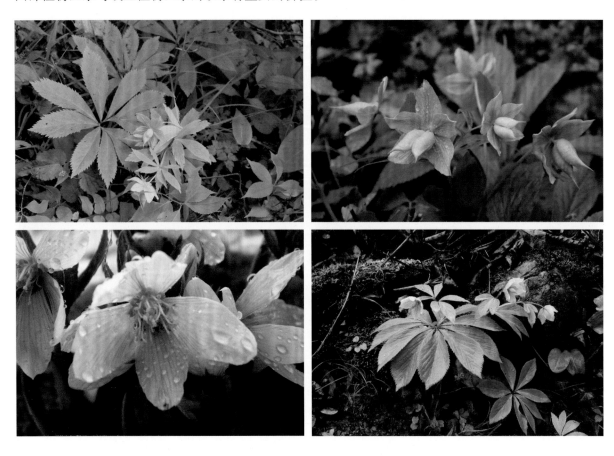

## 11 川鄂獐耳细辛 *Hepatica henryi* (Oliver) Steward

**科 属 名：**毛茛科獐耳细辛属。

**生存状况：**由于过度采挖，导致野生个体数量稀少，零星分布。

**保护措施：**建立自然保护点加以保护。

**繁殖方法：**播种、分株繁殖。

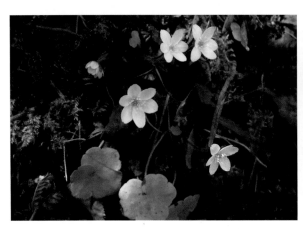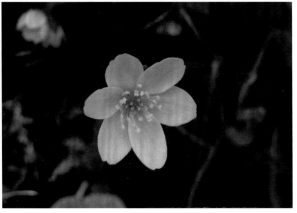

## 12　**南方山荷叶** *Diphylleia sinensis* H. L. Li

**科 属 名**：小檗科山荷叶属。

**生存状况**：生长缓慢，对生境要求苛刻，由于过度采挖，导致野生个体数量稀少，零星分布。

**保护措施**：建立自然保护点，采取就地保护方式加以保护；进行人工种植。

**繁殖方法**：播种、分株繁殖。

**综合评价**：本种是神农架名贵民间草药，又名江边一碗水。叶形奇特美丽。

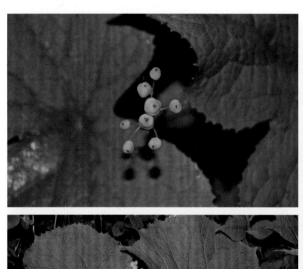
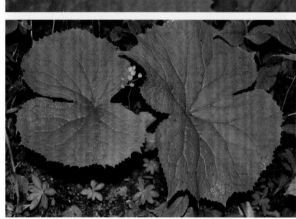
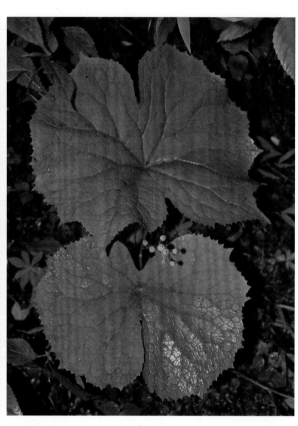

## 13　**串果藤** *Sinofranchetia chinensis* (Franchet) Hemsley

**科 属 名**：木通科串果藤属。

**生存状况**：野生个体数量稀少，零星分布。

**保护措施**：采取就地保护方式加以保护，并进行人工种植。

**繁殖方法**：播种繁殖。

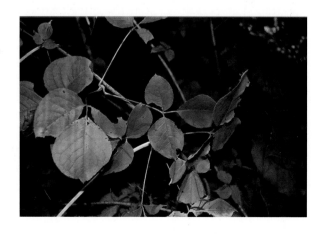

## 14 红毛七 <sup>类叶牡丹</sup> *Caulophyllum robustum* Maximowicz

科 属 名：小檗科红毛七属。

生存状况：野生个体数量稀少，零星分布。

保护措施：采取就地保护方式加以保护，并进行人工种植。

繁殖方法：播种繁殖。

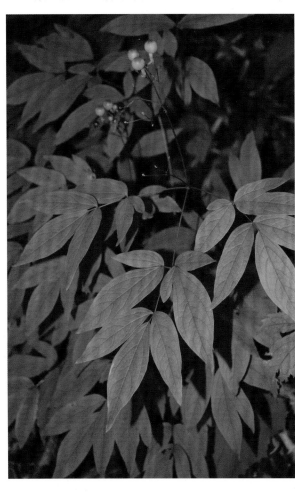 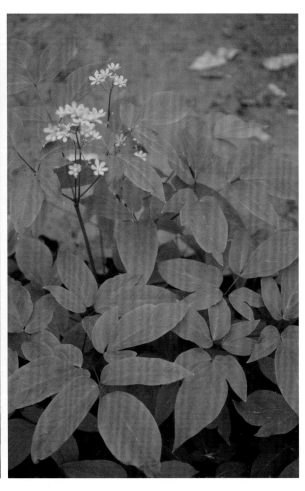

## 15 青牛胆 *Tinospora sagittata* (Oliver) Gagnepain

科 属 名：防己科青牛胆属。

生存状况：因采挖过度，导致野生个体数量稀少，零星分布。

保护措施：采取就地保护方式加以保护，并进行人工种植。

繁殖方法：播种繁殖。

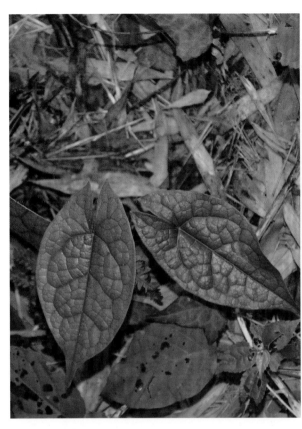
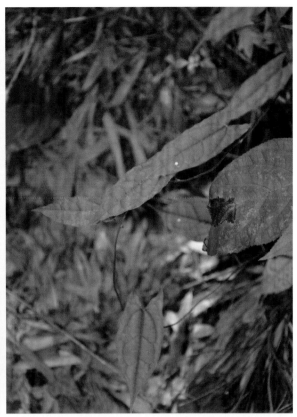

## 16　武当玉兰 *Yulania sprengeri* (Pampanini) D. L. Fu Magnolia sprengeri Pamp.

**科 属 名：**木兰科玉兰属。

**生存状况：**花蕾为中药辛夷，由于过度采摘，影响结实，导致野生个体数量稀少，零星分布。

**保护措施：**采取就地保护方式加以保护，限制对野生树上花蕾的采摘，并进行人工种植。

**繁殖方法：**嫁接、压条、扦插、播种繁殖等。

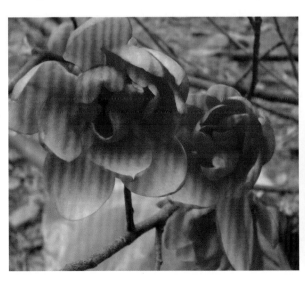
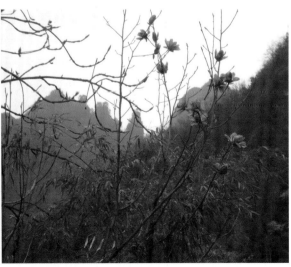

## 17 | 蜡梅 *Chimonanthus praecox* (Linnaeus) Link

**科 属 名**：蜡梅科蜡梅属。

**生存状况**：由于过度采挖，导致野生资源锐减，野生个体数量稀少。

**保护措施**：禁止采挖野生植株；建立自然保护点，采取就地保护方式加以保护；进行人工种植。

**繁殖方法**：播种、分株、压条、嫁接繁殖。

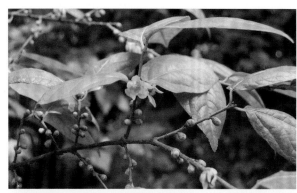
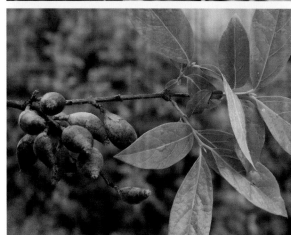
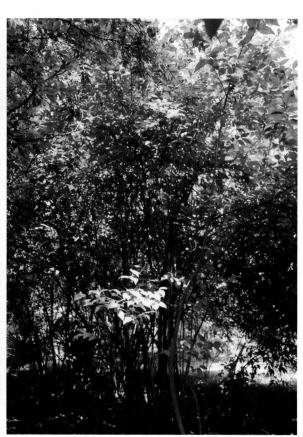

## 18 | 宜昌润楠 *Machilus ichangensis* Rehder & E. H. Wilson

**科 属 名**：樟科润楠属。

**生存状况**：野生个体数量稀少，零星分布。

**保护措施**：采取就地保护方式加以保护；
进行人工种植，加大种群数量。

**繁殖方法**：播种繁殖。

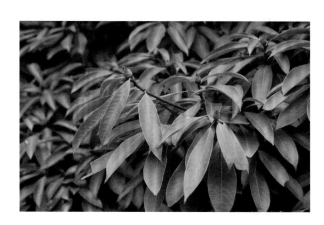

## 19 | 川桂 *Cinnamomum wilsonii* Gamble

**科 属 名：**樟科樟属。

**生存状况：**野生树剥皮严重，导致野生大树个体数量稀少，零星分布。

**保护措施：**严禁对野生植株剥皮，采取就地保护方式加以保护，并进行人工种植以满足市场的需求。

**繁殖方法：**播种、分株繁殖。

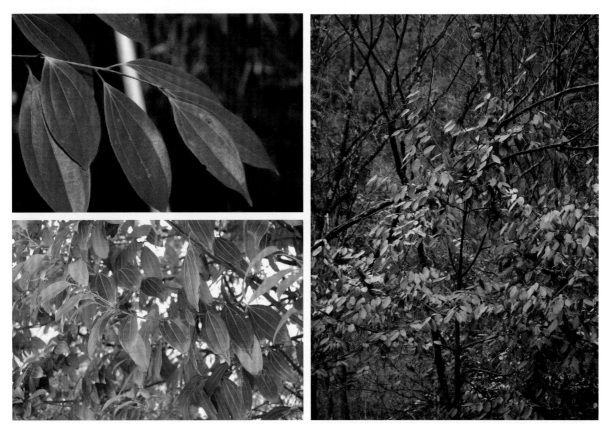

## 20 | 檫木 *Sassafras tzumu* (Hemsley) Hemsley

**科 属 名：**樟科檫木属。

**生存状况：**野生个体数量稀少，零星分布。

**保护措施：**采取就地保护方式加以保护，并进行人工种植。

**繁殖方法：**播种繁殖。

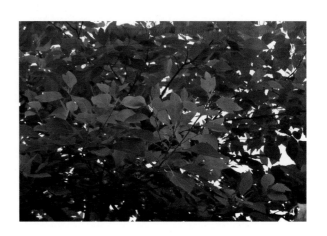

## 21 | 毛黄堇 *Corydalis tomentella* Franchet

**科 属 名：** 罂粟科紫堇属。

**生存状况：** 生长缓慢，对生境要求苛刻，导致野生个体数量稀少，零星分布。

**保护措施：** 应采取就地保护方式加以保护，并进行人工种植。

**繁殖方法：** 播种繁殖。

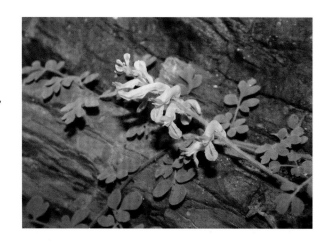

## 22 | 金罂粟 <sup>人血草</sup> *Stylophorum lasiocarpum* (Oliver) Fedde

**科 属 名：** 罂粟科金罂粟属。

**生存状况：** 野生个体数量稀少，零星分布。

**保护措施：** 严禁采挖野生植株，采取就地保护方式加以保护，采种进行人工种植。

**繁殖方法：** 播种繁殖。

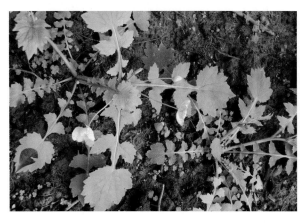 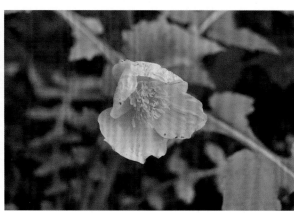

## 23 | 小丛红景天 *Rhodiola dumulosa* (Franchet) S. H. Fu

**科 属 名：** 景天科红景天属。

**生存状况：** 生长缓慢，对生境要求苛刻，导致野生个体数量稀少，零星分布。

**保护措施：** 严禁采挖野生植株；建立自然保护点，采取就地保护方式加以保护；进行人工种植。

**繁殖方法：** 播种、分株繁殖。

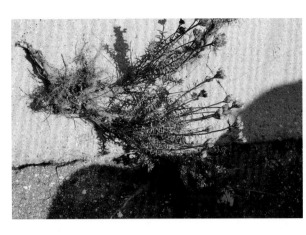
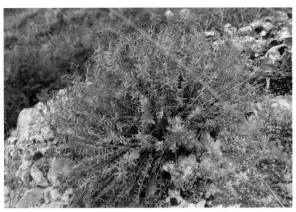

## 24 | 云南红景天 菱叶红景天、豌豆七
*Rhodiola yunnanensis* (Franchet) S. H. Fu

**科 属 名：** 景天科红景天属。

**生存状况：** 生长缓慢，对生境要求苛刻，导致野生个体数量稀少，零星分布。

**保护措施：** 严禁采挖野生植株；建立自然保护点，采取就地保护方式加以保护；采种进行人工种植。

**繁殖方法：** 播种繁殖。

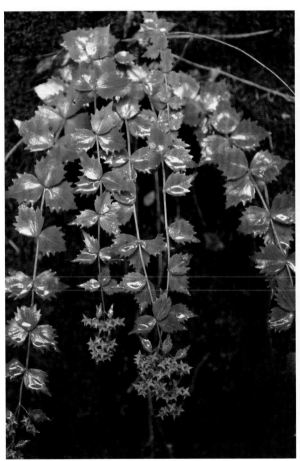
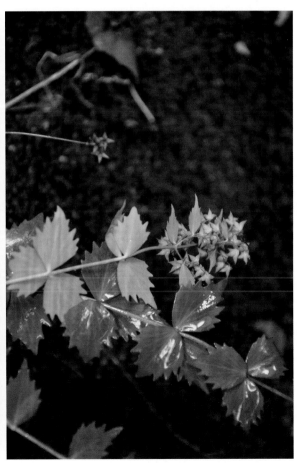

## 25 赤壁木 *Decumaria sinensis* Oliver

科 属 名：虎耳草科赤壁木属。

生存状况：野生个体数量稀少，零星分布。

保护措施：严禁采挖野生植株，采取就地保护方式加以保护，采种进行人工种植。

繁殖方法：播种、扦插繁殖。

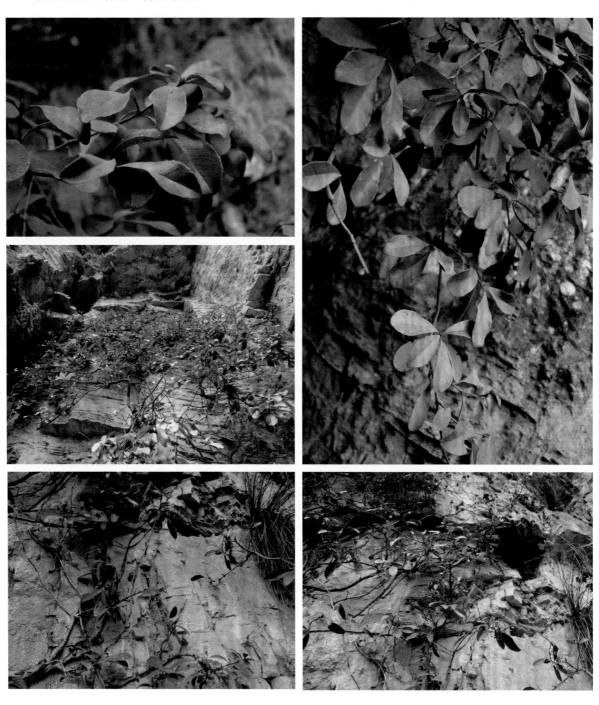

## 26　秦岭黄耆 *Astragalus henryi* Oliver

**科 属 名：**豆科黄耆属。

**生存状况：**野生个体数量稀少，零星分布。

**保护措施：**严禁过度砍伐森林和不合理采挖野生植株；建立自然保护点，采取就地保护方式加以保护；采种进行人工种植，以扩大其数量。

**繁殖方法：**播种繁殖。

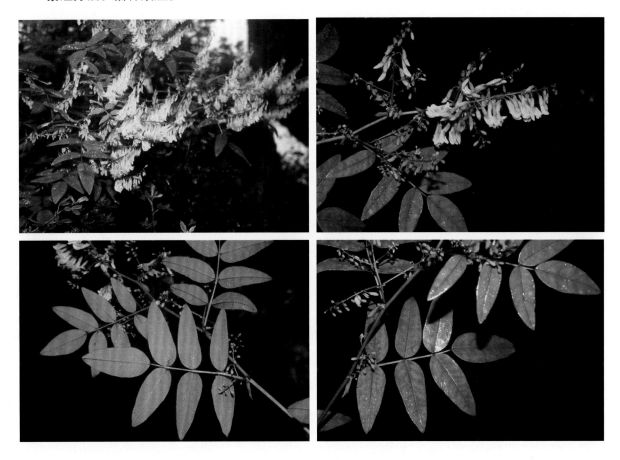

## 27　飞龙掌血 *Toddalia asiatica* (Linnaeus) Lamarck

**科 属 名：**芸香科飞龙掌血属。

**生存状况：**野生个体数量稀少，零星分布。

**保护措施：**严禁过度砍伐森林和不合理采挖野生植株，采取就地保护方式加以保护，进行人工种植。

**繁殖方法：**播种繁殖。

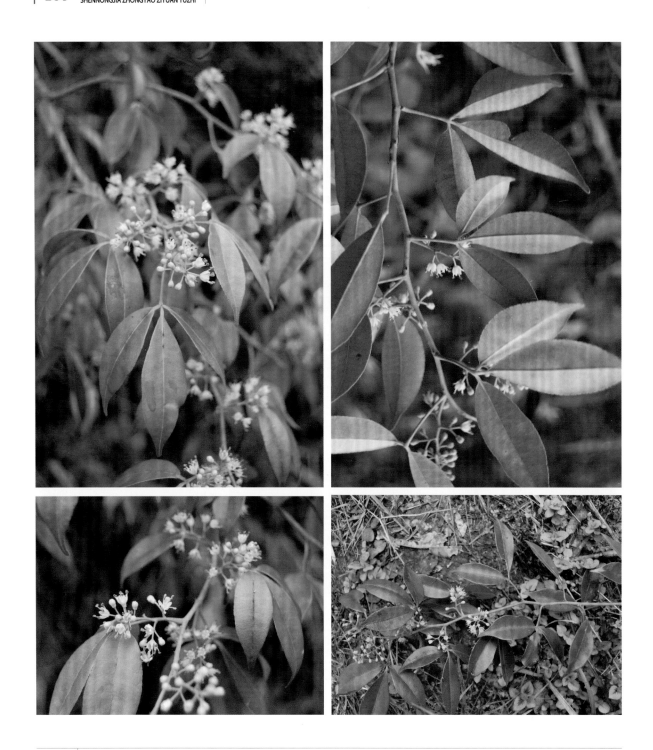

## 28 | 雷公藤 *Tripterygium wilfordii* J. D. Hooker

**科 属 名：**卫矛科雷公藤属。

**生存状况：**野生个体数量稀少，零星分布。

**保护措施：**严禁采挖野生植株；采取就地保护方式加以保护；采种进行人工种植，以满足医疗需要。

**繁殖方法：**播种、扦插繁殖。

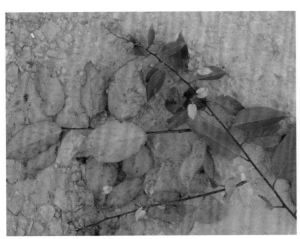
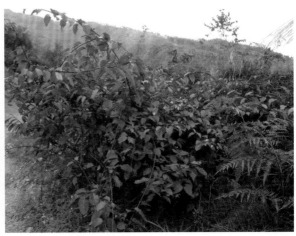

## 29　山羊角树 *Carrierea calycina* Franchet

科　属　名：大风子科山羊角树属。

生存状况：野生个体数量稀少，零星分布。

保护措施：严禁砍伐野生植株，采取就地保护方式加以保护，进行人工种植。

繁殖方法：播种繁殖。

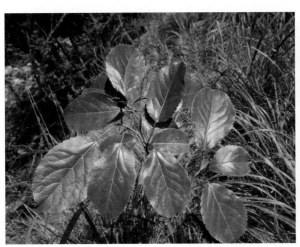
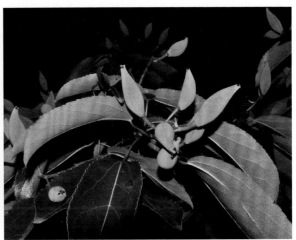

## 30　中华秋海棠 *Begonia grandis* subsp. *sinensis* (A. Candolle) Irmscher

科　属　名：秋海棠科秋海棠属。

生存状况：野生个体数量稀少，零星分布。

保护措施：严禁采挖野生植株，采取就地保护方式加以保护，进行人工种植。

繁殖方法：播种、扦插和块茎分割法繁殖。

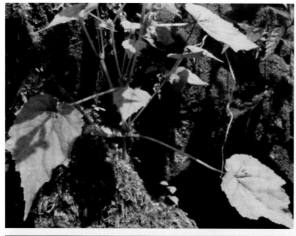
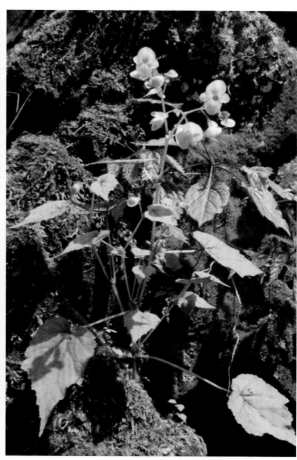
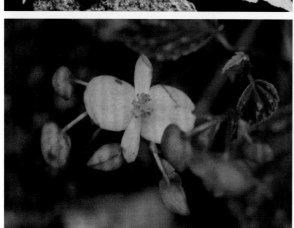

31 | **竹节参** <sup>大叶三七</sup>
*Panax japonicus* (T. Nees) C. A. Meyer

**科 属 名：** 五加科人参属。

**生存状况：** 采挖严重，导致野生个体数量稀少。

**保护措施：** 严禁采挖野生植株；建立自然保护点，采取就地保护方式加以保护；进行人工种植。

**繁殖方法：** 播种繁殖。

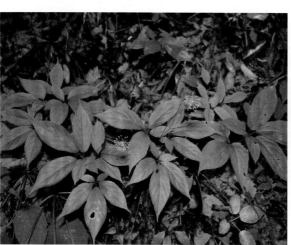
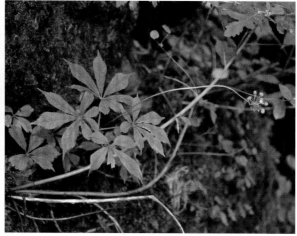

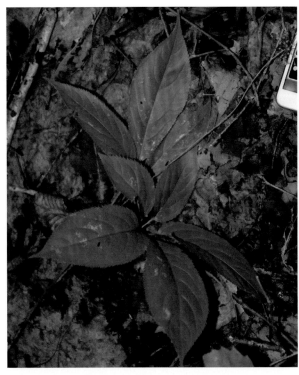 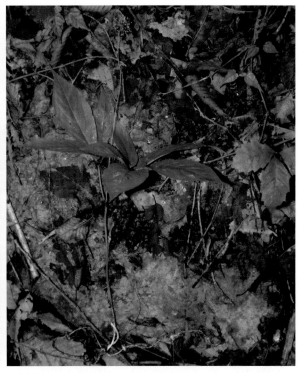

## 32　疙瘩七 <sup>羽叶三七</sup>　*Panax pseudoginseng* var. *bipinnatifidus* (Seemann ) C. Y. Wu et K. M. Feng

**科 属 名：** 五加科人参属。

**生存状况：** 生长缓慢，对生境要求苛刻，采挖严重，导致野生个体数量稀少，零星分布。

**保护措施：** 严禁采挖野生植株；建立保护点，采取就地保护方式加以保护；进行人工种植。

**繁殖方法：** 播种繁殖。

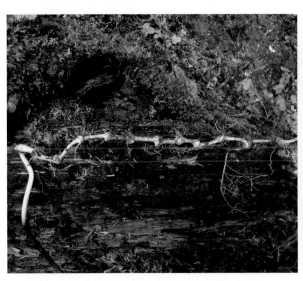 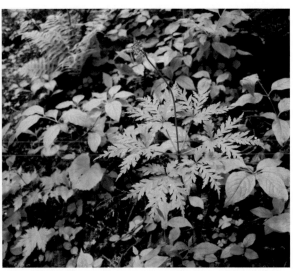

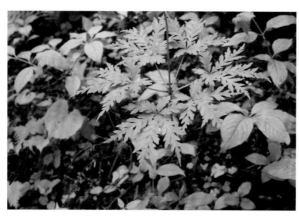 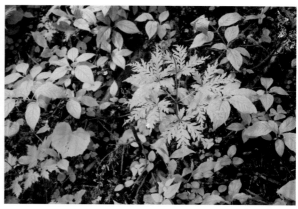

## 33 峨参 *Anthriscus sylvestris* (Linnaeus) Hoffmann

科 属 名：伞形科峨参属。

生存状况：民间常用草药，由于过度采挖，导致野生个体数量稀少，变为渐危种。

保护措施：严禁采挖野生植株；建立保护点，采取就地保护方式加以保护；进行人工种植。

繁殖方法：播种繁殖。

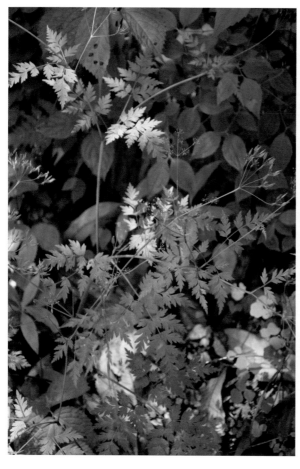 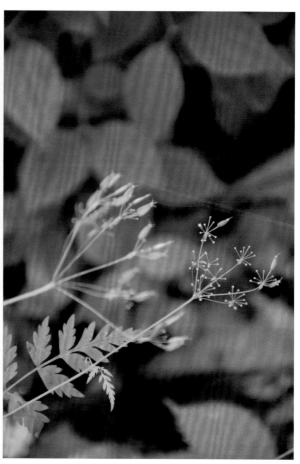

## 34　角叶鞘柄木 *Toricellia angulata* Oliver

**科 属 名**：山茱萸科鞘柄木属。

**生存状况**：采挖严重，野生个体数量稀少，零星分布。

**保护措施**：严禁砍伐野生植株；建立保护点，采取就地保护方式加以保护；进行人工种植。

**繁殖方法**：播种、分株繁殖。

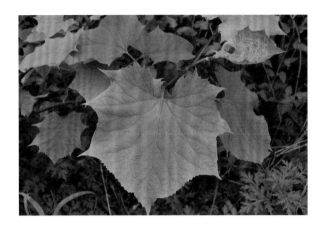

## 35　落地梅 重楼排草 *Lysimachia paridiformis* Franchet

**科 属 名**：报春花科珍珠菜属。

**生存状况**：野生个体数量稀少。

**保护措施**：严禁采挖野生植株，采取就地保护方式加以保护，并进行人工种植。

**繁殖方法**：播种繁殖。

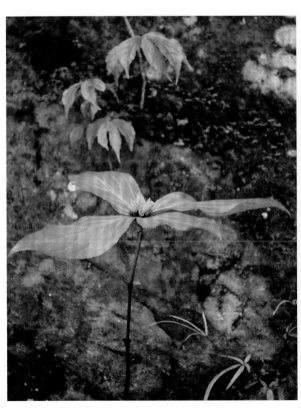
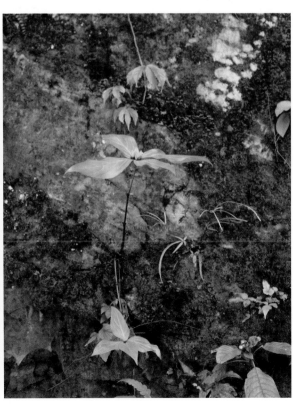

## 36 深红龙胆 *Gentiana rubicunda* Franchet

**科 属 名**：龙胆科龙胆属。

**生存状况**：近年来其生境破碎严重，野生个体数量逐年减少。

**保护措施**：严禁过度砍伐森林和不合理采挖野生植株，采取就地保护方式加以保护。

**繁殖方法**：播种繁殖。

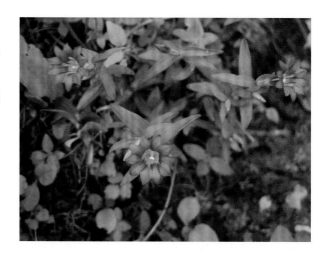

## 37 徐长卿 *Cynanchum paniculatum* (Bunge) Kitagawa

**科 属 名**：萝藦科鹅绒藤属。

**生存状况**：野生个体数量稀少，零星分布。

**保护措施**：严禁采挖野生植株，采取就地保护方式加以保护，并进行人工种植。

**繁殖方法**：播种繁殖。

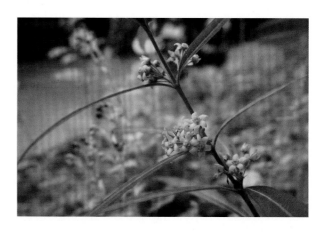

## 38 旋蒴苣苔 <sup>猫耳朵</sup> *Boea hygrometrica* (Bunge) R. Brown

**科 属 名**：苦苣苔科旋蒴苣苔属。

**生存状况**：近年来其生境破碎严重，野生植株数量锐减。

**保护措施**：严禁采挖野生植株，采取就地保护方式加以保护，进行人工种植。

**繁殖方法**：播种繁殖。

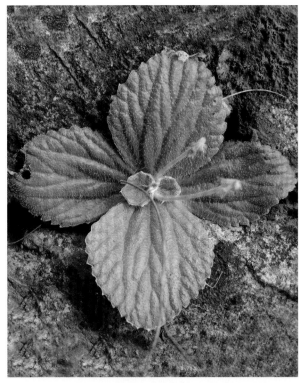
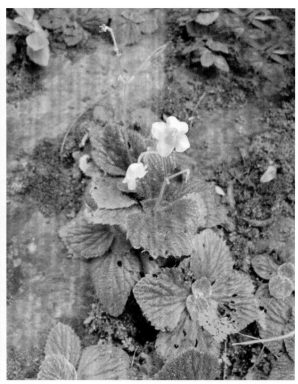

## 39　穿心莛子藨 *Triosteum himalayanum* Wallich

科　属　名：忍冬科莛子藨属。

生存状况：由于生境破碎，过度采挖，导致野生个体数量稀少，零星分布。

保护措施：严禁过度砍伐森林和不合理采挖野生植株，采取就地保护方式加以保护，进行人工种植。

繁殖方法：播种繁殖。

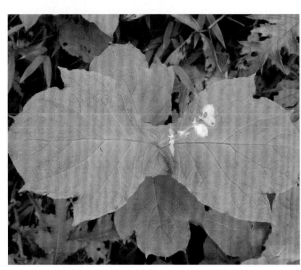
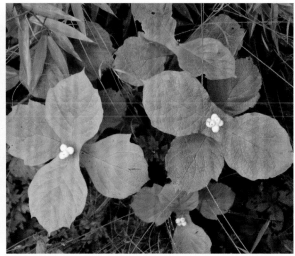

40 **蜘蛛香** *Valeriana jatamansi* W. Jones

科 属 名：败酱科缬草属。

生存状况：近年来过度砍伐森林和不合理采挖野生植株，导致野生个体数量稀少，零星分布。

保护措施：严禁采挖野生植株，采取就地保护方式加以保护，进行人工种植。

繁殖方法：播种繁殖。

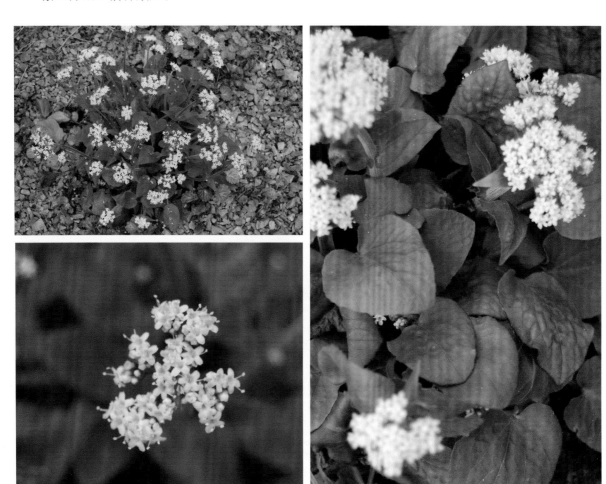

41 **绞股蓝** *Gynostemma pentaphyllum* (Thunberg) Makino

科 属 名：葫芦科绞股蓝属。

生存状况：由于过度采挖，导致野生个体数量稀少。

保护措施：严禁不合理采挖野生植株；采取就地保护方式加以保护，扩大野生种群；进行人工种植，建立种植基地。

繁殖方法：播种、扦插繁殖。

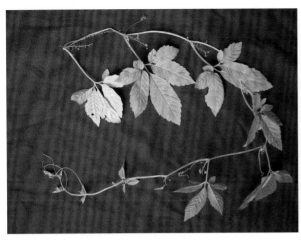 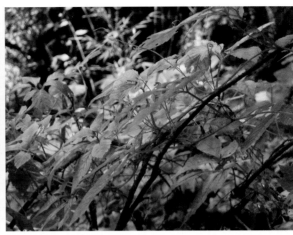

## 42 雪胆 *Hemsleya chinensis* Cogniaux ex F. B. Forbes & Hemsley

**科 属 名:** 葫芦科雪胆属。

**生存状况:** 采挖严重,野生个体数量稀少,零星分布。

**保护措施:** 严禁采挖野生植株,采取就地保护方式加以保护,进行人工种植。

**繁殖方法:** 播种繁殖。

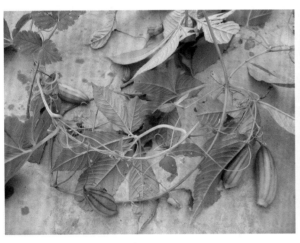 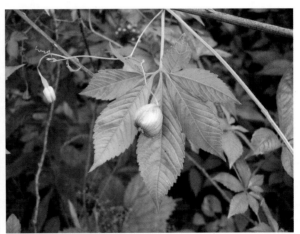

## 43 川党参 *Codonopsis pilosula* subsp. *tangshen* (Oliver)D. Y. Hong

**科 属 名:** 桔梗科党参属。

**生存状况:** 采挖严重,野生个体数量稀少,零星分布。

**保护措施:** 严禁采挖野生植株;采取就地保护方式加以保护,扩大种群;进行人工种植,建立种植基地。

**繁殖方法:** 播种繁殖。

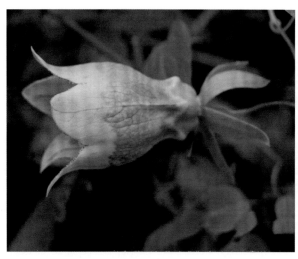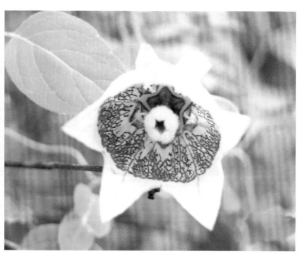

## 44 神农香菊 *Dendranthema indicum* var. *aromaticum* Q. H. Liu et S. F. Zhang

**科 属 名：**菊科菊属。

**生存状况：**零星分布。

**保护措施：**严禁采挖野生植株；建立保护点，采取就地保护方式加以保护；进行人工种植，建立种植基地。

**繁殖方法：**扦插、分株繁殖。

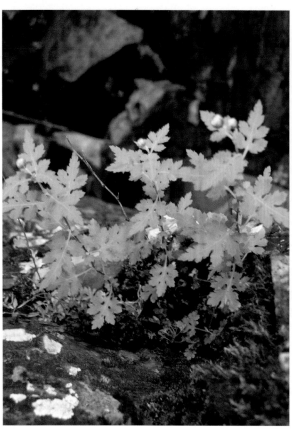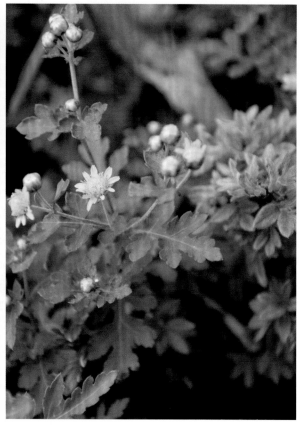

## 45　菊三七 *Gynura japonica* (Thunberg) Juel

**科 属 名：**菊科菊三七属。

**生存状况：**栽培种，野生种未见。

**保护措施：**人工种植，建立种植基地。

**繁殖方法：**播种、扦插繁殖。

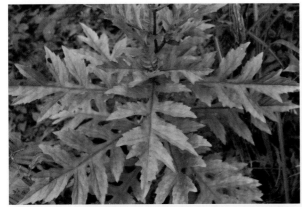
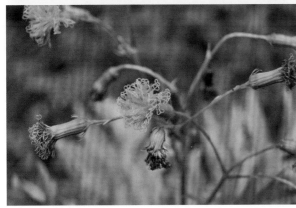
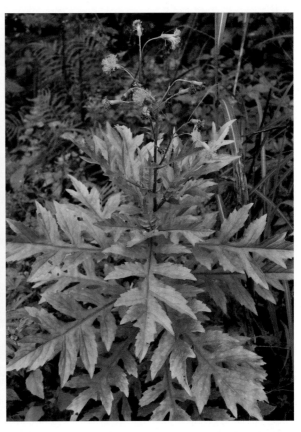

## 46　荞麦叶大百合 ^云南大百合^ *Cardiocrinum cathayanum* (E. H. Wilson) Stearn

**科 属 名：**百合科大百合属。

**生存状况：**由于过度采挖，导致野生个体数量稀少。

**保护措施：**严禁采挖野生植株；采取就地保护方式加以保护；进行人工种植，建立种植基地。

**繁殖方法：**播种繁殖。

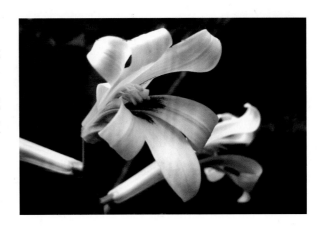

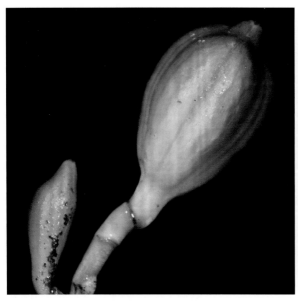 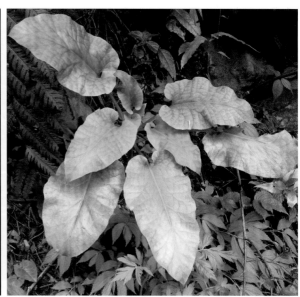

## 47 | 太白贝母 *Fritillaria taipaiensis* P. Y. Li

**科 属 名**：百合科贝母属。

**生存状况**：由于过度采挖，导致野生个体数量稀少，零星分布。

**保护措施**：严禁挖野生植株；建立保护点，采取就地保护方式加以保护；进行人工种植，建立种植基地。

**繁殖方法**：播种繁殖。

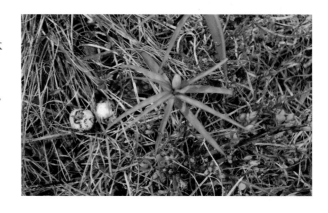

## 48 | 散斑竹根七 *Disporopsis aspersa* (Hua) Engler

**科 属 名**：百合科竹根七属。

**生存状况**：由于生境破碎和过度采挖，导致野生个体数量稀少。

**保护措施**：严禁过度砍伐森林和不合理采挖野生植株，采取就地保护方式加以保护，进行人工种植。

**繁殖方法**：播种、分株繁殖。

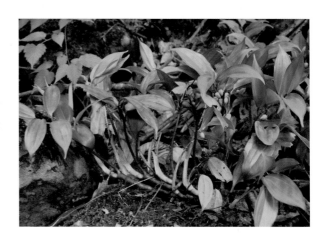

## 49　卷丹 *Lilium tigrinum* Ker Gawler

**科 属 名：**百合科百合属。

**生存状况：**由于过度采挖，导致野生个体数量稀少。

**保护措施：**严禁采挖野生植株；采取就地保护方式加以保护；进行人工种植，建立种植基地。

**繁殖方法：**播种、珠芽繁殖。

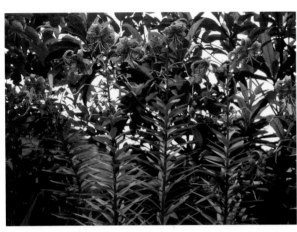
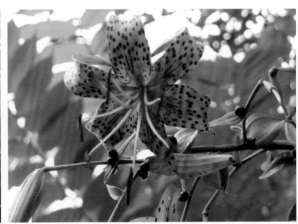

## 50　绿花百合 *Lilium fargesii* Franchet

**科 属 名：**百合科百合属。

**生存状况：**由于过度采挖，导致野生个体数量稀少。

**保护措施：**严禁采挖野生植株；采取就地保护方式加以保护；进行人工种植，建立种植基地。

**繁殖方法：**播种、珠芽繁殖。

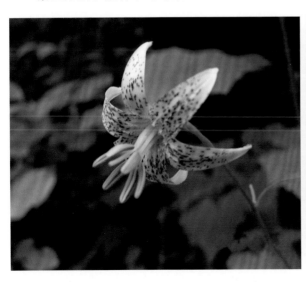
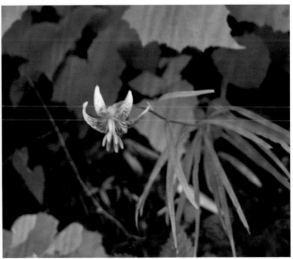

## 51 | 舞鹤草 *Maianthemum bifolium* (Linnaeus) F. W. Schmidt

科 属 名：百合科舞鹤草属。

生存状况：由于过度采挖，导致野生个体数量稀少。

保护措施：严禁采挖野生植株；采取就地保护方式加以保护；进行人工种植，建立种植基地。

繁殖方法：播种繁殖。

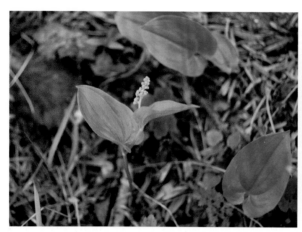 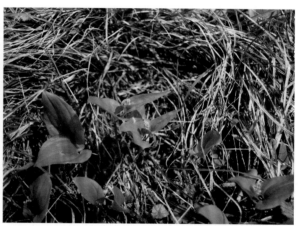

## 52 | 七叶一枝花 *Paris polyphylla* Smith

科 属 名：百合科重楼属。

生存状况：由于过度采挖，导致野生个体数量稀少，零星分布。

保护措施：严禁过度砍伐森林和不合理采挖野生植株；采取就地保护方式加以保护；进行人工种植，建立种植基地。

繁殖方法：播种繁殖。

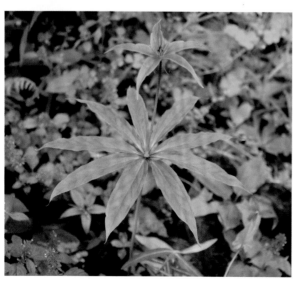 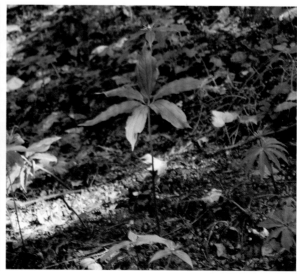

### 53　华重楼 *Paris polyphylla* var. *chinensis* (Franchet) H. Hara

**科 属 名：**百合科重楼属。

**生存状况：**由于过度采挖，导致野生个体数量稀少，零星分布。

**保护措施：**严禁过度砍伐森林和不合理采挖野生植株；建立保护点，采取就地保护方式加以保护，扩大野生种群；进行人工种植，建立种植基地，大量繁殖。

**繁殖方法：**播种繁殖。

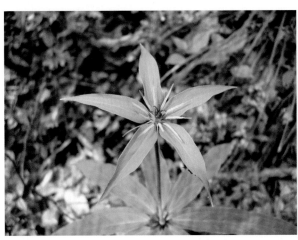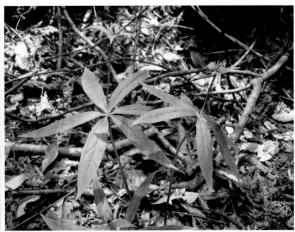

### 54　狭叶重楼 *Paris polyphylla* var. *stenophylla* Franchet

**科 属 名：**百合科重楼属。

**生存状况：**由于过度采挖，导致野生个体数量稀少，零星分布。

**保护措施：**严禁过度砍伐森林和不合理采挖野生植株；建立保护点，采取就地保护方式加以保护，扩大野生种群；进行人工种植，建立种植基地，大量繁殖。

**繁殖方法：**播种繁殖。

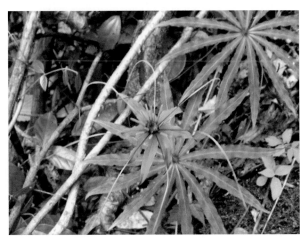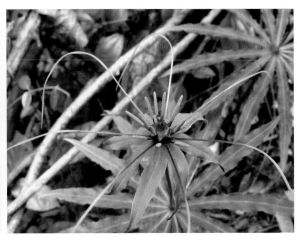

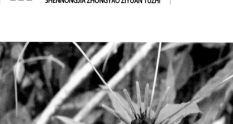

## 55 球药隔重楼 *Paris fargesii* Franchet

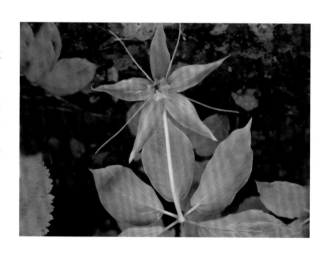

**科 属 名**：百合科重楼属。

**生存状况**：由于过度采挖，导致野生个体数量稀少，零星分布。

**保护措施**：严禁过度砍伐森林和不合理采挖野生植株；建立保护点，采取就地保护方式加以保护，扩大野生种群；进行人工种植，建立种植基地，大量繁殖。

**繁殖方法**：播种繁殖。

## 56 黄花鸢尾 *Iris wilsonii* C. H. Wright

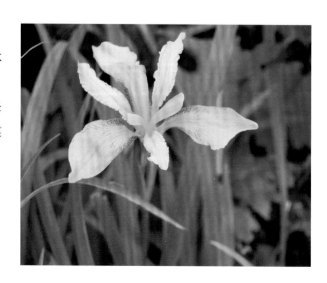

**科 属 名**：鸢尾科鸢尾属。

**生存状况**：由于过度采挖，导致野生个体数量稀少，零星分布。

**保护措施**：严禁过度砍伐森林和不合理采挖野生植株，采取就地保护方式加以保护，建立种植基地。

**繁殖方法**：播种、分株繁殖。

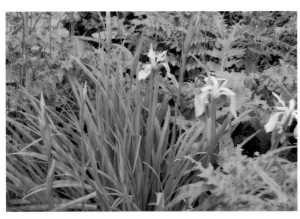
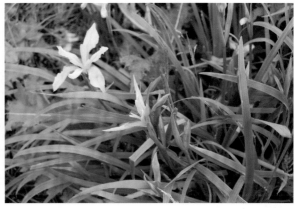

## 57 | 蒙古黄耆 *Astragalus mongholicus* Bunge

**科 属 名：** 豆科黄耆属。

**生存状况：** 由于过度采挖，导致野生个体数量稀少，零星分布。

**保护措施：** 严禁采挖野生植株；采取就地保护方式加以保护；进行人工种植，建立种植基地。

**繁殖方法：** 播种繁殖。

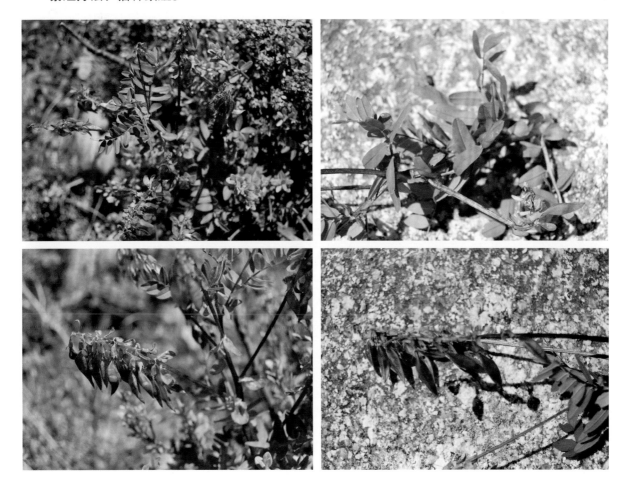

## 58 宽叶羌活 *Notopterygium franchetii* H. de Boissieu

科 属 名：伞形科羌活属。

生存状况：由于过度采挖，导致野生个体数量稀少，零星分布。

保护措施：严禁采挖野生植株，采取就地保护方式加以保护，并进行人工种植。

繁殖方法：播种繁殖。

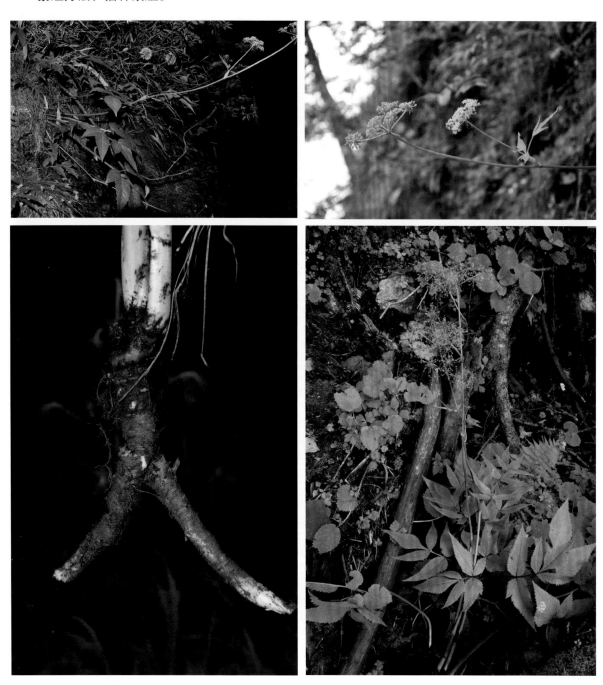

## 59 山茱萸 *Cornus officinalis* Siebold & Zuccarini

**科 属 名：** 山茱萸科山茱萸属。

**生存状况：** 野生个体数量稀少，零星分布。

**保护措施：** 保护野生植株，严禁砍伐和过度采集果实；采取就地保护方式加以保护；进行人工种植，建立种植基地。

**繁殖方法：** 播种繁殖。

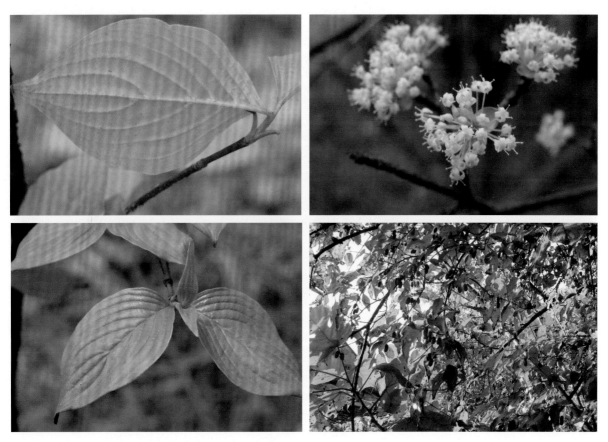

## 60 连翘 *Forsythia suspensa* (Thunberg) Vahl

**科 属 名：** 木犀科连翘属。

**生存状况：** 野生个体数量稀少，零星分布。

**保护措施：** 严禁砍伐野生植株，采取就地保护方式加以保护，建立种植基地。

**繁殖方法：** 播种、分株繁殖。

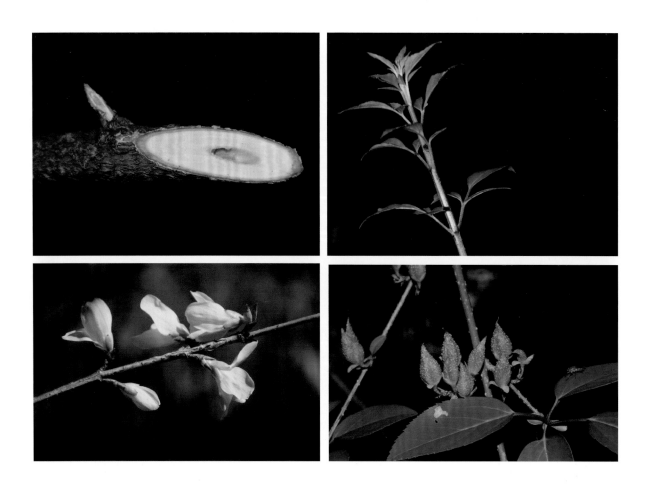

61 紫草 *Lithospermum erythrorhizon* Siebold & Zuccarini

科 属 名：紫草科紫草属。

生存状况：野生个体数量稀少，零星分布。

保护措施：严禁采挖野生植株，采取就地保护方式加以保护，进行人工种植。

繁殖方法：播种繁殖。

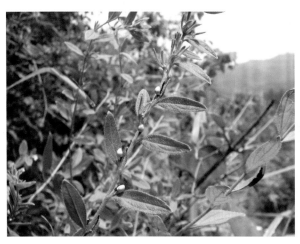
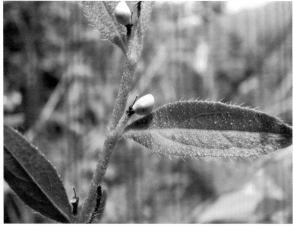

## 62 天门冬 *Asparagus cochinchinensis* (Loureiro) Merrill

**科 属 名：**百合科天门冬属。

**生存状况：**由于过度采挖，导致野生个体数量稀少，零星分布。

**保护措施：**严禁不合理采挖野生植株；采取就地保护方式加以保护；进行人工种植，建立种植基地。

**繁殖方法：**播种、分株繁殖。

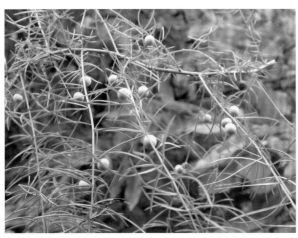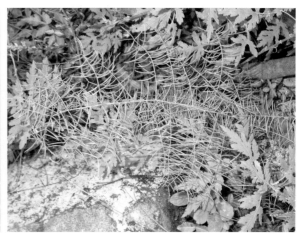

## 63 细辛 华细辛<br>*Asarum sieboldii* Miq.

**科 属 名：**马兜铃科细辛属。

**生存状况：**由于过度采挖，导致野生个体数量稀少。

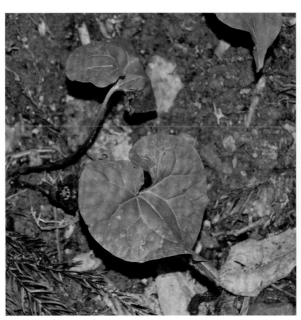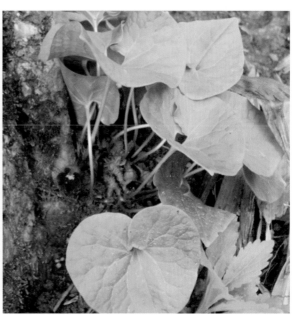

**保护措施：**严禁不合理采挖野生植株；采取就地保护方式加以保护；进行人工种植，建立种植基地。

**繁殖方法：**播种、分株繁殖。

# 三、建议重点保护药用植物

除上述两级药用植物保护物种外，我们还建议将下列 17 种药用植物物种列为重点保护的药用植物物种。以下每个物种的形态特征、地理分布及药用价值可参见本书各论中对应种的描述。

## 1 单叶细辛 *Asarum himalaicum* Hook. f. et Thomson ex Klotzsch

**科 属 名：**马兜铃科细辛属。

**生存状况：**由于过度采挖，导致野生个体数量稀少。

**保护措施：**严禁不合理采挖野生植株；采取就地保护方式加以保护；进行人工种植，建立种植基地。

**繁殖方法：**播种、分株繁殖。

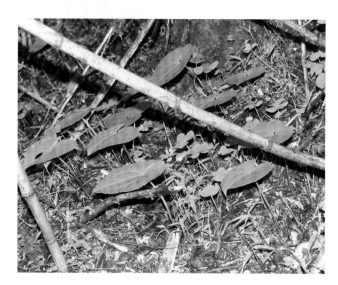

## 2 望春玉兰 *Yulania biondii* (Pampanini) D. L . Fu

**科 属 名：**木兰科玉兰属。

**生存状况：**野生个体数量稀少。

**保护措施：**严禁砍伐野生植株；采取就地保护方式加以保护；进行人工种植，建立种植基地。

**繁殖方法：**播种繁殖。

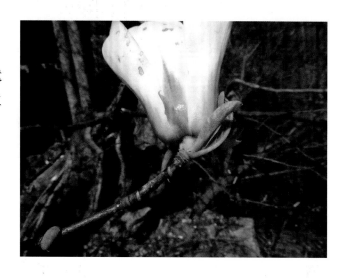

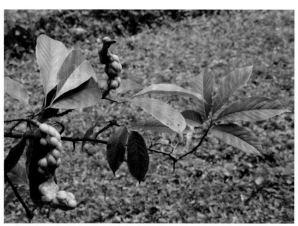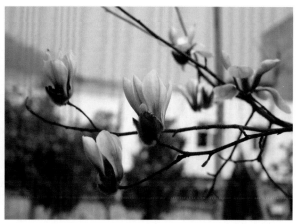

## 3 ｜ 藁本 *Ligusticum sinense* Oliver

**科 属 名：** 伞形科藁本属。

**生存状况：** 由于过度采挖，导致野生个体数量稀少，本种在神农架处于濒危状态。

**保护措施：** 严禁采挖野生植株；采取就地保护方式加以保护；进行人工种植，建立种植基地。

**繁殖方法：** 播种、分株繁殖

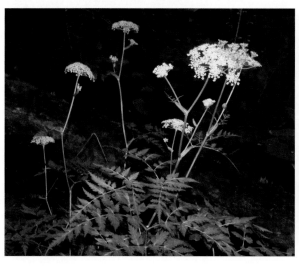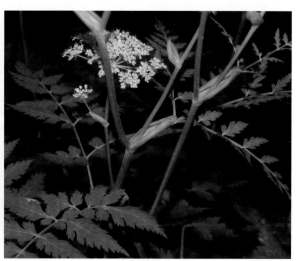

## 4 ｜ 独活 *Heracleum hemsleyanum* Diels

**科 属 名：** 伞形科独活属。

**生存状况：** 由于过度采挖，导致野生个体数量稀少。

**保护措施：** 严禁不合理采挖野生植株；采取就地保护加以保护；进行人工种植，建立种植基地。

**繁殖方法：** 播种繁殖。

5 掌叶大黄 *Rheum palmatum* Linnaeus

科属名：蓼科大黄属。

生存状况：生长缓慢，过度采挖，导致野生个体数量稀少。

保护措施：严禁不合理采挖野生植株，采取就地保护野生种群加以保护，建立种植基地。

繁殖方法：种子繁殖，也可用根茎上形成的子芽繁殖。

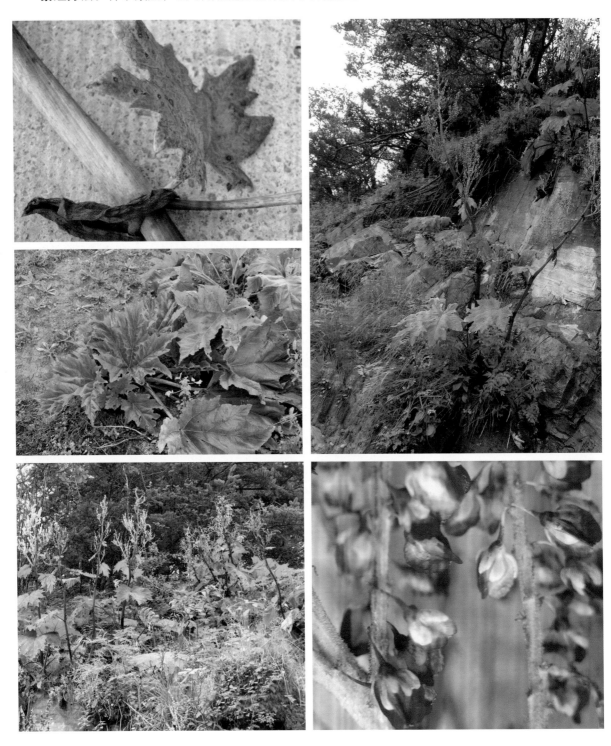

6　**朱砂根** <sup>硃砂根</sup>*Ardisia crenata* Sims

**科 属 名：**紫金牛科紫金牛属。

**生存状况：**由于过度采挖，导致野生个体数量稀少，零星分布。

**保护措施：**严禁过度砍伐森林和不合理采挖野生植株；采取就地保护加以保护；进行人工种植，建立种植基地。

　**繁殖方法：**播种繁殖。

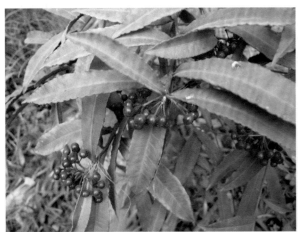
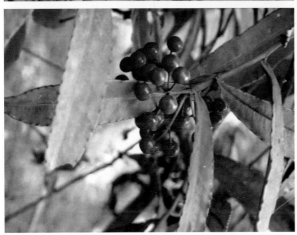
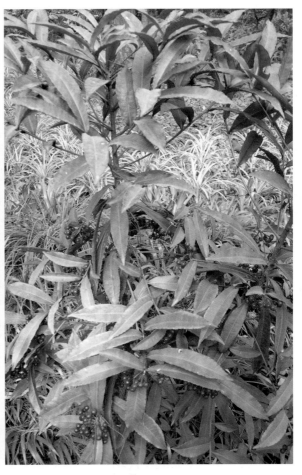

7　**湖北地黄** *Rehmannia henryi* N. E. Brown

**科 属 名：**玄参科地黄属。

**生存状况：**由于过度采挖，导致野生个体数量稀少。

**保护措施：**严禁采挖野生植株；采取就地保护加以保护；进行人工种植，建立种植基地。

**繁殖方法：**播种繁殖。

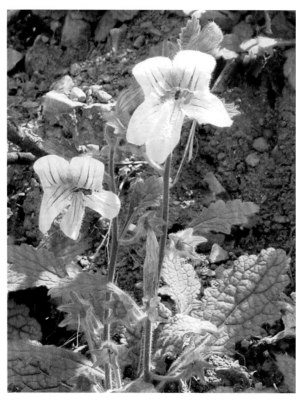 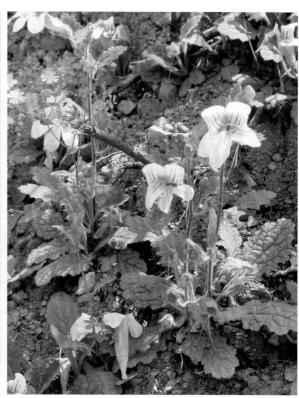

## 8 裂叶地黄 *Rehmannia piasezkii* Maximowicz

**科 属 名：** 玄参科地黄属。

**生存状况：** 由于过度采挖，导致野生个体数量稀少。

**保护措施：** 严禁采挖野生植株；采取就地保护加以保护；进行人工种植，建立种植基地。

**繁殖方法：** 播种繁殖。

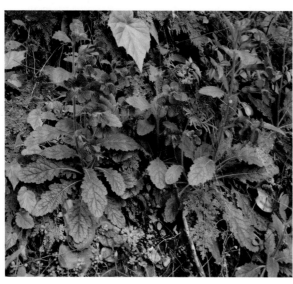 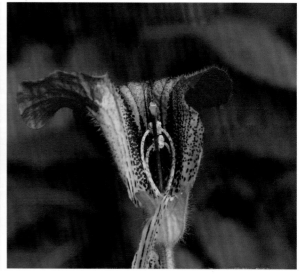

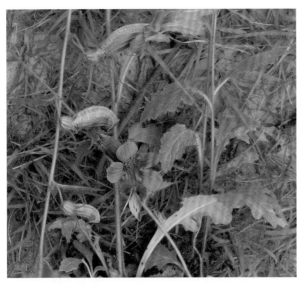 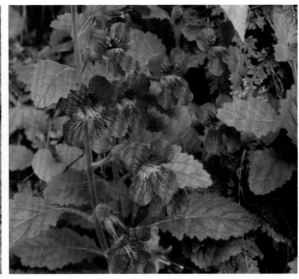

## 9 | 列当 *Orobanche coerulescens* Stephan

**科 属 名：**列当科列当属。

**生存状况：**对生境要求苛刻，野生个体数量稀少。

**保护措施：**严禁过度砍伐森林和不合理采挖野生植株；保护其寄主植物；建立保护点，采取就地保护加以保护。

**繁殖方法：**尚无。

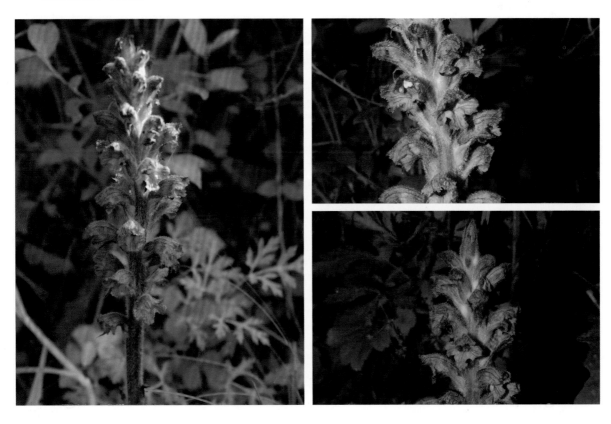

## 10 鄂西玄参 *Scrophularia henryi* Hemsley

**科 属 名：**玄参科玄参属。

**生存状况：**野生个体数量稀少，零星分布。

**保护措施：**严禁采挖野生植株；采取就地保护方式加以保护；进行人工种植，建立种植基地。

**繁殖方法：**播种繁殖。

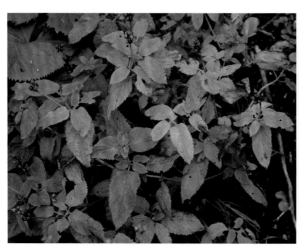 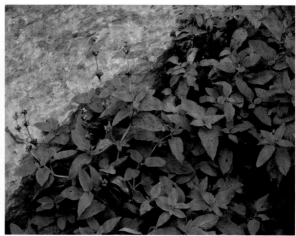

## 11 少花万寿竹 *Disporum uniflorum* Baker ex S. Moore

**科 属 名：**百合科万寿竹属。

**生存状况：**野生个体数量稀少，零星分布。

**保护措施：**严禁采挖野生植株；采取就地保护方式加以保护；进行人工种植，建立种植基地。

**繁殖方法：**播种繁殖。

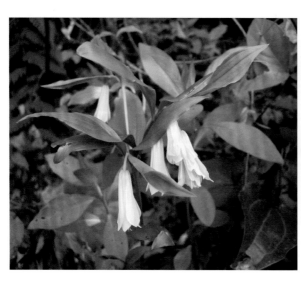 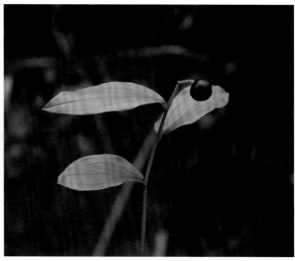

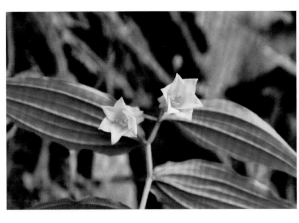
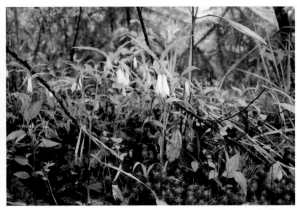

## 12　穿龙薯蓣 *Dioscorea nipponica* Makino

**科 属 名：**薯蓣科薯蓣属。

**生存状况：**由于过度采挖，导致野生个体数量逐年减少。

**保护措施：**严禁不合理采挖野生植株；采取就地保护；进行人工种植，建立种植基地。

**繁殖方法：**种子、根茎繁殖。

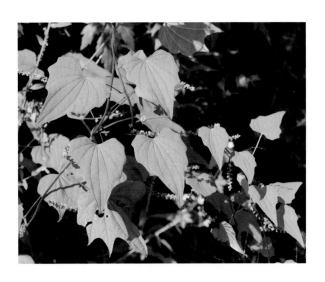

## 13　阴地蕨 *Botrychium ternatum* (Thunberg) Swartz

**科 属 名：**阴地蕨科阴地蕨属。

**生存状况：**野生个体数量稀少，零星分布。

**保护措施：**严禁采挖野生植株；建立保护点，采取就地保护；进行人工种植，建立种植基地。

**繁殖方法：**尚无。

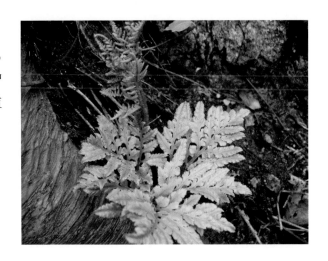

## 14 心叶瓶尔小草 心脏叶瓶尔小草 *Ophioglossum reticulatum* Linnaeus

科 属 名：瓶尔小草科瓶尔小草属。

生存状况：野生个体数量稀少，零星分布。

保护措施：严禁采挖野生植株；建立保护点，采取就地保护；进行人工种植，建立种植基地。

繁殖方法：尚无。

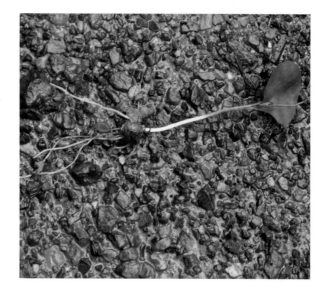

## 15 鄂西苍术 *Atractylodes carlinoides* (Handel-Mazzetti) Kitamura

科 属 名：菊科苍术属。

生存状况：野生个体数量稀少。

保护措施：严禁采挖野生植株；建立保护点，采取就地保护；进行人工种植，建立种植基地。

繁殖方法：播种繁殖。

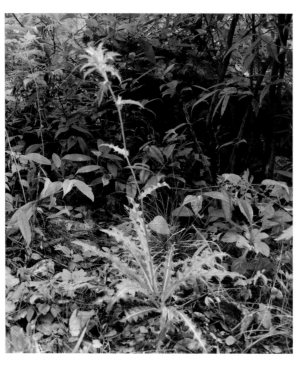 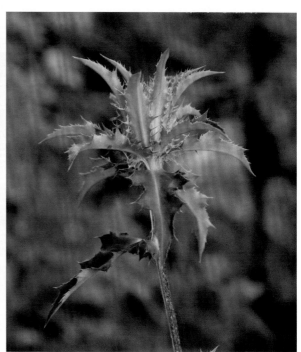

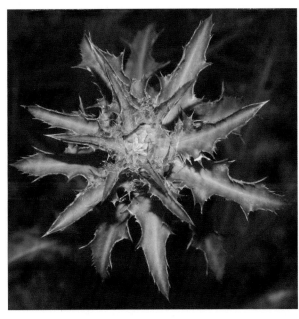
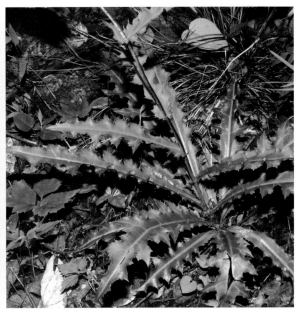

## 16　叉叶蓝　<sup>银梅草</sup>*Deinanthe caerulea* Stapf

**科 属 名：** 虎耳草科叉叶蓝属。

**生存状况：** 近年来生境破碎严重，野生个体数量锐减，种群数量极稀少。

**保护措施：** 严禁采挖野生植株；采取就地保护；进行人工种植，建立种植基地。建议作为国家重点保护植物。

**繁殖方法：** 播种、分株繁殖。

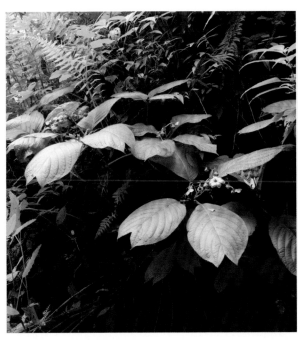
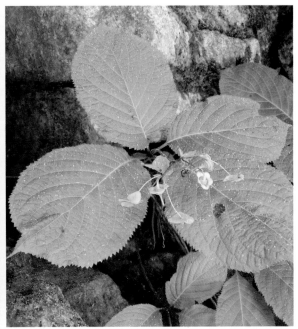

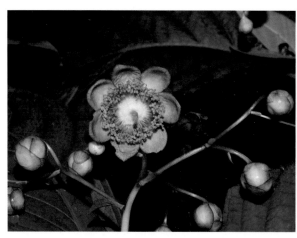 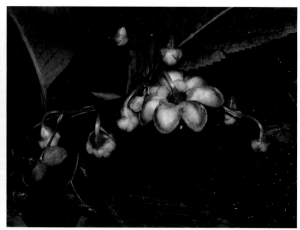

## 17　暖地大叶藓 *Rhodobryum giganteum* Par.

　　**科 属 名**：真藓科大叶藓属。

　　**生存状况**：近年来生境破碎严重，野生个体数量锐减，种群数量极稀少。

　　**保护措施**：严禁采挖野生植株，采取就地保护，进行人工种植研究。

　　**繁殖方法**：尚无。

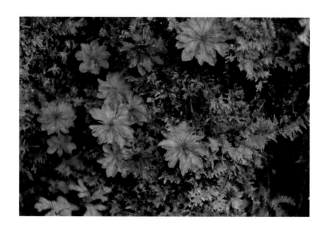

# 神农架珍稀濒危药用动物物种

神农架共有药用动物369种,隶属于55目,143科。列入"国家重点保护野生动物名录"的有53种,其中国家一级重点保护野生动物的有9种,国家二级重点保护野生动物的有44种;列入"湖北省重点保护野生动物名录"的有71种;列入"国家保护的有益的或者有重要经济、科学研究价值的陆生野生动物名录"的有151种,总计275种,详见表3-1。

在这些保护物种中,有的是传统名贵中药材,疗效显著;有的是传统常用中药材,有较好疗效;多数是民间药材,具一定疗效,但使用地区狭窄。建议弱化珍稀濒危物种的药用功能,以保护物种、保护生态为前提,不捕猎野生物种作药物,如功效显著的,可进行人工饲养,扩大数量,待解除濒危状况后,用人工养殖的个体作药用。

表 3-1　神农架珍稀濒危药用动物物种名录

| 保护等级 | 中文名 | 拉丁学名 |
|---|---|---|
| 国家一级重点保护野生动物 | 川金丝猴 | *Rhinopithecus roxellana* |
| | 虎 | *Panthera tigris* |
| | 豹 | *Panthera pardus* |
| | 云豹 | *Neofelis nebulosa* |
| | 林麝 | *Moschus berezovskii* |
| | 梅花鹿 | *Cervus nippon* |
| | 黑鹳 | *Ciconia nigra* |
| | 东方白鹳 | *Ciconia boyciana* |
| | 金雕 | *Aguila chrysaetos* |
| 国家二级重点保护野生动物 | 穿山甲 | *Manis pentadactyla* |
| | 猕猴 | *Macaca mulatta* |
| | 豺 | *Cuon alpinus* |
| | 黑熊 | *Ursus thibetanus* |
| | 水獭 | *Lutra lutra* |
| | 大灵猫 | *Viverra zibetha* |
| | 小灵猫 | *Viverricula indica* |
| | 金猫 | *Catopuma temmincki* |
| | 中华鬣羚 | *Capricornis milneedwardsii* |

| 保护等级 | 中文名 | 拉丁学名 |
|---|---|---|
| | 中华斑羚 | *Naemorhedus griseus* |
| | 白琵鹭 | *Platalea leucorodia* |
| | 鸳鸯 | *Aix galericulata* |
| | 秃鹫 | *Aegypius monachus* |
| | 白尾鹞 | *Circus cyaneus* |
| | 鹊鹞 | *Circus melanoleucos* |
| | 雀鹰 | *Accipiter nisus* |
| | 松雀鹰 | *Accipiter virgatus* |
| | 凤头鹰 | *Accipiter trivirgatus* |
| | 赤腹鹰 | *Accipiter soloensis* |
| | 苍鹰 | *Accipiter gentilis* |
| | 普通鵟 | *Buteo buteo* |
| | 大鵟 | *Buteo hemilasius* |
| | 毛脚鵟 | *Buteo lagopus* |
| | 乌雕 | *Aquila clanga* |
| 国家二级重点保护野生动物 | 白腹隼雕 | *Hieraaetus fasciata* |
| | 黑鸢 | *Milvus migrans* |
| | 红腹锦鸡 | *Chrysolophus pictus* |
| | 白冠长尾雉 | *Syrmaticus reevesii* |
| | 灰鹤 | *Grus grus* |
| | 红翅绿鸠 | *Treron sieboldii* |
| | 褐翅鸦鹃 | *Centropus sinensis* |
| | 小鸦鹃 | *Centropus bengalensis* |
| | 东方草鸮 | *Tyto longimembris* |
| | 黄嘴角鸮 | *Otus spilocephalus* |
| | 领角鸮 | *Otus lettia* |
| | 雕鸮 | *Bubo bubo* |
| | 领鸺鹠 | *Glaucidium brodiei* |
| | 斑头鸺鹠 | *Glaucidium cuculoides* |
| | 纵纹腹小鸮 | *Athene noctua* |
| | 长耳鸮 | *Asio otus* |
| | 短耳鸮 | *Asio flammeus* |

续表

| 保护等级 | 中文名 | 拉丁学名 |
| --- | --- | --- |
| 国家二级重点保护野生动物 | 灰林鸮 | *Strix aluco* |
| | 大鲵 | *Andrias davidianus* |
| | 虎纹蛙 | *Hoplobatrachus chinensis* |
| 湖北省级重点保护野生动物 | 狼 | *Canis lupus* |
| | 貉 | *Nyctereutes procyonoides* |
| | 赤狐 | *Vulpes vulpes* |
| | 黄腹鼬 | *Mustela kathiah* |
| | 鼬獾 | *Melogale moschata* |
| | 猪獾 | *Arctonyx collaris* |
| | 狗獾 | *Meles meles* |
| | 花面狸 | *Paguma larvata* |
| | 豹猫 | *Prionailurus bengalensis* |
| | 狍 | *Capreolus capreolus* |
| | 毛冠鹿 | *Elaphodus cephalophus* |
| | 小麂 | *Muntiacus reevesi* |
| | 赤腹松鼠 | *Callosciurus erythraeus* |
| | 复齿鼯鼠 | *Trogopterus xanthipes* |
| | 红白鼯鼠 | *Petaurista alborufus* |
| | 中华竹鼠 | *Rhizomys sinensis* |
| | 豪猪 | *Hystrix brachyura* |
| | 普通鸬鹚 | *Phalacrocorax carbo* |
| | 大白鹭 | *Egretta alba* |
| | 中白鹭 | *Egretta intermedia* |
| | 白鹭 | *Egretta garzetta* |
| | 苍鹭 | *Ardea cinerea* |
| | 豆雁 | *Anser fabalis* |
| | 赤麻鸭 | *Tadorna ferruginea* |
| | 绿头鸭 | *Anas platyrhynchos* |
| | 灰胸竹鸡 | *Bambusicola thoracicus* |
| | 环颈雉 | *Phasianus colchicus* |
| | 黄脚三趾鹑 | *Turnix tanki* |
| | 黑水鸡 | *Gallinula chloropus* |

续表

| 保护等级 | 中文名 | 拉丁学名 |
|---|---|---|
| | 珠颈斑鸠 | *Streptopelia chinensis* |
| | 四声杜鹃 | *Cuculus micropterus* |
| | 小杜鹃 | *Cuculus poliocephalus* |
| | 大杜鹃 | *Cuculus canorus* |
| | 普通夜鹰 | *Caprimulgus indicus* |
| | 白腰雨燕 | *Apus pacificus* |
| | 短嘴金丝燕 | *Aerodramus brevirostris* |
| | 蓝翡翠 | *Halcyon pileata* |
| | 星头啄木鸟 | *Picoides canicapillus* |
| | 棕腹啄木鸟 | *Dendrocopos hyperythrus* |
| | 毛脚燕 | *Delichon urbica* |
| | 家燕 | *Hirundo rustica* |
| | 金腰燕 | *Hirundo daurica* |
| | 黑枕黄鹂 | *Oriolus chinensis* |
| | 八哥 | *Acridotheres cristatellus* |
| 湖北省级 | 白颈鸦 | *Corvus torquatus* |
| 重点保护 | 大嘴乌鸦 | *Corvus macrorhynchos* |
| 野生动物 | 喜鹊 | *Pica pica* |
| | 松鸦 | *Garrulus glandarius* |
| | 乌鸫 | *Turdus merula* |
| | 寿带 | *Terpsiphone paradise* |
| | 大山雀 | *Parus major* |
| | 草绿龙蜥 | *Japalura flaviceps* |
| | 乌梢蛇 | *Zaocys dhumnades* |
| | 滑鼠蛇 | *Ptyas mucosus* |
| | 玉斑锦蛇 | *Elaphe mandarina* |
| | 王锦蛇 | *Elaphe carinata* |
| | 黑眉锦蛇 | *Elaphe taeniura* |
| | 棕黑锦蛇 | *Elaphe schrenckii* |
| | 银环蛇 | *Bungarus multicinctus* |
| | 舟山眼镜蛇 | *Naja atra* |
| | 尖吻蝮 | *Deinagkistrodon acutus* |
| | 黑眶蟾蜍 | *Bufo melanostictus* |

续表

| 保护等级 | 中文名 | 拉丁学名 |
|---|---|---|
| 湖北省级<br>重点保护<br>野生动物 | 中华蟾蜍 | *Bufo gargarizans* |
| | 棘腹蛙 | *Paa boulengeri* |
| | 棘胸蛙 | *Paa spinosa* |
| | 中国林蛙 | *Rana chensinensis* |
| | 黑斑侧褶蛙 | *Pelophylax nigromaculatus* |
| | 泽陆蛙 | *Fejervarya multistriata* |
| | 斑腿泛树蛙 | *Polypedates megacephalus* |
| | 合征姬蛙 | *Microhyla mixtura* |
| | 饰纹姬蛙 | *Microhyla ornata* |
| | 龙口似原吸鳅 | *Paraprotomyzon lungkowensis* |
| 有重要生<br>态、科学、<br>社会价值<br>的陆生野<br>生动物 | 双叉犀金龟 | *Allomyrina dichotoma* |
| | 黑眶蟾蜍 | *Bufo melanostictus* |
| | 中华蟾蜍 | *Bufo gargarizans* |
| | 棘腹蛙 | *Paa boulengeri* |
| | 棘胸蛙 | *Paa spinosa* |
| | 中国林蛙 | *Rana chensinensis* |
| | 黑斑侧褶蛙 | *Pelophylax nigromaculatus* |
| | 泽陆蛙 | *Fejervarya multistriata* |
| | 斑腿泛树蛙 | *Polypedates megacephalus* |
| | 合征姬蛙 | *Microhyla mixtura* |
| | 饰纹姬蛙 | *Microhyla ornata* |
| | 乌龟 | *Chinemys reevesii* |
| | 鳖 | *Pelochelys sinensis* |
| | 多疣壁虎 | *Gekko japonicus* |
| | 草绿龙蜥 | *Japalura flaviceps* |
| | 中华蜜蜂 | *Apis cerana* |
| | 白条草蜥 | *Takydromus wolteri* |
| | 南草蜥 | *Takydromus sexlineatus* |
| | 北草蜥 | *Takydromus septentrionalis* |
| | 丽斑麻蜥 | *Eremias argus* |
| | 宁波滑蜥 | *Scincella modesta* |
| | 铜蜓蜥 | *Sphenomorphus indicus* |
| | 蓝尾石龙子 | *Eumeces elegans* |

| 保护等级 | 中文名 | 拉丁学名 |
|---|---|---|
| | 中国石龙子 | *Eumeces chinensis* |
| | 乌梢蛇 | *Zaocys dhumnades* |
| | 滑鼠蛇 | *Ptyas mucosus* |
| | 斜鳞蛇 | *Pseudoxenodon marcrops* |
| | 翠青蛇 | *Cyclophiops major* |
| | 黄链蛇 | *Dinodon flavozonatum* |
| | 赤链蛇 | *Dinodon rufozonatum* |
| | 双全白环蛇 | *Lycodon fasciatus* |
| | 黑背白环蛇 | *Lycodon ruhstrati* |
| | 紫灰锦蛇 | *Elaphe porphyracea* |
| | 玉斑锦蛇 | *Elaphe mandarina* |
| | 王锦蛇 | *Elaphe carinata* |
| | 黑眉锦蛇 | *Elaphe taeniura* |
| | 棕黑锦蛇 | *Elaphe schrenckii* |
| 有重要生 | 双斑锦蛇 | *Elaphe bimaculata* |
| 态、科学、 | 锈链腹链蛇 | *Amphiesma craspedogaster* |
| 社会价值 | 颈槽蛇 | *Rhabdophis nuchalis* |
| 的陆生野 | 虎斑颈槽蛇 | *Rhabdophis tigrinus* |
| 生动物 | 华游蛇 | *Sinonatrix percarinata* |
| | 银环蛇 | *Bungarus multicinctus* |
| | 丽纹蛇 | *Calliophis macclellandi* |
| | 舟山眼镜蛇 | *Naja atra* |
| | 白头蝰 | *Azemiops feae* |
| | 短尾蝮 | *Gloydius brevicaudus* |
| | 尖吻蝮 | *Deinagkistrodon acutus* |
| | 菜花原矛头蝮 | *Protobothrops jerdonii* |
| | 竹叶青蛇 | *Trimeresurus stejnegeri* |
| | 小䴙䴘 | *Tachybaptus ruficollis* |
| | 普通鸬鹚 | *Phalacrocorax carbo* |
| | 大白鹭 | *Egretta alba* |
| | 中白鹭 | *Egretta intermedia* |
| | 白鹭 | *Egretta garzetla* |
| | 牛背鹭 | *Bubulcus ibis* |

续表

| 保护等级 | 中文名 | 拉丁学名 |
|---|---|---|
| | 池鹭 | *Ardeola bacchus* |
| | 苍鹭 | *Ardea cinerea* |
| | 草鹭 | *Ardea purpurea* |
| | 绿鹭 | *Butorides striatus* |
| | 夜鹭 | *Nycticorax nycticorax* |
| | 黄斑苇鳽 | *Ixobrychus sinensis* |
| | 紫背苇鳽 | *Ixobrychus eurhythmus* |
| | 大麻鳽 | *Botaurus stellaris* |
| | 豆雁 | *Anser fabalis* |
| | 赤麻鸭 | *Tadorna ferruginea* |
| | 绿头鸭 | *Anas platyrhynchos* |
| | 斑嘴鸭 | *Anas poecilorhyncha* |
| | 罗纹鸭 | *Anas falcata* |
| | 绿翅鸭 | *Anas crecca* |
| 有重要生 | 中华鹧鸪 | *Francolinus pintadeanus* |
| 态、科学、 | 灰胸竹鸡 | *Bambusicola thoracicus* |
| 社会价值 | 环颈雉 | *Phasianus colchicus* |
| 的陆生野 | 普通秧鸡 | *Rallus aquaticus* |
| 生动物 | 黑水鸡 | *Gallinula chloropus* |
| | 白腰草鹬 | *Tringa ochropus* |
| | 山斑鸠 | *Streptopelia orientalis* |
| | 珠颈斑鸠 | *Streptopelia chinensis* |
| | 火斑鸠 | *Streptopelia tranquebarica* |
| | 鹰鹃 | *Cuculus sparverioides* |
| | 四声杜鹃 | *Cuculus micropterus* |
| | 小杜鹃 | *Cuculus Poliocephalus* |
| | 大杜鹃 | *Cuculus canorus* |
| | 中杜鹃 | *Cuculus saturatus* |
| | 噪鹃 | *Eudynamys scolopacea* |
| | 普通夜鹰 | *Caprimulgus indicus* |
| | 白腰雨燕 | *Apus pacificus* |
| | 短嘴金丝燕 | *Aerodramus brevirostris* |
| | 蓝翡翠 | *Halcyon pileata* |

| 保护等级 | 中文名 | 拉丁学名 |
|---|---|---|
| 有重要生态、科学、社会价值的陆生野生动物 | 普通翠鸟 | *Alcedo atthis* |
| | 戴胜 | *Upupa epops* |
| | 蚁䴕 | *Jynx torquilla* |
| | 灰头绿啄木鸟 | *Picus canus* |
| | 星头啄木鸟 | *Dendrocopos canicapillus* |
| | 赤胸啄木鸟 | *Dendrocopos cathphrius* |
| | 棕腹啄木鸟 | *Dendrocopos hyperythrus* |
| | 大斑啄木鸟 | *Picoides major* |
| | 云雀 | *Alauda arvensis* |
| | 小云雀 | *Alauda gulgula* |
| | 毛脚燕 | *Delichon urbica* |
| | 崖沙燕 | *Riparia riparia* |
| | 家燕 | *Hirundo rustica* |
| | 金腰燕 | *Hirundo daurica* |
| | 白鹡鸰 | *Motacilla alba* |
| | 黑枕黄鹂 | *Oriolus chinensis* |
| | 灰椋鸟 | *Sturnus cineraceus* |
| | 八哥 | *Acridotheres cristatellus* |
| | 秃鼻乌鸦 | *Corvus frugilegus* |
| | 喜鹊 | *Pica pica* |
| | 虎斑地鸫 | *Zoothera dauma* |
| | 白腹鸫 | *Turdus pallidus* |
| | 斑鸫 | *Turdus naumanni* |
| | 宝兴歌鸫 | *Turdus mupinensis* |
| | 鹊鸲 | *Copsychus saularis* |
| | 北红尾鸲 | *Phoenicurus auroreus* |
| | 寿带 | *Terpsiphone paradise* |
| | 红胁绣眼鸟 | *Zosterops erythropleurus* |
| | 暗绿绣眼鸟 | *Zosterops japonica* |
| | 大山雀 | *Parus major* |
| | 山麻雀 | *Passer rutilans* |
| | 麻雀 | *Passer montanus* |
| | 金翅雀 | *Carduelis sinica* |

续表

| 保护等级 | 中文名 | 拉丁学名 |
|---|---|---|
| 有重要生态、科学、社会价值的陆生野生动物 | 锡嘴雀 | *Coccothraustes coccothraustes* |
| | 黑头蜡嘴雀 | *Eophona personata* |
| | 黑尾蜡嘴雀 | *Eophona migratoria* |
| | 黄胸鹀 | *Emberiza aureola* |
| | 灰头鹀 | *Emberiza spodocephala* |
| | 黄喉鹀 | *Emberiza elegans* |
| | 刺猬 | *Erinaceus amurensis* |
| | 狼 | *Canis lupus* |
| | 貉 | *Nyctereutes procyonoides* |
| | 赤狐 | *Vulpes vulpes* |
| | 香鼬 | *Mustela altaica* |
| | 黄鼬 | *Mustela sibirica* |
| | 黄腹鼬 | *Mustela kathiah* |
| | 鼬獾 | *Melogale moschata* |
| | 猪獾 | *Arctonyx collaris* |
| | 狗獾 | *Meles meles* |
| | 花面狸 | *Paguma larvata* |
| | 豹猫 | *Prionailurus bengalensis* |
| | 野猪 | *Sus scrofa* |
| | 狍 | *Capreolus pygargus* |
| | 毛冠鹿 | *Elaphodus cephalophus* |
| | 小麂 | *Muntiacus reevesi* |
| | 隐纹花松鼠 | *Tamiops swinhoei* |
| | 赤腹松鼠 | *Callosciurus erythraeus* |
| | 珀氏长吻松鼠 | *Dremomys pernyi* |
| | 红颊长吻松鼠 | *Dremomys rufigenis* |
| | 复齿鼯鼠 | *Trogopterus xanthipes* |
| | 红白鼯鼠 | *Petaurista alborufus* |
| | 中华竹鼠 | *Rhizomys sinensis* |
| | 豪猪 | *Hystrix brachyura* |
| | 岩松鼠 | *Sciurotamias davidianus* |
| | 草兔 | *Lepus capensis* |

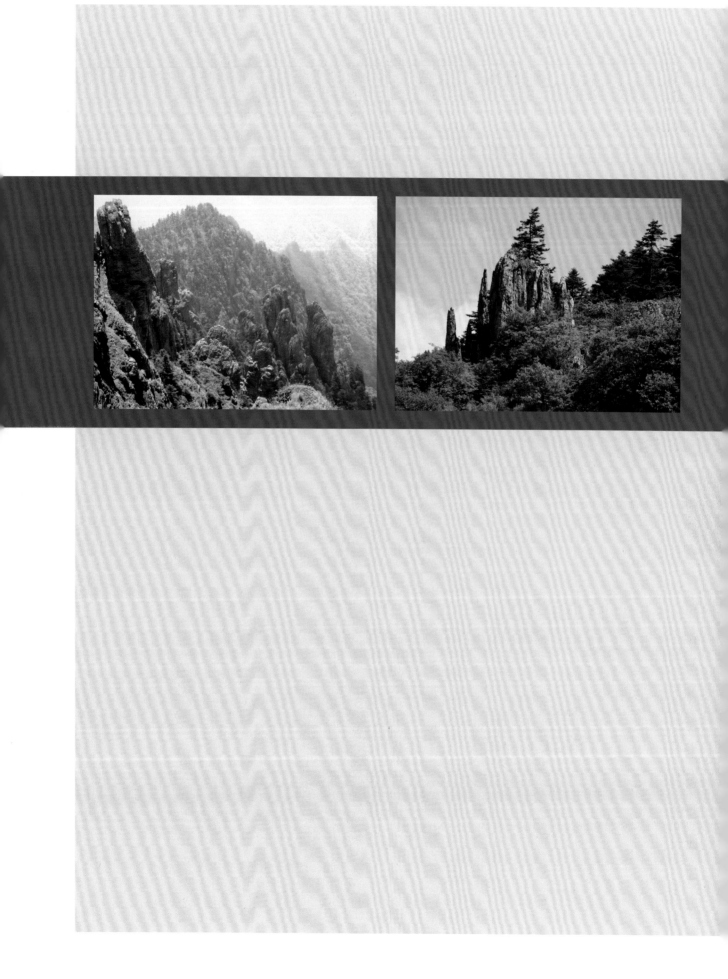

第五章

# 神农架中药资源开发利用的
# 指导思想和主要对策

# 神农架中药资源开发利用的指导思想和基本原则

## 一、指导思想

遵照《中华人民共和国中医药法》和中共中央、国务院发布的《生态文明体制改革总体方案》，国务院发布的《中医药发展战略规划纲要（2016—2030年）》的精神，以及国务院办公厅转发工业和信息化部、国家中医药管理局等12部委联合颁发的《中药材保护和发展规划（2015—2000年）》和生态环境部发布的《中国生物多样性保护战略与行动计划》，结合《神农架林区国民经济和社会发展第十三个五年规划纲要（草案）》和《神农架林区生态保护与经济转型规划（2014—2020年）》要求，在湖北省省委、省政府"彰显生态保护与绿色发展价值，建设世界著名生态旅游目的地"战略定位的引领下，始终坚持"保护第一，科学规划，合理开发，永续利用"的方针。坚持人与自然和谐发展，推动形成绿色发展方式和生活方式，建造美丽神农架、生态神农架、幸福神农架。坚决摒弃损害甚至破坏生态环境的发展模式，坚决摒弃以牺牲生态环境换取一时一地经济增长的做法。神农架中药资源开发坚定走可持续发展之路，在加快落实我国首个获得"联合国科教文组织人和生物圈保护区、世界地质公园、世界自然遗产三大名录遗产地保护制度"和加快建设"一园一地一区"（国家公园、世界著名生态旅游目的地、全国生态文明示范区）的同时，加速中药资源的开发利用。

## 二、基本原则

### 1. 生态优先，保护第一原则

坚持"生态优先，保护第一"原则不动摇，在保护和发展的关系上，宁可利用不足，决不过度开发。在此前提下，因地制宜地发展中药材种植业、养殖业及相关产业。建立神农架道地中药材种养基地和中药种质资源筛选繁育基地，适度发展中药材饮片加工、中药保健食品、中药花卉、中药蔬菜等产业，充分发挥神农架中药资源优势。

### 2. 健康旅游原则

利用中药资源的优势和特点，大力发展中医药健康旅游，努力开发中医药健康旅游产品，打造中医药健康旅游品牌，壮大中医药健康旅游产业，开拓中医药健康旅游市场，创新中医药健康旅游发展模式，培育中医药健康旅游人才队伍，完善中医药健康旅游公共服务，促进中医药健康旅游可持续发展。

### 3. 增收扶贫原则

正确处理保护和利用的关系，选择适当的中医药项目，对药农进行技术培训，开展精准扶贫，着力解决群众最关心、最迫切、最现实的民生问题，打造"靠山吃山"的永续模式，持续增加群众收入。

### 4. 兼顾长远原则

坚持药用植物资源可持续利用，维护其生态平衡。开发中药资源，既要与林区经济的发展速度相适应，也要与林区资源蕴藏量相一致，将当前利益与长远利益相结合，进行有规划的开发。坚持中药材综合利用，拓宽其转化增值领域，挖掘神农架中药材更高价值。

# 神农架中药资源开发利用的主要对策

## 一、强化中药资源可持续发展利用的观念

"可持续发展"的概念来源于生态学，最初应用于林业和渔业，是一种资源管理战略。1987年时任联合国世界环境与发展委员会主席的挪威首相布伦特兰夫人，在她所作的《我们共同的未来》报告中论述的，被广泛接受的可持续发展定义，是"既满足当代的需求，又不危及后代满足其需要的能力的发展"，这一定义为世人广泛接受。我国学者将这一定义衍生为"不断提高人群生活质量和环境承载力，满足当代人需求又不损害子孙后代满足其需求能力，满足一个地区或国家的人群需求，又不损害地区或别的国家的人群，满足其需求能力的发展"。

"中药资源可持续利用"就是在可持续发展思想指引下，通过切合实际的客观调控政策和经营管理体制，增强各类资源发展后劲，确保当代人和后代人的需求不断得到满足的持续利用。中药资源可持续利用具有保护性、协调性、动态性、针对性等基本特征。

## 二、加强宣传教育，牢固树立绿水青山就是金山银山的理念

要利用各种形式广泛开展宣传教育工作，让人们牢固树立绿水青山就是金山银山的理念。这一工作需要从幼儿园、小学抓起，将其列入全民素质教育和文化科学水平教育的一项重要内容，以前所未有的决心和力度加强生态环境保护。要经常开展保护自然资源、保护生态环境的相关教育活动，特别要加强对中共中央、国务院制定的《生态文明体制改革总体方案》精神的宣传教育，树立六大理念，使珍惜和保护自然资源成为每个人的自觉行为。这六大理念是：

第一，树立尊重自然、顺应自然、保护自然的理念，生态文明建设必须放在突出地位。

第二，树立发展和保护相统一的理念，必须是绿色发展、循环发展、低碳发展。

第三，树立绿水青山就是金山银山的理念，生物多样性是人类生存必需的生态环境。

第四，树立自然价值和自然资本的理念，自然生态是有价值的。

第五，树立空间均衡的理念，人口规模、产业结构、增长速度不能超出当地水土资源承载能力和环境容量。

第六，树立山水林田湖是一个生命共同体的理念，统筹考虑自然生态各要素，做到使人人都明白自然生态是有价值的，保护自然就是发展生产力。

要时刻教育干部群众，决不以牺牲环境为代价换取一时的经济增长，决不以牺牲后代人的幸福为代价换取当代人的所谓富足。在开发建设中，始终坚持"少占耕地，少毁林木，少开山体"，为今后留下足够的可持续发展空间，为自然留下更多修复空间，为子孙后代留下天蓝地绿水清的美好家园。

我国制定、公布并施行了一系列有关植物、动物（含药用种类）的法规、条例、名录等（详见第四章），表明我国关于野生药用植物、动物（含药用种类）资源保护的法律体系已初步形成。我国虽已制定了《野生药材资源保护管理条例》等法律、法规，林区也颁布了一系列生物资源保护的条例，但还缺乏更为具体的执行细则。为适应形势需要，神农架林区人民政府可结合相关的法律、法规，制定相应的保护条例及具体的执行细则，做到有法可依，科学管理，才有可能切实有效地保护和合理利用中药资源。建立中药资源权属法规，在中药资源保护的立法中应制订资源所有权、经营管理权与开发利用权的相关法规，推行"谁保护谁享有，谁开发谁投资，谁受益谁补偿"的产权制度，建立中药资源侵权救济法规，并作实质性规定。

要强化中药资源的计划管理。一是要做好中药资源开发规划，根据市场趋势以及林区经济发展的需要，相关部门对中药资源开发、利用、保护、恢复和管理作出近期和远期规划，解决中药资源开发利用与生态保护，以及当前利益与长期持续发展的矛盾问题，从而以最佳方式开发利用中药资源。二是采购或采集中药材的企业或个人，应制定年度采收计划，经同级药品管理部门批准，凭批准文件进行采购或到产地采集。药品生产企业应用中药材（包括新的中药材）应提出"资源利用报告书"。三是应该按照市场经济规律，遵循有偿使用原则，使中药资源保护与可持续利用建立在一定的经济基础之上。

强化中药材可持续发展意识，重点是进行科学合理开发。在那些生态环境明显退化、野生资源急剧减少的地区，必需实行围栏保护，封育和限制采猎，保护生物生长繁育所需的环境条件，促进其种群的发育和自然更新。需要科学制订和执行有关野生资源采集狩猎的规程，使资源利用和保护管理工作更加科学、规范，以保证野生资源的可持续发展。

## 三、大力发展中医药健康旅游、养生保健服务

中医药健康旅游和养生保健相结合，既是生态旅游的重要组成部分，又能充分发挥中医药强身健体的特色。发展中医药健康旅游和养生保健服务具有重要意义。

一是发展中医药健康旅游是满足人民群众日益增长健康服务需求的重要途径，是中医药服务业的延伸和旅游业的扩展，体现了生态健康的内涵，满足了人民群众日益增长的健康服务需求，对提升全民健康素质具有重要的意义。

二是发展中医药健康旅游是加快中医药发展和全面建成小康社会的重要任务。中医药作为我国特色医药卫生事业的重要组成部分，是深化医药卫生体制的重要内容，对全面建设小康社会、构建社会主义和谐社会和社会主义现代化建设具有重要意义。

　　三是发展中医药健康旅游是促进旅游业转型升级的重要推手。目前我国旅游业正处于转型升级期，中医药健康旅游作为旅游与中医药融合发展的新兴旅游业对整合旅游资源、丰富旅游产品、优化旅游产业结构、提高我国旅游经济效益具有重要意义，将成为我国旅游业转型升级的重要推手。

　　四是发展中医药健康旅游是弘扬中华传统文化的重要载体。中医药临床疗效确切，养生作用独特，治疗方式灵活，消费群体极为广泛，特别是随着健康观念变化，中医药越来越显示出独特优势。中医药文化是中华民族优秀传统文化的重要组成部分，是我国文化软实力的重要体现。促进中医药健康旅游发展，有利于游客深入体验中医药文化，是中医药文化推广与资源展示的最有效的方式之一，对于普及中医药知识，弘扬中华传统文化具有重要意义。

　　五是中医药养生保健服务内容多样，方法手段各异，如太极拳、健身气功、药膳、食疗、推拿、按摩、针灸、足浴、药浴、森林康养、养生咨询等，且可根据季节、个人情况而异，作用独特，效果明显。随着健康中国、美丽中国、幸福中国的推进，人民生活水平的提高，人们对养生保健的需求日益提高，神农架生态环境好，自然环境美，是最佳天然氧吧，深受广人民的喜爱，是最佳的健康旅游、养生保健的去处。神农架可充分利用这一优势，结合开展健康旅游，大力发展中医药养生保健产业，打造生态幸福工程。

　　发展中医药健康旅游和养生保健服务可加快中医药资源的开发和新产业的形成，主要有以下几个方面。

## （一）壮大中医药健康旅游、养生保健服务产业

　　利用中医药文化元素突出的中医医疗机构、中医养生保健机构、养生保健产品生产企业、中药材种植基地、药用植物园、名胜古迹、温矿泉、博物馆等，打造一批特色鲜明、优势明显的中医药健康旅游企业（基地）、中医药健康旅游综合体。加快中医药健康餐饮开发，打造一批中医药药膳餐饮连锁企业。促进住宿与中医药健康服务项目的结合，打造一批中医药健康旅游度假酒店。加快开发中医药健康旅游商品，积极做好中医药保健品、中医药文化旅游商品、中医保健器械等旅游商品的开发生产，打造一批中医药健康旅游商品生产基地。延伸中医药健康旅游产业链，建设中医药产业园和中医药产业集聚区，支持中医诊疗设备、中医健身产品等相关中医药健康产品研发、制造和应用，提升中医药健康服务水平。

## （二）打造中医药健康旅游、养生保健服务品牌

　　打造一批以中医养生保健服务为核心，融中药材种植、中医医疗服务、中医药健康养老服务为一体的国家级中医药健康旅游示范区。发掘我国传统中医药文化内涵，提升中医药健康节庆文化品质，打造一批参与度高、影响力大、社会效益和经济效益好的节庆品牌。举办中国中医药健康旅游年活动，支持举办国际性的中医药健康旅游展览、会议和论坛。加强品牌建设，提升服务质量，形成一批集健康体检、中医高端医疗和中医养生于一体，具有国际知名度和市场竞争力的中医药健康旅游品牌。

## （三）开拓中医药健康旅游、养生保健服务市场

加强中医药健康旅游市场宣传推广，旅游部门发挥市场推广优势，将反映中医药健康旅游特色的产品纳入国内外旅游项目推广计划，积极拓展国内外旅游市场。在我国与其他国家举办的文化年或在其他主题文化活动中增设中医药健康旅游产品和项目展示，增强宣传效果，扩大国际影响力。依托国际性的中医药会议、论坛、展览，加大对中医药健康旅游的宣传和推广力度。加大中医药健康旅游的市场培育力度，普及中医药健康知识，夯实中医药健康旅游的群众基础。

## （四）创新中医药健康旅游、养生保健服务发展模式

加快探索旅游业与中医药健康服务业融合发展的新理念和新模式，不断完善政策措施，创新发展体制机制，推动旅游业和中医药健康服务业深度融合。创新中医药健康旅游服务模式，推进多种方法综合干预，将中医药优势与健康管理结合，以慢性病管理为重点，以治未病理念为核心，推动中医药健康服务从注重疾病治疗转向注重健康维护，提高中医药健康旅游吸引力。积极推动各级旅游机构与中医药机构的全面合作，建立合作机制，开展紧密协作，共同推进中医药健康旅游发展，引导中医药健康服务的规范化。

## （五）培养中医药健康旅游、养生保健服务人才队伍

大力加强中医药健康旅游专业人才的培育，鼓励旅游院校与中医药院校之间的合作，联合办学，设立相关专业。建立中医药健康旅游专业人才激励机制，培育良好的人才成长环境。积极利用现有的中医机构和旅游人才培训中心，加强对中医药健康旅游服务从业人员的外语、旅游、中医药基础知识及相关技能的培训，加强中医药健康旅游企业和实用人才培训，联合开展导游和讲解员培训，培养涉外经验丰富的中医药健康旅游管理、营销、策划、创意人才，培育高素质、专业化的中医药健康旅游人才队伍。

## （六）完善中医药健康旅游、养生保健公共服务

加快中医药健康旅游公共服务和基础设施建设，提升旅游公共服务水平。推进中医药健康旅游信息化发展，建立包括档案信息、医疗保险、旅游保险、多语种咨询解答、预约管理等功能在内的中医药健康旅游综合服务平台，把所有资源单位、旅行社纳入统一管理。加强对游客的后续跟踪服务，完善旅游服务功能，满足游客需求。

## （七）开发中医药健康旅游、养生保健产品

针对不同游客的需求，大力开发中医药观光旅游、中医药文化体验旅游、中医药养生体验旅游、中医药特色医疗旅游、中医药疗养康复旅游、中医药美容保健旅游、中医药会展节庆旅游、中医药

购物旅游、传统医疗体育旅游及中医药科普教育等旅游产品。面向国际市场,大力开发以提供高端中医医疗服务为主要内容的中医药医疗旅游产品。鼓励旅行社积极发展中医药健康旅游及推出中医药健康旅游主题线路。

## （八）促进中医药健康旅游、养生保健服务可持续发展

加强中医药健康旅游资源的保护和合理开发利用,加强对自然生态环境、中医药相关动植物资源的保护,加强对民间中医诊疗方法、特色诊疗手段的传承与发展,加大对具有时代特征、地域特色的中医药人文景观的保护力度。积极探索促进中医药文化传承的途径,推进中医药申报世界非物质文化遗产工作,建立中医药非物质文化遗产传承人的培养机制,促进中医药文化的传承和中医药健康旅游的可持续发展。

# 四、充分利用森林资源,发展森林药材和森林药材产业

森林资源是以乔木为主体的生态系统的总体,包括了木质资源（乔木、灌木、木质藤本）、非木质资源（草本、草质藤本）及林下资源（小灌木、草本、真菌、地衣及动物等）。在这些资源中,凡可作药用的均可称森林药材,它是经济林中的重要组成部分。

森林药材属于中药农业或中药林业范畴,它是整个中药产业的基础之一,也是中药现代化的基础之一。

凡以森林药材为原料,生产产品,营销市场,服务民生的产业均可称森林产业。与森林产业相关的产业很多,最为紧密的是森林药材物种的种子、种苗研发生产和营销产业。这些产业大多用传统农业或林业技术和现代生物技术研发,生产大量优质、高产、抗病虫、抗逆性强的种子、种苗供应市场。其次是在有条件的地方,推行林下栽药（如黄连、半夏等）和林下抚育（如竹节参、人参、七叶一枝花、天麻等）。

在森林药材和道地药材的生产中,还应推行规范化和规模化生产。神农架现有的野生中药资源蕴藏量有限,其生物资源的更新能力也有限,资源量远远不能满足日益增长的社会需求。因此,只有大力发展人工资源,不断扩大生产规模,才能从根本上解决供需矛盾。

中药材是防病治病的特殊商品,必须树立质量第一的观念,才能确保神农架中药材的社会声誉。近几十年来,中药材的野生变家种家养工作取得长足发展,可成功进行种植的药用植物和养殖的药用动物已达200多种,但其种类数量仍不足中药材市场流通量的30%,主要因为规模化程度还有待提高,质量也应进一步提升。这就要求林区中药材企业推广中药材的规范化生产,在恪守行业道德的基础上,严把质量关,要严格按照《中药材生产质量管理规范》（GAP）的要求规范植物药材的种植和动物药材的饲养。目前,神农架中药材的人工种植和驯化规模化生产水平较低,生产技术相对落后,有些关键的技术问题尚未从根本上得到解决,加强中药材的野生变家种、家养的技术研究,培养高产、优质、抗病能力强、易于栽培或便于人工饲养的新品种是提高林区中药材规范化生产水平的关键。

森林康养是一种新兴的健康服务产业，它是以森林资源为依托，通过森林的合理开发，融入旅游、休闲、度假、养生保健、娱乐服务，形成的一种养生保健产业。

# 五、发挥资源优势，以道地和名贵中药材为发展重点

## （一）重点发展道地中药材和名贵中药材

根据神农架中药产业现有基础和产业发展前景，重点培育杜仲、曲茎石斛、灵芝、黄连、七叶一枝花、天麻、白及、当归、独活、猪苓、神农香菊、百合、党参、蜂蜜等道地或名贵中药材品种。并尽早将曲茎石斛、神农香菊等神农架特色药材通过地理性标志产品认证，以扩大其在市场上的影响。

## （二）构建中药产业集成区，形成药材产业链

结合中药资源区域分布规律，利用不同区域的优势，构建药材产业链的扩容、创新、转化协同发展。以松柏为中心，构建东部中药产业集成区，包含松柏、阳日、新华、宋洛。以市场容量大、种植技术成熟的道地中药品种为主，适时引进国内外大型中药企业，建立中药原料基地，实现规模化、一体化的种植和加工、深加工。以木鱼镇为中心，构建中部中药产业技术创新区，包含木鱼、红坪。通过与国内相关高校共建研发平台，协同创新开展神农架特色中药产业化关键技术研究，以珍稀药材资源化、资源药材产业化研究为重点。实现珍稀药材可规模化种植，资源丰富的药材可开发成功能明确、市场需求的产品。以大九湖为中心，构建西部中药产业示范区，包含大九湖、下谷。通过扩大种植规模，形成成熟的种植技术，为进一步产业化提供基础；通过示范种植，为招商引资提供前提；通过多品种示范种植，为旅游产品开发提供保证。

## （三）遵循分布规律，调整药材作物生产布局

神农架林区不同地域海拔差异大，地质土壤环境以及地理小气候环境多样性十分明显，这导致林区中药资源的分布有明显的地域性。"道地药材"的形成，其中重要的原因是地域分布差异造成的，也是导致目前中药材质量复杂多变的重要原因之一。同一物种因产地不同，质量有明显差异，如当归、地黄、天麻、杜仲、开口箭等具有鲜明的地域特点。因此，在进行中药资源开发利用时，应重点发展与本地区资源优势相适宜的中药材产业和产品，使其成为地方经济的主导产业和拳头产品，并以此带动地区经济发展。同时，要调整中药材品种布局，在结合不同地域小气候环境特征的前提下，根据其生物学、生态学特性，安排适生地带，做到适地适药，地尽其利，进行集约经营。林区具有较大发展潜力的药材适生地带列表分述如表2-1。

表 2-1 神农架部分主要中药材适生地带表

| 药材名 | 最佳适生地带 | 适生地带 |
|---|---|---|
| 七叶一枝花 | 红坪（红举、天燕、田家山） | 松柏、木鱼 |
| 头顶一颗珠 | 大九湖 | 宋洛、下谷、红坪 |
| 开口箭 | 宋洛 | 松柏、木鱼（千家坪）、阳日（古水） |
| 天麻 | 松柏（盘水）、宋洛（朝阳）、阳日（古水、苗峰） | 新华、木鱼、红坪 |
| 白及 | 红坪、宋洛 | 松柏、宋洛（徐家庄） |
| 苍术 | 红坪（板仓、田家山） | 松柏（盘水、八角庙） |
| 天师栗 | 松柏（盘水、八角庙） | 新华、宋洛 |
| 当归 | 红坪（田家山）、大九湖、下谷（板桥） | 宋洛、木鱼（九冲）、下谷 |
| 黄连 | 红坪（东溪、板仓、红举）、下谷（板桥） | 红坪（田家山）、大九湖 |
| 独活 | 大九湖、红坪（田家山） | 木鱼、红坪（板仓）、下谷（板桥） |
| 杜仲 | 新华、松柏、阳日、木鱼 | 宋洛、木鱼（九冲） |
| 厚朴 | 宋洛、松柏（盘水） | 木鱼、红坪（板仓）、大九湖 |
| 党参 | 红坪（田家山）、大九湖 | 新华、宋洛、下谷、红坪（板仓） |
| 味牛膝 | 红坪（板仓） | 松柏（盘水）、阳日 |
| 辛夷 | 阳日、松柏 | 宋洛、木鱼（九冲） |
| 桔梗 | 红坪（板仓）、大九湖（东溪） | 阳日、宋洛（朝阳） |
| 地黄 | 松柏 | 阳日、宋洛（朝阳） |
| 柴胡 | 红坪（板仓） | 红坪、宋洛 |
| 款冬花 | 红坪（红举） | 红坪（板仓）、大九湖（东溪） |
| 曲茎石斛 | 阳日（古水）、宋洛 | 新华、松柏（盘水）、阳日、红坪（塔坪） |
| 川贝母 | 大九湖 | 木鱼、红坪 |
| 野菊 | 木鱼（千家坪）、红坪 | 大九湖 |

# 六、适度发展其他相关产业

在不影响神农架生态环境质量的前提下，可在周边地区适度发展具有区域优势的相关产品。如：

## （一）中药保健食品产业

保健食品是指具有稳定保健功能或以补充维生素、矿物质为目的的食品，适宜于特定人群服用，不以治疗疾病为目的，不对人体产生任何急性、亚急性、慢性危害的食品，需注册管理。注册要求提供的材料及审评的要求越来越严格。

国家卫生部分批公布了既是食品又是药品的品种名单，共有代代花、白果、龙眼肉、八角茴香、山楂、香橼、桃仁、桑叶、桑椹、槐花、槐米、榧子、橘皮等101种。后又公布可用于保健食品的物品名单，有女贞子、山茱萸、吴茱萸、杜仲叶、侧柏叶、青皮、厚朴、厚朴花、枳壳、枳实、柏子仁、桑白皮、桑枝、银杏叶、槐实等114种。还公布了保健食品禁用物品名单，有夹竹桃、黄花夹竹桃、红豆杉、红茴香、昆明山海棠、马钱子等60余种（凡有毒性均应禁用）。神农架林区应充分利用拥有的上述品种开发出优质价廉的中药保健食品，打造品牌，形成产业。

此行业尚存在不少问题，主要有缺乏国家标准、市场监督不力、虚假广告多、产品科技含量低，目前正在加大监管力度。保健食品产业应是21世纪的朝阳产业。

## （二）中药化妆品产业（天然护理用品产业）

中药化妆品产业近30年来得到很大发展，市场销售总额约一千多亿元，且每年以12%的速度增长，且三资企业约占总销售额一半以上。国内生产企业规模偏小，科技含量较低。

中药化妆品的注册管理分特殊和普通两类，且特殊功能的化妆品如减肥、除臭、抑汗，其管理要求同OTC（非处方药）药品。普通的如外用膏霜、香水等，要求通过涂擦、喷洒等方式达到清洁、消除不良气味、护肤、美容、修饰人体之目的，其所含药物必须无毒、无刺激性、药性温和、有效或显效，无副作用。

中药化妆品产品按功能分类目前有营养皮肤类、保护皮肤类（防晒、抑菌）、美白皮肤类、育发乌发类，用作化妆品的防腐剂、抗氧剂、香精、乳化剂、调色剂等。如按中药所占比例分类，有纯中药化妆品（山茶油等）、中药配合型化妆品（竹节参、何首乌等）、中药添加型化妆品（添加于化学合成品中）。

## （三）天然植物色素产业

很多植物都含有天然植物色素，可开发成具保健功能的食用色素和天然染料。植物染料在我国已有几千年的历史，染料植物主要有苏木、槐、栀子、鼠李、麻栎及茜草、紫草、蓝草（蓝靛）、红花、荩草等，它们又都是常用中药或一般药用植物。

天然色素很多是食用色素，广泛用于食品、医药、日化等行业，按色素颜色可分为食用天然红色素、食用天然黄色素、食用天然绿色素、食用天然黑色素等，我国天然食用色素起步较晚，但发展潜力大。

## （四）中药饲料添加剂产业

中药饲料添加剂是指由中药原药或从中提取的单一或混合成分，以单方或组方而制成的。饲料添加剂产品具有补充营养，预防疾病，改善饲料适口性和提高饲料利用率，改善动物产品质量，有利于饲料加工、贮藏，改善饲料外观，减少环境污染等功能。应用潜力很大，前景广阔。目前我国将其按应用对象分为禽用、猪用、牛用、鱼用四大类，多为固体粉剂剂型，加工简单。

## （五）植物农药产业

我国中药农药种类很多，据《中国土农药志》介绍，有403种植物源农药，能有效杀死害虫的约180种。《中国有毒植物》记载1300种植物，其中许多可作杀虫植物，以楝科、菊科、豆科、卫矛科、大戟科等30余科被认为是中药农药最具开发前景的科。目前我国的生产厂家有2000家以上，但规模均较小，科技实力不强。

按农药作用机理可分为有毒物质类、昆虫拒食类、引诱或驱避类、植物昆虫激素类、植物调节物质类、植物抗性物质诱导类等。森林药材可作农药的主要有印楝、苦楝、川楝、苦皮藤、雷公藤、八角茴香、闹羊花、毛鱼藤、中国鱼藤、苦豆子等。

杀菌剂植物有厚朴、乌药、小檗、茶、烟草、艾蒿、苍术、鱼藤、黄花杜鹃、细辛、连翘等，均为研究热点。

天然除草剂也是研究的热点之一，目前世界上已发现30余科近百种植物具除草作用的天然化合物，可望开发成天然杀草剂，如番石榴、山苍子、银杏、毛金竹、黄芩、薄荷、苦参、黄连、白头翁、虎杖、蒜、细辛、薄荷等。

## （六）中药提取物产业

中药提取物是为获得中药材中的有效成分而对其进行浸出、澄清、过滤、蒸发等一系列活动的过程。

我国中药提取物产业目前发展非常迅速，已成为国际上一个重要的提取物国家，品种已近百种。国内提取物的应用市场还处于形成期，有以保健食品为主的企业，有以化妆品、饲料添加剂、兽药和植物农药为主的企业，这些均应得到关注和拓展。目前我国的植物提取物主要出口国家为美国、德国、西班牙、日本、韩国等。主要出口品种有银杏、刺五加、贯叶连翘、当归、人参等。

今后应把中药提取物提升到中药（植物）原料药的水平，必须建标准、强监管。制定出药材与提取物的质量标准和原药材种植、提取加工、检验操作的标准操作规程，以提高水平。

## （七）天然香料产业

我国主要香料产区在长江以南地区，以广东、广西、云南、贵州、四川、福建、湖南、湖北产量最大。目前我国具有开发利用价值的有60余科，400余种，其中已进行批量生产的有100多种。其中茴香油占世界总产量的80%，肉桂油占世界总产量的90%。其他如薄荷、桂花、山苍子、神农香菊、柏木、甜橙、生姜、小茴香等都是重要的香料植物，它们大多为药用植物。食用香料广泛用于各类食品，具有调味调香、防腐抑菌、抗氧化等作用。

天然香精是重要资源性产品，天然香精是合成香精无法替代的。国际香料界十分重视我国的天然香精油资源。天然香料产业极具开发前景。神农架应优先大力发展神农香菊，使其逐步形成产业。

## （八）中药消毒剂产业

化学消毒剂的弊端日益明显，近年来中药消毒剂由于使用安全、效果理想、气味芳香、环保等优点，颇受关注，尤其是开发和研究对病毒有杀灭作用的中药消毒剂成为当务之急。产品可进千家万户。生产中药消毒剂要求有效成分含量明确，灭菌效果显著，香气优雅，质量标准完善。

以上九类产业均是有市场、有发展前景的，神农架林区有关企业可根据自身特色和条件，选择合适的产业进行择优发展。

# 七、强化科技协同创新，实现中药材产业现代化发展

在中共湖北省省委、省政府的领导下，神农架林区政府可根据中药资源优势与特点，与省内外有关大专院校、科研院所、知名企业密切合作，互利互惠，促进神农架中药材产业更快更好地发展。协同湖北中医药大学、三峡大学、华中农业大学、中国中医科学院中药资源中心、中国中医科学院中药研究所、北京林业大学、中国药科大学、沈阳药科大学等国内科研院所、大专院校以及中药企业成立神农架中药研究院，进行珍稀药材种质保护、品种改良、良种繁育，中药材提质增效关键种植技术研究与示范，中药质量控制、活性物质基础、活性及机制研究，中药材加工炮制，新产品开发及综合开发利用等研究，推动神农架中药产业发展，实现中药产业现代化。

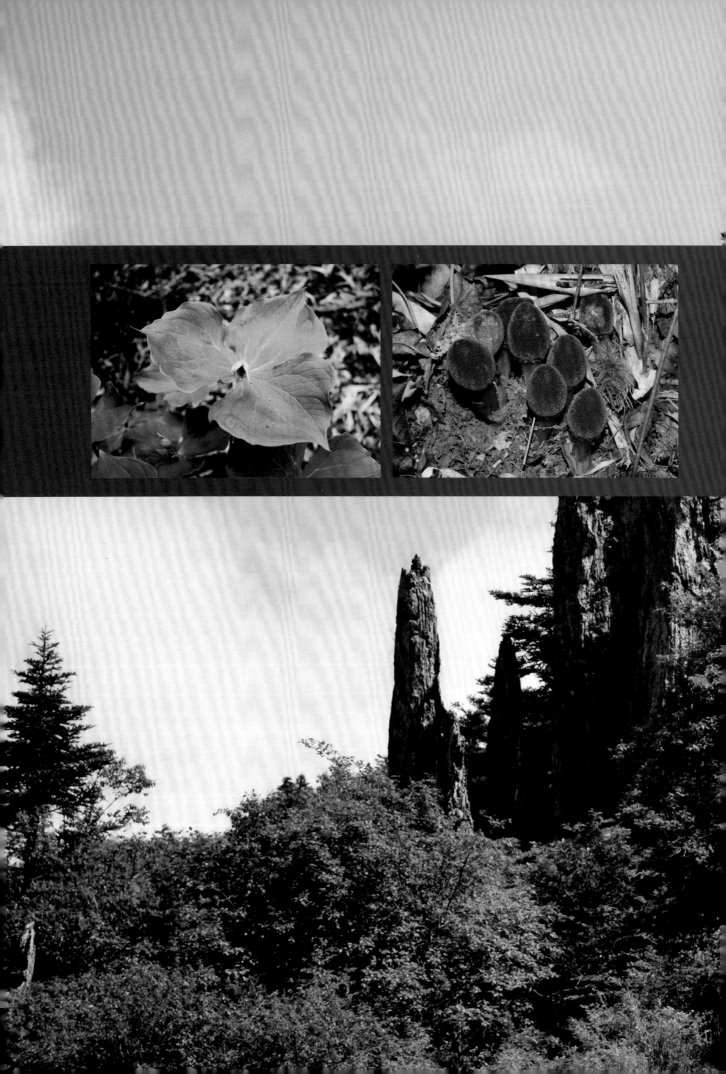

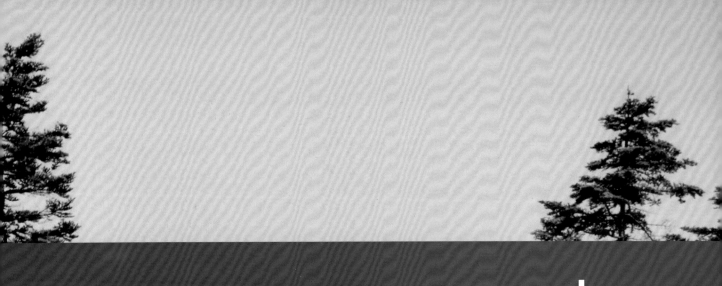

# 各 论
## Monographs

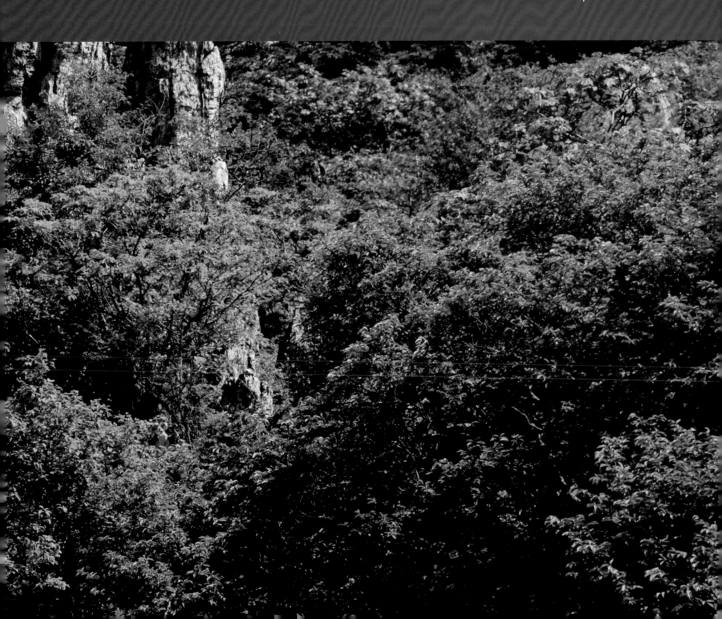

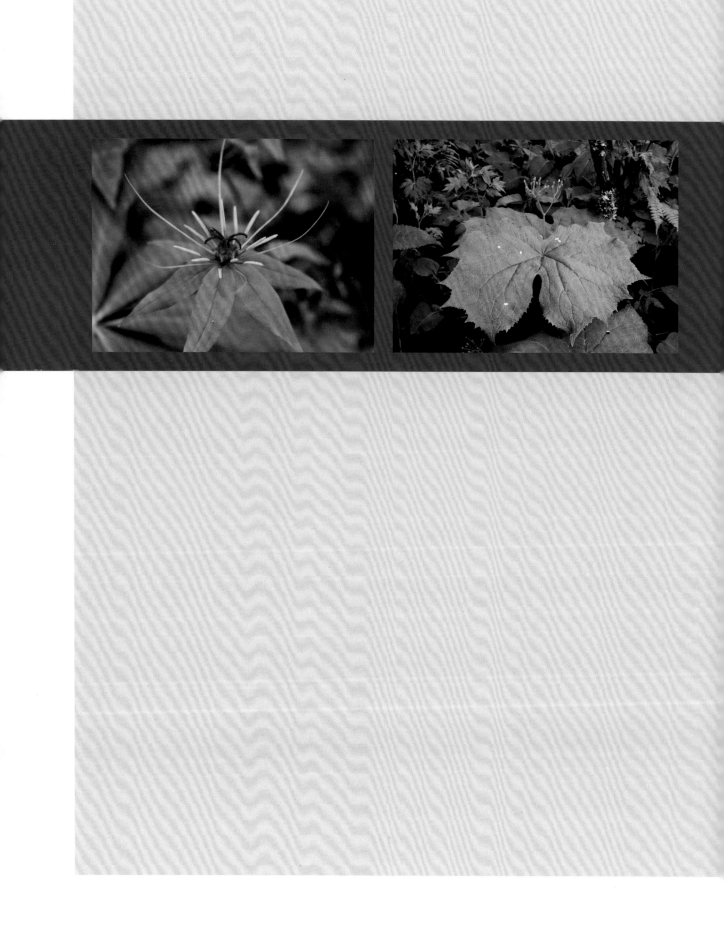

# 第一章

# 神农架药用植物资源

# 神农架药用真菌植物资源

真菌是一类数量极其庞大的生物，全球约有150万种，目前已知的仅约10万种，还有90%以上的物种未被认知，有待发掘。真菌的特征为：①植物体以单细胞、菌丝体或者由菌丝及细胞形成的各种子实体的形式存在；②不含叶绿体，无光合色素，为异养生物；③绝大多数种类以孢子繁殖，其繁殖方式包括无性生殖、有性生殖。据统计，目前我国已报道的各类真菌总数16000余种。因为真菌数量大、菌丝体积小、分布广，且绝大部分不借助观察工具无法辨别，所以真菌的分类非常困难，在不同的分类系统中种属的数量差异很大。

神农架可供药用的17科，37属，68种。

## 麦角菌科 Clavicipitaceae

有或无子座，子座自或不自暗色的菌核生出，平铺状或垫状，有柄或无柄，多肉质，色鲜艳。子囊果埋于或生在子座上部并突出子座外，壁薄。子囊束生于果腔底部，顶部的壁特厚。侧丝只在果腔的侧壁上，孔口具周丝。典型的子囊孢子线形。寄生于昆虫或其他真菌或种子植物上。

神农架可供药用的2属，6种。

### ■ 分属检索表

1. 孢子线形，单细胞，无隔膜，无色 ·························································· 1. **麦角菌属 Claviceps**
1. 子囊孢子无色，线形或纺锤形，多隔，常在分隔处断裂 ···························· 2. **虫草菌属 Cordyceps**

## （一）麦角菌属 Claviceps Tul.

菌核近圆柱形，形似香蕉，黑色或白色，内部白色。休眠后萌发，生出子实体和子座。子座直径1~2mm，灰白色或紫红色，下有不孕的细柄。子囊壳埋生于子座表层下，瓶状，孔口稍突出于子座的表面，内生数个细长子囊，子囊内含8枚孢子。孢子线形，单细胞，无隔膜，无色。

神农架可供药用的1种。

## 麦角菌 Claviceps purpurea (Fr.) Tulasne

菌核近圆柱形，两端角状，形似香蕉，紫黑色，内部白色。子座头部近球形，直径1~2mm，紫红色，下有细柄。子囊壳埋生于子座头部表层下，孔口稍露出于子座的表面；子囊细长。孢子线形，单细胞，无色。

分布于神农架各地，寄生于禾本科植物上。

菌核（麦角）止血。

## （二）虫草属 Cordyceps (Fr.) Link

子座从被寄生的昆虫、蜘蛛或地下真菌生出，头状或棍棒状，单生或分枝，顶端能育，基部不育，颜色多样，有时为双色。子囊壳埋生于子座表层下或外露；子囊细长。子囊孢子无色，线形或纺锤形，多隔，常在分隔处断裂。

神农架可供药用的 5 种。

### ■■分种检索表

1. 非寄生于成虫。
　2. 子座单生或2个或丛生，从寄主头部或胸部两侧长出；子囊壳半埋生；寄生于鳞翅目蛹或茧上
　　　⋯⋯⋯⋯⋯⋯⋯⋯⋯⋯⋯⋯⋯⋯⋯⋯⋯⋯⋯⋯⋯⋯⋯⋯1. 蛹虫草 C. militaris
　2. 子座单生或2个，能育部分圆柱形或有二叉分枝；子囊壳表生；寄生于鳞翅目刺蛾科茧上
　　　⋯⋯⋯⋯⋯⋯⋯⋯⋯⋯⋯⋯⋯⋯⋯⋯⋯⋯⋯⋯⋯⋯⋯⋯2. 茧草 C. pruinosa
1. 寄生于成虫。
　3. 子座单生，从寄主胸部长出。
　　4. 子座柄细长，下部黑色，多弯曲，柄长5.5~9cm，能育部分圆柱形，鲜时橙红色，干后土黄色，有漆样光泽；寄生于半翅目蝽科成虫上⋯⋯⋯⋯⋯⋯3. 垂头虫草 C. nutans
　　4. 子座高2.5cm，柄弯曲，能育部分棍棒形，淡黄色；寄生于膜翅目胡蜂科成虫上⋯⋯⋯
　　　⋯⋯⋯⋯⋯⋯⋯⋯⋯⋯⋯⋯⋯⋯⋯⋯⋯⋯⋯⋯4. 蜂头虫草 C. sphecocephala
　3. 子座单生或2个并生，从寄主头或胸部长出；寄生于同翅目沫蝉科成虫上⋯⋯⋯⋯⋯
　　⋯⋯⋯⋯⋯⋯⋯⋯⋯⋯⋯⋯⋯⋯⋯⋯⋯⋯⋯⋯⋯5. 吹沫虫虫草 C. Tricentri

## 1 蛹虫草 Cordyceps militaris (L. ex Fr.) Link

子座单生或有数个从昆虫头部发出，有时从节上发出，大多不分枝，棍棒状，高2~6cm；子座头部棒形或扁平，长1~2cm，直径2~7mm，肉质，可育，鲜时橙黄色或橙红色，粗糙，干后红褐色，质脆；柄部不育，圆柱形，鲜时淡橘红色，干后浅红褐色，光滑，基部与昆虫的蛹相连。子囊壳半外露，近圆锥形，长390~710μm，直径220~400μm；子囊长圆柱形，长330~460μm，直径3~6μm。孢子无色，线形，多隔，易断为长2~3μm的小段。

分布于神农架各地，寄生于鳞翅目蛹或茧上。

子实体补肾助阳，提高免疫力等。

## 2 蛹草 Cordyceps pruinosa Petch

子座单生或 2 个，子座头部能育部分棍棒状或有二叉分枝，橙红色，柄淡土黄色，子座高 2.5~4cm。子囊壳外露，近圆锥形，长 390~710μm，直径 220~400μm；子囊长圆柱形，长 330~460μm，直径 3~6μm。孢子无色，线形，多隔，易断为长 2~3μm 的小段。

分布于神农架各地，寄生于鳞翅目刺蛾科蛹上。

子实体补肾助阳，提高免疫力等。

## 3 垂头虫草 Cordyceps nutans Pat.

子座单生，从寄主胸部长出，能育部分圆柱形，鲜时橙红色，干后土黄色，长 5~10mm，直径 2.5mm；柄上部与能孕部分同色，柄下部黑色，柄细长，多弯曲，柄长达 5.5~9cm。子囊壳斜埋生，长卵形，颈长，长 700~750μm，直径 300~310μm；子囊长圆柱形，长 360~420μm，直径 3~4μm。孢子无色，线形，多隔，易断为长 3~10μm 的小段。

分布于神农架各地，寄生于半翅目蝽科成虫上。

子实体补肾助阳，提高免疫力等。

## 4 蜂头虫草 Cordyceps sphecocephala Pat.

子座单生，从寄主胸部长出，高 2.5cm，柄弯曲，能育部分棍棒状，淡黄色。子囊壳斜埋生，长颈瓶形，长 800~1000μm，直径 200~250μm；子囊长圆柱形，长 310~600μm，直径 4~5μm，顶端有明显加厚的顶帽，高 5.5~8μm，直径 7~8.8μm。孢子无色，多断为长径 13μm，短径 2.2μm 的纺锤形。

分布于神农架各地，寄生于膜翅目胡蜂科成虫上。

子实体补肾助阳，提高免疫力等。

## 5 吹沫虫虫草 Cordyceps tricentri Yasuda.

子座单生或 2 个并生，从寄主头、胸部长出，长 4.5~9.5cm，直径 0.9~1mm；鲜时淡黄色或橘黄色，干后土黄色；柄细长，光滑；能育部分棍棒状，顶端略膨大，与柄同色或略深，长 4~6mm，直径 1.1~1.2mm。子囊壳斜埋生，长颈瓶形，长 690~900μm，直径 196~310μm；子囊长圆柱形，长 360~630μm，直径 4~5μm，顶端有明显加厚的顶帽。孢子无色，线形，断为长 2~5μm，直径 1.6μm 的小段。

分布于神农架各地，寄生于同翅目沫蝉科成虫上。

子实体补肾助阳，提高免疫力等。

# 马鞍菌科 Helvellaceae

子实体大型，有柄，肉质。菌盖呈盘状、杯状、马鞍状或脑髓状。子实层覆盖在上表面。子囊圆筒形，薄壁，非淀粉质。子囊孢子无色透明至褐色，单胞，平滑或有疣，内含 1 个油滴。

神农架可供药用的 1 属，1 种。

## 羊肚菌属 Morchella Dill. ex Fr.

子实体由中空、海绵状、椭圆或伸长的菌盖联结粗壮、中空的菌柄组成。菌盖上面有棱状突起，菌柄不育，头部能育。菌盖的外表面明显地起皱并带洼点，子实层排列的凹点被不育的隆起分隔。菌盖淡黄色或棕黄色，表面光滑易碎。每个圆柱状具囊盖的子囊含 8 枚多核的子囊孢子。

神农架可供药用的 1 种。

## 羊肚菌 Morchella esculenta (L.) Pars.

菌盖近球形、卵形或椭圆形，直径 4~6cm，长 4~9cm，菌盖表面有网状棱的子实层，内面黄色，边缘与菌柄相连。菌柄中空，粗大，圆筒状，不超过菌盖直径的 2/3，表面平滑或有凹槽。子囊孢子椭圆形，无色，长径为 20~24μm，短径 12~14μm。

分布于神农架各地，生于草丛中及林下，往往成群生长。

子实体（羊肚菌）健脾，理气，化痰。

# 黑粉菌科 Ustilaginaceae

寄生真菌，菌丝寄生于寄主细胞间，大多为双核的次生菌丝。有性或无性繁殖。无性繁殖由担孢子或菌丝芽殖产生分生孢子，少数由孢子梗产生分生孢子。有性繁殖由双核融合为1个二倍体核，即"厚垣孢子"，萌发时孢壁破裂生出原菌丝，形如芽管。二倍体核迁入原菌丝，进行减数分裂，分为4个单倍体核，形成担孢子（小孢子）。

神农架可供药用的1属，3种。

## 黑粉菌属 Ustilago (Pers.) Roussel

孢子堆生于寄主各部，为粉状或胶结的孢子团，深褐色至黑色，个别种颜色浅如黄色、粉色和紫色等。厚垣孢子单生，单细胞，壁光滑或有不同花纹，萌芽时产生1~4个细胞的担子或原菌丝，每个细胞可连续产生担孢子（小孢子）。

神农架可供药用的3种。

### ■ 分种检索表

1. 孢子堆生于玉蜀黍、小麦或大麦植株上；孢子不光滑，壁表面具小刺或小疣。
  2. 孢子堆生于玉蜀黍植株的各部；孢子壁表面具小疣，直径8~12μm，黄褐色，球形、椭圆形或不规则形 ·······················1. 玉米黑粉菌 U. maydis
  2. 孢子堆生于小麦或大麦子房内，侵染整个花序；孢子壁表面具小刺，长径6~8μm，短径4~5.5μm，暗黄绿色，球形、近球形至卵形 ·······················2. 麦散黑粉菌 U. nuda
1. 孢子堆生于粟的子房内，侵染穗的全部或一部分；孢子光滑，直径7~12μm，淡黄褐色到橄榄褐色，近球形、卵形、椭圆形至不规则形 ·······················3. 粟米黑粉菌 U. crameri

## 1 玉米黑粉菌 Ustilago maydis (DC.) Corda

孢子堆生于寄主在地上的任何未停止生长的部位，突出似瘤状。瘤的大小差异悬殊，小的直径0.4mm，大的直径可达15mm，外被白色膜，内生褐黑色粉末状孢子块。孢子淡褐色，球形或椭球形，有细刺，直径8~12μm。

分布于神农架各地，寄生于玉米植株上。

孢子粉（玉米黑粉菌）健脾胃，疏肝胆。

## 2 麦散黑粉菌 **Ustilago nuda** (Jens.) Rostr.

孢子堆生于小麦或大麦花序上，外表先期覆盖白色薄膜，膜易碎，内为松散的黑色或黑褐色粉末。孢子褐色，球形或椭球形，满布细刺，直径 5~9μm。

分布于神农架各地，寄生于小麦穗上。

孢子粉（麦奴）清热解毒。

## 3 粟米黑粉菌 **Ustilago crameri** Koern

孢子堆生于粟花序的子房内，不破坏颖壳。病穗外观变化不大，毁坏大部分小穗，成为黑粉。孢子红褐色，球形，直径 7~12μm，表面光滑。

分布于神农架新华、阳日，寄生于粟的子房内，侵染粟穗。

孢子粉（粟奴）利小肠，消积。

# 木耳科 Auriculariaceae

寄生或腐生，多生于乔木或灌木上。子实体呈胶质、蜡质或肉质，干燥时呈革质，形态多样，单菌丝层，有或无菌盖，有或无菌柄或珊瑚状。部分属菌丝上有锁状联合，部分属子实体胶化。上担子与下担子的分化明显或不明显。子实层通常单面生于子实体的腹面。

神农架可供药用的1属，3种。

## 木耳属 Auricularia Bull. ex Mer.

担子果平铺或以侧生的短柄或狭细的基部固着于基质上，耳状、叶状或边缘波状，全部胶质或子实体胶化。子实层平滑或有皱褶、梗状突起或呈网状。不育面有毛，毛有色或无色。担子圆柱形，有横隔3个，每个细胞产生1个小梗，上生担孢子。担孢子肾形，无色平滑。

神农架可供药用的3种。

### ■ 分种检索表

1. 绒毛长不超过100μm，无菌髓层，子实体颜色多样。
  2. 子实层为明显的网孔状，多为淡黄色至浅褐色⋯⋯⋯⋯⋯⋯⋯⋯1. 皱木耳 A. delicata
  2. 子实层光滑或有皱褶，但不呈网孔状，暗褐色至近褐色⋯⋯⋯⋯⋯2. 木耳菌 A. auricular
1. 绒毛长可达600μm，菌髓层宽约250μm，子实层紫丁香色至淡紫色或黑色⋯⋯⋯⋯⋯⋯⋯
  ⋯⋯⋯⋯⋯⋯⋯⋯⋯⋯⋯⋯⋯⋯⋯⋯⋯⋯⋯⋯⋯⋯⋯⋯⋯3. 毛木耳 A. polytricha

## 1 皱木耳 Auricularia delicata (Fr.) Henn

子实体胶质，干后软骨质。幼时杯状，后期盘状至叶状，边缘平坦或波状。子实层面凹陷，有明显的皱褶，并形成网格。不育面乳黄色至红褐色，平滑，疏生无色绒毛。孢子肾形，无色，光滑。

分布于神农架各地，寄生于构树的腐朽树干上。

子实体（构耳）补中益气，止血。

## 2 木耳菌 Auricularia auricular (L. ex Hook.)

子实体丛生，常覆瓦状叠生，耳状、叶状或边缘波状，胶质半透明；背面紫褐色至暗青灰色，疏生短绒毛；绒毛基部褐色，向上渐尖，尖端几无色；腹面凹入，平滑或稍有脉状皱纹，黑褐色至褐色。菌丝有锁状联合。担子长筒形，横隔明显。孢子肾形，无色。

分布于神农架各地，腐生于树干上或人工栽培。

子实体（木耳）凉血，止血，补益强身。

## 3 ｜ 毛木耳 **Auricularia polytricha** (Mont) Saee.

子实体初期杯状，渐变为耳状至叶状，胶质，韧，干后软骨质，子实体较木耳粗厚，毛较长，长 500~600μm，直径 4.5~6.5μm，无色，仅基部带褐色。子实层色深，平滑，并稍有皱纹，成熟时上面有白色粉状物，即孢子。孢子无色，肾形，长 13~18μm，直径 5~6μm。

分布于神农架各地，腐生于阔叶树木上。

子实体（毛木耳）补气，润肺，止血。

## 银耳科 Tremellaceae

子实体胶质或蜡质，由多片薄、平展或皱褶的瓣片组成。子实层外露。担子着生于菌丝顶端，担子近球形或近卵形，纵分隔。主隔膜直立或倾斜，各细胞向上延伸似管状，生小梗。

神农架可供药用的 1 属，3 种。

## 银耳属 Tremella Dill. ex Fr.

担子果胶质，柔软，圆形，薄而卷曲，菌片常张开成瓣片状。子实层生表面。担子大多都在表层内，少有表生的。担孢子无色，单细胞，卵形或亚球形，光滑。

神农架可供药用的 3 种。

### ■ 分种检索表

1. 担子果新鲜时纯白色或近透明无色，由薄而卷曲的瓣片所组成…………………1. 银耳 T. fuciformis
1. 担子果新鲜时有色，脑状、叶状。
    2. 担子果新鲜时橙黄色或金黄色……………………………………………2. 金耳 T. aurantialba
    2. 担子果新鲜时茶褐色至锈褐色，干后黑褐色……………………………3. 茶银耳 T. foliacea

---

### 1 | 银耳 Tremella fuciformis Berk.

担子果白色，半透明，胶质，由薄而卷曲的瓣片状菌片组成。担子亚球形，长径 12~13μm，短径 10μm，无色。担孢子近球形，长径 6~7.5μm，短径 5~6μm，干后收缩，角质，硬而脆，白色或米黄色。

分布于神农架木鱼（九冲）、宋洛、新华、阳日，腐生于干枯的树干上或人工栽培。

子实体（白木耳）滋阴，润肺，养胃，生津。

---

### 2 | 金耳 Tremella aurantialba Bandoni et Zang

本种特征与银耳相似，本种担子果颜色橙黄色或金黄色。

分布于神农架红坪、木鱼（九冲）、新华、阳日，常腐生于栎树的树干上。

子实体（黄木耳）润肺滋阴，生津。

## 3 | 茶银耳 Tremella foliacea Fries

本种特征与银耳相似，本种担子果胶质，瓣片状，浅紫褐色、茶褐色至锈褐色，干后紫褐色、黑褐色至黑色。

分布于神农架红坪，常腐生于栎树等阔叶树的树干上。

子实体（茶银耳）用于妇科疾病。

## 珊瑚菌科 Clavariaceae

腐生，极少数寄生于植物上，个别种能与树根形成菌根，亦可地生，常生于苔藓或腐殖质中。子实体直立，肉质、软骨质、胶质或蜡质，通常有柄，常呈黄色、橙色、紫色等鲜亮颜色，棒状或分枝如珊瑚状。子实层周生，表面平滑或具纵皱，或扩展到子实体的顶端或不育。担子密生，棒状，2~4 枚孢子，稀 6~8 枚。孢子壁平滑，少数具刺。

神农架可供药用的 1 属，1 种。

### 龙须菌属 Pterula Fr.

子实体分枝，枝细，直径小于 1mm，但坚实。

神农架可供药用的 1 种。

### 黑龙须菌 Pterula umbrinella Bres.

子实体丛生或簇生，软革质，黑色，基部细圆柱形，向上渐细，双叉状分枝，分枝极多，小枝细长，线形，顶端尖，光滑，干后似人的头发。担子上有 2~4 个小柄。孢子近椭圆形，光滑，无色，长径 12~16μm，短径 6~7μm。

分布于神农架各地，附生于枯树枝上。

全草补气，润肺止咳，接骨，续筋。

## 喇叭菌科 Cantharellaceae

子实体具短柄,漏斗形、喇叭形或棒状,顶部稍宽,呈平切状,肉质,担子在其顶端形成,色白或淡。

神农架可供药用的1属,1种。

## 鸡油菌属 **Cantharella** Adans ex Fr.

菌盖肉质,稍凹陷至漏斗状,边缘常分裂成瓣片状。柄肉质,生菌盖中央,并与其融合。菌褶常厚而窄,多叉状分枝。孢子无色,椭圆形,光滑。

神农架可供药用的1种。

## 鸡油菌 **Cantharellus cibarius** Fr.

子实体杏黄色至蛋黄色,多群生或密似丛生。菌盖直径3~8cm,光滑,与菌柄融合成喇叭状,边缘常分裂成瓣。菌肉白色,菌褶痕狭窄,延伸至柄,排列疏松,呈略有弯曲的棱脊状,叉状分枝或呈网状。孢子椭圆形、橄榄形,无色,长径7~10μm,短径4~6.5μm。

分布于神农架各地,生于针、阔叶混交林地上。

子实体(鸡油菌)明目,润肺,利肠胃。

# 齿菌科 Hydnaceae

多腐生、地生或生于腐殖质上，子实体有菌盖和柄。菌肉质，白色或微着色。柄中生到偏生，发育良好。菌盖质地和颜色变化大，呈膜质、革质、绒质或肉质等，外面或下面随着生长形成齿或刺状突起。子实层着生于齿或刺上。担子细长棒状，有 2~6 个小梗，有孢子 4 枚。孢子椭圆形或近球形，无色或有色，平滑或有瘤突，非拟淀粉质。

神农架可供药用的 1 属，1 种。

## 猴头菌属 Hericium Pers.

子实体瘤疣状或分枝，无明显菌盖，肉质，柔软。菌齿发达，柳叶形，长而下垂。孢子无色，平滑，近球形至长球形。

神农架可供药用的 1 种。

## 猴头菌 Hericium erinaceus (Bull. ex Fr. ) Pers.

担子果肉质，白色，干后带褐色，无分枝，呈瘤疣状菌团，直径 5~10cm，常从着生物横向长出，顶部形成长而下垂的菌齿。菌齿长锥形，端尖。孢子球形至亚球形，直径 5~6μm。

分布于神农架松柏、阳日、新华、宋洛，生于栎属等阔叶树的腐木上。

子实体（猴头）助消化，利五脏。

# 多孔菌科 Polyporaceae

菌体仅生长在没有生命的木质部分，个别亦可寄生于真菌上，一年生或多年生。担子果形状多种，纸质、革质、软木质或木质，平伏，菌盖有或无，有柄或无柄。菌肉通常无色或褐色。子实层生于菌管内，孔状。菌管通常位于子实体下面，通常管状、迷路状或褶状，紧密联结在一起，具共同的管壁。担子棒状，孢子 2~4 枚。孢子球形、圆筒形等多种形状，无色到褐色，平滑。

神农架可供药用的 10 属，13 种。

## ■ 分属检索表

1. 担子果平伏；菌肉白色或浅色；孢子光滑，无色 ……………………………1. 卧孔菌属 Poria
1. 担子果通常有盖，有柄或无柄。
   2. 孢子壁双层，外壁光滑，无色。
      3. 菌盖木栓质，肾形，红色、红紫色或暗色，表面具一层漆样光泽……2. 灵芝属 Ganoderma
      3. 菌盖革质，半圆形、扇形或平伏而反卷，颜色多样，表面光滑或有毛…3. 云芝属 Polystictus
   2. 孢子壁单层，有色或无色。
      4. 担子果多年生，菌管多层。
         5. 菌肉白色、淡色或粉红色；孢子无色或有色，球形至椭圆形………4. 层孔菌属 Fomes
         5. 菌肉锈褐色；孢子有色或无色，球形至广椭圆形…………5. 褐层孔菌属 Pyropolyorus
      4. 担子果一年生，菌管单层。
         6. 管孔大；菌管通常呈迷路状或褶状…………………………………6. 褶孔属 Lenzites
         6. 管孔小，有时裂割为齿状。
            7. 担子果无柄或近无柄。
               8. 菌管烟灰色至黑色，与白色菌肉间常有 1 条深色界线………7. 黑管属 Bjerkandera
               8. 菌管白色；菌肉白色或近白色，新鲜时软而多汁，干后干酪质，有时栓质或坚硬而脆 …………………………………………………………8. 干酪菌属 Tyromyces
            7. 担子果有柄或无柄，平铺反卷状。
               9. 管孔伸入菌肉深度一致，大小不同，肉质至半肉质，干后脆而硬；菌肉白色或近白色；孢子球形至圆柱形，有色或无色，间胞有或无………9. 多孔菌属 Polyporus
               9. 管孔不同程度伸入菌肉，大型的多；孢子多圆柱形，无色，无间胞………………………………………………………………………10. 栓菌属 Trametes

## （一）卧孔菌属 Poria Pers. ex Grag.

担子果平伏。菌肉白色或浅色。孢子光滑，无色。

神农架可供药用的 1 种。

## 茯苓 **Poria cocos** (Schw.) Wolf.

生于松树上，极少见生于其他植物上。菌核较大，形状大小差异很大，多近球形或椭球形，小的如拳，大的可达 30kg 以上。菌核外表皮褐色，内由菌丝聚集而成，有特异香气，干后坚硬。子实体蜂窝状，大小不一，无柄，平卧，初现白色，老后木质化，淡黄色；子实层着生在孔管内壁表面，着生多数担子。孢子长椭圆形、近圆柱形，略弯曲，有一歪尖，多数为双核。

干燥去皮菌核（茯苓块）利水渗湿，健脾，宁心。菌核的干燥外皮（茯苓皮）利水消肿。抱有细松根的菌核（茯神）、菌核中间的松根（茯神木）宁心安神。

## （二）灵芝属 **Ganoderma** Karst.

担子果往往有盖，有柄或无柄。菌盖木栓质，肾形，红色、红紫色或暗色，表面具一层漆样光泽。孢子壁双层，外壁光滑，内壁粗糙。

神农架可供药用的 1 种。

## 赤芝 **Ganoderma lucidum** (Leyss. ex Fr. ) Karst.

外形呈伞状。菌盖肾形、半圆形或近圆形，直径 10~18cm，厚 1~2cm。皮壳坚硬，黄褐色至红褐色，有光泽，具环状棱纹和辐射状皱纹，边缘薄面平整，常稍内卷。菌肉白色至淡棕色。菌柄圆柱形，直径 1~3.5cm，侧生，极少偏生，长 7~15cm，长于菌盖直径，红褐色至紫褐色，光亮。孢子细小，黄褐色。

分布于神农架松柏、阳日、新华，生于栎及其他阔叶树的树桩旁。

全株（灵芝）补气安神，止咳平喘。

## （三）云芝属 **Polystictus** Fr.

担子果往往有盖，有柄或无柄。菌盖革质，半圆形、扇形或平伏而反卷，颜色多样，表面光滑或有毛。孢子壁双层，外壁光滑，内壁粗糙。

神农架可供药用的 1 种。

## 云芝 **Polystictus versicolor** (L.) Fr.

子实体一年生，侧生无柄，常覆瓦状叠生，往往左右相连，围成莲座状。菌盖革质至半纤维质，半圆形至贝壳形，长 1~6cm，宽 1~10cm，厚 1~3mm；盖面幼时白色，渐变为深色，有密生的细绒毛，长短不等，呈多种颜色，并构成云纹状的同心环纹；盖缘薄而锐，波状，完整，淡色。孢子圆筒状，稍弯曲，平滑，无色，长 1.5~2μm，直径 2~5μm。

分布于神农架松柏、阳日、新华，寄生于阔叶树的腐朽树干上。

子实体（云芝）清热，消炎。

## （四）层孔菌属 Fomes (Fr.) Gill.

担子果多年生，通常有盖，有柄或无柄。菌管多层。菌肉白色、淡色或粉红色。孢子有色或无色，平滑，球形至椭圆形。

神农架可供药用的 1 种。

## 红缘层孔 Fomes pinicola (Swartz. ex Fr.) Cke.

子实体无柄。菌盖扁平，扇形、半球形或马蹄形，长 4~30cm，宽 6~40cm，厚 2.5~20cm，表面灰色或黑色，有的具红色胶质皮壳，有明显的同心环棱，边缘栗色、黄色或类白色。管壁厚，菌管多层，管口圆形，浅黄色或锈褐色，每1mm内有3~5个管口。孢子卵形至椭圆形，光滑，无色，长径5.5~7.5μm，短径 3.5~4μm。

分布于神农架各地，生于松、杉等针叶树腐木上，偶生于阔叶树上。

子实体（红缘层孔）祛风散寒，舒筋活络。

## （五）褐层孔菌属 Pyropolyporus Murr.

担子果多年生，通常有盖，有柄或无柄。菌管多层。菌肉锈褐色。孢子有色或无色，球形至广椭圆形。

神农架可供药用的 1 种。

## 木蹄 Pyropolyporus fomentarius (L. ex Fr.) Teng

子实体大至巨大，马蹄形，无柄，多呈灰色、灰褐色、浅褐色至黑色，长 8~42cm，宽 10~64cm，厚 5~20cm，有一层厚的角质皮壳及明显环带和环棱，边缘钝。菌管软木栓质，厚 0.5~5cm，多层，每层厚 3~5mm，锈褐色，每 1mm 内有 3~4 个管口，圆形，灰色至浅褐色。

分布于神农架各地，寄生于壳斗科植物等阔叶树的腐朽树干上。

子实体（桦菌芝）消积，化瘀，抗癌。

## （六）褶孔属 Lenzites Fr.

担子果一年生，通常有盖，有柄或无柄。菌管单层，菌管往往呈迷路状或褶状。管孔大。神农架可供药用的 1 种。

## 桦褶孔 Lenzites betulina (L.) Fr.

子实体单生。菌盖长 5~7cm，宽 10cm，厚达 1.2cm，半圆形，革质，较硬，有绒毛，灰白色至浅褐色，有狭密的环纹，后期变为青黄色，干后呈土黄色或褐色，无柄。菌肉白色或近白色，干后浅土黄色，厚 0.5~1.5cm。菌褶白色，干后土黄色，宽 0.3~1.1cm，间距 0.1~1.5cm，大多不分叉，有时分叉或部分相交成孔状，褶缘薄，锐或钝，完整至波浪状，后期稍呈锯齿状。孢子近圆柱形，无色，光滑，长 5~6μm，直径 2~3μm。

分布于神农架各地，寄生于阔叶树及针叶树的腐朽树干上。

子实体（桦褶菌）追风散寒，舒筋活络。

## （七）黑管属 Bjerkandera Karst.

担子果一年生，通常有盖，有柄或无柄。菌管单层，烟灰色至黑色，与白色菌肉间常有 1 条深色界线。管孔小，有时裂割为齿状。

神农架可供药用的 1 种。

## 亚黑管菌 Bjerkandera fumosa (Pers. ex Fr. ) Karst.

子实体一年生，无柄，平伏贴生至平伏而反卷，常上下叠生，并左右连生。菌盖半圆形至贝壳形或扁扇形，长 2~7cm，宽 3~9cm，厚 4~10mm；盖面淡灰色至淡黄色，有灰色与黄褐色的绒毛相间排列形成的同心环纹，近基部生有小疣；盖缘薄，锐，全缘，波状，淡褐色至黑色。管口面近白色至灰白色或灰褐色，擦后变为黑色；管口近圆形至多角形，每 1mm 内 3~5 个管口；管壁厚，全缘。菌肉近白色，软木栓质，干后木栓质，厚 2~6mm。在菌管与菌肉之间有一层明显的暗褐色分界线。孢子近圆形至椭圆形，无色，光滑，长径 5~7μm，短径 2.5~4μm。

分布于神农架各地，寄生于阔叶树的腐朽树干上。

子实体（亚黑管菌）抗癌。

## （八）干酪菌属 Tyromyces Karst.

担子果一年生，通常有盖，有柄或无柄。菌管单层，白色。管孔小，有时裂割为齿状。菌肉白色或近白色，新鲜时软而多汁，干后干酪质，有时栓质或坚硬而脆。

神农架可供药用的 1 种。

# 硫黄菌 Tyromyces sulphureus (Bull. ex Fr. ) Donk

子实体无柄或基部狭窄似菌柄。菌盖肉质，扇形至半圆形，有放射状起伏丝，多数重叠生长似覆瓦状，直径达 30~40cm，单个菌盖 5~20cm，厚 1~2cm，表面鲜朱红色，或带黄的朱红色。菌肉橙红色。幼时肉质有弹性，干后变白且酥脆，下面淡肉色至淡黄褐色。管孔长约 10mm，呈多边形至近圆形。孢子卵形至近球形，有小尖，无色，光滑，长径 5~7μm，短径 4~5μm。

分布于神农架各地，生于阔叶树及其他腐木上。

子实体（硫黄菌）调节机体，增进健康。

## （九）多孔菌属 Polyporus Mich. ex Fr.

担子果一年生，有柄，肉质至半肉质，干后脆而硬。菌肉白色或近白色。菌管单层。管孔小，有时裂割为齿状。

神农架可供药用的 3 种。

**■ 分种检索表**

1. 子实体由菌核发出；菌柄常于基部相连或分枝，形成一丛菌盖；菌盖圆形……………………………………………………………………………………………1. 猪苓 P. umbellatus
1. 子实体不由菌核发出；菌柄常单一；菌盖扇形、近圆形至肾形。
　2. 菌盖土黄色、肉桂色或红褐色，表面具放射状条纹……………2. 黄多孔菌 P. elegans
　2. 菌柄短；菌盖土黄色，具浅褐色鳞片……………………3. 棱孔菌 P. alveolaris

## 1 猪苓 Polyporus umbellatus (Pers.) Fr.

子实体由菌核发出。菌柄常于基部相连或分枝，形成一丛菌盖。菌盖圆形，直径 1~3cm，表面白色至淡褐色。菌核呈长形块状或不规则球形，表面灰黑色或黑色，凸凹不平，有皱纹或瘤状突起，内面白色至淡褐色。

分布于神农架各地，生于枫、栎、槭、柳等根上。

子实体利水渗湿。

## 2 黄多孔菌 Polyporus elegans (Bull.) Fr.

子实体不由菌核发出。菌柄常单一，基部黑色，上部与菌盖同色。菌盖扇形、近圆形至肾形，长 2~6cm，宽 3~9cm，橙黄色、蛋壳色至深肉桂色。菌肉白色或近白色。

分布于神农架各地，寄生于阔叶树的腐朽树木上。

子实体（黄多孔菌）追风散寒，舒筋活络。

## 3 棱孔菌 Polyporus alveolaris (DC. : Fr.) Bond.

子实体不由菌核发出。菌柄短而侧生，肉质，韧。菌盖扇形、近圆形至漏斗形，土黄色，具浅褐色鳞片，长 3~6cm，宽 4~12cm。菌肉肉质、软革质，厚约 2mm。菌管长约 3mm。管口长形，辐射状排列，长 1~2.5mm，宽 1~1.5mm。担孢子近圆柱形、近长椭圆形，无色，长径 8~11μm，短径 2.4~4μm。

分布于神农架大九湖，寄生于阔叶树腐朽的树木上。

子实体（棱孔菌）乙醇加热水提取物对肿瘤具抑制作用。

## （十）栓菌属 Trametes Fr.

担子果一年生或多年生，无柄或平铺反卷状，肉质至半肉质，干后脆而硬。菌肉白色或近白色。菌管单层。管孔小而密集，有时裂割为齿状。管孔不同程度伸入菌肉，大型的多。孢子多圆柱形，光滑，无色，无间胞。

神农架可供药用的 2 种。

### ■ 分种检索表

1. 菌盖表面新鲜时乳白色，密被绒毛，具明显同心环纹··················1. 偏肿栓菌 T. gibbosa
1. 菌盖表面新鲜时奶油色，具不明显、不同色的同心环纹··················2. 东方栓菌 T. orientalis

## 1 偏肿栓菌 Trametes gibbosa (Pers.) Fr.

子实体一年生，无柄，木栓质，侧单生，有时覆瓦状叠生。菌盖半圆形，扁平，长 5~14cm，宽 7~25cm，白色，干后黄色至黄褐色，表面被绒毛。菌肉白色，厚约 5mm。菌管白色，长 5~10mm。管口长方形或近迷路状，放射状排列。担孢子圆柱形，有歪尖，光滑，无色，长 5μm，直径 2.5μm。

分布于神农架各地，寄生于阔叶树的腐朽树干上。

子实体的提取物对肿瘤有抑制作用。

## 2 | 东方栓菌 **Trametes orientalis** (Yasuda) Imaz.

子实体一年生，无柄，通常数个呈覆瓦状叠生，木栓质，干后坚硬。菌盖近圆形、半圆形，长 7cm，宽 10cm，厚 1.5cm，菌盖表面初期奶油色，干后黄色至浅黄褐色，具不明显、不同色的同心环带和环沟。菌肉奶油色，厚约 13mm。菌管与孔口颜色相同。担孢子长椭圆形，光滑，无色，长径 5.2~6.6μm，短径 2.3~3.1μm。

分布于神农架各地，寄生于阔叶树的腐朽树干上。

子实体的提取物对肿瘤有抑制作用。

# 牛肝菌科 Boletaceae

子实体肉质，具柄。柄多生于中央。菌盖厚而外凸，管孔间及其与菌盖间易分离。子实层着生于菌管内。孢子多为长形，淡红色至淡黄色，有时呈铁锈色，芽孔不明显，孢子常短于 20μm。

本科下分 11~20 属，有的学者将这些属分别归入牛肝菌科和松塔牛肝菌科，有的学者则全部归入牛肝菌亚目。

神农架可供药用的 1 属，1 种。

## 牛肝菌属 Boletus Fr.

菌柄粗壮，基部尤甚，粗糙有网状纹。菌管长，圆形，表面无粉末覆盖，菌管层离生或几乎离生。菌孔圆形至多边形。孢子印榄褐色。

神农架可供药用的 1 种。

## 美味牛肝菌 Boletus edulis Bull. ex Fr.

菌盖扁半球形或稍平展，不黏，光滑，边缘纯，黄褐色、土褐色或赤褐色。菌肉白色，厚。菌管初期白色，后呈淡色，直生或近孪生，或在柄的周围凹陷。

分布于神农架各地，生于针、阔叶混交林内的地上。

子实体（美味牛肝菌）追风散寒，舒筋活络。

# 侧耳科 Pleurotaceae

　　子实体侧耳状，单生、丛生或簇生。菌盖表面光滑或被绒毛或裂成斑块状。菌肉肉质或具中等硬度，厚至非常薄，湿润条件下复原力强；菌褶延生，几乎不分枝，具小菌褶，褶缘通常完整或少有锯齿状。菌柄侧生、偏生、中生或无。菌幕有或无。担子短至非常长，是担孢子的 2~6 倍。担孢子表面光滑，多有油滴状内含物或无，无色，球形、椭圆形或圆筒形，非淀粉质。子实下层发达。菌丝具或不具锁状联合，菌丝通常或多或少具膨胀现象或无膨胀。

　　神农架可供药用的 1 属，1 种。

## 侧耳属 Pleurotus (Fr. ) Kumm.

　　子实体肉质。菌柄偏生至侧生，或无可见菌柄。菌褶延生，菌盖表面光滑，褶缘完整。

　　神农架可供药用的 1 种。

## 侧耳 Pleurotus osreatus (Jacq. ex Fr.) P. Kumm.

　　子实体比较大，呈典型的扇形或半圆形。菌盖直径 5~13cm，白色至灰白色、青灰色。有柄或无柄，如有柄则为侧生或偏生，实心，长 1~3cm，直径 1~2cm。菌肉白色，肉厚。菌丝具隔膜锁状联合。孢子印白色，孢子椭圆形、圆柱形或柱形，无色，光滑，长 8~10μm，直径 3~4μm，非淀粉质。

　　分布于神农架各地，生于针、阔叶混交林的枯树枝干上。

　　子实体（侧耳）疏风活络，强筋壮骨。

# 白蘑科 Tricholomataceae

　　菌盖和菌柄的菌肉均由菌丝组成，呈或不呈淀粉样反应。孢子壁有或无淀粉质反应的印记。菌丝有或无锁状联合。子实层托的菌肉两侧有交叉的菌丝层，菌褶厚而边缘钝或有深度分叉。孢子印奶黄色至白色，孢子单核，若为双核则无菌幕。

　　神农架可供药用的 6 属，10 种。

### ■ 分属检索表

1. 柄上有菌环。
　2. 菌柄有内膜，并形成 1 个明显菌环，菌褶直至弯生·····················1. 蜜环菌属 **Armillaria**
　2. 菌柄无内膜。
　　3. 菌褶曲折·············································2. 口蘑属 **Tricholoma**
　　3. 菌盖与柄易于脱离；菌褶分离·····················3. 拟口蘑属 **Tricholomopsis**
1. 柄上无菌环。
　4. 菌褶狭，附生至直生；菌盖常有脐凸，边缘初时内卷；菌柄有时具向下延伸的假根·········
　　　　　　　　　　　　　　　　　　　　　　　　　　　　　　　4. 金线菌属 **Collybia**
　4. 子实体干缩后遇水不易恢复原状。
　　5. 菌盖中部四陷成脐状·······························5. 小菇属 **Mycena**
　　5. 菌盖薄，中部隆起成钟形·························6. 蜡蘑属 **Laccaria**

## （一）蜜环菌属 Armillaria (Fr.) Staude

　　子实体鲜时柔软，肉质或近肉质，常易腐败，干缩后遇水不易恢复原状。菌盖中由纠结的菌丝组成，不作泡囊状。柄生中央或近中央，肉质，菌盖与柄愈合并同质。菌褶沿菌柄向下延伸一段距离。菌伞基部有 1 或 2 个菌环，颜色从白色至金色。多数种类生于地面。

　　神农架可供药用的 2 种。

### ■ 分种检索表

1. 菌盖表面新鲜时蜜黄色与栗褐色，不黏·····················1. 蜜环菌 **A. mellea**
1. 菌盖表面新鲜时白色或黄白色，黏滑或黏·················2. 白粘蜜环菌 **A. mucida**

## 1 蜜环菌 Armillaria mellea (Vahl) P. Kumm.

　　子实体高 5~15cm。菌盖肉质，扁半球形，逐渐平展，后下凹，直径 4~15cm，表面蜜黄色或栗褐色，多布以毛状小鳞片。菌肉白色。菌柄细长圆柱形，浅褐色，梢部近白色，直径 0.5~2.2cm，纤维质松软，后中空，基部常膨大。菌柄上部接近菌褶处有一较厚的菌环，膜质，松软，有时为双环，白色且有暗色且斑点。菌褶与菌柄相连，贴生至延生，由近白色逐渐变为奶黄色，老时有锈色斑。孢子印无色或微具黄色，光滑，椭圆形或近卵形。

分布于神农架各地，寄生于针、阔叶树的根部或枯朽树干上。

子实体（榛蘑）祛风活络，强筋健骨。

## 2　白粘蜜环菌 <sub>粘液蜜环菌、白粘奥德曼蘑</sub> **Armillaria mucida** (Schra. ex Fr.) Quel.

丛生。子实体白色。菌盖乳白色或白黄色，黏滑或黏，光亮。菌褶宽，稀疏。菌柄细长，光滑，弯曲，下部色深且膨大。菌环着生于菌柄上部。孢子光滑，无色，近球形，壁厚，长径 7.9~10μm，短径 5.6~6.4μm。褶侧囊状体大而近棱形。

分布于神农架各地，生于阔叶树的枯木或倒木上。

子食体可食用，对肿瘤有抑制作用，具有抗生素的作用。

## （二）口蘑属 **Tricholoma** (Fr. ) Staude

菌盖扁平或近扁平，边缘初不卷，显著呈凸镜状。子实体柔软，肉质或近肉质，常易腐败，干缩后遇水不易恢复原状，菌褶曲折。孢子白色。

神农架可供药用的 2 种。

■ **分种检索表**

1. 具浓郁的特殊香气，子实体较大，直径可达 15cm··················1. **松茸 T. matsutake**
1. 无松香气味，子实体较小，菌盖直径 3.5~5cm··················2. **毒蝇口蘑 T. muscarium**

## 1　松茸 **Tricholoma matsutake** (S. Itô et Imai) Sing.

子实体伞状，色泽鲜明，鲜时肉质，干后松脆。菌盖幼时半球形，成熟后圆形；菌褶较密，不等长，通常弯生，质脆，呈褐色。菌柄为白色，中生，均有纤维状茸毛鳞片，菌柄具菌环，上下等粗，纤维质。菌肉白嫩肥厚，质地细密，有浓郁的特殊香气。

分布于神农架各地，生于松林中的地上。

子实体（松口蘑）益肠胃，理气止痛，化痰。

## 2 毒蝇口蘑 Tricholoma muscarium Kawamura

群生或散生。子实体较小。菌盖近斗笠形，中部突起，灰黄绿色，具暗色纤毛。菌柄白色，具纵条纹，内部松软，基部稍细。孢子光滑，无色，椭圆形或近卵圆形，长径 8~10μm，短径 3~4μm。菌褶边缘囊体柱形。

分布于神农架宋洛（摩天岭），生于阔叶林中的地上。

子实体对肿瘤有抑制作用。

## （三）拟口蘑属 Tricholomopsis Singer

子实体中等或较大。菌盖有短绒毛组成的鳞片，灰褐色、褐色、浅砖红色或紫红色，甚至褐紫红色，往往中部浮色，直径 3~10cm，初扁球形，后变平展，中部脐形，干后肉桂色，有褐色绒毛状鳞片，中部密集，边缘向内卷。菌肉淡黄色，稍厚。菌柄长 3~8cm，直径 0.5~1.2cm，圆柱形，偏生，与菌盖同色，有褐色细绒毛，下部较多，内实。菌褶带黄色，弯生或近直生，密，不等长，褶缘锯齿状。

神农架可供药用的 2 种。

### ■ 分种检索表

1. 菌盖表面暗褐色，具红褐色纤毛状或粗毛鳞片······1. 竹林拟口蘑 T. bambusina
1. 菌盖灰褐色，湿润时水浸状，光滑，具隐生深色条纹······2. 宽褶拟口蘑 T. platyphylla

## 1 竹林拟口蘑 Tricholomopsis bambusina Hongo

丛生。子实体较小。菌盖直径 3~5cm，扁半球形至近平展，表面暗褐色，具红褐色纤毛状或粗毛鳞片，不黏。菌肉黄白色或白色。菌褶近直生，黄色，不等长。菌柄圆柱形，长 5~7cm，直径 0.5~1cm，浅黄色，下部黄色、紫色，基部稍膨大，菌柄鳞片突起明显。孢子光滑，椭圆形，长径 5.6~6.4μm，短径 3~3.8μm。

分布于神农架（韭菜垭），生于竹或针叶树林下及其腐木上。

子实体对肿瘤有抑制作用。

## 2 宽褶拟口蘑 Tricholomopsis platyphylla (Pers. ex Fr.) Singer

单生或群生。菌盖灰褐色，湿润时水浸状，光滑，具隐生深色条纹，边缘平滑或有时反卷。菌褶白色，宽且稀疏，初期直生，后变弯生或近离生，不等长。菌柄白色或灰褐色，具纤毛，基部常有白色根状菌索。孢子无色，光滑，近卵圆形，长径 7.9~10μm，短径 5.6~6.4μm。

分布于神农架红坪（板仓），生于林中腐木上。

子实体对肿瘤有抑制作用。

## （四）金钱菌属 Collybia (Fr.) Quel.

菌盖扁平或近扁平。菌褶狭，附生至直生，边缘初不卷，显著呈凸镜状。菌柄有时具向下延伸的假根。

神农架可供药用的 1 种。

## 毛柄金钱菌 Collybia velutipes (Curt.) Quel.

丛生。子实体较小。菌盖黄褐色，中部色深，边缘乳黄色且有细条棱，表面光滑或黏滑，菌褶密，白色或黄白色。菌柄细长，上部黄白色，下部深褐色至黑褐色，具绒毛。孢子无色，光滑，椭圆形，长径 6.5~7.8μm，短径 3.5~4μm。囊状体近长瓶形，长 30~65μm，直径 7~8μm。

分布于神农架各地，生于林内灌丛中的枯木上。

子实体（构菌）利肝胆，益胃肠，抗癌。

本种因其菌柄细长似金针菜，故也称金针菇。

## （五）小菇属 Mycena (Pers. ex Fr.) Staude

子实体鲜时柔软，干后硬而脆，肉质或近肉质，常易腐败，干缩后遇水不易恢复原状。菌盖边缘早期平直，菌盖薄，钟形。菌盖中菌肉由小泡囊组成，菌褶边缘尖锐。

神农架可供药用的 1 种。

## 红边小菇 Mycena reseomarginata Hongo

丛生。子实体粉红色。菌盖直径 0.8~2cm，近半球形，薄，中部浅褐色，边缘粉红色且有细条棱。菌肉薄。菌柄细长，与菌盖同色，上部色浅，长 3~5cm，直径 1~2mm，光滑。孢子椭圆形，光滑，长径 8.1~10.4μm，短径 5.6~7.6μm。

分布于神农架大九湖（小九湖），生于阔叶林中的地上。

子实体对肿瘤有抑制作用。

## （六）蜡蘑属 Laccaria Berk. et Br.

子实体柔软，肉质或近肉质，常易腐败，干缩后遇水不易恢复原状。菌盖中的菌肉由纠结的菌丝组成，不形成泡囊状。菌褶边缘尖锐，菌褶薄，无向菌盖变宽的趋势。菌柄在中央或近中央，肉质至纤维质。菌盖与柄融合且同质。菌褶与菌柄相连。孢子有小刺。

神农架可供药用的 2 种。

### 分种检索表

1. 子实体红褐色或浅红肉色 ······························ 1. 红蜡蘑 L. laccata
1. 子实体紫色 ······································ 2. 紫晶蜡蘑 L. amethystea

### 1　红蜡蘑 Laccaria laccata (Scop. ex Fr. ) Berk. et Br.

群生。子实体小，韧，红褐色或浅肉红色，干后色浅，鲜时水浸状。菌盖边缘起伏，有宽沟纹，中部呈脐状。菌肉薄。菌褶厚，宽，稀疏。菌柄细长，多弯曲。孢子有刺，近球形，直径 8~11μm。

分布于神农架（姊妹峰），群生于混交林地上。

子实体对肿瘤有抑制作用。

### 2　紫晶蜡蘑 Laccaria amethystea (Bull. ex Gray) Murrill

单生或散生。子实体较小，紫色，韧。菌盖初扁球形，后渐展平，中部凹陷成脐状，直径可达5cm，菌盖边缘初下弯，后边缘波状或瓣状并具沟纹。菌褶蓝紫色，直生或近弯生，宽，稀疏，不等长。菌柄较菌盖色浅，圆柱形，具绒毛，基部稍膨大，实心。孢子无色，有刺，近球形，直径 8~11μm。

分布于神农架阳日，生于阔叶林中的地上。

子实体对肿瘤有抑制作用。

# 伞菌科 Agaricaceae

子实体肉质。菌盖与菌柄组织容易脱落，菌柄中生，具菌环，菌托有或无。菌褶离生、隔生、罕窄生、直生或延生。菌肉大多由非淀粉反应的菌丝组成，锁状联合有或无。孢子印变化大，纯白色、乳黄色、赭色、绿色至青褐色以至带黑色；孢子具或不具拟淀粉反应，有或无芽孔。

神农架可供药用的6属，17种。

## ■ 分属检索表

1. 孢子白色或浅色。
　2. 子实体柔软，肉质或近肉质，常易腐败，干缩后遇水不易恢复原状。
　　3. 菌盖中菌肉由小泡囊组成；菌褶边缘尖锐，子实体干后硬而脆。
　　　4. 子实体受伤后渗出乳状或有色液汁·······················1. 乳菇属 Lactarius
　　　4. 子实体受伤后不渗出汁液·····························2. 红菇属 Russula
　　3. 菌盖中菌肉为纠结菌丝组成，不作泡囊状；菌褶边缘尖锐，菌褶薄，无向菌盖变宽的趋势；柄在中央或近中央，柄肉质至纤维质；菌盖与柄愈合并属同质；菌褶与柄相连并下延，无内膜；孢子光滑·····························3. 杯菌属 Clitocybe
　2. 子实体质韧，半肉质至肉质，干缩后遇水可恢复原状；菌褶边缘尖锐，不沿边缘纵裂。
　　5. 菌褶边缘完整，有囊状体·····························4. 革耳属 Panus
　　5. 菌褶边缘呈锯齿状，无囊状体·························5. 香菇属 Lentinus
1. 孢子为紫褐色，子实体肉质，柄中生，菌褶离生·················6. 伞菌属 Agaricus

## （一）乳菇属 Lactarius Gary

子实体受伤后渗出乳状或有色液汁，子实体柔软，肉质或近肉质，常易腐败，干缩后遇水不易恢复原状。菌盖中菌肉由小泡囊组成。菌肉由菌丝及球状胞组成，菌丝无锁状联合。孢子具拟淀粉质纹饰，通常有囊状体。

神农架可供药用的3种。

## ■ 分种检索表

1. 子实体非白色·····································1. 香乳菇 L. camphoratus
1. 子实体生白色或近白色。
　2. 菌盖被细绒毛；菌褶密，窄·························2. 亚绒白乳菇 L. subvellereus
　2. 菌盖被细绒毛；菌褶稀疏，宽·························3. 绒白乳菇 L. vellereus

## 1 香乳菇 Lactarlus camphoratus (Bull.) Fr.

散生。乳汁白色，子实体小。菌盖深肉褐色，无同心环纹，伞状，香气浓郁。与栎树形成外生菌根。

分布于神农架宋洛（摩天岭），生于阔叶林中的地上。

子实体对肿瘤有抑制作用，可食用。

## 2 亚绒白乳菇 Lactarlus subvellereus (Peck) Bull.

散生。子实体白色。菌盖被细绒毛，盖缘无细长绒毛。菌褶较密，窄。

分布于神农架红坪（板仓），散生于林地上。

子实体对肿瘤有抑制作用。

## 3 绒白乳菇 Lactarlus vellereus (Fr.) Fr.

单生。子实体白色。菌盖被细绒毛，盖缘无细长绒毛。菌褶稀疏，宽。与松、栎等树木形成外生菌根。

分布于神农架大九湖、红坪，生于阔叶林中的地上。

子实体对肿瘤有抑制作用，还是中成药"舒筋丸"蘑菇原料之一。

## （二）红菇属 Russula Pers.

子实体受伤后不渗出汁液，子实体柔软，肉质或近肉质，常易腐败，干缩后遇水不易恢复原状。菌盖中菌肉由小泡囊组成。菌褶边缘尖锐。孢子白色。

神农架可供药用的 10 种。

### ■ 分种检索表

1. 菌盖白色。

　2. 菌盖及菌肉白色，不变色·······················1. 大白菇 R. delica

　2. 菌盖及菌肉初期白色，老后或成熟后变为暗褐色至黑色；菌肉伤后先变红色后变黑；菌褶薄而稠密·······················2. 密褶黑菇 R. densifolia

1. 菌盖非白色。

　3. 菌盖绿色或部分绿色。

　　4. 菌盖不黏，幼时暗绿色，后浅灰色至灰绿色·······················3. 绿菇 R. virescens

　　4. 菌盖黏，淡绿色或浅土黄色至浅黄褐色·······················4. 黄斑绿菇 R. crustosa

3. 菌盖非绿色。

   5. 菌盖黄土色、黄褐色、土褐色；柄上无腺点；有苦杏仁气味；孢子具粗疣及显著的翼棱，

      球形至椭圆形··················································5. 拟臭黄菇 R. laurocerasi

3. 菌盖带红色或紫色。

   6. 孢子印黄色。

      7. 菌盖淡紫色、蓝紫色或灰紫色，褪至青黄色或绿灰色，常呈杂色··················

      ··········································6. 花盖菇 R. cyanoxantha

      7. 菌盖珊瑚红色或更鲜艳；菌柄带粉红色··················7. 红菇 R. lepida

   6. 孢子印白色。

      8. 菌盖橘红色至橘黄色；菌柄淡黄色或部分带黄色··········8. 红斑黄菇 R. aurata

      8. 菌盖带红色或紫色。

         9. 菌柄白色，伤后变黄褐色；菌盖色泽变化不大，深褐紫色、暗紫红色等··········

         ··········································9. 黄孢红菇 R. xerampelina

         9. 菌柄白色或带红色，伤后不变色，常于一侧或上部或全部呈粉红色；菌褶前缘往往

         带红色；菌盖深苋菜红或紫红色··················10. 大红菇 R. alutacea

## 1   大白菇 Russula delica Fr.

    散生。子实体中型至大型。菌盖初期凸镜形或扁半球形，中部脐状，后期渐平展，中部下凹至漏斗形，直径可达 16cm，菌盖表面污白色，常具赭色或褐色色调，有时具锈褐色斑点，光滑或具细绒毛，不黏，边缘初期内卷，无条纹。菌肉厚，白色或近白色，伤后不变色，味道温和至微麻或稍辣，有水果气味。菌褶延生，白色或近白色，稍密，不等长，边缘常具淡绿色。菌柄短粗，内实，上下等粗或向下渐细，伤后不变色，光滑或上部具纤毛状物，柄长可达 6cm，直径可达 4cm。与云杉、松、栎等树种形成外生菌根。

    分布于神农架大九湖，散生于阔叶林中地上。

    子实体对肿瘤有抑制作用。

## 2   密褶黑菇 Russula densifolia (Secr.) Gill.

    担子果单生，具中生柄，新鲜时肉质，无臭无味，干后硬纤维质。菌盖成熟时圆形，中部凹陷，边缘内卷，直径可达 12cm，中部厚可达 8mm，菌盖表面新鲜时棕灰色至暗灰色，触摸后先变为红褐色，但又迅速变为黑色，干后黑色，无环带，光滑，边缘钝或锐，干后内卷。菌褶表面新鲜时乳白色，干后变为黑色，菌褶密，不等长，延生。菌肉新鲜时乳白色，无环带，干后硬木栓质，厚可

达 5mm。菌柄圆柱形，污白色，干后黑色，木栓质，光滑，柄长可达 4cm，直径可达 3cm。与栎树形成外生菌根。

分布于神农架木鱼（千家坪），生于阔叶林中地上。

子实体对肿瘤有抑制作用，是中成药"舒筋丸"蘑菇原料之一。

## 3  绿菇  Russula virescens (Schaeff.) Fr.

子实体单生，中等大小至稍大。菌盖初期近球形至凸镜形，后期渐伸展，中部常稍下凹，不黏，直径可达 15cm，菌盖表面铜绿色或灰橄榄黄绿色至灰绿色，具锈褐色斑点，具细毛状物或疣突，表皮常斑状龟裂，老熟时边缘具条纹，表皮不易剥离。菌肉厚，质地坚实，初期脆，后期变软，白色，伤后变为黄锈色，味道柔和，气味不明显。菌褶离生至直生，初期白色，后期奶油色，老熟后边缘呈褐色，密，等长，具横脉。菌柄上下等粗，中实或内部松软，柄长可达 10cm，直径可达 4cm。与栎、桦等树木形成外生菌根。

分布于神农架宋洛（摩天岭），生于阔叶林中的地上。

子实体散热疏气，泻肝火，对肿瘤有抑制作用。

## 4  黄斑绿菇  Russula crustosa (Peck) Ann.

子实体散生，中等大。菌盖直径 5~10cm，浅土黄色或浅黄褐色，中部色略深，扁半球形，伸展后中部下凹，除中部外，其表面有斑状龟裂，幼时或湿时黏，老后边有条纹。菌肉白色，味道柔和，无特殊气味。菌褶白色，老后变为暗乳黄色，前缘宽，近柄处窄，少数分叉，直生或凹生。菌柄白色，长 3~6cm，直径 1.5~2.5cm，内部松软，近柱形或中部膨大。孢子印白色，孢子近球形，有小疣，长径 6.1~8.4μm，短径 5.8~6.9μm。褶侧囊状体近梭形，长 47~66μm，直径 7.3~9.1μm。

分布于神农架大九湖，生于阔叶林中的地上。

子实体对肿瘤有抑制作用。

## 5  拟臭黄菇  Russula laurocerasi Melz.

子实体中等至较大。菌盖直径 3~15cm，初期扁半球形，后渐平展，中央下凹成浅漏斗状，浅黄色、土黄色或污黄褐色至草黄色，表面黏至黏滑，边缘有明显的由颗粒或疣组成的条棱。菌肉污白色。菌褶直生至近离生，稍密或稍稀，污白色，往往有污褐色或浅赭色斑点。菌柄长 3~14cm，直径 1~1.5（~2.5）cm，近圆柱形，中空，表面污白色至浅黄色或浅土黄色。孢子近球形，具刺棱，近无色，长径 8.5~13.5μm，短径 7.5~10μm。褶侧囊状体圆锥状，长 44~89μm，短径 7.5~10.5μm。

分布于神农架大九湖，生于阔叶林中的地上。

子实体对肿瘤有抑制作用，是中成药"舒筋丸"蘑菇原料之一。

## 6 花盖菇 **Russula cyanoxantha** (Schaeff. ) Fr.

子实体散生或群生，中等大小至稍大。菌盖初期扁半球形至凸镜形，后期渐平展，中部下凹至漏斗状，直径可达 14cm，菌盖表面颜色多样，暗紫罗兰色至暗橄榄绿色，后期常呈淡青褐色、绿灰色，往往各色混杂，湿时或雨后稍黏，表皮层薄，边缘易剥离，表皮有时开裂成细小龟裂状，边缘波状、内卷。菌肉白色，在近表皮处呈粉色或淡紫色，气味和味道温和。菌褶直生至稍延生，白色，较密，褶幅窄，不等长，褶间具横脉，基部具分叉，老熟后表面有时具锈色斑点。菌柄肉质，白色，有时下部呈粉色或淡紫色，上下等粗，内部松软，柄长可达 10cm，直径可达 3cm。与栗属、松属及水青冈属等树种形成外生菌根。

分布于神农架大九湖，生于阔叶林中的地上。

子实体具一定的药用价值，对肿瘤有抑制作用。

## 7 红菇 **Russula lepida** Fr.

子实体群生或散生，常中等大。菌盖直径 5~12cm，初扁半球形后平展，幼时黏，无光泽或绒状，中部深红色至暗（黑）红色，边缘较淡，呈深红色，盖缘常见细横纹。菌肉白色，厚，常被虫吃。味道及气味好。菌褶白色，老后变为乳黄色，近盖缘处可带红色，稍密至稍稀，常有分叉，褶间具横脉。菌柄长 3.5~5cm，直径 0.5~2cm，白色，一侧或基部带浅珊瑚红色，圆柱形或向下渐细，中实或松软。孢子印白色或极淡的灰白色。孢子无色，近球形，有小疣，长径 7.5~9μm，短径 7.3~8.1μm。囊状体近梭形，长 51~85μm，直径 8~13μm。与栎、桦、杉等树木形成外生菌根。

分布于神农架红坪，生于阔叶林中的地上。

子实体补虚养血，滋阴，清凉解毒，抗肿瘤。

## 8 红斑黄菇 **Russula aurata** (With. ) Fr.

子实休单生，中等大。菌盖直径 5~8cm，扁半球形，后平展至中部稍下凹，橘红色至橘黄色，中部往往较深或带黄色，老后边缘有条纹或不明显条纹。菌肉白色，近表皮处橘红色或黄色。味道柔和或微辛辣，气味好闻。菌褶淡黄色，等长，有时不等长，直生至几乎离生，稍密，褶间具横脉，近柄处往往分叉。菌柄长 3.5~7cm，直径 1~1.8cm，圆柱形，淡黄色或白色或部分黄色，肉质，内部松软后变中空。孢子印黄色。孢子淡黄色，有小刺或棱，相连近网状，长径 7.3~10.9μm，短径 6.7~9.1μm。褶侧囊状体少，棱形，几无色，长 40~90μm，直径 9~10μm。与栎等树木形成外生菌根。

分布于神农架阳日，生于阔叶林中的地上。

子实体对肿瘤有抑制作用。

## 9 黄孢红菇 Russula xerampelina (Schaeff.) Fr.

子实体单生或群生，中等至较大。菌盖直径 4~13cm，扁半球形，平展后中部下凹，不黏或湿时稍黏，边缘平滑，老后可有不明显条纹，表皮不易剥离，深褐紫色或暗紫红色，中部色更深。菌肉白色，后变淡黄色或黄色。味道柔和，有蟹气味。菌褶稍密至稍稀，初淡乳黄色，后变淡黄褐色，直生，等长，少有分叉，褶间具横脉。菌柄长 5~8cm，直径 1.5~2.6cm，中实，后松软，白色或部分或全部为粉红色，伤后变黄褐色，尤其在柄基部。孢子印深乳黄色或浅赭色。孢子淡黄色，近球形，有小疣，长径 8.5~10.6μm，短径 7.6~8.8μm。褶侧囊状体梭形，长 64~100μm，直径 8~12.7μm。与栎、杉等树木形成外生菌根。

分布于神农架木鱼（红花），生于针叶林中的地上。

子实体对肿瘤有抑制作用。

## 10 大红菇 Russula alutacea (Pers.) Fr.

子实体单生，一般大型。菌盖直径 6~16cm，扁半球形，后平展而中部下凹，湿时黏，深苋菜红色、鲜紫红色或暗紫红色，边缘平滑或有不明显条纹。菌肉白色，味道柔和。菌褶等长或几乎等长，少数在基部分叉，褶间有横脉，直生或近延生，乳白色后淡赭黄色，褶的前缘常常带红色。菌柄近圆柱形，长 3.5~13cm，直径 1.5~3.5cm，白色，常于上部或一侧带粉红色，或全部粉红色而向下渐淡。孢子印黄色。孢子淡黄色，近球形，有小刺或疣组成的棱纹或近网状，长径 8~10.9μm，短径 7~9.7μm。褶侧囊状体近梭形，长 67~123μm，直径 9~15μm。与栎等树木形成外生菌根。

分布于神农架红坪，生于阔叶林中的地上。

子实体对肿瘤有抑制作用，还是中成药"舒筋丸"蘑菇原料之一，制成"舒筋散"用于腰腿疼痛，手足麻木，筋骨不适，四肢抽搐。

大红菇，个体大，分布广，产量大，便于收集利用。但要注意与毒红菇 R. emetica 的区别，后者个体小，菌褶一般等长，白色，窄，菌柄较细。

## （三）杯菌属 Clitocybe (Fr.) Kummer

子实体柔软，干缩后遇水不易复原。菌柄在菌盖中央或近中央；柄肉质至纤维质。菌盖与菌柄同质且愈合，无内膜。菌褶随柄向下延伸。孢子无小刺。

神农架可供药用的 1 种。

# 假蜜环菌 Clitocybe tabescens (Scop. ex Fr.) Sing.

子实体一般中等大。菌盖直径 2.8~8.5cm，幼时扁半球形，后渐平展，有时边缘稍翻起，蜜黄色或黄褐色，老后锈褐色，通常中部色深，并有纤毛状小鳞片，不黏。

分布于神农架各地，生于林下腐殖土上。

子实体提取物（亮菌）抗菌消炎。

## （四）革耳属 Panus Fr.

子实体质韧，半肉质至肉质，干缩后遇水可恢复原状。菌柄在菌盖中央或近中央，柄肉质至纤维质。菌盖与菌柄同质且愈合，无内膜，菌盖与柄的组成物质相连续。菌褶不沿边缘纵裂，边缘尖锐，完整。孢子无小刺。

神农架可供药用的 1 种。

# 紫革耳 Panus conchatus (Bull. ex Fr.) Fr.

子实体初期肉质，后为革质。菌盖扁平，后为漏斗形，直径 5~10cm，盖面初时有细毛，很快消失，往往粗糙或有不明显环纹，初时葡萄紫色，后渐变为淡黄褐色或茶褐色，盖缘薄，粉状，后期生稀条纹。菌肉白色，韧，后变为木栓质。菌褶延生，较密至稀疏，幅窄，往往在柄上交织，呈淡紫色至紫红色，后变为土黄色，褶缘平坦。菌柄偏生，偶有侧生，短，长 2~3cm，直径 1~2.5cm，紫色，有灰色软毛，强韧，中实。囊状体圆筒形、棒状或纺锤形，无色，长 36~50μm，直径 8~14μm。孢子卵状椭圆形，无色，光滑，长径 6~7μm，短径 3~3.5μm。

分布于神农架各地，生于阔叶树的树干上。

子实体（紫革耳）追风散寒，舒筋活络。

## （五）香菇属 Lentinus Fr.

子实体质韧，半肉质至肉质，干缩后遇水可恢复原状。菌柄在菌盖中央或近中央，柄肉质至纤维质。菌盖与菌柄同质且愈合，无内膜。菌盖与柄的组成物质相连续。菌褶边缘尖锐，呈锯齿状，菌褶不沿边缘纵裂。孢子无小刺。

神农架可供药用的 1 种。

# 香菇 Lentinus edodes (Berk.) Sing.

子实体单生、丛生或群生，中等大至稍大。菌盖直径 5~12cm，有时可达 20cm，幼时半球形，后呈扁平至稍扁平，表面菱色、浅褐色、深褐色至深肉桂色，中部常有深色鳞片，而边缘常有污白色毛状或絮状鳞片，老熟后盖缘反卷，开裂。菌盖下面有菌幕，后破裂，形成不完整的菌环，菌环易消失，白色。菌肉白色，稍厚或厚，细密，具香味，幼时边缘内卷，有白色或黄白色的绒毛，随着生长而消失。菌褶白色，密，弯生，不等长。菌柄常偏生，白色，弯曲，长 3~8cm，直径 0.5~1.5cm，菌环以下有纤毛状鳞片，纤维质，内部实心。孢子印白色。孢子光滑，无色，椭圆形至卵圆形，长径 4.5~7μm，短径 3~4μm，孢子生殖。双核菌丝有锁状联合。

分布于神农架各地，生于阔叶树倒木上或栽培。

子实体（香菇）补中益气，化痰理气，益胃助食。

## （六）伞菌属 Agaricus L. ex Fr.

菌盖与柄相连续。菌褶向菌柄延伸并相接。孢子暗褐色至紫褐色。

神农架可供药用的 1 种。

## 蘑菇 Agaricus bisporus (Lang.) Sing.

子实体中等大，通常单生，有时多个群生。菌盖直径 5~12cm，初时半球形，后平展，近圆形，白色，光滑，略干后渐变黄色，边缘初期内卷。菌肉白色，厚，伤后略变淡红色。菌褶初粉红色，后变褐色至黑褐色，密，窄，离生，不等长。菌柄中生，长 4.5~9cm，直径 1.5~3.5cm，白色，光滑，具丝光，近圆柱形，内部松软或中实。菌环单层，白色，膜质，生菌柄中部，易脱落。孢子印深褐色。孢子褐色，椭圆形，光滑，长径 6~8μm，短径 5~7μm。

分布于神农架各地，生于多种阔叶树的枯木、倒木和腐木上。

子实体（蘑菇）消食，安神，平肝阳。

## 灰包科 Lycoperdaceae

腐生真菌。担子果中等大小或大，球形或形状多样，有柄或无柄；成熟时外包被成片脱落或成颗粒状；内包被薄，裂成孔口或成片破落。成熟时孢子和孢丝成为一团干粉。

神农架可供药用的 1 属，1 种。

## 脱皮马勃属 Lasiosphaera Reich.

担子果大，近球形，基部生或不生孢子。外包被薄，膜状，光滑或有斑纹，成熟时成片破碎脱落。孢丝长，分枝，易碎。

神农架可供药用的 1 种。

## 脱皮马勃 **Lasiosphaera fenzlii** Reich.

单生。担子果近球形至长圆形，直径 15~30cm，幼时白色，成熟时渐变浅褐色。外包被薄，成熟时成碎片状剥落。内包被纸质，浅烟色，熟后破碎消失，仅留下裸露的孢子团。其中孢丝长，分枝，交织在一起。孢子球形，外具小刺，浅褐色。

分布于神农架，生于山地腐殖质丰富的草地上。

子实体（马勃）清热，利咽，消炎止血。

# 地星菌科 Geastraceae

担子果近球形，中轴有或无，产孢腔有或无，具内外包被。内包被有 1 个或数个孔口，个别无孔口。成熟时外包被裂开。

神农架可供药用的 1 属，1 种。

## 地星属 Geastrum Pers.

担子果近球形，生在地面上或初期半埋于土中。外包被的内层肉质，外层纤维质，成熟后破裂成辐射状，如星芒。内包被膜质，顶部有开口。孢丝线形，无分枝。

神农架可供药用的 1 种。

## 量湿地星 Geastrum hygrometricum Pers.

担子果初生时呈球状，外皮褐色，质厚而强韧，3 层，外层薄，松软，中层纤维质，内层脆骨质，成熟后裂成 6~10 片，湿润时舒展而向下反卷，直立地上，状如星芒，干燥时向内卷缩，甚刚硬，内侧具深裂痕。内皮球形，质薄，灰色至褐色，顶端有 1 孔，孢子由此散出。孢子黑褐色，球形，表面有微细的疣状突起。

分布于神农架各地，生于山野路旁的沙土地中。

子实体（山蟹）清肺，消炎，解毒，活血。

# 刺革菌科 Hymenochaetaceae

子实体褐色，遇 KOH 变黑色，革质，有时近于木质或软木质，平铺状、反卷状，或侧面着生于附着物上，形状多变化大，有或无刚毛。刚毛褐色，刚硬且尖锐。

神农架可供药用的 1 属，4 种。

## 木层孔菌属 Phellinus Quel.

子实体一年生，平伏，有菌盖。菌盖锈褐色、灰黑色。菌管多层，有刚毛。担孢子球形、椭圆形，无色或有色，光滑。

神农架可供药用的 4 种。

---

■ **分种检索表**

1. 子实体生于针叶树上；刚毛长 10~15μm，直径 5.5~8μm；担孢子长径 3.1~4μm，短径 3~3.2μm……
　………………………………………………………………………1. 毛木层孔菌 P. setulosus
1. 子实体生于阔叶树上。
　2. 菌盖表面锈黄色、灰黑色，具宽同心环纹；刚毛长 14~24μm，直径 4.1~8μm；担孢子长径 3.1~4μm，短径 2~3.1μm……………………………………2. 簇毛木层孔菌 P. torulosus
　2. 菌盖表面有硬毛，或硬毛脱落形成粗糙表面。
　　3. 菌盖有粗毛或粗糙；刚毛长 15.7~31.4μm，直径 3.1~7μm……3. 淡黄木层孔菌 P. gilvus
　　3. 菌盖表面具较密的同心环纹；刚毛长 18~32μm，直径 8~9.4μm…4. 密集木层孔菌 P. densus

---

## 1　毛木层孔菌 Phellinus setulosus (Lloyd.) Fr.

子实体多年生，无柄，木质。菌盖半圆形，硬，灰褐色到黑褐色，具同心环纹，初具绒毛，后龟裂。菌肉锈色至锈褐色。菌管同色，多层。刚毛深褐色，基部膨大，长 10~15μm，直径 5.5~8μm。担孢子近球形，具小尖，无色或略具浅黄色，长径 3.1~4μm，短径 3~3.2μm。

分布于神农架各地，生于针叶树腐木上。

子实体提取物对肿瘤有抑制作用。

## 2　簇毛木层孔菌 Phellinus torulosus (Pers.) Bours.

子实体多年生，无柄，木质。菌盖半圆形，剖面有时呈三角形，初期锈黄色至黄褐色，后灰褐色到黑褐色，具宽同心环纹。菌肉锈色至锈褐色。菌管同色，多层，管口褐色。刚毛棕褐色，基部略膨大，顶端尖，长14~24μm，直径4.1~8μm。担孢子近球形，无色，长径3.1~4μm，短径2~3.1μm。

分布于神农架各地，生于阔叶树腐木上。

子实体提取物对肿瘤有抑制作用。

## 3 淡黄木层孔菌 Phellinus gilvus (Schw.) Pat.

子实体一年生或二年生，木质。菌盖半圆形或贝壳状，有时平伏至反卷，或呈覆瓦状，初期锈黄色，后灰褐色到黑褐色，表面具粗硬毛，后无毛而粗糙。菌肉木栓质，锈黄色。菌管土褐色或褐色，管口土黄色至深褐色。刚毛直立，披针状，浅黄色至棕褐色，长15.7~31.4μm，直径3.1~7μm。担孢子椭圆形或卵圆形，长径3.5~4.7μm，短径2~3.1μm。

分布于神农架各地，生于阔叶树腐木上。

子实体提取物对肿瘤有抑制作用。

## 4 密集木层孔菌 Phellinus densus (Lloyd.) Teng.

子实体多年生，无柄。菌盖半圆形，扁平，黄褐色到黑褐色，具较密集的同心环纹，初具绒毛，后变硬。菌肉锈褐色。菌管同色，层次不明显，管口锈黄色至深褐色。刚毛直立，深褐色，基部略膨大，长18~32μm，直径8~9.4μm。担孢子近球形，具小尖，光滑，长径4.7~6.3μm，短径4~5.5μm。

分布于神农架各地，生于阔叶树腐木上。

子实体提取物对肿瘤有抑制作用。

# 丛梗孢科 Moniliaceae

腐生或寄生。菌丝和分生孢子梗无色或艳色，菌丝状，或分化为特别的形式，分散而不联结成束。分生孢子与孢子梗同色、无色或艳色。

神农架可供药用的 1 属，1 种。

## 瘤孢菌寄生菌属 Sepedonium Link

子座延展型，棉絮状。子囊壳埋入子座中。子囊圆筒形，含孢子 8 枚。分生孢子圆形，无色，仅有小瘤。菌丝疏松作蛛网状。

神农架可供药用的 1 种。

## 黄瘤孢菌 Sepedonium chrysospermum (Bull.) Fr.

菌丝层柠檬黄色。子囊壳砖红色，群生。子囊圆筒形。子囊孢子梭形，略弯曲。下分生孢子球形，金黄色，有小瘤，直径 12~18μm。

分布于神农架各地，寄生于牛肝菌的子实体上。

孢子粉用于外伤出血。

# 神农架药用藻类植物资源

含叶绿素和其他辅助色素的低等自养植物。植物体由单细胞、群体或多细胞组成，无根、茎、叶的分化，生殖器为单细胞结构。主要生长在淡水和海水中，有些生长在土壤、岩石或树干上，少数种类可以共生生活，稀有种类可在极端生境中生长（如冰雪地或温泉）。藻类的光合作用产生了地球上约40%的氧气，使得万物生灵得以生存，它是鱼类的主要饵料，有的可供食用、药用和工业用。有些藻类大量繁殖和突然死亡，可造成水华和赤潮，致使水环境恶化和鱼、虾、贝死亡。

神农架可供药用的5科，5属，5种。

## 小球藻科 Trebouxiophyceae

植物体单细胞、4个细胞或更多细胞无规则聚集的群体。细胞球形至新月形、三角形至多角形等，细胞壁平滑或具刺，色素体周生，1至多个，杯状、片状或盘状，有1个蛋白核或无。无性生殖产生似亲孢子或动孢子。

神农架可供药用的1属，1种。

### 小球藻属 Chlorella Beijerinck

植物体单细胞，单生或多细胞聚集的群体。细胞球形或椭圆形，富含蛋白质，细胞壁薄或厚，色素体周生，1个，杯状或片状，有1个蛋白核或无。生殖时每个细胞产生2、4、8、16、32个似亲孢子。

神农架可供药用的1种。

#### 普通小球藻 Chlorella vulgaris Beijerinck

植物体单细胞，有时数个细胞聚集。细胞球形，直径5~10m，壁薄，色素体1个，杯状，占细胞的1/2或略多，有1个蛋白核，常不明显。生殖时细胞可产生2、4、8个似亲孢子，逸出后母细胞壁常裂为4瓣。

分布于神农架各地，生于池塘或湖泊中。

藻体用于营养不良、贫血、肺结核、神经衰弱等。

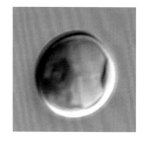

# 溪菜科 Prasiolaceae

植物体着生，丝状、袋状、叶状或柱状。细胞单核，色素体1个，轴位，星芒状，蛋白核1个。营养繁殖时植物体片段脱离母体可长成新个体，无性生殖产生静孢子或动孢子，有性生殖为同配、异配或卵配生殖。

神农架可供药用的1属，1种。

## 溪菜属 Prasiola C. Agardh

植物体为大型、扁平的叶状体，幼体为不分枝的柱状丝状体，后发育成叶状体；以短的假根固着。由1层细胞组成，通常以4个细胞为1组；细胞单核，色素体1个，轴位，星芒状，蛋白核1个。通过断片脱离母体行营养繁殖，无性生殖产生静孢子或厚壁孢子，有性生殖为卵配。

神农架可供药用的1种。

## 湖北溪菜 Prasiola hubeica Bi

植物体大型，深绿色，长圆形、宽椭圆形，长7.5~11.5cm，宽2.5~7cm，无柄，有固着器。细胞近球形或长圆形，长径5~8μm，短径5~6μm。横切面上植物体厚28~32μm，细胞圆柱形，高22~30μm。

分布于神农架木鱼（木鱼坪激流溪涧的岩石上），该产地为其模式标本产地。少见。

藻体用于枪伤，可供食用。

本种为湖北特有种。

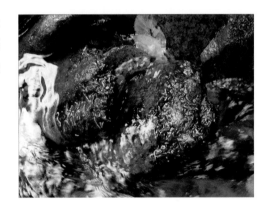

# 刚毛藻科 Cladophoraceae

植物体为单列管状丝状体，由多核细胞组成。着生种类有假根或固着器。细胞壁通常厚，分层。生长通过顶端细胞或间细胞分裂进行。分枝渐尖，顶端细胞直立或弯曲。每个细胞有多数不规则、具角的色素体，构成周位网状或连续的层，或沿着细胞质连丝横向穿过液泡。每个色素体由纤维彼此连接，许多色素体有 1 个双透镜形的蛋白核，蛋白核被类囊体穿过而分成两个半圆形。细胞常富含淀粉粒。繁殖方式有营养繁殖、无性生殖和有性生殖。除极冷地点外，海水、咸水、淡水中均有分布。

神农架可供药用的 1 属，1 种。

## 刚毛藻属 Cladophora Kutzing

植物体着生，有的幼时着生，成体漂浮。分枝丰富，有顶端和基部的分化，分枝通常为互生型和对生型，其宽度小于主枝。细胞圆柱形或膨大，通常壁厚，分层。有多个周生、盘状的色素体和多个蛋白核。繁殖方式有营养繁殖、无性生殖和有性生殖。

神农架可供药用的 1 种。

## 团集刚毛藻 **Cladophora glomerata** (Linnaeus) Kutzing

分枝丝状体，以假根着生或长成后漂浮。主轴假双叉分枝，末端分枝密集，常呈镰刀形的向内或外弯。每个细胞最多可着生 3 个分枝，末端营养细胞常轻微渐尖，顶端细胞直径 30~40μm，长为宽的 4~20 倍。

分布于神农架的池塘和湖泊中，固着于淡水水体的各种基质上，喜流水。

藻体解毒等，用于敷疮。

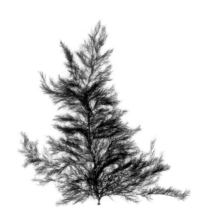

# 双星藻科 Zygnemataceae

植物体为单列不分枝丝状体，稀有假根状分枝。细胞柱状，细胞壁平滑，横壁有平滑型、折叠型、半折叠型和束合型。色素体 1 至多个，螺旋带状、星芒状、板状、盘状和球状，每个色素体 1 至多个蛋白核或无。细胞含淀粉或油滴；细胞核 1 个，少数种类细胞有液泡。繁殖方式有营养繁殖、无性生殖和有性生殖。

神农架可供药用的 1 属，1 种。

## 水绵属 Spirogyra Link

植物体为长筒形细胞连成的丝。每个细胞有 1 至数个叶绿体，叶绿体带状，作螺旋状绕于原生质体的外围，上有 1 列淀粉核。细胞中有 1 个大液泡，中央悬着细胞核，由原生质联络丝将它与周围的原生质连着。细胞壁外有果胶质，触手滑腻。繁殖方式有营养繁殖和有性生殖（梯形接合）。

神农架可供药用的 1 种。

## 扭曲水绵 Spirogyra intorta Jao

营养细胞，长径 60~183μm，短径 25~29μm，横壁平直。色素体 1 条，呈 2~8 个螺旋。藻丝常不规则弯曲，梯形接合。接合孢子囊圆柱形；接合孢子椭圆形，两端较尖，长径 41~68μm，短径 22~23μm，成熟后褐色。春、夏两季常见。

分布于神农架，生活于水坑、池塘、湖泊中。

叶状体清热解毒等。

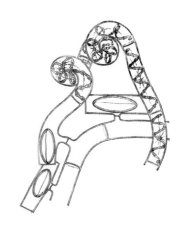

## 念珠藻科 Nostocaceae

　　藻丝为等极性，末端钝圆或狭窄，顶部有时具延长的细胞。无真分枝或假分枝。藻殖段从两端对称萌发。具异形胞间位或末端位。厚壁孢子发育成副异形胞或离异形胞；所有细胞具有分裂能力；藻丝无分生区。

　　神农架可供药用的1属，1种。

### 念珠藻属 Nostoc Vaucher

　　植物体胶状或革状；幼植物体球形或长圆形，成熟后为球形、叶形、丝状或泡状，中空或实心，漂浮或着生。藻丝在群体周围紧密排列，颜色较深，螺旋形弯曲或缠绕，念珠状，等宽。鞘明显或常相互融合。细胞形状相同，扁球形、桶形、腰鼓形或圆柱形。异形胞间生，幼时顶生。孢子球形或长圆形，在异形胞之间成串产生。

　　神农架可供药用的1种。

# 葛仙米 **Nostoc sphaeroids** Kutzing

　　植物体球形，胶质，柔软。丝体排列稠密。细胞近球形，宽4~7μm。异形胞宽6~7μm。孢子球形，外壁较厚。

　　分布于神农架，生活于潮湿的土壤或岩石上。

　　藻体泻火，明目益气，清热收敛，抗衰老，抗感染等；含有人体必需的多种氨基酸、多糖等活性物质。

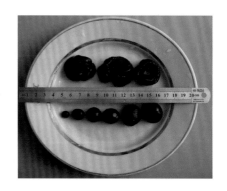

# 神农架药用地衣植物资源

地衣植物是由真菌和藻类共同组成的互惠共生的复合体。其特征如下：植物体无根、茎、叶分化。能进行有性生殖和无性繁殖。有3种生长型，分别为壳状地衣、叶状地衣、枝状地衣。壳状地衣地衣体呈各种色彩的斑块状硬壳，与基质固着紧密，很难剥离，如文字衣和茶渍衣。叶状地衣地衣体呈扁平的叶片状，有背腹之分，腹面生有假根或脐，附着于基质上，易于分离，如石耳。枝状地衣地衣体具分枝，常呈直立的灌丛状或悬垂的丝状，仅基部固着于基质上，易于分离，如松萝、石蕊。

神农架林区有25科，56属，187种，2变种，1变型，可供药用的7科，7属，11种。

## 瓶口衣科 Verrucariaceae

地衣体壳状、鳞片状至叶状，灰色至褐色。共生藻为绿藻。子囊果为子囊壳，埋生于地衣体内，仅以小孔口露于地衣体上表面，呈点状突起。

神农架可供药用的1属，1种。

### 皮果衣属 Dermatocarpon Eschw

地衣体鳞片状至叶状，坚硬，上下皮层发育良好，下表面有假根或裸露，具脐。共生藻为绿藻。子囊壳埋生，仅以暗色点状小孔口外露于地衣体上表面，子实层内无藻孢。

神农架可供药用的1种。

#### 皮果衣 Dermatocarpon miniatum (L.) Mann.

地衣体单叶至丛生复叶型，质坚硬，近圆形，具浅波状缘。上表面呈灰色至铅灰色，或有白色粉霜；下表面中央常呈红褐色或红砖色，周边暗褐色，较光滑。无假根，中央有脐，固着基质。子囊壳埋生，仅于上表面露出黑色点状小孔口。

分布于神农架红坪（板仓），生于海拔1000m以上的岩石表面。少见。

全草用于抗菌、高血压、消化不良等。

## 肺衣科 Lobariaceae

大型附生地衣。绿色，革质，分成数叶，表面有粉芽和裂芽。地衣体下表面通常有微小的衣瘿。
神农架可供药用的 1 属，1 种。

## 肺衣属 Lobaria (Schreb. ) Hoffm.

本属特征见肺衣科。
神农架可供药用的 1 种。

## 肺衣 Lobaria pulmonaria (L. ) Hoffm.

大型的附生地衣。由 1 个子囊真菌和 1 个马蓝细菌（也叫蓝藻）形成共生关系的绿藻组成，即
含 3 种共生生物。叶状地衣体为绿色，革质，在潮湿环境中呈亮绿色，干燥时为棕色，纸质，分成
数叶。上表面有脊和凹陷，下表面常有一层茸毛。地衣体直径通常 5~15cm，单叶宽 1~3cm，长达
7cm，表面有无性生殖结构的粉芽和裂芽。

分布于神农架各地，常生于原始森林里的阔叶乔木上及岩石表面。常见。

全草消食健脾，利水消肿，祛风止痒。

本种的存在和数量可以作为森林年龄的指标。

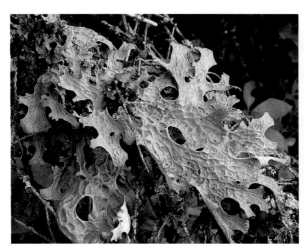 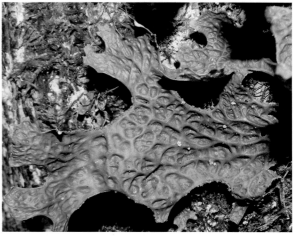

# 梅衣科 Parmeliaceae

地衣体叶状，大型，上、下皮层生长良好，具假根。共生藻为共球藻。子囊盘茶渍型，子囊具淀粉质圆顶。子囊孢子单孢型，无色。

神农架可供药用的 1 属，1 种。

## 岛衣属 Cetraria Ach.

地衣体叶状至枝状，平铺或呈灌木状，直立于基质上。皮层为假薄壁组织。有假根。部分种具缘毛。子囊盘和分生孢子器位于裂片上表面边缘，子囊内含 8 枚子囊孢子。子囊孢子单孔，无色。

神农架可供药用的 1 种。

# 冰岛衣 Cetraria islandica (L.) Ach.

地衣体灌丛状。裂片狭叶形，卷成钩状或近半管状，裂片边缘均匀地生黑色小刺。上表面褐色至深褐色，具光泽；下表面灰褐色，散布有白色延长的假杯点。

分布于神农架（神农顶），生于岩石表土层上。罕见。

全草健胃，镇静，亦为抗菌素原料之一。

# 松萝科 Usneaceae

丛枝状，直立、匍匐或悬垂，通常辐射状，以固定基与基质相连。分枝近圆形，稀近扁平。皮层见纵列菌丝或束状菌丝及假薄壁组织。共生藻类为共球藻属，髓层致密至蛛网状，具软骨状的轴或具厚壁黏聚结合成菌丝束。子囊略圆形，无柄或有柄，生于最末端分枝的顶端或侧面，边缘通常发达；子囊内含子囊孢子 1~8 枚。子囊孢子无色或褐色，1 室，或具隔膜，壁厚。

神农架可供药用的 1 属，3 种。

## 松萝属 Usnea Wigg.

地衣体丛枝状，直立、半直立至悬垂。枝体圆柱形至棱柱形，通常具软骨质中轴。子囊盘茶渍型，果托边缘往往有纤毛状小刺；子囊内含 8 枚子囊孢子。子囊孢子无色，单胞，椭圆形。地衣体内含松萝酸。

神农架可供药用的 3 种。

### 分种检索表

1. 植物体丝状，长 15~30cm，呈二叉式分枝，基部较粗，分枝少，先端分枝多……1. 松萝 **U. diffracta**
1. 全株细长不分枝，长可达 1.2m，两侧密生细而短的侧枝，形似蜈蚣。
  2. 二次分枝无皮层，中轴遇碘变蓝色……………………………………2. 长松萝 **U. longissima**
  2. 二次分枝具发育不良的皮层，中轴遇碘不变蓝色……………………3. 粗皮松萝 **U. montis-fuji**

## 1 松萝 Usnea diffracta Vain.

植物体丝状，长 15~30cm，呈二叉式分枝，基部较粗，分枝少，先端分枝多。表面灰黄绿色，具光泽，有明显的环状裂沟；横断面中央有韧性丝状的中轴，具弹性，可拉长，由菌丝组成，易与皮部分离；其外为藻环，常从环状沟纹分离或呈短筒状。菌层生少数子囊果；子囊果盘状，褐色；子囊棒状，内生 8 枚椭圆形子囊孢子。

分布于神农架（金猴岭、阴峪河等地），生于海拔 2500m 以上的巴山冷杉等树干上或岩壁上。常见。

全草止咳平喘，活血通络，清热解毒。

松萝为川金丝猴重要的食物之一。

## 2 ｜ 长松萝 Usnea longissima Ach.

全株细长不分枝，长可达 1.2m，两侧密生细而短的侧枝，形似蜈蚣。中轴遇碘变蓝色。

分布于神农架（金猴岭、阴峪河等地），生于海拔 2500m 以上的巴山冷杉等树干上或岩壁上。常见。

全草止咳平喘，活血通络，清热解毒。

## 3 ｜ 粗皮松萝 Usnea montis-fuji Mot

形态特征与长松萝相似，但二次分枝具发育不良的皮层，中轴遇碘不变蓝色。

分布于神农架（大窝坑等地）。少见。

全草止咳平喘，活血通络，清热解毒。

# 石蕊科 Cladoniaceae

植物体二型。初生地衣体壳状或叶片状；次生地衣体茎状，从初生地衣体上生出，直立，中空或实心，单一或具稀疏至繁茂的分枝。共生藻为共球藻属。无衣瘿。子囊盘似蜡盘，质地较硬；子囊圆柱形或棍棒形，顶端见加厚的淀粉质层，内含8枚子囊孢子，不规则2行排列。子囊孢子无色，单孢型。

神农架可供药用的1属，2种。

## 石蕊属 Cladonia Hill ex Browne

植物体二型，土生或生于腐木或岩石表土上。初生地衣体壳状至鳞片状，水平扩展，宿存或早期消失；次生地衣体（又称果柄、假果柄或子器柄）从初生地衣体上长出，直立，不分枝或具多分枝，呈圆柱状，中空，表面粗糙，顶端常膨大为喇叭状，称柱杯或杯。共生藻类为共生球藻。子囊盘（又称子器）生果柄顶端，子囊盘网衣型。子囊孢子单胞型，无色，椭圆形。

神农架可供药用的2种。

■ **分种检索表**

1. 子器柄直立，不分枝或具多分枝，呈圆柱状，中空，表面粗糙，顶端常膨大为喇叭状…………
………………………………………………………………………………1. 石蕊 **C. rangiferina**

1. 子器柄直立，呈树枝状，粗壮，形如鹿角……………………………2. 匙石蕊 **C. gracilis**

| 1 | 石蕊 Cladonia rangiferina (L. ) Web. |

植物体二型。初生地衣体壳状至鳞片状，水平扩展，宿存或早期消失；次生地衣体（又称果柄、假果柄或子器柄）从初生地衣体上长出，直立，不分枝或具多分枝，呈圆柱状，中空，表面粗糙，顶端常膨大为喇叭状，称柱杯或杯。子囊盘（又称子器）生果柄顶端，子囊盘网衣型。子囊孢子单胞型，无色，椭圆形。

分布于神农架（大九湖、老君山、小神农架等地），生于海拔2100~2900m的高山草地、岩石或古老树皮上。常见。

全草消肿解毒，止血生肌。

| 2 | 匙石蕊 Cladonia gracilis (L. ) Willd. |

本种与石蕊的区别为子器柄粗壮，直立，呈树枝状，形如鹿角。

分布于神农架（大九胡、大神农架、老君山、小神农架等地），生于海拔 2100~2900m 的高山草地、岩石或古老树皮上。少见。

全草消肿解毒，止血生肌。

神农架林区有 7 种石蕊科地衣体可作抗菌素和石蕊试剂的原料。

# 石耳科 Umbilicariaceae

地衣体叶状,其底面中央有由菌丝紧密联结而形成的脐状体,用以着生于基质上。子囊盘常具同心圆皱纹。

神农架可供药用的 1 属,1 种。

## 石耳属 Umbilicaria Hoffm.

地衣体叶状,近圆形至不定形,边缘一般呈撕裂状,单叶型或复叶型,干燥时易碎。叶面平坦,异层型地衣,上表面灰色,下表面中央脐粗大,与基质紧密相连。裸露或具假根。

神农架可供药用的 1 种。

### 石耳 **Umbilicaria esculenta** (Miyoshi) Par.

地衣体单叶型,幼小时圆形,长大后为椭圆形或稍不规则,直径约 12cm,大者可达 18cm,革质。裂片边缘浅撕裂状。上表面褐色,近光滑,局部粗糙无光泽,或局部斑点脱落而露白色髓层;下表面棕黑色至黑色,具细颗粒状突起,密生黑色粗短而具分叉的假根。中央脐部青灰色至黑色,直径 5~12mm,有时自脐部向四周放射的脉络明显而突出。子囊盘少见。

分布于神农架各地,生于悬崖峭壁阴湿处的石隙之中、树上。常见。

全草养阴,止血。

# 不完全地衣 Lichenes Imperfecti

缺乏子实体的地衣类群。

神农架可供药用的 1 属，2 种。

## 地茶属 Thamnolia Ach.

地衣体乳白色至灰白色，空心圆筒状，上部末梢渐尖，枝形微弯曲，有时具不定芽型小分枝，未发现子囊盘。

神农架可供药用的 2 种。

### ■ 分种检索表

1. 地衣体表面不具凹窝和纵裂纹·····································1. 地茶 T. vermicularis
1. 地衣体表面具凹窝和纵裂纹·····································2. 雪地茶 T. subuliformis

---

**1** **地茶** Thamnolia vermicularis (Sw.) Ach.

地衣体枝状，中空，直立，高 2~5cm，直径 1~2mm，趋向末端渐细，稍有分枝和弯曲或扭曲。表面皮层发育良好，乳白色。

分布于神农架（大神农架、姊妹峰、神农顶），生于海拔 3000m 的高山草甸或冻层地面上。少见。

全草用于心中烦热、肺燥咳嗽、神经衰弱、高血压。

---

**2** **雪地茶** Thamnolia subuliformis (Ehrh.) W. Culb.

本种形态略似地茶，但地衣体表面常具凹窝和纵裂纹。

分布于神农架（姊妹峰），生于海拔 3000m 的山顶地面。少见。

全草用于心中烦热、肺燥咳嗽、神经衰弱、高血压。

# 神农架药用苔藓植物资源

苔藓植物是高等植物中最低级的一类植物。其特征如下：是小型的绿色植物，构造简单。植物体为配子体，是扁平的叶状体，或有茎、叶分化的茎叶体，没有真根。植物体内没有分化形成真正的维管束。雌雄生殖器官都由多细胞组成，雌性生殖器官称颈卵器，雄性生殖器官称精子器，受精必须借助于水。形成胚，胚在颈卵器中发育成孢子体，孢子体分孢子囊（孢蒴）、柄（蒴柄）和基足三部分。孢子散布后萌发成原丝体，在原丝体上形成新配子体。具明显的世代交替，配子体是独立生活的营养体，孢子体寄生在配子体上。

神农架可供药用的 14 科，20 属，20 种。

## 地钱科 Marchantiaceae

植物体叶状，长达 10cm，有内部相通的气腔。气孔生于叶状体背面或生殖托上，烟筒形。鳞片清楚，2~4 列，生于叶状体腹面或生殖托腹沟。油胞生于叶状体中。雌雄异株。雌托柄长，雄托柄短，各有两列假根，雌雄托均高出叶状体。颈卵器被总苞围绕，受精后配子体分裂形成 2~3 层细胞的假蒴萼。孢蒴球形或长椭圆形，蒴壁细胞壁呈环状加厚。弹丝细长，具两条等宽的螺纹。孢子小，平滑或具粗糙表面，不具网格状花纹，孢子数是环带数的很多倍。如有芽孢时，是生在特殊的芽杯器中，鳞绿色，饼状。

神农架可供药用的 2 属，2 种。

### ■ 分属检索表

1. 有六角形气室，室中央具 1 个气孔 ······················ 1. 地钱属 Marchantia
1. 无气室、气孔 ········································· 2. 毛地钱属 Dumortiera

## （一）地钱属 Marchantia L.

植物体较大，为绿色分叉的叶状体，平铺于地面。上面表皮有斜方形网纹，网纹中央有 1 个白点；下面有多数假根及紫褐色鳞片。雌雄异株。当有性生殖时，雄株生出雄生殖托，内生许多精子器，雌株生出雌生殖托，内生颈卵器。雌雄生殖器官成熟后，精子器内的精子逸出器外，以水为媒介，游入成熟的颈卵器内。精子和卵结合成为受精卵，即合子，合子发育成胚，胚进一步发育成孢子体。

孢子体在适宜环境中发育为原丝体，原丝体发育成雌、雄配子体（植株）。

神农架可供药用的1种。

## 地钱 **Marchantia polymorpha** L.

植物体呈叶状，扁平，匍匐生长。背面绿色，有六角形气室，室中央具1个气孔，气孔烟筒形，气室内具多数直立的营养丝；腹面有紫色鳞片和假根。雌雄异株。雄托圆盘状，波状浅裂，上面生许多小孔，孔腔内生精子器，托柄较短；雌托指状或片状深裂，下面生颈卵器，托柄较长。卵细胞受精后发育成孢子体，孢子体分孢蒴、蒴柄和基足三部分。

广泛分布于神农架各地，生于阴湿的墙角、溪边或潮湿的地面上。常见。

全草解毒，祛瘀，生肌。

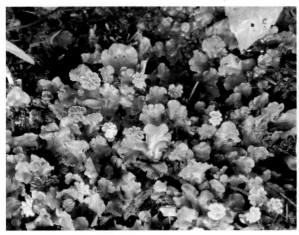 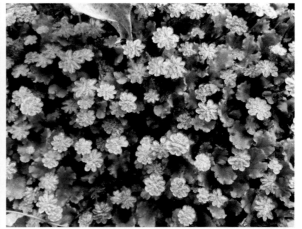

## （二）毛地钱属 **Dumortiera** Nees

植物体叶状扁平，硬脆，深绿色，有点透明，长5~10cm，宽1~2cm，多二歧分枝，先端内凹成心脏形；背部波曲，无气室、气孔；腹面淡绿色，具细长黄色平滑假根。雌雄异株或同株。雄托生于叶状体先端背面，圆盘形，中央凹陷，边缘有毛，托柄短；雌托生于叶状体先端凹处，托柄细长，红褐色，长4~5cm，具2条假根槽。

神农架可供药用的1种。

## 毛地钱 **Dumortiera hirsute** (Sw.) Nees

本种特征见毛地钱属。

广泛分布于神农架各地，生于有流水或潮湿的岩石表面。常见。

全草用于热毒疮痈、溃后不收口、创伤、水火烫伤等。

# 瘤冠苔科 Aytoniaceae

　　叶状体中等大，多数叉状分枝，或具腹枝。气室通过多数细胞片层相隔，气孔单一型，由多列6~8个围绕细胞构成，高出火山口状的突起。鳞片大，半月形，紫堇色，覆瓦状排列，具1~2条披针形钩状尖，有或无油体细胞。雌雄异株或同株。托柄上有1条假根沟，有气室和大山口形气孔；托顶上部有一些气室，每一个总苞中有1~4枚孢子体。在雌托腹面有由颈卵器苞裂成单个的长裂片。孢子体有疣或小凹，具宽的透明边。

　　神农架可供药用的1属，1种。

## 石地钱属 Reboulia Raddi

　　叶状体扁平带状，二歧分枝，长2~4cm，宽3~7cm，先端心形；背部深绿色，革质状，无光泽；腹面紫红色，沿中轴着生多数假根。气孔单一型，凸出，由4~5列6~9个环绕的细胞构成；气室六角形，无营养丝。鳞片呈覆瓦状排列，两侧各有1列，紫红色。

　　神农架可供药用的1种。

## 石地钱 Reboulia hemisphaerica (L. ) Raddi

　　本种特征见石地钱属。
　　广泛分布于神农架各地，生于较干燥的石壁、土坡和岩缝土上。常见。
　　全草清热解毒，消肿止血。

# 蛇苔科 Conocephalaceae

叶状体大型，宽带状，多回二歧分叉，具明显六角形的气室分隔。气室内有短的营养丝，气孔单一型，呈火山口状突起。雌雄异株。精子器在叶状体分枝末端，集生于背面无柄的扁圆盘状雄托内。颈卵器生于具柄的雌性生殖托上，在钝圆雌性生殖托下着生 6~8 个总苞，每一总苞内生一梨形具短柄的孢蒴。蒴壁上具半环状加厚，具小蒴盖，在盖裂后残余的蒴壁下半部裂成 4~8 片，裂至中部，裂片向外反卷。孢子多在蒴内萌发成多细胞体。

神农架可供药用的 1 属，1 种。

## 蛇苔属 Conocephalum Hill

叶状体大，淡绿色或深绿色，多回二歧状分叉。背面具六角形或菱形气室，气室内有多数营养丝，顶端细胞呈梨形。气孔单一型，无芽孢杯。雌雄异株。雄托椭圆盘状，无柄，贴生叶状体背面顶端。雌托钝头圆锥形，有一长柄，并具 1 条假根沟；托下着生 5~8 个总苞，每苞内具一个棍棒状梨形的孢蒴，孢蒴有短柄。孢子黄褐色，表面密被细疣。弹丝有 2~4 条加厚螺纹。

神农架可供药用的 1 种。

## 蛇苔 Conocephalum conicum (L.) Dum.

本种特征见蛇苔属。

分布于神农架（九冲、土地垭 、大岩坪、金猴岭、黑湾 、阴峪河等地），生于溪边林下阴湿碎石和土上。常见。

全草清热，消肿止痛。

## 牛毛藓科 Ditrichaceae

植物体直立，小型，疏或密丛生，土生或石生。茎基部具假根，多具中轴。叶2列或多列，密生茎上，多为披针形，先端渐尖或具毛尖，稀基部鞘状；中肋粗壮，终止于叶尖或突出，多数具主细胞及副细胞，背部厚壁细胞多于腹部；叶细胞小，平滑，方形、短方形、长方形至线形，角细胞不分化。雌雄同株或异株。生殖苞顶生，具线形配丝。苞叶与茎叶同形，但较大，具长毛尖。蒴柄直立，稀弯曲；孢蒴近于球形，常有长蒴柄伸出，呈短圆柱形，直立、倾立或略弯曲，对称或不对称，少数孢蒴具肋状突起；齿片16条，2裂至基部或不完全2裂，具纵条纹或疣，稀平滑；蒴盖圆锥形或具长喙状尖头；蒴帽兜形。

神农架可供药用的1属，1种。

## 牛毛藓属 Ditrichum Hampe

小型土生藓类，密或疏丛生，黄绿色。茎单一，稀分枝，多数长1cm以下。叶多列，呈卵状披针形或狭披针形，常有毛尖，边平直或纵卷，近全缘，仅在尖端具少量齿；中肋宽而粗，长达叶尖或突出，背面光滑或具疣。雌雄异株或同株异苞。雌器苞顶生，苞叶较长大，具鞘状基部。蒴柄细长，直立，平滑；孢蒴直立或先端下倾，多数为长圆状圆柱形，辐射对称或两侧对称，平滑或干时皱缩；蒴盖长圆锥形或圆锥形；蒴齿多具短基膜。孢子多平滑。

神农架可供药用的1种。

## 黄牛毛藓 Ditrichum pallidum (Hedw.) Hampe

植物体丛生，黄绿色或暗绿色。茎直立，高0.5~1cm，多单一，稀分枝。叶密集，直立伸展，有时略偏向一侧，干时上部稍扭转；中肋扁阔，与叶细胞界线清楚，突出叶尖呈长芒状；上部叶细胞狭长方形，中部细胞狭长方形或长的四边形至六边形。雌雄同株，异苞。雌苞叶基部鞘状，先端呈细长尖。蒴柄纤细，长1~2cm，黄色至红棕色；孢蒴长圆状圆柱形，直立或略弯曲，淡红褐色；环带由2~3列细胞组成；蒴齿裂至基部，线形，具细密刺疣。孢子具疣。

分布于神农架（老君山、沟东坡、坪堑等地），生于海拔1200~3200m的林地及路旁土坡。少见。

全草息风镇惊。

# 葫芦藓科 Funariaceae

矮小土生藓类，常在土表疏丛生。茎直立，单生，茎基部丛生假根。叶多丛集于茎顶，且顶叶较大，常呈莲座状；叶片卵形、倒卵形或长椭圆状披针形；中肋细薄，常在叶尖稍下部消失；叶细胞排列疏松，呈不规则的多角形。多数雌雄同株。生殖苞顶生；雄器苞盘状，生于主枝顶；雌器苞常生于侧枝上；苞叶与一般叶片同形。蒴柄细长，直立或上段弯曲；孢蒴多呈梨形或倒卵形，直立、倾立或向下弯曲；台部具多数气孔；蒴齿双层、单层或缺如，蒴盖多呈半圆状平凸，稀呈喙状或不分化；蒴帽兜形，膨大具喙，稀冠形。孢子中等大小，平滑或具疣。

神农架可供药用的 1 属，1 种。

## 葫芦藓属 Funaria Hedw.

植物体一年至二年生，矮小丛集土生藓类。茎短而细。叶多丛集成芽孢形，叶片卵形、舌形、倒卵形、卵状披针形或椭圆状披针形，先端渐尖或急尖，边缘平滑或具微齿；中肋至顶或稍突出，少数在叶尖稍下处即消失。雌雄同株。孢蒴长梨形，对称或不对称，往往弯曲成葫芦形，直立或垂倾。蒴齿两层、单层或缺如；齿片呈狭长披针形，黄红色或棕红色，向左斜旋；内齿层等长或略短，黄色，具基膜或有时缺如。

神农架可供药用的 1 种。

## 葫芦藓 **Funaria hygrometrica** Hedw.

植物体丛集或呈大面积散生，呈黄绿色带红色。茎长 1~3cm，单一或自基部分枝。叶往往在茎先端簇生，干时皱缩，湿时倾立，呈阔卵圆形、卵状披针形或倒卵圆形，先端急尖，叶边全缘，两侧边缘往往内卷，长 4~5mm，宽 1.2~1.8mm；中肋至顶或突出。孢蒴梨形，不对称，多垂倾，长 3~4.5mm，直径 1.5~2mm，具明显的台部；蒴齿两层，外齿片与内层齿条对生，均呈狭长线状披针形。

分布于神农架各地，多生于田边地角或房前屋后富含氮肥的土壤上，亦多见于林间火烧迹地上，在林缘、路边、土地上及土壁上也常见。

全草除湿，止血。

# 真藓科 Bryaceae

植物体多年生，较细小，多丛生。茎直立，短或较长，单一或分枝，基部多具密集假根。叶多柔薄，多列，顶部多大而密集，卵形、倒卵形、长圆形至长披针形，稀线形；中肋多强劲，长达叶中部以上或至顶，具突出的芒状小尖头；叶细胞单层，叶中上部细胞呈菱形、长六角形、狭长菱形至线形或蠕虫形。雌雄同株或雌雄异株。生殖苞多顶生。蒴柄细长；孢蒴多垂倾、倾立或直立，多数对称，呈棒槌形至梨形，稀近球形；蒴台部明显分化，具气孔；环带多常存；蒴齿多两层。

神农架可供药用的 2 属，2 种。

### ■ 分属检索表

1. 植物体粗壮；具地下葡匐茎；叶丛集茎顶，呈蔷薇花瓣状，上部叶缘有锯齿·····················
···················································································1. **大叶藓属 Rhodobryum**
1. 植物体中等大小；无地下葡匐茎；叶丛集茎顶但不呈蔷薇花瓣状，上部叶缘平滑或具细齿······
···················································································2. **真藓属 Bryum**

## （一）大叶藓属 Rhodobryum (Schimp. ) Hamp.

植物体稀疏丛生。地下茎葡匐状，地上茎直立。叶大型，在茎顶部密集着生，呈蔷薇花瓣状；叶上部边缘平，具明显的刺状齿，下部全缘，明显背卷。茎叶小，鳞片状，疏列，紧贴于茎上，长圆状披针形，渐尖；顶部叶大型，长圆状倒卵形至长圆状匙形，尖部宽，钝圆，顶部具小急尖或小渐尖头，稍呈龙骨状。雌雄异株。孢蒴水平或下垂，圆管状；蒴台部短或不明显，具气孔；蒴盖半圆形，具小尖头。

神农架可供药用的 1 种。

## 暖地大叶藓 Rhodobryum giganteum (Schwaegr. ) Par.

植物体稀疏丛集，鲜绿色或深绿色。叶在茎顶部丛集呈花头状，叶片长舌状至匙形，上部明显宽于下部，叶尖渐尖，顶部叶变小，尖部渐尖；叶上部边缘平或波状，明显具对生齿，中下部边缘强烈背卷；中肋下部明显粗壮，渐上变细，达叶尖部；叶中部细胞长菱形，边缘细胞不明显分化。雌雄异株。蒴柄长，孢蒴长棒状，蒴台部不明显。孢子圆形，直径 11~17μm，透明无疣。

分布于神农架（九冲、土地垭、阴峪河等地），生于海拔 1500~2300m 的林下草丛、湿润腐殖质或阴湿岩面薄土中。少见。

全草用于心血管疾病。

本属另一种大叶藓 *R. roseum* 因叶中肋有厚壁细胞，在近叶尖部消失且叶缘为单列锐齿而区别此种。大叶藓主要分布我国北部、西北和西南高山地区，神农架可能有分布，但是未采集到标本。

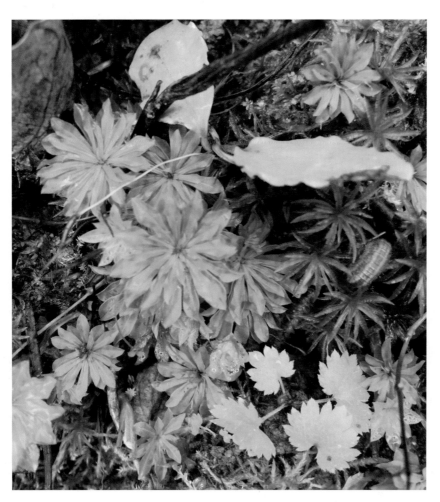

## （二）真藓属 Bryum Hedw.

植物体单一，稀分枝。茎下部叶小而稀疏，上部叶大而密集；叶细胞多数菱形或近于六角形，薄壁，近边缘细胞较狭，下部细胞较大，呈长六角形至长方形。雌雄异株或同株。蒴柄长；孢蒴倾斜、下垂或俯垂，多呈梨形、棒槌形或筒形，稀球形，多数具蒴台。

神农架可供药用的 1 种。

# 银叶真藓 Bryum argenteum Hedw.

植物体银白色至淡绿色，疏松丛状或呈团状簇生，稍具光泽。茎短或较长。叶干湿均呈覆瓦状排列于茎上，宽卵形或近圆形、兜状，具长的细尖或短的渐尖至钝尖；叶中部细胞长圆形或长圆状六角形，常延伸至顶部，下部细胞六角形或长方形，薄壁。蒴柄长 10~20mm；孢蒴俯垂或下垂，卵形或长圆形，成熟后呈红褐色；蒴台部不明显；外齿层上部透明，下部橙色。

分布于神农架（大岩坪、坪堑、金猴岭、小龙潭等地），生于阳光充裕的岩面、土坡、沟谷、林地焚烧后的树桩、城镇老房屋顶及阴沟边缘等处。常见。

全草清热解毒，止血。

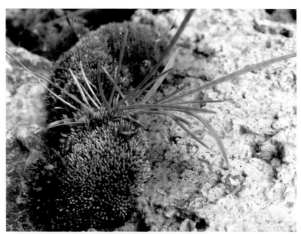

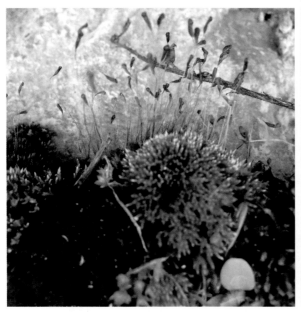

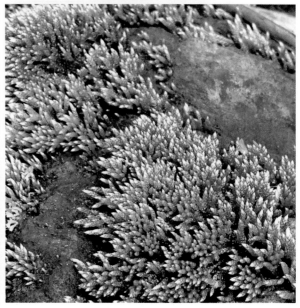

# 珠藓科 Bartramiaceae

植物体密集丛生，密被假根，构成垫状。茎具分化中轴及皮部，生殖苞下常有1~2分枝。叶5~8列，紧密排列；叶片呈卵状披针形，基部通常不下延，上部边缘及中肋背部均具齿；中肋强劲，不及叶尖，或稍突出如芒状；叶细胞圆方形、长方形，稀狭长方形，通常壁较厚，但无壁孔，背腹均有乳头。雌雄同株或异株。孢蒴直立或倾立，稀下垂，通常球形；蒴齿两层，外齿层齿片短披针形，棕黄色或红棕色；蒴盖小，短圆锥体形，稀具喙，干时平展，中部隆起。

神农架可供药用的1属，1种。

## 珠藓属 **Bartramia** Hedw.

植物体常密集丛生，易形成纯群落。茎直立，单一或分枝，无丛生枝；茎、枝密被假根。叶8列；叶片呈卵状披针形或线状披针形，基部半鞘状，上部渐狭或急尖成长尖，上部边缘具齿；中肋强劲，背部多齿，长达叶尖消失或突出呈长芒状；叶尖和中部细胞小型，壁厚，方形，背腹均有乳头，基部细胞长形，壁薄，平滑或透明。雌雄同株或异株。孢蒴多倾立，凸背而斜口，近于球形，蒴台部不发达，有纵纹。

神农架可供药用的1种。

## 梨蒴珠藓 **Bartramia pomiformis** Hedw.

植物体密集丛生。茎直立或倾立，单一或分枝，高2~5cm，密被棕色假根。叶8列着生，干燥时弯曲，潮湿时伸展，具单列齿；中肋长达叶尖，上部背面具刺状齿。蒴柄直立，红棕色，长0.8~1.5cm；孢蒴倾立，球形，蒴口小，倾斜，表面具纵长褶。

分布于神农架（金猴岭等地），生于潮湿岩面或土壤上。少见。

全草用于淋巴细胞白血病、胶质瘤等。

# 提灯藓科 Mniaceae

植物体疏松丛生，呈鲜绿色或暗绿色。茎直立或匍匐，基部被假根。叶多疏生，稀簇生于枝顶，湿时伸展，干时皱缩或螺旋状扭卷；叶片卵形、椭圆形或倒卵形，叶边具单列或双列锯齿，稀全缘，叶基狭缩或下延；叶细胞多五边形至六边形，矩形或近圆形，稀菱形，细胞壁多平滑，稀具疣或乳头状突起。雌雄异株或同株。蒴柄多细长，直立；孢蒴多垂倾、平展或倾立，稀直立，卵状圆柱形，稀球形；蒴齿双层；蒴盖拱圆盘形或圆锥形，多具直立或倾斜的喙状小尖头。孢子具粗或细的乳头状突起。

神农架可供药用的 2 属，2 种。

■ **分属检索表**

1. 不育枝弓形弯曲；叶边具单列齿或齿突 ·······························1. 匍灯藓属 Plagiomnium
1. 不育枝匍匐；叶边具双齿 ·······························2. 提灯藓属 Mnium

## （一）匍灯藓属 Plagiomnium T. Kop.

植物体较粗大，多呈淡绿色。茎平展，有基部簇生匍匐枝；匍匐枝呈弓形弯曲，随处生假根；鞭状枝端常下垂，亦可着土产生假根；生殖枝直立，基叶较小而呈鳞片状，顶叶较大而往往丛集成莲座形，中部的叶较大，渐向上或向下均较小。叶呈卵形、倒卵形、长椭圆形或带状舌形，干时多皱缩或卷曲，湿时平展、倾立或背仰，叶基较狭而下延，先端渐尖或圆钝，叶缘多具分化边，叶边具单列齿或齿突。

神农架可供药用的 1 种。

## 尖叶匍灯藓 Plagiomnium acutum (Lindl.) T. J. Kop.

植物体疏松丛生，多呈鲜绿色。茎匍匐，不育枝匍匐或呈弓形弯曲，疏生叶，着地部位密生黄棕色假根，叶多集生于上段，下部疏生小分枝，小枝斜伸或弯曲。叶干时皱缩，潮湿时伸展，呈卵状阔披针形、菱形或狭披针形，叶基狭缩，先端渐尖，叶缘具明显的分化边，边中上部具单列锯齿；中肋平滑，长达叶尖。

分布于神农架（九冲、土地垭、小龙潭等地），生于林下阴湿处或林缘草地。常见。

全草止血。

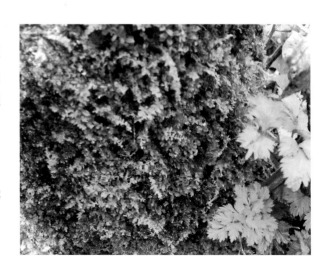

## （二）提灯藓属 **Mnium** Hedw.

植物体纤细，直立丛生，呈淡绿色或深绿色带红色，常呈小片纯群落。茎直立，单生，稀具分枝，基部着生假根。叶片着生于茎基部的常呈鳞片状，顶叶常较长大而丛生成莲座状；叶片一般呈卵形或卵状披针形，干时皱缩或卷曲，湿时平展，叶缘常由1列或多列厚壁而狭长的细胞构成分化边缘，边具双齿。

神农架可供药用的1种。

## 具缘提灯藓 **Mnium marginatum** (With. ) P. Beauv.

植物体小，高2~4cm，疏丛生，深绿色。茎单一，直立，稀分枝，基部具假根。下部叶卵形，上部叶长椭圆形，基部收缩，略下延，渐尖；叶缘分化，由2~3列狭长方形的厚壁细胞构成，突起，淡红色，2/3的上部叶缘具锐齿；中肋达于叶尖，并突出成刺状小尖，背面平滑；叶片细胞呈不规则的圆多边形，角部加厚。

分布于神农架（九冲、土地垭等地），生于阴湿岩石、土表或腐木上。常见。

全草凉血止血。

# 万年藓科 Climaciaceae

植物体较粗壮而坚挺，黄绿色或鲜绿色。主茎横展，呈根茎状，有稀疏鳞叶，随处着生成束的棕色假根；支茎稀疏，向上着生，三棱形或有多棱，有分化中轴，下部单一不分枝，有鳞状大型基叶，自下而上叶形逐渐加大，上部密集不规则分枝或一至二回不规则羽状分枝，枝密被叶片，呈圆条形。叶细胞平滑，长菱形，渐向下方呈狭长菱形或狭长方形。雌雄异株。孢蒴柄细长，坚挺；孢蒴直立，对称，平滑；蒴齿两层，近于等长；蒴盖圆穹形，有长喙或短喙。孢子球形，绿色或棕色，平滑或有疣。

神农架可供药用的 1 属，1 种。

## 万年藓属 Climacium Web. et Mohr.

植物体粗大坚挺，黄绿色或暗绿色。主茎匍匐延伸，密生棕色假根，被有稀疏鳞叶，常有鞭状新枝簇生；支茎稀疏，直立，下部单一，不分枝，上部密集不规则或一至二回羽状分枝，呈树形。雌雄异株。雌苞叶分化，鞘部高，上部突狭窄成细长披针形，全缘；中肋短。蒴柄细长，挺立；孢蒴直立，对称，长卵形或长柱形。

神农架可供药用的 1 种。

## 万年藓 Climacium dendroides (Hedw.) Web. et Mohr.

植物体粗壮，大片稀疏丛生。地下茎横生，具假根及膜质鳞状小叶，上部分枝树状，被叶枝条呈圆条状，具绿色鳞毛。茎上部叶及枝基部叶卵状披针形，基部略下延，上部阔披针形，先端常呈凹形，叶缘中上部有锯齿。雌雄异株。蒴柄长 2~4cm，红色；孢蒴直立，长柱形；蒴盖高圆锥状。

分布于神农架（老君山、金猴岭、黑湾等地），多生于 1800~3100m 湿润的针叶林林地上。少见。

全草清热祛湿，舒筋活络，祛风。

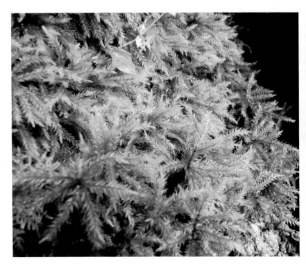
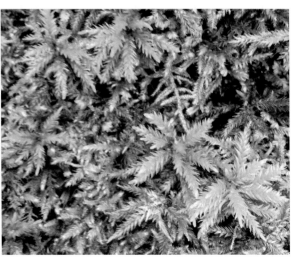

# 羽藓科 Thuidiaceae

植物体常交织成片生长。茎匍匐或上部倾立，一至三回羽状分枝或不规则分枝。鳞毛常存在。茎叶与枝叶明显异形；中肋多单一，达叶片上部或突出叶尖；叶中部细胞多为圆六边形或六边形，壁厚，多数具疣或乳突，叶边细胞近方形。雌雄同株或雌雄异株。孢蒴卵形到圆柱形，多数先端垂倾或弯曲，不对称；蒴齿发育良好，内齿齿毛多发育，1~3根，稀缺失。孢子球形。

神农架可供药用的2属，2种。

---

■ **分属检索表**

1. 茎、枝叶明显异形·······················································1. 羽藓属 Thuidium
1. 茎、枝叶同形···········································2. 小羽藓属 Haplocladium

---

## （一）羽藓属 Thuidium B. S. G.

植物体中等大小至较长大，粗壮，多硬挺，二至三回羽状分枝。鳞毛密生于茎和主枝上，由单列细胞或多细胞组成。茎叶多具纵褶，叶边下部多强烈背卷；中肋长达叶尖或略突出于叶尖。孢蒴先端下倾到平列；蒴齿两层。

神农架可供药用的1种。

## 大羽藓 **Thuidium cymbifolium** (Dozy et Molk.) Dozy et Molk.

植物体粗大，常交织成片生长，鲜绿色、黄绿色或暗绿色，下部黄褐色或褐色。茎匍匐或呈弓形，长达10cm以上，规则二至三回羽状分枝，多数枝较密；中轴分化。鳞毛密生茎和主枝上。中肋较粗壮，终止于叶尖部，背面具刺疣或鳞毛。雌雄异株。孢蒴先端下倾或平列，狭椭圆体形或圆柱形，稍弯曲。

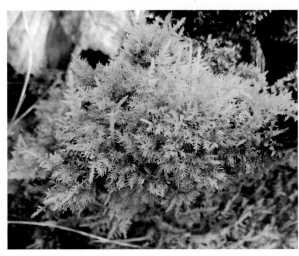
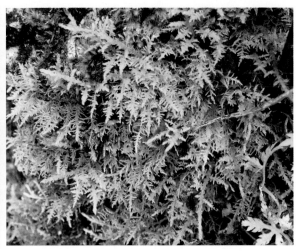

分布于神农架（九冲、土地垭、老君山、金猴岭等地），生于海拔 700~3100m 的林地、阴湿岩面薄土、树基、腐木、洞穴石壁、沼泽地、腐殖土、草丛或流石滩中。常见。

全草清热，拔毒，生肌等。

## （二）小羽藓属 Haplocladium (C. Muell. ) C. Muell.

植物体纤细疏松，交织成薄片状生长，黄绿色、淡绿色或暗绿色。茎匍匐，具褐色假根，不规则或规则羽状分枝，枝疏密不等，多倾立。鳞毛多或较少，主要着生于茎上。叶边平展，具细齿或全缘，叶中部细胞较透明，壁较薄，具单疣。孢蒴平列或垂倾。

神农架可供药用的 1 种。

## 细叶小羽藓 Haplocladium microphyllum (Hedw.) Broth.

植物体较小至中等大，疏松交织生长，黄绿色或绿色，老时多为黄褐色。茎匍匐，羽状分枝，茎具多数鳞毛。鳞毛线形或披针形，常分叉，顶端细胞平滑，但枝上较少或缺失。茎叶凹，干时疏松贴生，潮湿时倾立伸展，下部阔卵形；中肋较粗，终止于叶尖或突出，平滑；叶中部细胞四边形至六边形、菱形或近长方形，壁薄，细胞具单个中央疣。

分布于神农架（九冲、杨树岭、小龙潭、黑湾等地），生于海拔 600~3100m 的腐木、岩面、土壤和树基上。少见。

全草消炎止痛，退热。

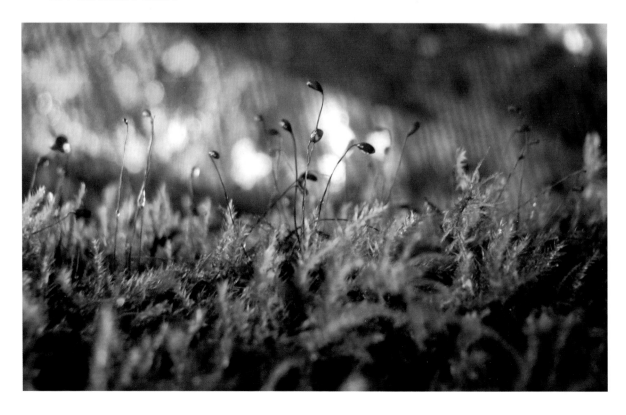

# 柳叶藓科 Amblystegiaceae

植物体纤细或较粗壮，疏松或密集丛生。茎常具丝状或片状假鳞毛。茎叶平直或镰刀形弯曲，基部阔椭圆形或卵形；中肋通常单一或分叉；叶片中部细胞阔长方形、六边形、菱形或狭长蠕虫形，多平滑，稀具疣或前角突。雌雄同株或异株。蒴柄较长，红色或红棕色，平滑；孢蒴圆柱形或椭圆形，倾立或平列；蒴盖基部圆锥形，具喙状尖；蒴帽兜形，平滑无瘤。孢子细小，球形，具瘤。

神农架可供药用的 1 属，1 种。

## 牛角藓属 Cratoneuron (Sull.) Spruce

植物体中型或大型，柔软或较硬，有时粗壮挺硬，丛生，暗绿色、绿色或黄绿色，无光泽。茎倾立或直立，有时匍匐或漂浮，羽状分枝，少数不规则羽状分枝，稀不分枝，常密布褐色假根；分枝短，呈两列排列，在干燥时略呈弧形弯曲。鳞毛片状，多数或少，不分枝。茎叶疏生，直立或略弯曲，宽卵形或卵状披针形，上部常急尖，多数叶缘有粗齿；中肋粗壮，于叶尖部终止或突出叶尖。

神农架可供药用的 1 种。

## 牛角藓 Cratoneuron filicinum (Hedw.) Spruce

植物体中型或大型，柔软或较硬，丛生，绿色或黄绿色，无光泽。茎倾立或直立，羽状分枝，稀不规则羽状分枝，常密布褐色假根；分枝短，呈两列排列，在干燥时略呈弧形弯曲。鳞毛片状，多数或少，不分枝。茎叶疏生，直立或略弯曲；叶角细胞分化明显，强烈凸出，无色或带黄色，薄壁或厚壁。

分布于神农架（老君山、坪堑等地），喜钙质和水湿条件。少见。

全草养心安神。

# 绢藓科 Entodontaceae

植物体纤细、中等大小或粗壮，具光泽，交织成片生长。茎匍匐或倾立，规则分枝，密生叶，无鳞毛。叶先端钝或具长而渐尖的叶尖；叶中部细胞呈菱形至线形，大多平滑，少数在细胞前端具疣，角细胞数多，呈方形；大多数具 2 条短中肋。雌雄同株或异株，雄性与雌性植物体同形。孢蒴直立，对称。

神农架可供药用的 1 属，1 种。

## 绢藓属 Entodon C. Muell.

植物体中等大小至相当粗壮，绿色、黄绿色或金黄色，具光泽，常生长成扁平片状。茎匍匐或偶尔斜升，规则或近羽状分枝；枝较短，圆条状或扁平。叶呈矩圆状披针形或矩圆状卵形，先端钝或渐尖，内凹，叶基部下延，叶缘平直或基部略反卷，全缘或上部具细齿；中肋 2 条。

神农架可供药用的 1 种。

## 密叶绢藓 Entodon compressus C. Muell.

植物体暗绿色或橄榄绿色，有时呈黄绿色或亮绿色，具光泽。茎匍匐。茎叶长椭圆状卵形，强烈内凹；外齿层齿片线形，长 0.4~0.5mm，基部宽 0.05mm，密生疣；内齿层齿条线状钻形，具密疣，较齿片短。

分布于神农架（马虎沟、老君山等地），分布海拔高达 3000m。常见。

全草利尿。

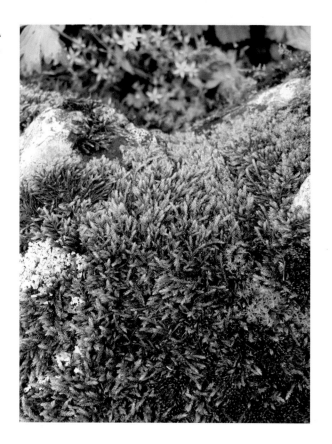

# 灰藓科 Hypnaceae

植物体纤细或粗壮，多密集交织成片。茎多匍匐生长，稀直立，具规则羽状分枝或不规则分枝。茎叶和枝叶多为同形，稀异形，横生，长卵形、卵形或卵状披针形，具长尖，稀短尖，常一向弯曲呈镰刀状；双中肋短或不明显；叶细胞长轴形，少数长六边形，平滑，稀具疣，角细胞多数分化，由 1 群方形或长方形细胞组成。苞叶分化 2 枚。孢蒴直立或平。

神农架可供药用的 2 属，2 种。

**■■ 分属检索表**

1. 茎枝生叶后呈圆条形·······················································1. 灰藓属 **Hypnum**
1. 茎枝生叶后呈扁平形·······················································2. 鳞叶藓属 **Taxiphyllum**

## （一）灰藓属 **Hypnum** Hedw

植物体粗壮或纤细，常交织成大片生长，黄绿色、黄褐色、金黄色或带红色，常有光泽。茎匍匐或倾立，平铺，稍直立。叶直立，或多数呈 2 列镰刀状一向偏斜或卷曲；叶细胞狭长线形，多数平滑无疣。蒴齿双层；外齿层齿片横脊间有条纹；内齿层黄色、透明、具疣，基膜高出。

神农架可供药用的 1 种。

## 大灰藓 **Hypnum plumaeforme** Wils.

植物体大型，黄绿色或绿色，有时带褐色。茎匍匐，可长达 10cm，规则或不规则羽状分枝，分枝平铺或倾立。叶细胞狭长线形，厚壁；基部细胞短，细胞壁加厚，黄褐色，有壁孔；角细胞大，薄壁，透明，无色或带黄色，角细胞与茎叶角细胞相似。雌雄异株。

分布于神农架（九冲、土地垭、大岩坪、老君山、下谷、坪堑、金猴岭、小龙潭、阴峪河等地），生于冷杉、云杉等林下腐木上、树干上、树枝上、岩石或土壤表面。常见。

全草清热凉血。

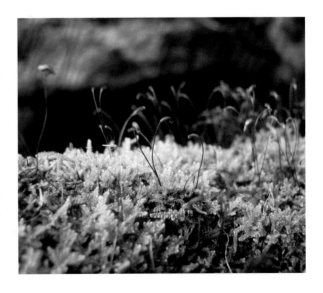

## （二）鳞叶藓属 Taxiphyllum Fleisch.

植物体柔弱或稍粗壮，扁平，鲜绿色，具光泽，交织成片生长。茎多分枝，分枝平展，生叶后外观扁平，具稀疏和不规则短分枝。叶近于2列着生，倾立，长卵形，具短尖或长尖，叶边缘均具细齿；中肋2条，短弱或缺失；叶细胞长菱形，常有前角突。雌雄异株。内雌苞叶长线形，急狭成芒状尖。

神农架可供药用的1种。

## 鳞叶藓 Taxiphyllum taxirameum (Mitt.) Fleisch.

植物体中等大，黄绿色或黄褐色，稍具光泽。茎匍匐，分枝少，茎叶和枝叶与茎、枝呈斜角向两侧伸展。叶2行，扁平排列，卵状披针形，先端宽，渐尖，基部一侧常内折，不对称，略下延，内凹，叶边缘一侧常内曲，具细齿；中肋短，2条或不明显。

分布于神农架（九冲等地），生于林地土壤上、岩面上、树干上或腐木上。少见。

全草止血消炎。

# 金发藓科 Polytrichaceae

　　一年或多年生植物，通常土生，大型至小型，粗壮，直立，一般硬挺，绿色、褐绿色至红棕色，密集成片。茎多数单一，茎基部一般无叶或具鳞片状基叶，下部丛生棕红色或无色假根，常具地下根状茎。叶腹面一般具多列明显的纵行栉片及两侧无栉片的翼部，湿时叶片伸展，似松杉幼苗，干燥时叶片紧贴、伸展、略卷或强烈卷曲。蒴轴顶端延伸成盖膜而与蒴齿相连，常封闭蒴口；蒴齿由细胞所构成；蒴帽兜形、长圆椎形或钟形，表面常密被灰白色、浅黄色、金黄色或红色纤毛，稀平滑或具细刺，罩于全蒴或仅于蒴盖的喙上。

　　神农架可供药用的 2 属，2 种。

## ■ 分属检索表

1. 叶缘具双齿；蒴帽光滑，仅顶端具短刺毛……………………………………1. 仙鹤藓属 Atrichum

1. 叶缘具单齿；蒴帽具下垂长毛……………………………………………2. 金发藓属 Pogonatum

## （一）仙鹤藓属 Atrichum P. Beauv.

　　植物体小至中等大小，硬挺，直立，暗绿色至棕绿色，密集丛生或疏生于土表或土坡上。茎单一或稀疏分枝，具中轴，基部常有多数假根。叶下表面多具斜列棘刺，干时常强烈卷曲或皱缩，湿时倾立，叶缘一般具双齿。蒴盖圆锥形，多具长喙；蒴帽兜形。

　　神农架可供药用的 1 种。

## 仙鹤藓 Atrichum undulatum (Hedw.) P. Beauv.

　　植物体较小至中等大小，1~2cm。茎单一或少分枝。叶长舌形，一般长 8mm，宽 1~1.3mm，中

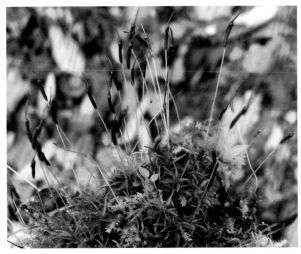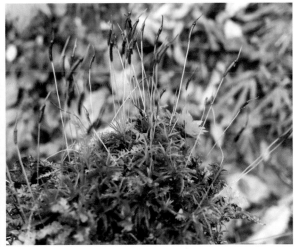

部以上稍宽或不明显，具披针形尖，下表面具斜列棘刺，干时常强烈卷曲，湿时常具斜向波纹，叶缘具双齿；单中肋长达叶尖；栉片通常 4~5 列。

分布于神农架（九冲、土地垭、老君山、金猴岭、坪堑、黑湾等地），生于路边或林地。常见。

全草抗癌，用于淋巴结炎等。

## （二）金发藓属 Pogonatum Beauv.

植物体粗壮，硬挺，稀较细而柔弱，通常密集成大片群落。茎直立，极少分枝，上部具螺旋状排列的叶，下部多密被红棕色假根。叶干燥时卷曲或贴茎，湿润时倾立，不具波纹，叶边具齿，不分化。蒴柄硬挺，长 2~3cm，平滑；蒴帽兜形，被多数长纤毛。

神农架可供药用的 1 种。

## 东亚小金发藓 Pogonatum inflexum (Lindb.) Lac.

植物体中等大小，灰绿色，老时呈褐绿色，通常呈大片群生。茎多单一，长 3cm，长度稀超过 3cm。下部叶疏松，上部叶簇生，内曲，干燥时卷曲，湿润时舒展，叶边略内曲，单层细胞，上部具粗齿，由 2~4 个单列细胞组成，顶细胞形大而呈棕色；中肋带红色，背面上半部密被锐齿；栉片多数，密生叶片上表面。

分布于神农架（大岩坪、大九湖等地），生于阴湿土壁、林地和具土石上。常见。

全草镇静安神。

# 神农架药用蕨类植物资源

蕨类植物又称羊齿植物，大多数为陆生，但喜阴湿环境，受精过程离不开水。植物体为孢子体，大多有根、茎、叶的分化。根为须根（不定根），一般无地上茎，多为地卜根茎，根茎自立、斜升或横走，表面常被各式鳞片或毛。有复杂的输导系统——维管束，木质部中无导管，韧皮部中无筛管，一般无形成层。幼叶多呈拳卷状；叶在茎或根茎上常有丛生、近生或远生3种着生方式，有小型叶与大型叶两种类型。小型叶蕨类叶小，构造简单，茎较叶发达，如石松、木贼、卷柏；大型叶蕨类叶大，常分裂，构造较复杂，叶较茎发达，如石韦、凤尾蕨、紫萁。依叶上是否生孢子囊而分孢子叶和营养叶。孢子叶上着生孢子囊，囊内产生孢子，故又称生育叶；营养叶上不生孢子囊，仅进行光合作用制造养分，又称不育叶。孢子叶与营养叶不分，且形状相似的为叶同型（一型），称同型叶，反之为叶二型（异型），称异型叶。孢子囊在小型叶蕨类中常单生于孢子叶的近轴面叶腋或叶基，孢子叶通常集生于枝的顶端，形成穗状或球状，称孢子叶穗或孢子叶球。在大型叶蕨类中则多生于叶的下表面或边缘，孢子囊常聚集成孢子囊群，其形状和着生位置依种类不同而异，有圆形、长圆形、肾形、线形等，孢子囊群上有的有膜质囊群盖，有的无。孢子囊壁由单层或多层细胞组成，壁上有些细胞的细胞壁不均匀地增厚而形成环带，其着生方式有顶生、横生、斜行、纵行等。孢子大小相同的称孢子同型，反之称孢子异型；孢子形态上有两面型孢子和四面型孢子之分。

神农架可供药用的25科，66属，189种。

## 石松科 Lycopodiaceae

小型至大型蕨类，土生、沼生或附生。主茎长而匍匐生于地面或地下或短而直立，具原生中柱，稀具星芒状中柱或编织中柱，侧枝攀缘状或较短而直立，不等位或等位二叉分枝。叶小型，一型，通常螺旋状排列，仅具主脉。孢子叶与营养叶同型或异型，膜质，边缘有锯齿。孢子囊穗圆柱形，通常生于孢子枝顶端，或在枝端形成细长线形的孢子囊穗；孢子囊肾形，2瓣开裂，单生于孢子叶叶腋；孢子三裂缝形，壁厚，表面具网状或孔穴状纹饰，稀具细密颗粒状纹饰。

5属，360~400种；我国5属，66种；湖北3属，15种；神农架3属，12种，可供药用的3属，11种。

### ■ 分属检索表

1. 茎直立或斜升；孢子囊肾形，着生茎、枝的全长或枝上部的叶腋，不形成孢子囊穗。

2. 植株较矮小，茎直立，高不及30cm，陆生或生于岩石上；孢子叶仅比营养叶略小；叶片草质，边缘或先端有锯齿或全缘……………………………………………1. 石杉属 Huperzia

2. 植株较高大，高 1m 以上，附生；成熟枝下垂或近直立；孢子叶与营养叶明显不同或相似；
叶片革质或近革质，全缘·····························2. 马尾杉属 **Phlegmariurus**

1. 茎直立或匍匐；孢子囊穗单生或聚生于分枝的孢子枝顶端·····························3. 石松属 **Lycopodium**

## （一）石杉属 **Huperzia** Bernhardi

小型或中型蕨类，土生或生岩石上苔藓层中。茎直立或斜升，高 3~32cm，二叉分枝，枝上部通常有芽孢。叶螺旋状排列，线形、线状披针形、披针形或狭披针形至倒披针形，全缘或有锯齿。孢子囊肾形，着生茎、枝的全长或枝上部的叶腋，不形成孢子囊穗，2 瓣开裂。孢子球状四面体形，极面观三棱形，三面内凹。

约 55 种；我国 27 种；湖北 6 种；神农架 6 种，可供药用的 5 种。

### ■ 分种检索表

1. 叶全缘。

　2. 叶线状披针形、线形或披针形，平直不弯弓。

　　3. 叶披针形，长 4~5mm，宽 1mm，基部圆楔形·····························1. 中华石杉 **H. chinensis**

　　3. 叶线状披针形或线形，有时呈镰状弯弓，长 5~8mm，宽 0.5~0.8mm，基部近截形·········
·····························2. 峨眉石杉 **H. emeiensis**

　2. 叶阔披针形或披针形，向上强度弯弓·····························3. 南川石杉 **H. nanchuanensis**

1. 叶缘多少有锯齿。

　4. 叶缘平直，不皱褶，有不整齐的尖锯齿·····························4. 长柄石杉 **H. javanicum**

　4. 叶缘强度褶皱，有不整齐的粗大尖锯齿·····························5. 皱边石杉 **H. crispata**

## 1 中华石杉 **Huperzia chinensis** (Herter ex Nessel) Ching

植株高 7~10cm。茎直立，基部常仰卧，二至四回二叉分枝，枝上部常有芽孢。叶螺旋状排列，疏生，平展，披针形，长 4~5mm，下部较宽（0.8~）1mm，先端渐尖，基部圆楔形，全缘，叶薄革质，主脉不明显。孢子叶与营养叶同型。孢子囊肾形，生在枝上部叶腋。

分布于神农架红坪，生于海拔 2000~3100m 的山坡草地或岩石缝中。少见。

全草祛风除湿，清热，消肿止痛。

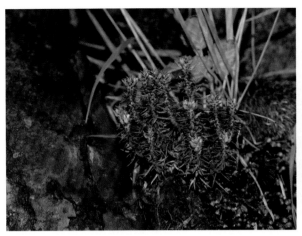 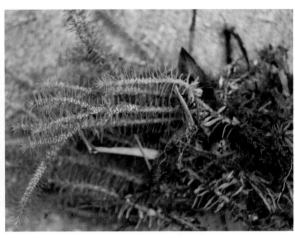

## 2 峨眉石杉 Huperzia emeiensis (Ching & H. S. Kung) Ching & H. S. Kung

植株高7~14cm。茎直立或斜升，二至多回二叉分枝，分枝上部通常有芽孢。叶螺旋状排列，平展，略向上弯弓，线状披针形或线形，长5~8mm，宽0.5~0.8mm，先端渐尖，基部近截形，全缘或有时先端波状，近纸质，主脉不明显。孢子囊肾形，着生在枝上部叶腋。

分布于神农架木鱼（老君山、千家坪），生于海拔800~2800m的山坡草地、林缘或树干上。少见。全草清热解毒，散瘀消肿，生肌止血。

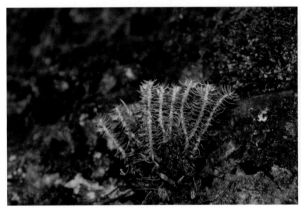 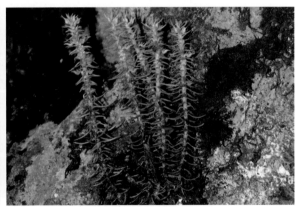

## 3 南川石杉 Huperzia nanchuanensis (Ching & H. S. Kung) Ching & H. S. Kung

植株高9~16cm。茎直立或斜升，通常下部仰卧或弯弓，多回二叉分枝。叶螺旋状排列，近平展，强度向上弯曲，披针形或阔披针形，长5~6mm，基部宽达1mm，先端渐尖，基部不变狭，全缘，叶纸质，主脉不明显，有时下表面可见。孢子囊肾形，着生于茎、枝全长叶腋。

分布于神农架，具体产地不详；生于海拔800~2800m的石灰岩山地阴湿岩石积土上或树干上。少见。

全草清热解毒，散瘀消肿，生肌止血。

本种按资料记载，其叶向上强度弯弓，我们在神农架多份标本中均未见到此种叶形的标本，本种有可能系四川石杉 *H. sutchueniana* 的误定。

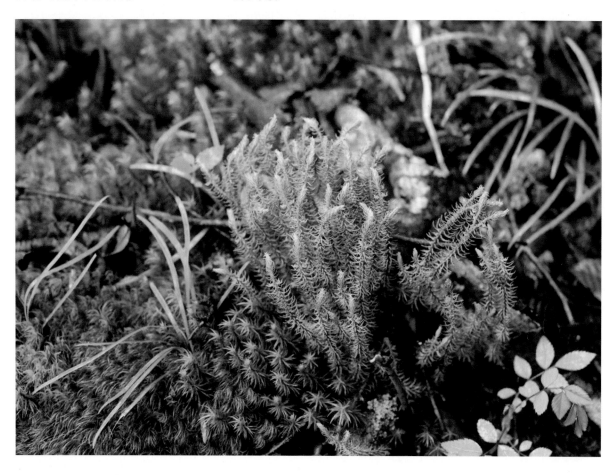

## 4 长柄石杉 **Huperzia javanicum** (Swartz) Fraser-Jenkins

植株高 10~30cm。茎直立或下部平卧，单一或一至数回二叉分枝。叶螺旋状排列，平展，椭圆状披针形、狭椭圆形至倒披针形，长 1~3cm，宽 0.2~0.8cm，先端锐尖或渐尖，基部楔形并下延成柄状，或具短柄，边缘有不整齐的尖锯齿，叶纸质，主脉两面突起。孢子囊肾形。

分布于神农架大九湖（东溪）、红坪（猴子石），生于海拔 400~2700m 的山地林下或岩石边阴湿处。常见。

全草清热解毒，散瘀消肿，生肌止血。

本种含石杉碱甲，是预防和治疗阿尔茨海默病的有效药物。最新形态学研究表明，蛇足石杉 *H. serrata* 仅分布于我国东北，我国南方原来鉴定为蛇足石杉 *H. serrata* 的均应为本种。长柄石杉的资源因过度采挖而几近枯竭，此种应列为国家一级重点保护野生植物的濒危植物。

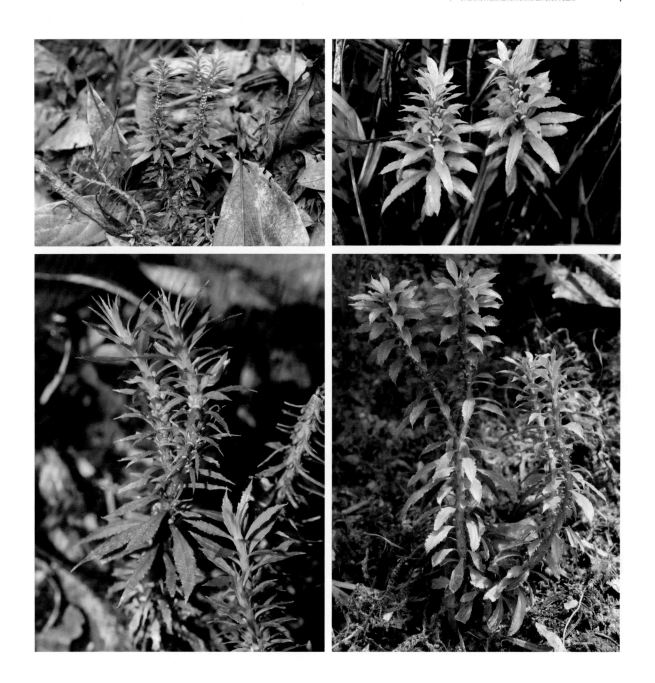

## 5 皱边石杉 **Huperzia crispata** (Ching) Ching

　　植株高达 33cm。茎直立或斜升，粗壮，多回二叉分枝。叶螺旋状排列，近平展，有明显的柄、椭圆状披针形、狭长椭圆形至倒披针形，长 1.2~1.9cm，宽 0.2~0.3cm，先端渐尖，基部楔形，边缘强烈褶皱，有不整齐的粗大尖锯齿，叶薄革质，略有光泽，主脉粗壮，两面隆起。孢子囊肾形，着生于全枝叶腋。

　　分布于神农架（罗家坝），生于海拔 600~2600m 的石灰岩山地竹林下阴湿岩石积土上。常见。

　　全草化瘀止血，固肾涩精，益气。

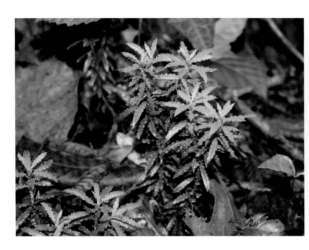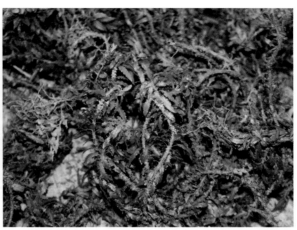

## （二）马尾杉属 Phlegmariurus (Herter) Holub

附生蕨类。成熟茎下垂或近直立，高达 1m，多回二叉分枝。叶螺旋状排列，披针形、椭圆形、卵形或鳞片状，革质或近革质，全缘。孢子叶与营养叶明显不同或相似，孢子叶较小。孢子囊穗比不育枝细瘦；孢子囊生在孢子叶叶腋，孢子囊肾形，2 瓣开裂。孢子球状四面形。

约 250 种；我国 22 种；湖北 1 种；神农架 1 种，可供药用。

## 有柄马尾杉 Phlegmariurus petiolatus (C. B. Clarke) H. S. Kung & Li Bing Zhang

中型附生蕨类。茎簇生，成熟枝下垂，二至数回二叉分枝，长 20~70cm。叶螺旋状排列；营养叶椭圆状披针形，长约 1.2cm，有柄，主脉明显，革质，全缘。孢子叶椭圆状披针形，长 6~9mm，宽 1mm，基部楔形，先端急尖，主脉明显，全缘。孢子囊穗非圆柱形，顶生；孢子囊淡黄色，肾形，2 瓣开裂。

神农架红坪（塔坪）有栽培。

全草活血通络，利湿消肿。

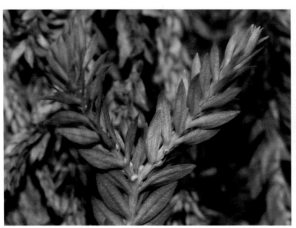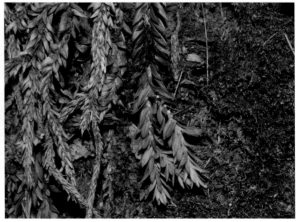

# （三）石松属 Lycopodium Linnaeus

小型至大型蕨类，土生。主茎伸长而匍匐地面和地面下，侧枝直立或斜升，通常二至多回二叉分枝，小枝圆柱形，扁平或近扁平。叶在侧枝和小枝上螺旋状排列，披针形、狭披针形、线形或钻形，全缘或有锯齿，纸质或革质。孢子叶较营养叶宽阔，卵形至阔披针形，覆瓦状排列，边缘膜质，常有不规则锯齿，先端尾状。孢子囊穗着生于孢子枝顶部；孢子囊圆肾形，成熟后 2 瓣开裂，腋生。孢子球圆形，表面具网状纹饰。

40~50 种；我国 14 种；湖北 6 种；神农架 5 种，均可供药用。

## ■ 分种检索表

1. 小枝圆柱形；叶螺旋状排列，基部不贴生或少有贴生于枝上。
　2. 主茎匍匐地面或匍匐茎地下生；侧枝直立，小枝无纵棱；孢子囊穗圆柱形，直立。
　　3. 匍匐茎蔓生于地面；侧枝多少斜升，不呈树状。
　　　4. 侧枝多回二叉分枝；叶具柄，叶先端具发丝状尾尖；孢子囊穗通常 2 枚以上，以短柄着生在孢子枝顶端················································1. 石松 L. japonicum
　　　4. 侧枝不分枝，或多少二叉分枝；孢子囊穗单生在孢子枝顶端···2. 多穗石松 L. annotinum
　　3. 匍匐茎地下生；侧枝直立，呈树状，下部不分枝，上部分枝扇形或半圆形··············
　　　································································3. 笔直石松 L. verticale
　2. 主茎直立；侧枝平展，上部分枝密，呈树状，小枝有纵棱；孢子囊穗卵形或短圆柱形，通常下垂····································································4. 垂穗石松 L. cernuum
1. 小枝近圆柱形，有背腹之分；叶螺旋状排列，不紧贴小枝；孢子囊穗单生于枝端··············
　································································5. 矮小扁枝石松 L. veitchii

---

| 1 | 石松（神农架）　寸筋草　**Lycopodium japonicum** Thunberg |

植株高 12~28cm。主茎匍匐蔓生，侧枝扁平，直立，多回二叉分枝。叶螺旋状排列，密接，斜展或近平展或略内弯，披针形或线状披针形，长 4~6mm，宽 0.3~0.6mm，先端渐尖，基部楔形，下延，无柄，全缘，叶草质，背扁平，被毛。孢子叶阔卵形，长 2.8~3.5mm，先端急尖，有长芒尖，边缘有透明啮蚀状齿，薄革质或纸质。孢子囊穗圆柱形，长 2~7cm，3~8 个着生于孢子枝上部或顶部；孢子囊肾形，着生在孢子叶叶腋，外露。

分布于神农架各地（小神农架、木鱼林场、横河山），生于海拔 500~2400m 的山坡灌丛、草丛中、山脊疏林下酸性土壤中或岩石上。常见。

全草祛风散寒，舒筋活血，利尿通经。

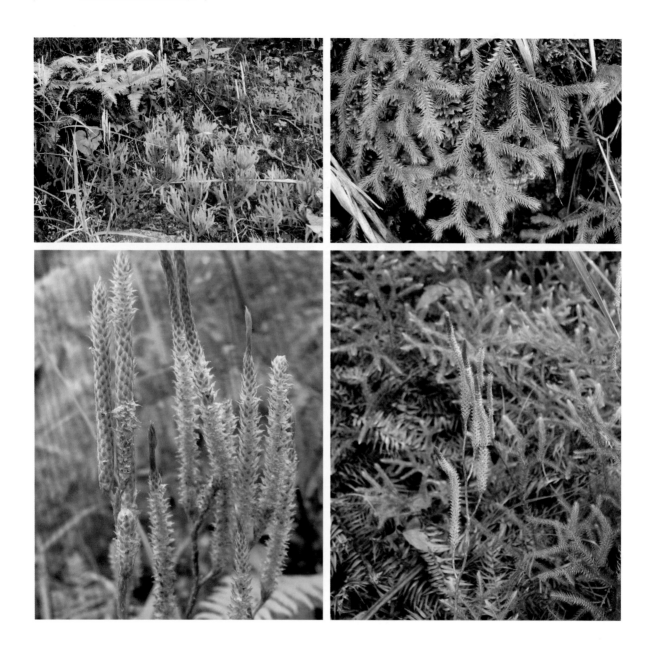

2 **多穗石松**（神农架） 分筋草、铺地蜈蚣、匍地分筋、伸筋草
**Lycopodium annotinum** Linnaeus

　　植株高 15~20cm。主茎伸长匍匐蔓生，圆柱形；侧枝直立，不分枝或一至三回二叉分枝。叶螺旋状排列，平展或向下反折，紧密，披针形，长 5~8mm，宽 1mm，先端渐尖，基部略狭，下延，无柄，边缘有疏锯齿，革质，干后略有光泽，无毛。孢子叶阔卵形，长 3~3.5mm，宽 1.5~2mm，先端急狭锐尖，呈网状，边缘有啮蚀状齿。孢子囊穗圆柱形，长 2~3cm，宽 0.3~0.5cm，单生于小枝顶端；孢子囊肾形，着生在孢子叶叶腋，外露。

　　分布于神农架各地（小千家、横河、板仓、木鱼、老君山、红河、小神农架），生于海拔 1500~3100m 的山顶、山脊林下草丛中或箭竹林或冷杉林下草丛中。常见。

　　全草用于跌打损伤等。

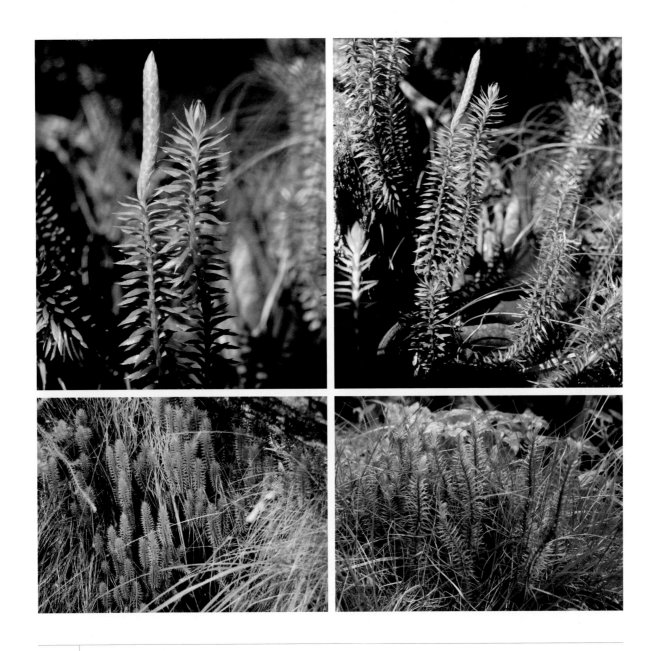

## 3 ｜ 笔直石松 **Lycopodium verticale** Li Bing Zhang

植株高 28~32cm。主茎匍匐地下生，淡棕色，向上生出侧枝；侧枝直立，粗壮，树状，上部分枝繁密，呈扇形或半圆形二叉分枝，枝劲直，斜向上或近直立，彼此密接。叶在主茎上疏生，线形，在小枝上近生，密集，线状披针形，呈镰刀状，长 2~4mm，先端渐尖，有短尖头，基部楔形，下延，无柄，全缘，革质，叶脉不明显。孢子叶阔卵形，长 4~5mm，先端急尖，边缘有啮蚀状齿。孢子囊穗圆柱形，长 4~6cm，单生于末回分枝的顶端；孢子囊圆肾形，着生在孢子叶叶腋，不外露。

分布于神农架红坪（板仓、红河）、木鱼（官门山）、宋洛，生于海拔 1000~3000m 的山坡、山顶林下灌丛中或草丛中。常见。

全草祛风通络，舒筋活血。

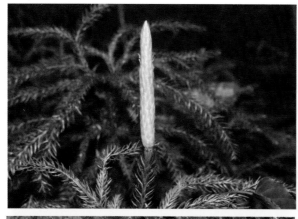
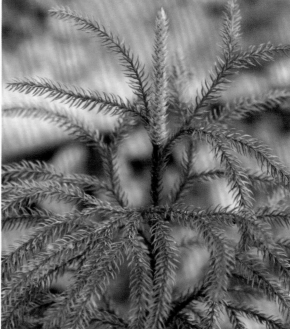
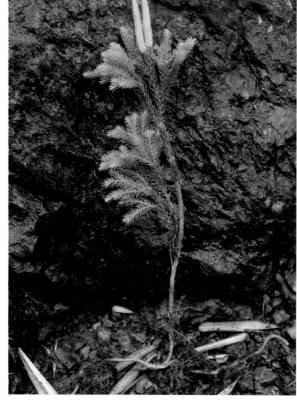
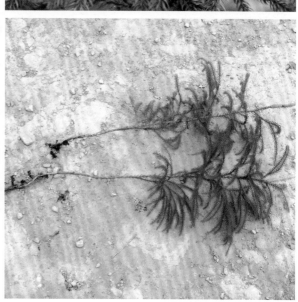

## 4 垂穗石松 Lycopodium cernuum Linnaeus

　　植株高 35cm 以上。地下茎横走，向地面发出疏生的直立侧枝；侧枝为多回不等位二叉分枝，小枝较短，基部的侧枝枝端常伸长向下弯而匍匐地面，着地生根而生成一新植株，小枝压扁状，密被柔毛。叶螺旋状排列，在侧枝上密集成多行排列，钻形，长 3~4mm，宽 0.2~0.3mm，先端渐尖，内弯，基部圆形，下延，无柄，全缘。孢子叶卵状菱形，覆瓦状排列，边缘膜质，有不规则齿裂。孢子囊穗卵状圆柱形，长 4~10mm，宽 3mm，单生于小枝顶端，通常下垂，淡黄色；孢子囊圆肾形，不外露。

　　分布于神农架低海拔地区，生于山坡林缘或岩石旁。少见。

　　全草用于麻木、肝炎、风疹和吐血等。

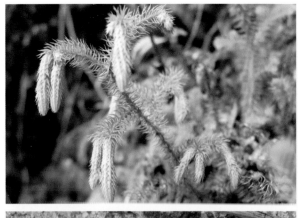
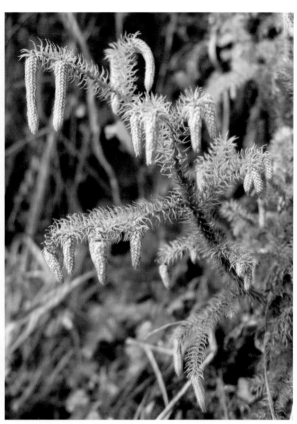
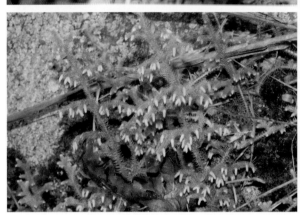

## 5 矮小扁枝石松 Lycopodium veitchii Christ

　　主茎长约50cm，匍匐状；侧枝直立，高达12cm，多回二叉分枝，小枝近圆柱形，略呈压扁状。叶螺旋状排列，密接，斜展，线状披针形，长2.5~4mm，宽0.5~1mm，先端渐尖，不紧贴小枝，无柄，全缘，草质。孢子叶卵圆形，长4mm，宽2~2.3mm，覆瓦状排列，先端长渐尖，边缘膜质，有不规则的钝齿。孢子囊穗圆柱形，长2~3cm，淡黄色，单生于长2.7~6cm的孢子枝顶部；孢子囊圆肾形，不外露。

　　分布于神农架海拔2800m以上的地区，生于山坡向阳岩石苔藓上。少见。

　　全草祛风除湿，通经活络，消炎镇痛。

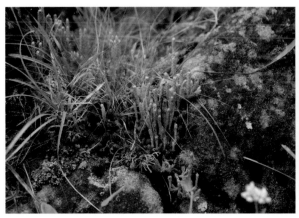
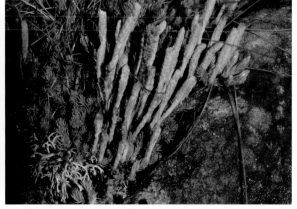

# 卷柏科 Selaginellaceae

　　小型或中型蕨类，土生、石面上生，稀附生。主茎伸长，匍匐或直立或斜升，稀攀缘，分枝自基部或由匍匐主茎生出，具原生中柱至多环管状中柱；茎枝通常扁平，呈背腹状。叶为单叶，鳞片状，仅具中脉，通常二型，在枝上下两个平面上排列成 4 行，上面的 2 行为中叶（又称腹叶）；下面的 2 行为侧叶（又称背叶）。孢子囊穗通常四棱柱形或扁圆柱形，生小枝顶端，单一或双生。孢子叶一型或二型。孢子囊异型，横肾形，单生叶腋；每一大孢子囊内有 1~4 枚大孢子，大孢子圆球形；每小孢子囊内有多数小孢子，小孢子外壁具有颗粒状、疣状、棒状或刺状纹饰。

　　1 属，约 700 种；我国 72 种；湖北 16 种；神农架 15 种，可供药用的 12 种。

## 卷柏属 Selaginella P. Beauvois

　　本属特征同卷柏科。

　　约 700 种；我国 72 种；湖北 16 种；神农架 15 种，可供药用的 12 种。

### ■ 分种检索表

1. 茎匍匐状、斜升或直立；分枝疏生于茎上，向两侧斜展，干后不拳卷。
  2. 孢子叶一型或二型。
    3. 茎匍匐，伏地蔓生，断续生有不定根（根托）。
      4. 孢子叶一型，于枝端密集成穗。
        5. 中叶边缘有细齿，先端有芒，边缘具白色膜质狭边·············1. 蔓生卷柏 S. davidii
        5. 中叶全缘或有睫毛状齿。
          6. 茎伏地蔓生；中叶全缘·····················2. 翠云草 S. uncinata
          6. 茎伏地丛生；中叶边缘有睫毛状齿·············3. 中华卷柏 S. sinensis
      4. 孢子叶二型，排列稀疏，不形成明显的孢子囊穗·········4. 伏地卷柏 S. nipponica
    3. 茎直立或斜升，仅基部生根或下部有不定根（根托）。
      7. 茎直立，下部和基部的叶一型，通常平贴向上，先端渐尖。
        8. 茎下部叶疏生；中叶和侧叶（背叶，下同）均有白色膜质狭边··········
          ·····································5. 江南卷柏 S. moellendorffii
        8. 茎叶密集，彼此覆盖，中叶和侧叶均无白色狭边·········6. 兖州卷柏 S. involvens
      7. 直立茎下部和基部的叶二型，通常张开，先端急尖，侧叶先端略有微齿·········
        ·····································7. 薄叶卷柏 S. delicatula
  2. 孢子叶二型；植株较小，高 30cm 以下；主茎直立或基部横卧；根托生于茎的基部或匍匐根状茎处；侧叶基部略有短睫毛。
    9. 侧叶基部上侧无长睫毛。
      10. 中叶基部心形，具短睫毛·····················8. 细叶卷柏 S. labordei

10. 中叶基部不为心形，边缘具细齿·······················9. 异穗卷柏 **S. heterostachys**
   9. 侧叶基部上侧有长睫毛，中叶披针形·······················10. 鞘舌卷柏 **S. vaginata**
1. 茎直立，丛生枝生于茎端呈莲座状，干后卷拳。
   11. 主茎较长；根系密集成茎干状；叶缘不卷折·······················11. 卷柏 **S. tamariscina**
   11. 主茎极短；根系散生不形成茎干状；叶缘卷折·······················12. 垫状卷柏 **S. pulvinata**

## 1   蔓生卷柏 *Selaginella davidii* Franchet

    植株高 9~18cm。主茎伏地蔓生，多回分枝。分枝上的叶二型。中叶交互向上，长卵形，长 1.2~1.8mm，宽 0.4~0.6mm，先端有芒刺，基部斜心形，边缘有膜质白边并有疏细齿；侧叶卵状阔披针形，长 1.6~2.8mm，宽 1~2mm，边缘白色为膜质，有睫毛状齿；叶草质，两面无毛，主脉下面较明显。孢子叶卵状三角形，呈龙骨状，先端长渐尖，基部近圆形，边缘有微齿。孢子囊穗单生于小枝顶端，稀双生，四棱柱形，长约 1cm；孢子囊圆形。孢子异型。

    分布于神农架各地，生于海拔 700m 以下的阴坡林下或林下岩石上或溪沟阴湿处岩壁上。少见。全草清热解毒，镇痛，利尿消肿。

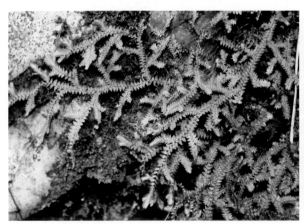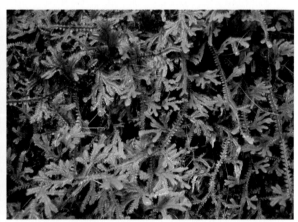

## 2   翠云草 *Selaginella uncinata* (Desvaux ex Poiret) Spring

    植株长达 70cm。主茎伏地蔓生或攀附他物上升，多回分枝。叶薄草质，交互疏生，卵形，长 3~4mm，宽 2~2.3mm，有膜质狭白边，全缘。分枝上的叶二型，4 列。中叶长卵形，长 1.2~1.5mm，宽 0.6mm，边缘有白色膜质边，全缘；侧叶长圆形，长 2.5~4mm，宽 1.2~1.8mm，有白色膜质边，全缘。孢子叶一型，卵状披针形或卵状三角形，龙骨状，长 2.5~3.2mm，宽 1mm，先端渐尖成芒状，有白色膜质边，全缘。孢子囊穗四棱柱形，长 5~11mm；孢子囊圆肾形。孢子异型。

    分布于神农架木鱼（当阳河边播鼓台水电站附近），生于海拔 600~1200m 的丘陵山地林下阴湿处岩石上或石缝中。常见。

全草清热解毒，利湿，舒筋络，止血消瘀。

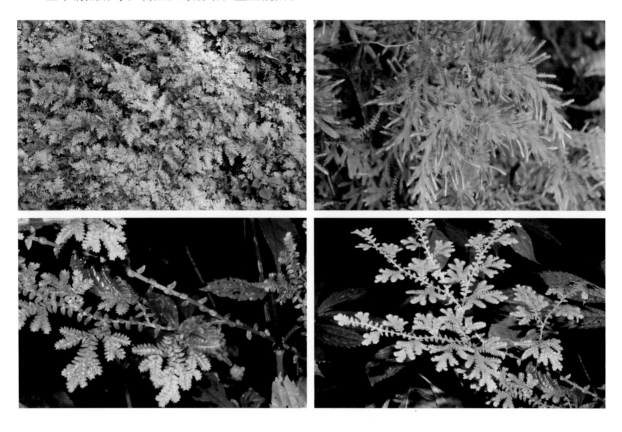

## 3 中华卷柏 Selaginella sinensis (Desvaux) Spring

植株高约 20cm。主茎匍匐状，圆柱形，多回分枝。叶草质，无毛，互生，卵状长圆形，长 1~1.5mm，宽 1mm，全缘。上部的叶二型，4列。中叶长卵形，长 1~1.3mm，宽 0.6mm，边缘有膜质白边，有睫毛状细齿；侧叶长圆形，长 1.4~2mm，宽 0.8~1mm，先端具短刺尖，边缘有疏细锯齿。孢子叶卵状三角形，背部有龙骨状突起，先端锐尖，边缘膜质，有微齿。孢子囊穗着生于小枝顶端，四棱柱形，长达 1cm；孢子囊肾形；小孢子囊位于囊穗的中上部，大孢子囊通常少数，位于囊穗下部。孢子异型。

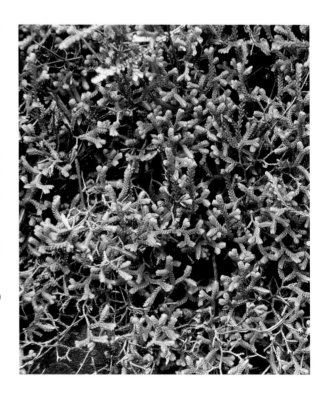

分布于神农架各地，生于海拔 800~1000（~2800）m 的山地林缘或阳坡岩石上或岩缝中。少见。

全草清热利湿，解毒，消瘀，止血。

## 4 伏地卷柏（神农架）<sup>小地柏</sup> **Selaginella nipponica** Franchet & Savatier

植株细弱，伏地蔓生，各分枝节部有断续不定根。叶薄草质，主脉不明显，二型，互生，4列。中叶与侧叶相似而较狭小，卵状长圆形，长1.5~2.5mm，宽0.5mm，先端渐尖，边缘有微齿；侧叶平展，斜卵形，长2~3mm，宽0.8~1mm，先端渐尖，基部近心形，边缘有微齿。孢子枝位于枝端，向上直立；孢子叶二型，螺旋状疏生，长卵形，先端渐尖，边缘有微齿，布满整个孢子枝，形成长而松散的不明显的孢子囊穗。孢子囊卵圆形。孢子异型。

分布于神农架木鱼（官门山、牛洞湾）、阳日，生于海拔400~2000m的山坡草丛中或岩石上，也生于溪边湿地。常见。

全草用于烫伤和烧伤等。

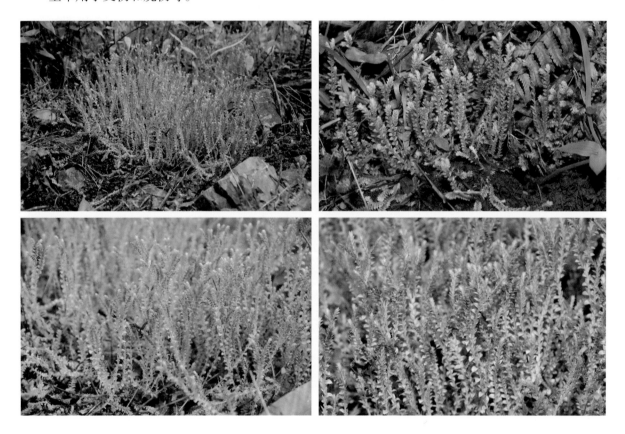

## 5 江南卷柏（神农架）<sup>鸡冠还阳</sup> **Selaginella moellendorffii** Hieronymus

植株高15~43cm。主茎直立，下部不分枝。叶螺旋状疏生，卵形或卵状三角形，上部呈复羽状分枝；叶草质，二型，腹背叶各2列。中叶指向枝端，斜卵圆形，长1.3~1.8mm，宽0.5~1mm，先端急尖呈芒状，基部斜心形，边缘有膜质狭白边并有细齿；侧叶斜展，斜卵形至卵状三角形，长1.5~2.5mm，宽1~1.5mm，先端短尖，基部斜心形，边缘有膜质狭白边并有细齿。孢子叶卵状三角形，龙骨状，长1.5~1.8mm，宽0.8mm，先端锐尖，边缘有膜质白边和细齿。孢子囊穗着生枝顶，四棱柱形，长 4.5~10mm；孢子囊圆肾形。孢子异型。

分布于神农架红坪（苦水、农家湾），生于海拔 1000~1800m 的丘陵山地林下岩边阴处或溪沟边阴湿处。常见。

全草清热解毒，利湿消肿，止血。

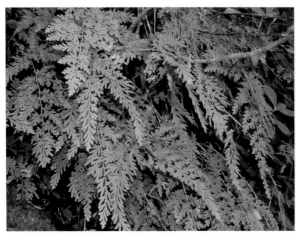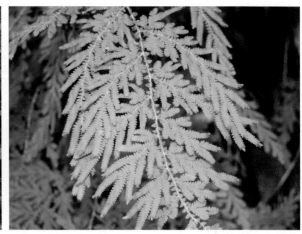

## 6  兖州卷柏 Selaginella involvens (Swartz) Spring

植株高（5~）15~37cm。主茎直立，下部不分枝。叶一型，螺旋状排列，阔卵形，紧贴，上部呈复羽状分枝。叶草质，光滑，二型，4 列；中叶交互覆瓦状并列，指向枝端，斜卵形，长 1.2~2mm，宽 0.8mm，先端渐尖，基部斜心形，边缘略有细齿；侧叶斜卵状披针形，长 2~2.5mm，宽 0.8~1.2mm，先端渐尖或尖，基部上侧圆形，下侧浅心形，内缘略有细齿，外缘全缘；主脉较明显。孢子叶卵圆形，龙骨状，先端长渐尖，基部近圆形，边缘有疏细齿。孢子囊穗着生枝端，四棱柱形，长 1~1.2cm；孢子囊球状肾形。孢子异型。

分布于神农架各地（大九湖、桂竹园、老君山、坪堑、邱家坪、宋洛、太阳坪、新华），生于海拔 500~3100m 的山坡林下岩壁上或沟谷岩石上或岩石缝中。常见。

全草清热解毒，利湿消肿，清肝明目，强筋骨，止血。

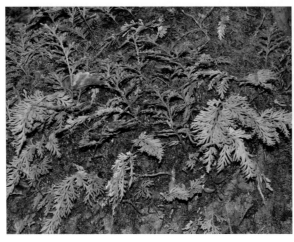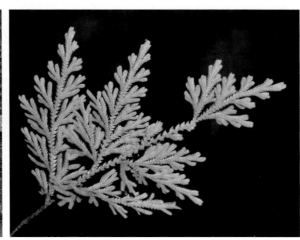

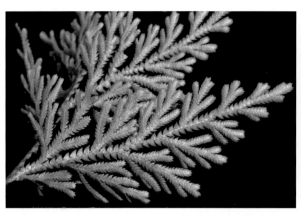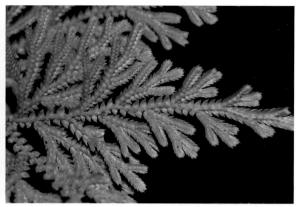

## 7 | 薄叶卷柏（神农架）地柏枝 **Selaginella delicatula** (Desvaux ex Poiret) Alston

植株高 23~80cm。主茎直立，或基部略匍匐而向上斜升，多回分枝。茎生叶一型，螺旋状互生或近 2 列。分枝上的叶 4 列；中叶指向枝端，斜卵形，长 1.8~2mm，宽 0.5~0.6mm，全缘，有白边；侧叶平展，斜卵状长圆形，长 2.3~3mm，宽 1.2~1.5mm，边缘有白色狭边，全缘或下侧边先端略有微齿。叶近膜质。孢子叶卵圆形，龙骨状，长 1.8mm，宽 0.8~1mm，先端渐尖，全缘。孢子囊穗着生于枝端，四棱柱形，长 5~16mm；孢子囊近圆形。孢子异型。

分布于神农架各地，生于海拔 400~1500m 的山坡或沟谷林下草丛中或岩洞内或路边湿地。常见。

全草清热解毒，活血，止血。

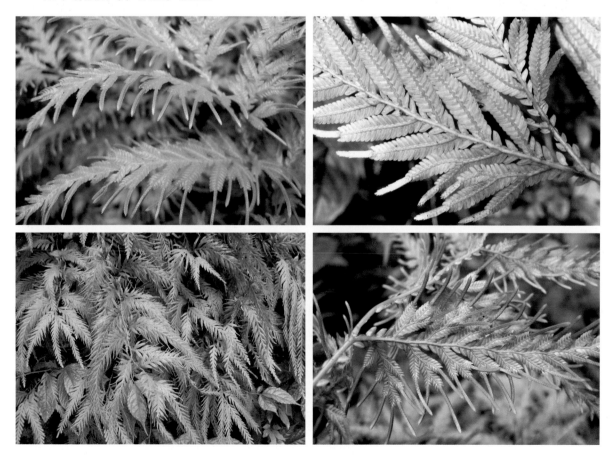

## 8 细叶卷柏（神农架） <sup>鸡爪还阳</sup> **Selaginella labordei** Hieronymus ex Christ

植株高 10~20（~30）cm。主茎直立或斜升。茎生叶一型，长卵圆形，上部 2~3 回羽状分枝。分枝上的叶二型，4 列；中叶卵形，长 1.5~2mm，0.8~1mm，边缘有细齿；侧叶狭卵形，长 2~3mm，宽 1~1.5mm，边缘有疏细齿。叶膜质或薄草质。孢子叶二型，中叶卵状披针形，龙骨状，长约 2mm，宽约 0.6mm，边缘有细齿，薄纸质；侧叶卵形，长约 1.8mm，宽约 0.6mm，边缘有细齿，膜质。孢子囊穗着生于枝端，扁长圆形，长 4~14mm；小孢子囊圆肾形，生在囊穗上部；大孢子囊近圆球形，位于囊穗下部。

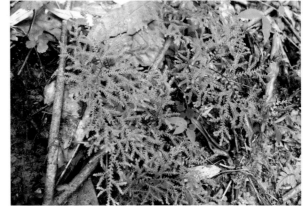

分布于神农架木鱼（老君山、苗沟）、宋洛、松柏（三里荒）等地，生于海拔 400~3000m 的山坡林下或溪沟边阴湿处。常见。

全草清热利湿，止血。

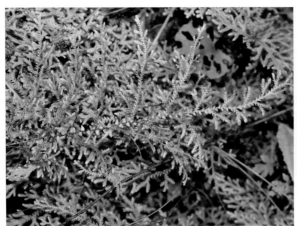
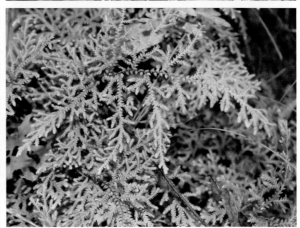

## 9 异穗卷柏 **Selaginella heterostachys** Baker

土生或石生，植株高 10~20cm，直立或匍匐。茎羽状分枝，不呈"之"字形。叶草质，全部交互排列，二型。中叶不对称，卵形，长 1~1.6mm，宽 0.4~0.8mm，边缘具微齿；侧叶不对称，长圆形，长 1.4~2.6mm，宽 0.4~1.2mm，边缘有细齿。孢子叶明显二型；中叶卵状披针形，边缘具缘毛或具细齿，不呈龙骨状；侧叶卵状披针形，边缘具缘毛，龙骨状，脊上具睫毛。孢子叶穗单生于小枝末端，长 5~25mm，宽 1.5~3.5mm；大孢子叶分布于孢子叶穗上下两侧的基部，或大、小孢子叶相间排列。

分布于神农架下谷，生于海拔 1300~1900m 的林下岩石上。少见。

全草用于烫伤等。

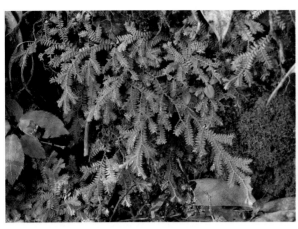
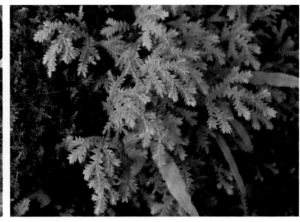

## 10 鞘舌卷柏 Selaginella vaginata Spring

植株高 5~10cm。主茎匍匐。根托沿匍匐茎与分枝断续着生。叶草质，略具白边，全部交互排列，二型；中叶多少对称，分枝上的中叶卵形或卵状披针形，长 0.8~2.4mm，宽 0.4~1.2mm，背部略呈龙骨状，先端具尖头至芒；侧叶不对称，侧枝上的侧叶卵状披针形，长 1.6~3.2mm，宽 0.8~1.5mm，基部上侧边缘疏被长睫毛，其余部分具细齿，基部下侧圆形，具细齿。孢子叶二型，上侧的孢子叶卵状披针形，下侧的孢子叶卵状披针形。孢子囊穗单生于小枝末端或成对着生，背腹扁平或近四棱柱形，长 10~15（~45）mm；大孢子浅黄色或橘黄色；小孢子橘红色。

分布于神农架红坪，生于海拔 1000~1500m 的林下石灰岩石上。少见。

全草清热利湿，止血。

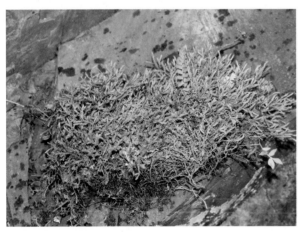
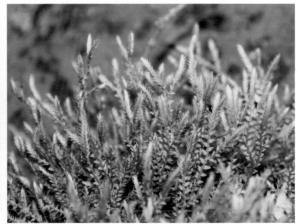

## 11 卷柏 Selaginella tamariscina (P. Beauvois) Spring

植株高 5~15cm。主茎直立，顶端分枝丛生，辐射斜展，全株呈莲座状，干时内卷如拳。叶薄革质，二型，4 列；中叶斜向上，卵状长圆形，长 1.5~2mm，宽 0.8~1mm，先端呈芒状，边缘膜质并有睫毛状齿；侧叶斜展，长卵圆形，长 1.5~2.5mm，宽 1~1.5mm，先端具长芒，边缘膜质有睫毛状齿。孢子叶卵状三角形，龙骨状，先端渐尖呈芒状，边缘膜质有细齿。孢子囊穗着生于枝端，四棱柱形，长约 1cm；孢子囊圆肾形。孢子异型。

分布于神农架各地，生于海拔 500m 的山坡岩石上或岩石缝中。常见。

全草收敛止血，活血化瘀。

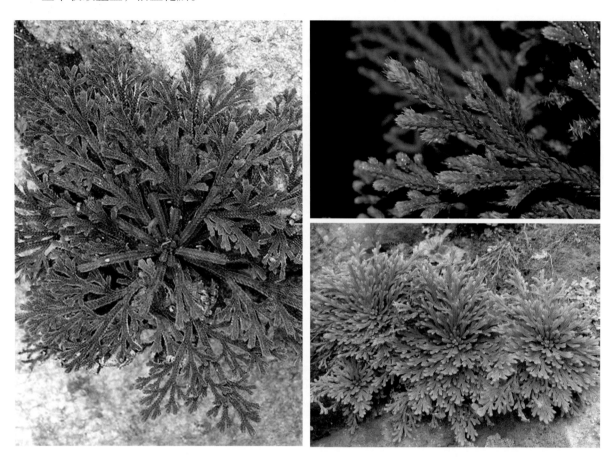

## 12 ｜ 垫状卷柏 Selaginella pulvinata (Hooker & Greville) Maximowicz

植株高 5~12cm。主茎极短，直立，顶端分枝丛生，呈莲座状，干时内卷如拳。叶薄革质，二型；中叶并列，指向枝端，长卵形，长 1.5~2mm，宽 0.8~1mm，先端呈芒状，边缘膜质，有睫毛状齿，外缘常卷折形似全缘；侧叶卵形，长 2~2.5mm，宽 1mm，先端呈芒状，两侧膜质有啮状齿，外边缘常向内卷折。孢子叶卵形，龙骨状，长约 2mm，宽约 0.8mm，先端呈芒状，边缘膜质有细齿。孢子囊穗着生枝端，四棱柱形，长达 1cm；孢子囊圆肾形。孢子异型。

分布于神农架新华（庙儿观），生于海拔 1000~1500m 的干旱山坡岩石上。少见。

全草活血化瘀，通经。

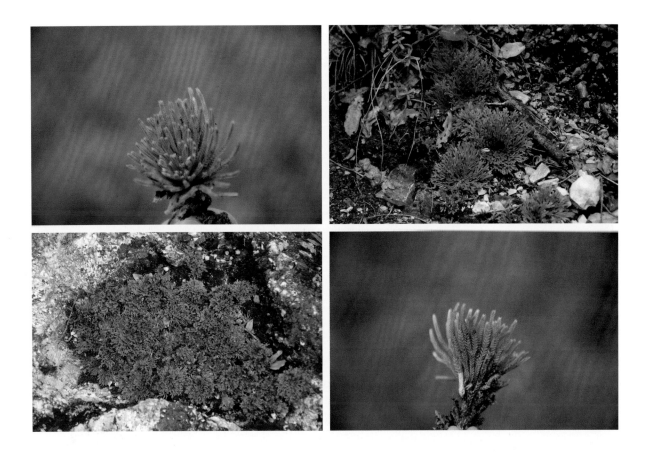

# 木贼科 Equisetaceae

陆生，稀水生。茎有节，通常中空，具管状中柱，单一或在节上有轮生的分枝，节间有纵棱脊，棱脊上通常有硅质的疣状突起。叶退化成鳞片状，在节上轮生，相互连合成筒状的叶鞘；叶鞘顶部裂成狭齿。孢子囊穗由盾形的孢子叶组成，每孢子叶下表面着生孢子囊 5~10 个；孢子囊长圆形，悬在孢子叶下表面边缘排成 1 圈。孢子圆球形，外面环绕着 4 条弹丝，弹丝"十"字形着生，丝状，顶端呈棒状，平时绕于孢子上，遇水即弹开。原叶体绿色。

现存 1 属，约 15 种；我国 10 种；湖北 5 种；神农架 5 种，均可药用。

## 木贼属 Equisetum Linnaeus

本属特征同木贼科。

约 15 种；我国 10 种；湖北 5 种；神农架 5 种，均可药用。

### ■ 分种检索表

1. 地上枝二型，能育枝上无轮生分枝或少，且分枝短而细，不育枝的主枝连侧枝宽不足 10cm，成熟能育枝不能分枝·······························1. 问荆 **E. arvense**
1. 地上枝一型，即不育枝和能育枝同型。
  2. 孢子囊穗顶端钝，成熟时有长柄，伸出枝顶叶鞘外。
    3. 主枝及侧枝的脊背部呈弧形，无棱，也无小瘤，鞘齿背部有 1 条浅纵沟·····················
    ···································································2. 犬问荆 **E. palustre**
    3. 主枝及侧枝的脊两侧有隆起的棱，棱顶各有 1 行小瘤伸达鞘齿·····3. 披散木贼 **E. diffusum**
  2. 孢子囊穗顶端突尖，有短柄，不伸出或略伸出枝顶叶鞘外。
    4. 主枝有轮生分枝，棱脊上有 1 行小瘤，或平滑有小横纹·········4. 节节草 **E. ramosissimum**
    4. 主枝无轮生的分枝，直径 4~8mm，棱脊上有疣状突起 2 行，极粗糙·····5. 木贼 **E. hyemale**

## 1 问荆 Equisetum arvense Linnaeus

根状茎长而横走，节和根密生黄棕色长毛。地上枝当年枯萎，枝二型；能育枝在春季先萌发，无色或带褐色，不分枝，高 5~20cm，直径 3~4mm。孢子囊穗长 1.5~3cm，顶端钝，成熟时柄伸长。不育枝高 20~40cm，主枝直径 2~3mm，绿色，分枝多而轮生，不育枝的主枝连侧枝宽不足 10cm，主枝有脊 5~10 条，脊的背部弧形，平滑；叶鞘筒长 5~6mm，鞘齿三角形，棕色，边缘膜质，宿存。

分布于神农架红坪、木鱼（老君山、官门山）、宋洛、阳日，生于海拔 400~2100m 的山谷沟边阴湿处。常见。

全草清热利尿，止血，止咳平喘。

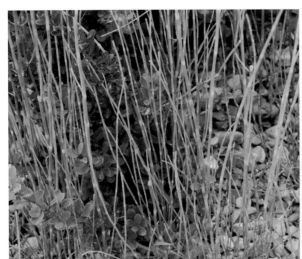 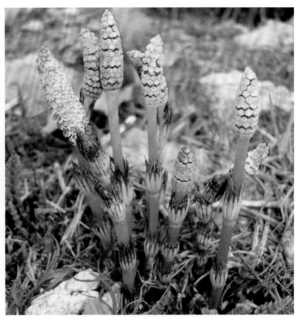

## 2 | 犬问荆 *Equisetum palustre* Linnaeus

根状茎横走，无毛或有少数黄棕色长毛。地上枝当年枯萎，能育枝与不育枝同型，高 40~60cm，直径 2~3mm，分枝而轮生。主枝有脊 5~10 条，脊光滑，有小横纹；叶鞘筒长 5~10mm，鞘齿狭三角形背部有浅沟，边缘膜质，宿存。侧枝纤细，有脊 4~6 条，具小横纹；鞘齿狭三角形，宿存。孢子囊穗长 0.5~1.5cm，顶端钝。

分布于神农架红坪、木鱼（老君山），生于海拔 1200~1600m 的林下、山谷沟边阴湿处。常见。全草清热利尿，止血，止咳平喘。

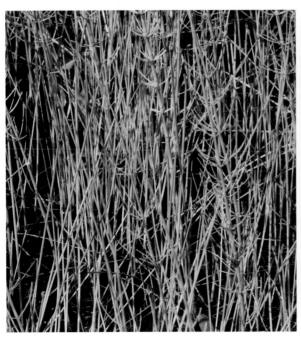 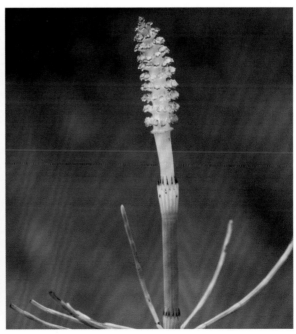

## 3 披散木贼 Equisetum diffusum D. Don

　　根状茎横走，与根同被黄棕色长毛。地上枝当年枯萎，能育枝与不育枝同型，高 18~26cm，直径 2~3mm，分枝多。主枝有脊 6~10 条，脊的两侧有隆起的棱，棱顶各有 1 行小瘤伸达鞘齿；叶鞘筒狭长，鞘齿披针形，先端尾状，背部有 2 条棱，棱上常有小瘤，宿存。侧枝纤细，有脊 4~8 条，脊的两侧有棱及小瘤；鞘齿三角形，宿存。孢子囊穗圆柱形，长 1~1.5cm，顶端钝，成熟时柄伸长。

　　分布于神农架各地，生于海拔 400~1400m 的沙滩、灌丛或路旁。少见。

　　全草清热利尿，解表散寒，明目退翳，接骨。

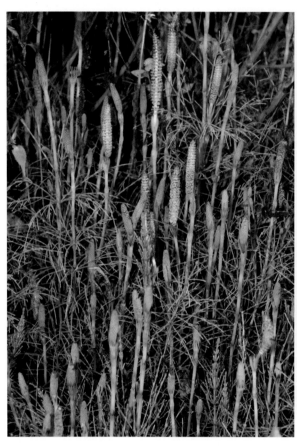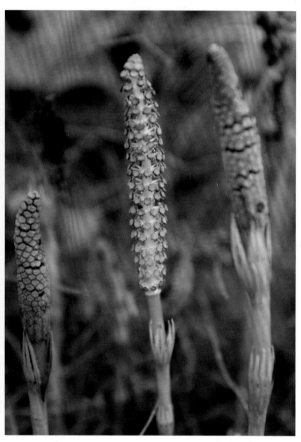

## 4 节节草 Equisetum ramosissimum Desfontaines

### ■ 分亚种检索表

1. 主枝较细瘦，直径 2~3mm，鞘齿上部宿存，基部隆起成弧形⋯⋯⋯⋯⋯⋯⋯⋯⋯⋯⋯⋯⋯⋯⋯⋯⋯⋯⋯⋯**4a. 节节草 E. ramosissimum** subsp. **ramosissimum**

1. 主枝较粗壮，直径 4~6mm，鞘齿上部早落，基部扁平，两侧有棱角⋯⋯⋯⋯⋯⋯⋯⋯⋯⋯⋯⋯⋯⋯⋯⋯⋯⋯⋯⋯⋯⋯**4b. 笔管草 E. ramosissimum** subsp. **debile**

## 4a 节节草（原亚种）Equisetum ramosissimum subsp. **ramosissimum**

根状茎横走，黑色，节和根上疏生黄棕色长毛。地上枝多年生，能育枝与不育枝同型，高可达1m，直径2~3mm，多在基部分枝。主枝有脊6~12条，脊的背部有1行粗糙的疣状突起；叶鞘略呈漏斗状，鞘片背部弧形，鞘齿短三角形，黑色有宿存的膜质尖尾。侧枝有棱脊5~6条，背部平滑或有1行瘤状突起。孢子囊穗椭圆形，长0.5~1cm，顶端有小尖突，无柄。

分布于神农架木鱼（九冲、老君山），生于海拔400~1500m的沟边、林缘或河流岸边湿润处。常见。

全草止血，利尿。

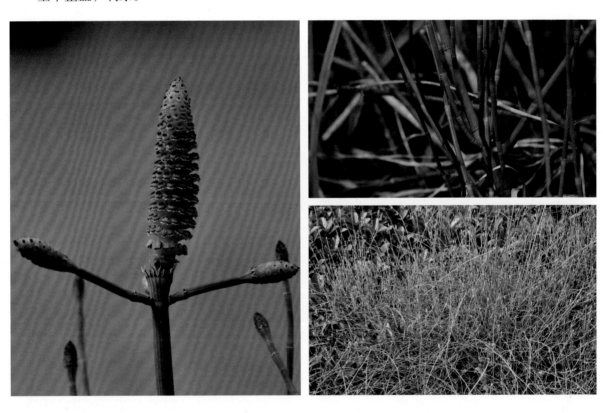

## 4b 笔管草（亚种）Equisetum ramosissimum subsp. **debile** (Roxburgh ex Vaucher) Hauke

根状茎横走，黑色，节和根上疏生黄棕色长毛。地上枝多年生，能育枝与不育枝同型，高可达1m，直径2~3mm，多在基部分枝。主枝有脊6~12条，脊的背部有1行粗糙的疣状突起；叶鞘略呈漏斗状，鞘片背部弧形，鞘齿短三角形，黑色有易落的膜质尖尾。侧枝有棱脊5~6条，背部平滑或有1行瘤状突起。孢子囊穗椭圆形，长0.5~1cm，顶端有小尖突，无柄。

分布于神农架大九湖（黄家湾）、木鱼（老君山）、下谷、阳日等地，生于海拔400~1500m的沟边或林缘湿润处。常见。

全草止血，利尿。

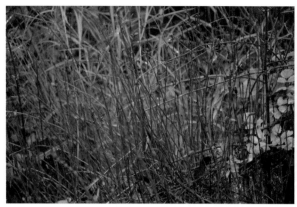
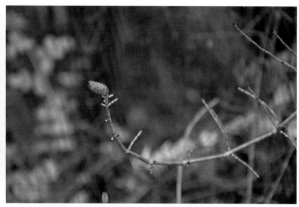

## 5 木贼 Equisetum hyemale Linnaeus

　　根状茎黑色，横走，节和根上生黄棕色长毛。地上枝多年生，能育枝与不育枝同型，高 30~80（~100）cm，直径 4~8mm，不分枝，有纵棱脊 18~22 条，棱脊上有疣状突起 2 行，粗糙。叶鞘基部和鞘齿常呈黑色圈 2 圈，鞘齿尾部早落而形成钝头，下部宿存，鞘片背部有 2 条纵棱，中间形成浅沟。孢子囊穗椭圆形，长 1~1.3cm，顶端有小尖突，无柄。

　　分布于神农架大九湖、木鱼（老君山）、宋洛等地，生于海拔 400~3000m 的林下、河边沙地或山坡草丛中。常见。

　　全草止血，利尿。

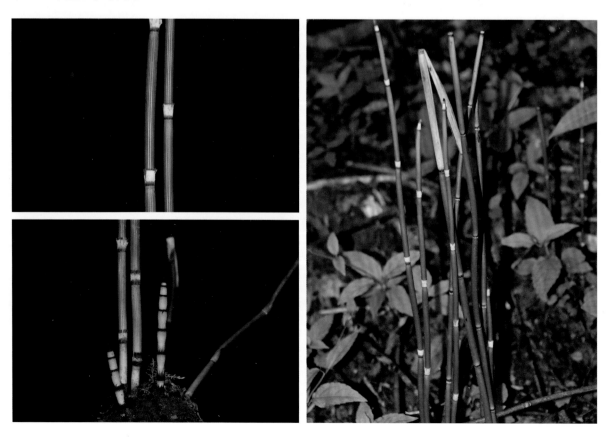

# 瓶尔小草科 Ophioglossaceae

土生，少为附生。根状茎短而直立，或长而横走，无鳞片，具管状或网状中柱，有肉质粗根。孢子叶与营养叶二型，同生一总梗上；营养叶为单叶，全缘，1~2枚，或一至多回分裂，披针形、卵形、三角形或五角形，叶脉网状或分离，羽状或掌状；孢子叶有柄，自总柄或营养叶的基部或中部生出，或出自总叶柄或营养叶的基部或中轴，聚生成圆锥状。孢子囊扁球形，横裂，陷入叶片两侧之内形成线形的能育穗，或沿小穗两侧成两行排列，不陷入囊托内。孢子四面体形，辐射对称，具三裂缝。

4属，约80种；我国3属，22种；湖北2属，10种；神农架2属，7种，均可供药用。

### ■ 分属检索表

1. 孢子叶为单叶，稀2叉状；孢子囊陷入叶片两侧之内形成线形的能育穗；营养叶为单叶，稀无或在先端2叉状，叶脉网状·······················1. 瓶尔小草属 Ophioglossum
1. 孢子叶羽状分枝；孢子囊沿小穗两侧排列成2行，不陷入囊托内；营养叶羽状分裂，叶脉分离···
·······················································2. 阴地蕨属 Botrychium

## （一）瓶尔小草属 Ophioglossum Linnaeus

小型蕨类，土生。根状茎短，直立。叶二型，营养叶1~3枚，自根状茎顶部生出，有柄，常为单叶，披针形、卵形至椭圆形或近圆形，叶脉网状，主脉不明显。孢子囊穗具长柄，从营养叶的基部生出。孢子球状四面体形，三裂缝短而直。

约28种；我国9种；湖北4种；神农架2种，均可供药用。

### ■ 分种检索表

1. 营养叶椭圆形或狭卵形，稀卵形，基部楔形、截形或圆形，长6~10cm···1. 瓶尔小草 O. vulgatum
1. 营养叶卵形或圆卵形，基部为深心形，长3~4cm···············2. 心叶瓶尔小草 O. reticulatum

## 1 | 瓶尔小草 Ophioglossum vulgatum Linnaeus

植株高5~10cm。根状茎圆柱形，短而直立，其上生有肉质粗根。叶单生或2~3枚叶由根状茎的顶部发出，总梗长1~5cm。营养叶卵形或狭卵形，长1~5cm，宽0.7~1.5cm，钝头或锐尖头，基部短楔形，无柄，全缘。孢子叶柄长3~5cm。孢子囊穗长1~2.5cm，顶端有小尖头。

分布于神农架低海拔地区，生于海拔400~1000m的林下草丛中。少见。

全草消肿解毒。

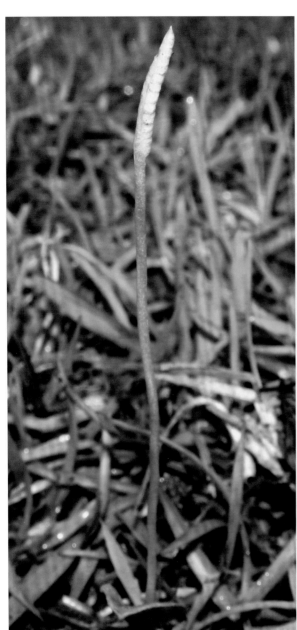
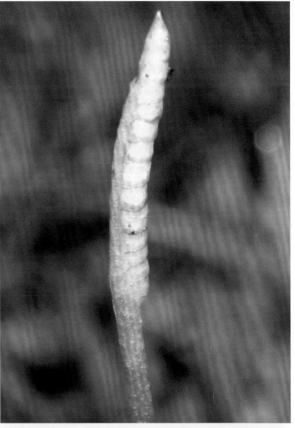
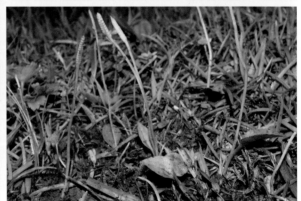

## 2 心叶瓶尔小草 Ophioglossum reticulatum Linnaeus

植株高 20~40cm。根状茎短而直立，根肉质，较长。总梗长 4~8cm；营养叶卵形或圆形，长 3~4cm，宽 2.6~3.5cm，基部心形，先端钝或具短尖，有短柄，边缘多少呈波状。孢子叶柄长 10~16cm。孢子囊穗长 3.5~7cm，顶端具尖头。

分布于神农架宋洛（八里坪、太阳坪）、木鱼（老君山），生于海拔 1600~2500m 的林下草丛中。少见。

全草消肿解毒。

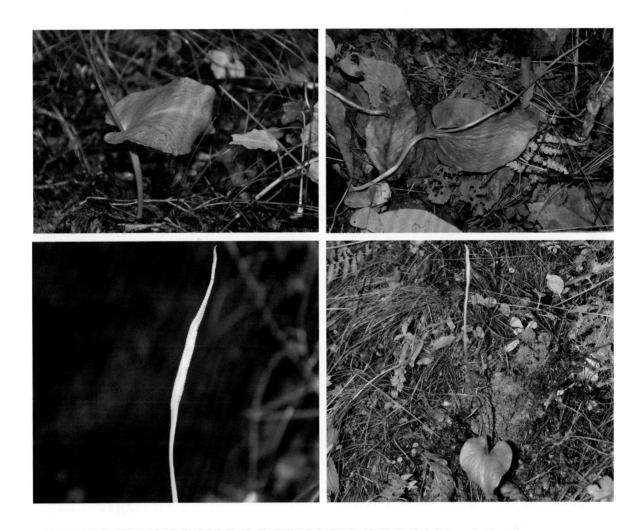

# （二）阴地蕨属 Botrychium Swartz

　　土生或生于岩石缝中。根状茎短，直立，网状中柱，无毛或被毛，具肉质粗根。叶每茎具 1（~2）枚，二型，均由总梗生出，总梗基部有鞘；营养叶一至多回羽状分裂，具柄或几无柄，线形、长圆形或三角形，边缘全缘至有锯齿或撕裂状，叶脉分离；孢子叶一至三回羽状，有长柄，或出自总叶柄或出自营养叶的基部或中轴，聚生成圆锥状。孢子囊无柄，沿小穗两侧排列成 2 行，不陷入囊托内，横裂。孢子四面体形，表面有皱纹、瘤状或棒状突起。

　　约 60 种；我国 12 种；湖北 6 种；神农架 5 种，均可供药用。

**■ 分种检索表**

1. 营养叶片为五角形或五角状三角形，二至三回羽状或羽裂，羽片不为扇形、肾形或半圆形。
　　2. 孢子叶和营养叶均有长柄，营养叶三出。
　　　　3. 末回羽片或裂片边缘近全缘或波状⋯⋯⋯⋯⋯⋯⋯⋯⋯⋯1. 薄叶阴地蕨 **B. daucifolium**
　　　　3. 植物体不被长绒毛，植株高 20cm；末回羽片或裂片边缘密生小尖齿；营养叶叶片宽三角形
　　　　⋯⋯⋯⋯⋯⋯⋯⋯⋯⋯⋯⋯⋯⋯⋯⋯⋯⋯⋯⋯⋯⋯⋯⋯⋯2. 阴地蕨 **B. ternatum**
　　2. 孢子叶和营养叶无柄，营养叶三至四回羽状裂。

4. 营养叶四回羽状分裂；孢子囊穗松散呈圆锥状·····················3. 蕨萁 **B. virginianum**

4. 营养叶三回羽状分裂；孢子囊穗为挺直而形成线形的紧狭的复穗状··········
·····················································4. 劲直阴地蕨 **B. strictum**

1. 营养叶片阔披针形，一回羽状，羽片为扇形、肾形或半圆形··········5. 扇羽阴地蕨 **B. lunaria**

## 1　薄叶阴地蕨 Botrychium daucifolium Wallich ex Hooker & Greville

植株高 15~25cm。根状茎粗短，直立。总叶柄长 2~3cm，淡白色，基部有鞘状苞片，芽不外露。营养叶叶柄长 6~9cm，叶片宽三角形，长 6~10cm，宽 7~13cm，下部三回羽状分裂，上部二回羽状分裂，羽片 4~6 对；第一对羽片最大，三角形或卵形，长 4~7cm，宽 4~6cm，二回羽状分裂；二回羽片 3~5 对，卵形，长约 3cm，宽约 2cm；三回羽片宽卵形，无柄，全缘或有疏钝齿。孢子叶柄长 13~15cm。孢子囊穗长 5~7cm，二至三回羽状，无毛，圆锥状；孢子囊圆球形，黄色。

分布于神农架大九湖，生于海拔 1000~2400m 的林缘或沟边阴湿处，常与苔藓植物混生。少见。

全草清热解毒。

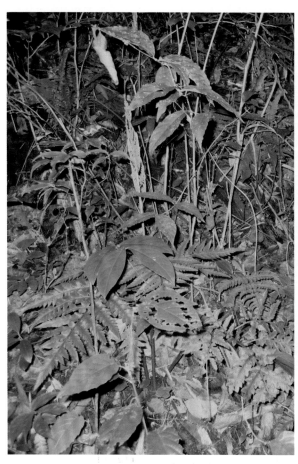
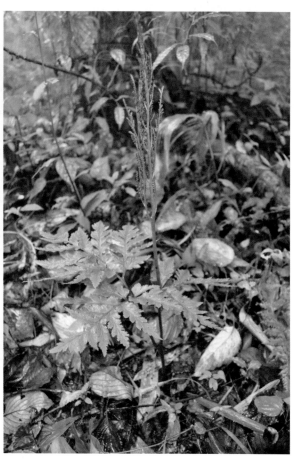

## 2 阴地蕨 **Botrychium ternatum** (Thunberg) Swartz

　　根状茎短，直立。总叶柄长 1~3cm。营养叶柄长 1.5~7cm，无毛；叶片宽三角形，长 3~6cm，宽 4.5~8cm，三回羽状分裂，羽片 3~4 对，下部的有柄；第一对羽片最大，宽三角形，长 2~4cm，宽 2~3cm，二回羽状；二回羽片 3~5 对，狭卵形，基部下侧 1 片较大，长 7~15mm，宽 5~8mm；三回羽片卵形，无柄，边缘密生不整齐的细而尖的小锯齿。孢子叶有长柄，长 8~25cm。孢子囊穗长 3~6（~15）cm，二至三回羽状分裂，分枝疏散；孢子囊圆球形，黄色。

　　分布于神农架大九湖，生于海拔 2400m 的林缘或沟边阴湿处，常与苔藓植物混生。少见。

　　全草清热解毒，平肝散结。

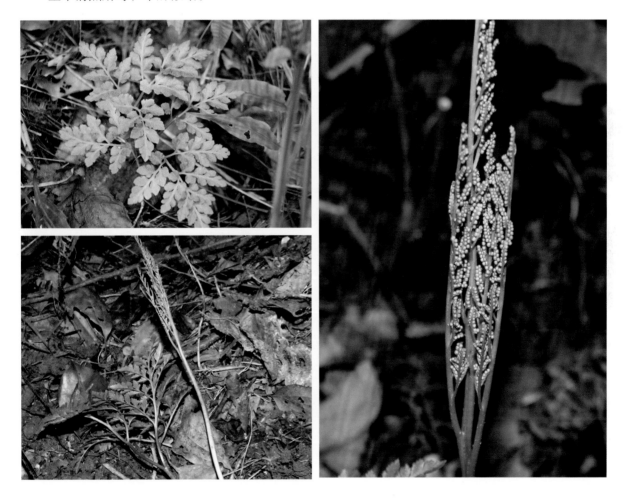

## 3 蕨萁 **Botrychium virginianum** (Linnaeus) Swartz

　　植株高 25~50cm。根状茎短，直立。总叶柄长 18~30cm，基部的鞘状苞片一侧有缝，芽密生淡黄色长毛，外露。营养叶广三角形，长 13~20cm，宽 18~25cm，四回羽状分裂，羽片 6~7 对；基部 1 对羽片最大，长 10~15cm，宽 5~10cm，长卵形，三回羽状分裂，二回羽片 8~10 对，二回羽状分裂，三回羽片椭圆形，无柄，羽状深裂，裂片顶端有尖齿。叶沿叶轴及各回羽轴疏生长绵毛。孢子叶从第一对羽片着生处发出，叶柄长 10~20cm。孢子囊穗松散呈圆锥状，长 5~14cm，二至三回羽状，疏被绵毛；孢子囊圆球形，黄色。

分布于神农架木鱼（老君山、木鱼坪）、宋洛，生于海拔 1300~1700m 的林下、水沟边草丛中。少见。

全草用于毒蛇、蜈蚣咬伤等。

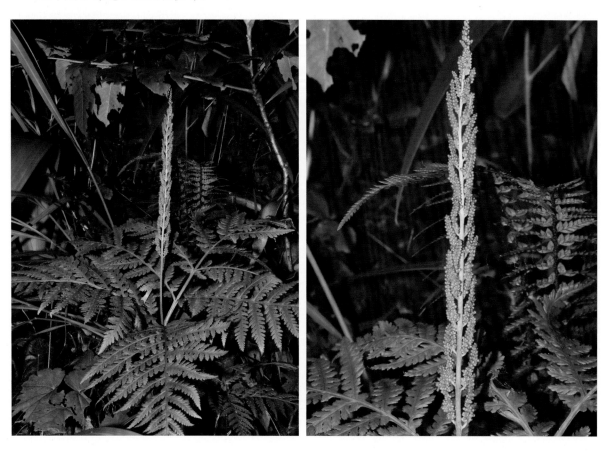

## 4  劲直阴地蕨 **Botrychium strictum** Underwood

植株高 30~60cm。根状茎短，直立。总叶柄长 20~30cm，疏被柔毛，基部的鞘状苞片一侧有缝；芽密被黄褐色长柔毛，外露。营养叶阔三角形，长 20~25cm，宽 30~35cm，三回羽状分裂，羽片 7~10 对；基部 1 对羽片最大，长 15~22cm，宽 10~13cm，二回羽状分裂；二回羽片 9~12 对，羽状深裂，裂片长圆形，长 5~7mm，宽 3~4mm，边缘有粗锯齿。孢子叶从第一对羽片着生处发出，叶柄长 7~10cm。孢子囊穗长 6~15cm，二至三回羽状，分枝成线形的紧狭的复穗状，穗轴上被褐色卷曲的柔毛；孢子囊圆球形。

分布于神农架红日湾、木鱼（邱家坪）、宋洛，生于海拔 2600m 的路边阴湿处。少见。

全草清热解毒。

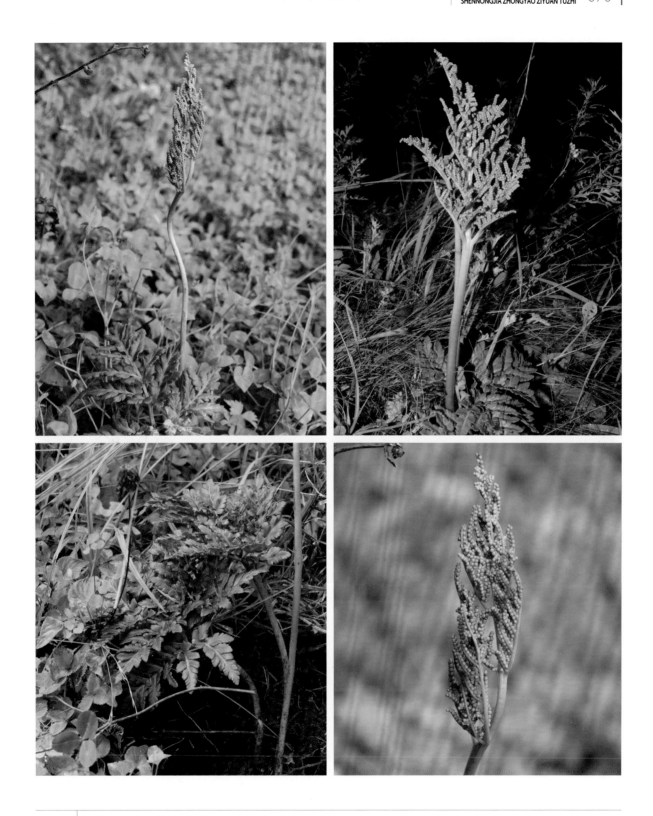

## 5　扇羽阴地蕨 Botrychium lunaria (Linnaeus) Swartz

根状茎短，直立，高 5~20cm。总叶柄长 4~12cm，直径 2~3mm，多汁，中空。营养叶叶片肉质或革质，阔披针形，长 3~8cm，宽 1.5~2.5cm，先端圆钝，一回羽状，羽片 4~6 对，对生或近于对生，扇形、肾圆形或半圆形，下部 1~2 对相距 1~2cm，近无柄或有短柄，下部几对稍大，边缘全缘、波状或分裂，叶脉扇状分离，无毛。孢子叶柄长 4~7cm。孢子囊穗长 3~6cm，圆锥状，2~3 次羽状分裂，无毛；孢子囊无柄；孢子淡黄色，有疣状突起。

分布于神农架（南天门、猴子石），生于海拔 2400~3000m 的山坡向阳岩石边。少见。

全草止咳平喘，清热解毒。

本种为湖北新记录植物。

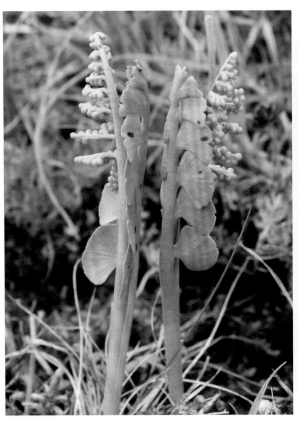
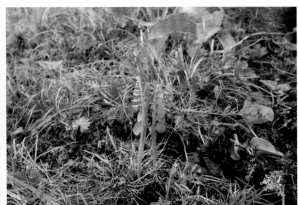
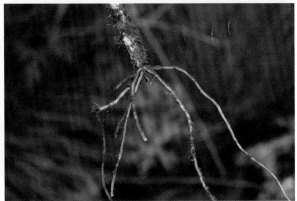

# 紫萁科 Osmundaceae

中型或大型蕨类，少数为树形。根状茎直立，树干状或斜升，粗壮。植物体无鳞片，幼时叶片上被棕色黏质腺状长绒毛，老时脱落。叶二型或一型，簇生。叶柄基部膨大，两侧有狭翅；营养叶一至二回羽状，革质，具分离的羽状脉。孢子叶一至二回羽状，叶片退化。孢子囊大，球形，着生在孢子叶的羽片边缘，其顶端有一群厚壁细胞，即为不发育的环带，纵裂为2瓣状。孢子为球状四面体形。

4属，约20种；我国2属，8种；湖北2属，3种；神农架2属，3种，均可供药用。

■ **分属检索表**

1. 叶二型，叶片二回羽状深裂；孢子叶位于植株中部·············1. **桂皮紫萁属 Osmundastrum**

1. 叶二型或一型，叶片一至二回羽状或二回羽状深裂；能育羽片位于孢子叶上部、中部或下部··········································2. **紫萁属 Osmunda**

## （一）桂皮紫萁属 Osmundastrum C. Presl

中型或大型蕨类，土生。根状茎粗壮，直立，木质化，无鳞片。叶二型，簇生；叶柄基部膨大。营养叶二回羽状深裂，幼时被绒毛。孢子叶的叶片退化。孢子囊生在羽轴或小羽轴上；孢子囊群大，裸露。

1种，神农架有分布，可供药用。

## 桂皮紫萁 Osmundastrum cinnamomeum (Linnaeus) C. Presl

本种特征同桂皮紫萁属。

分布于神农架大九湖，生于海拔约2400m的湖边沼泽中。少见。

根茎清热解毒，止血，杀虫。

本种为神农架新记录植物，湖北仅神农架及五峰有分布。

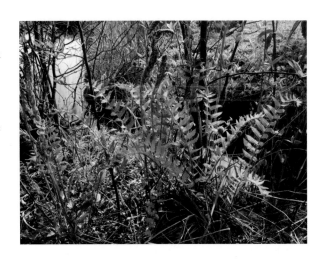

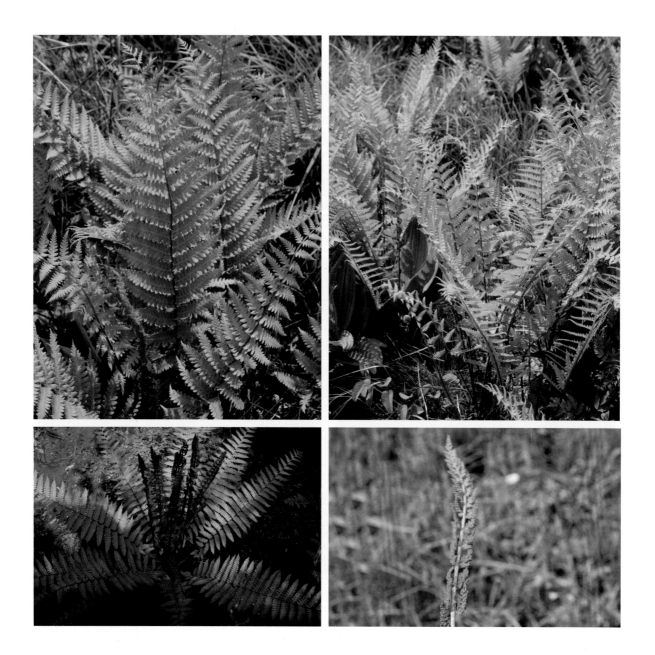

# （二）紫萁属 Osmunda Linnaeus

中型或大型蕨类，土生。根状茎粗壮，直立或斜升，常形成树干状主轴。叶簇生；叶柄基部膨大，覆瓦状排列；叶片二型或同一叶片的羽片为二型。营养叶一至二回羽状，幼时被棕色绒毛，羽片基部有关节。孢子叶的叶片退化。孢子囊生在羽轴或小羽轴上。孢子近圆球形，外壁具疣状、短棒状纹饰。

约 10 种；我国 7 种；湖北 2 种；神农架 2 种，均可供药用。

■ **分种检索表**

1. 叶二型；营养叶二回羽状，卵形···································································1. 紫萁 **O. japonica**

1. 叶具二型羽片；营养叶二回羽状，长圆形···································2. 绒紫萁 **O. claytoniana**

## 1 紫萁 Osmunda japonica Thunberg

植株高 40~70cm。根状茎粗短，斜升。叶二型，簇生。营养叶叶柄长 20~45cm，禾秆色；叶片三角状广卵形，长 25~50cm，宽 15~40cm，二回羽状；羽片 5~8 对，对生，狭卵形，长 17~20cm，宽 7~12cm，奇数羽状，基部 1 对羽片最大，二回羽片 4~9 对，近无柄，长 3~6cm，宽 1~1.8cm，边缘有极细的齿，叶坚纸质，幼时被黄棕色绵毛。孢子叶叶柄长 20~35cm。孢子囊穗二回羽状，长 15~25cm，二回羽片退化呈线形；孢子囊在二回羽轴两侧着生。

分布于神农架各地（黑水河杜家垭、老君山、小神农架），生于海拔 400~2400m 的林缘或沟谷边草丛中。常见。

根茎幼叶上的绵毛清热解毒，止血。

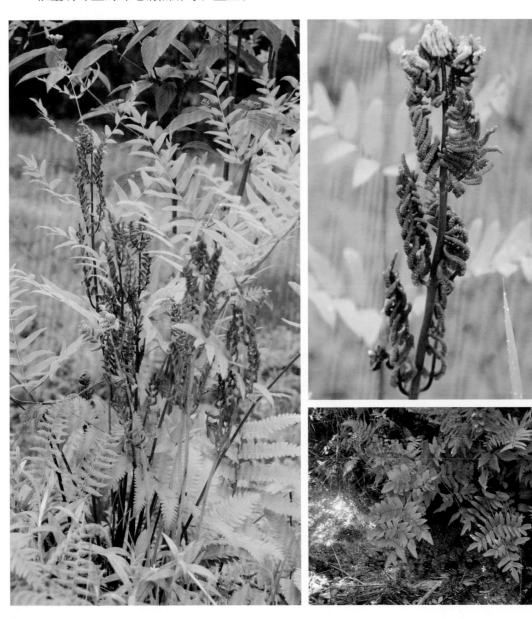

## 2 绒紫萁 *Osmunda claytoniana* Linnaeus

植株高 0.8~1.2m。根状茎粗短，直立。叶一型，具二型羽片，簇生；叶柄长 25~35cm，棕禾秆色；叶片长圆形，长 80~85cm，宽 17~24cm，幼时被淡棕色绒毛，二回羽状分裂，羽片 20~26 对，披针形，长 8~12cm，宽 2~3.2cm，裂片 14~16 对，长圆形，长 10~15mm，宽 6~8mm，全缘，叶草质，叶脉羽状，侧脉二叉分枝。基部 2~3 对不育羽片以上是能育羽片，能育羽片 4~6 对，二回羽片退化。孢子囊着生在二回羽轴两侧，羽轴上被淡棕色绒毛。

分布于神农架红坪( 红河 )、木鱼( 千家坪 )、宋洛( 太阳坪 )，生于海拔 1600~3000m 的山坡上。少见。

根茎幼叶上的绵毛清热解毒，止血。

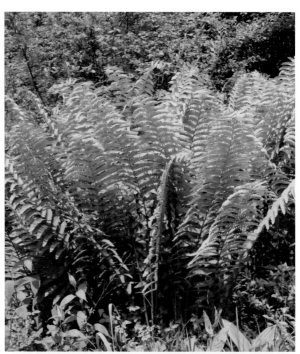

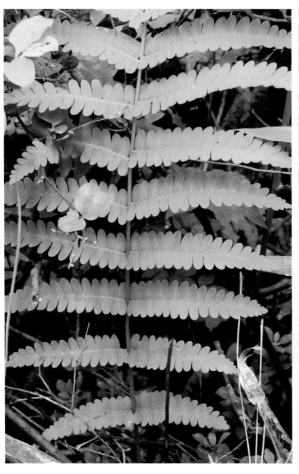

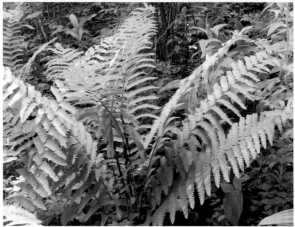

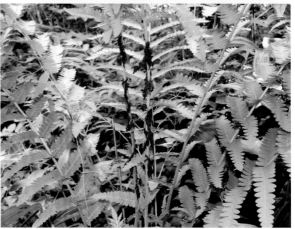

# 膜蕨科 Hymenophyllaceae

附生、石生或土生植物，小型至中型。根状茎幼时常被毛。叶通常细小，形状多种，叶片一至多回羽状分裂，叉状分裂、扇状分裂或为全缘单叶。叶膜质，多数由一层细胞组成，无胞间隙和气孔。叶脉分离，二叉分枝或羽状分枝，有时沿叶缘或在叶片中部有假脉。孢子囊群单生在末回裂片先端或单叶或羽状分裂叶片边缘的叶脉顶端；囊苞杯状至深2裂达基部，囊群托顶生在叶脉上，短，头状或棍棒状或长而凸出；孢子囊近球形，有短柄或近无柄，着生在由叶脉延伸到叶边以外而形成的圆柱状囊群托的周围，具有完整、斜生或近横生的环带，不规则开裂。孢子四面体形。

9属，约600种；我国7属，50种；湖北3属，7种；神农架2属，2种，均可供药用。

## 分种检索表

1. 孢子囊群的囊苞为两瓣形·····················································1. 膜蕨属 Hymenophyllum
1. 孢子囊群的囊苞长管状至杯状·················································2. 瓶蕨属 Vandenboschia

## （一）膜蕨属 Hymenophyllum J. Smith

植物体细小，膜质，附生或石生。根状茎纤细，长而横走或短而直立，常被柔毛，下面疏生纤维状根。叶羽状分裂，细胞壁不加厚，裂片边缘有明显的尖齿，叶轴上面常有红棕色节状毛，渐无毛或无毛。囊苞深裂或为两唇瓣状，瓣顶有锯齿或全缘；囊群托不伸出或略伸出囊苞之外。

250种；我国22种；湖北5种；神农架1种，可供药用。

## 华东膜蕨 Hymenophyllum barbatum (Bosch) Baker

植株高1~15cm。根状茎丝状，疏生褐色节状毛。叶柄长1.5~3cm，纤细，有狭翅，疏被褐色节状毛。叶片卵形，长1.5~5cm，宽2~2.5cm，三回羽状分裂，羽片4~8对；羽片长圆形，二回羽状分裂，长10mm，宽5~7mm；二回裂片3~4对，长圆形，末回裂片线形，长2~3mm，边缘有尖齿；叶膜质，叶轴暗褐色，具宽翅，叶脉二叉分枝，两面明显突起，与叶轴及羽轴上面同被褐色节状毛，末回裂片具小脉1条。孢子囊群生于末回裂片顶部；囊苞杯状，顶端有尖齿。

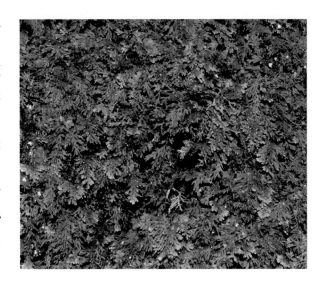

分布于神农架木鱼（官门山）、红坪，生于海拔 1400~2300m 的林下阴暗处的岩石上或树干上。较少见。

全草止血。

## （二）瓶蕨属 Vandenboschia Copeland

大多数为附生植物。根状茎粗壮，通常很长，横走，常被褐色多细胞的节状毛。叶为二列生，羽状复叶，全缘，细胞壁薄而均匀一致，叶边不增厚。叶脉一般多回叉状分枝，叶片上无假脉。孢子囊群可从各脉先端生出；囊苞长管状至杯状，口部全缘，突出于叶边之外；囊群托突出，长而纤细；孢子囊细小。配子体为丝状。

35 种；我国 7 种；湖北 1 种；神农架 1 种，可供药用。

## 南海瓶蕨 Vandenboschia striata (D. Don) Ebihara

植株高 25~40 cm。根状茎长，横走，密被黑褐色节状毛。叶远生，叶柄长 8~15cm，两侧有阔翅几达基部；叶片阔披针形至卵状披针形，长 20~30cm，宽 6~8cm，先端长渐尖，三回羽裂；羽片 19~20 对，三角状斜卵形至长卵状披针形；一回小羽片 6~10 对，二回小羽片 3~6 对，互生，极斜向上，长圆形；末回裂片很短，长圆线形，钝头或截形，全缘，有小脉 1~2 条。孢子囊群生在叶片的上半部，位于二回小羽片的腋间，在一回小羽片上有 2~8 个；囊苞管状，长约 1.5mm，直立或稍弯弓，囊群托突出，弯弓。

分布神农架下谷（石柱河），生于海拔 450m 的林下阴暗处岩石上，罕见。

全草（热水莲）健脾，开胃，消积，止血，生肌；用于消化不良、外伤出血。

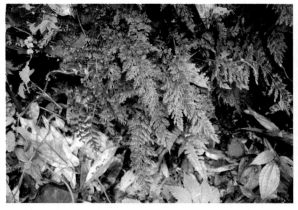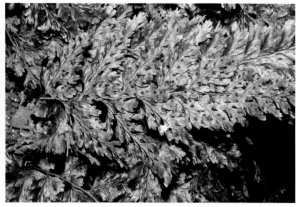

# 里白科 Gleicheniaceae

中型或大型蕨类。根状茎长，横走，常分枝，有原生中柱，稀为管状中柱，被鳞片和节状毛。叶远生，一型，叶柄无关节，具长柄；叶片一回羽状，或常常由于顶芽不发育而主轴呈叉状，或多回叉状分枝，或假二叉分枝，羽片羽状深裂或二回羽状深裂，叶纸质或近革质，幼嫩时常有星状毛或小鳞片，或二者都有，老时脱落，末回裂片具羽状脉，侧脉叉状分枝，分离，稀联结。孢子囊群圆形，无盖，由2~6（~10）个孢子囊组成，背生叶脉上；孢子囊陀螺形，具完整的横生环带，纵裂。孢子球状四面体形或为肾形。

5属，150余种；我国3属，15种；湖北2属，5种；神农架2属，4种，均可供药用。

### ■ 分属检索表

1. 主轴一至多回二歧分枝，末回主轴的顶端发出1对一回羽状深裂的羽片…1. 芒萁属 Dicranopteris
1. 主轴单一，不分枝，顶端发出1对二回羽状的大羽片……………………2. 里白属 Diplopterygium

## （一）芒萁属 Dicranopteris Bernhardi

根状茎细长而横走，被多细胞的棕色节状毛。叶远生，直立或多少蔓生；叶轴多回二歧分枝，每回主轴分叉处有一休眠芽，密被棕色节状毛，外面有1对叶状小苞片，除末回主轴顶端有1对一回羽状羽片外，其余主轴的分叉处有1对侧生的小羽片；末回羽片二叉状，披针形或阔披针形，羽状深裂，裂片线形，全缘；叶纸质或革质，下表面常为灰白色，幼时常被星状毛，叶脉羽状，分离，侧脉二至三回叉状分枝。孢子囊群背生小脉上，具2~10个孢子囊，无盖。孢子两侧对称，单裂缝。

约10种；我国5种；湖北1种；神农架1种，可供药用。

## 芒萁 Dicranopteris pedata (Houttuyn) Nakaike

植株高20~100cm。根状茎细长而横走，密被棕色节状毛。叶柄长20~100cm，圆柱形，栗色或禾秆色，幼时密被棕色节状毛；叶轴一至三回二歧分枝，休眠芽密被棕色节状毛并外包1对卵形叶状小苞片；末回分枝顶端的羽片披针形至狭卵形，长10~20cm，宽4~6cm，羽状深裂，羽片20~40对，线形，叶轴分枝两腋处的羽片较小；叶下表面呈灰白色或灰蓝色，幼时被锈黄色星状毛。孢子囊群由3~5个孢子囊排成一圈，背生于每组侧脉的上侧小脉的中部。

分布于神农架低海拔地区，生于海拔400~700m的山坡林下。常见。

根茎清热化湿，祛瘀止血，利尿。

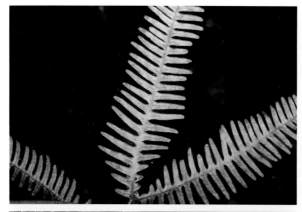

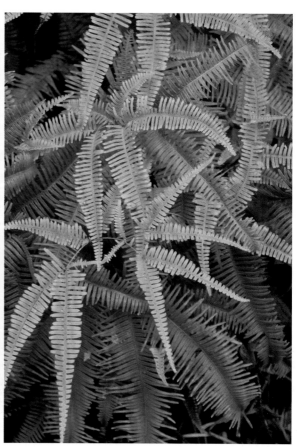

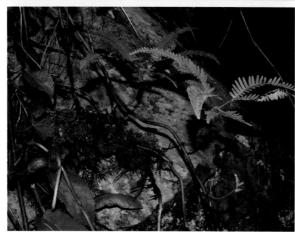

## （二）里白属 Diplopterygium (Diels) Nakai

大型蕨类。根状茎粗壮，长而横走，分枝，密被棕色披针形鳞片。叶远生，主轴单一，分叉点的腋间生有 1 个大的密被鳞片的休眠芽，并有 1 对羽片状的苞片包被，可延续生长，两侧有 1 至数对侧生的大型羽片，羽片二回羽状深裂；叶柄和叶轴幼时密被披针形鳞片，并有星状或分枝的毛混生；叶厚纸质，下表面灰白色或灰绿色，裂片具羽状脉，侧脉单一或二叉分枝。孢子囊群小，通常 2~4 个孢子囊，着生在羽片下表面侧脉中部，无盖。孢子辐射对称，具三裂缝，表面光滑。

约 20 种；我国 9 种；湖北 4 种；神农架 3 种，均可供药用。

### ■ 分种检索表

1. 主脉和侧脉上无鳞片，有时疏被星状毛。
  2. 裂片水平或近水平伸展，羽片下表面灰白色 ·······················1. 里白 **D. glaucum**
  2. 裂片斜展，羽片下表面绿色 ·······························2. 光里白 **D. laevissimum**
1. 主脉和侧脉上被褐色鳞片和星状毛，小羽片宽 22~24mm；孢子囊群裸露 ························
  ·····················································3. 中华里白 **D. chinense**

## 1　里白 **Diplopterygium glaucum** (Thunberg ex Houttuyn) Nakai

植株高 1~2m。根状茎横走，被宽披针形鳞片。叶柄长 35~60cm；顶芽密被棕红色披针形鳞片；苞片二回羽状细裂；羽片对生，具柄，长 50~70cm，宽 20cm，二回羽状深裂，二回羽片 30~44 对，披针形，羽状深裂，裂片 28~33 对，长圆形，长 10~12mm，宽 2~3mm；叶坚纸质，下表面灰白色，沿小羽轴及中脉疏被锈色短星状毛，后变无毛，中脉上面平坦，下面突起，侧脉单一或二分叉，两面微突出。孢子囊群由 3~4 个孢子囊组成，圆形，生于上侧小脉上。

分布于神农架下谷，生于海拔 400~800m 的林下、林缘或山坡灌丛中。常见。

全草清热解毒，止血止痛。

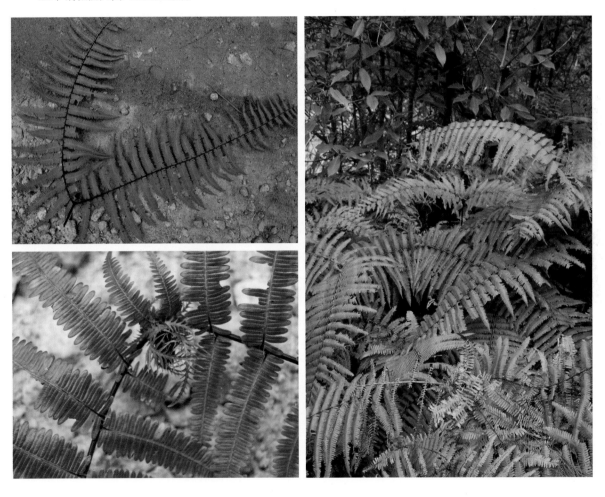

## 2　光里白 **Diplopterygium laevissimum** (Christ) Nakai

植株高约 1m。根状茎棕褐色，横走，被披针形鳞片。叶柄长 40~50cm，禾秆色；顶芽为多枚棕色鳞片所包被；苞片二回羽状细裂；羽片对生，狭披针形，长 20~25cm，宽 2.8~3.2cm，裂片 35~43 对，三角状披针形，长 15~22mm，宽 2mm，边缘全缘，干后内卷；叶坚纸质，下表面绿色，无毛，主脉在下表面突起，侧脉两面明显，二叉状。孢子囊群由 4~5 个孢子囊组成，着生于羽片下表面侧脉中部。

分布于神农架各地，生于海拔 500m 以下的山坡或路旁林下。常见。

全草清热解毒，止血止痛。

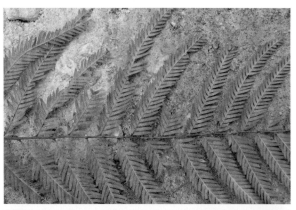

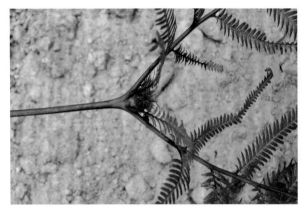

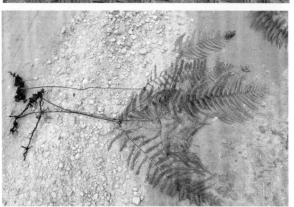

---

| 3 | **中华里白** **Diplopterygium chinense** (Rosenstock) De Vol |

植株高约 3m。根状茎长而横走，密被褐色鳞片。叶柄宽 5~6mm，深褐色，密被褐色鳞片；叶二回羽状，羽片二回羽状分裂，长圆形，长 80~120cm，宽 20~30cm，小羽片互生，披针形，长 12~18cm，宽 2.5~3cm，裂片 40~60 对，互生，披针形，长 10~15mm，宽 2.5~3.5mm；叶片纸质，主脉、侧脉和小脉背面密被鳞片和褐色星状毛，叶脉两面明显。孢子囊群由 3~4 个孢子囊组成。

分布于神农架下谷，生于海拔 400~800m 的山坡或山谷密林中。少见。

全草清热解毒，止血止痛。

本种为神农架新记录植物。

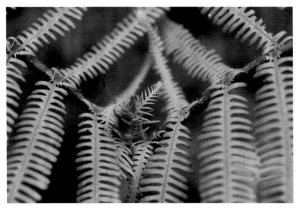

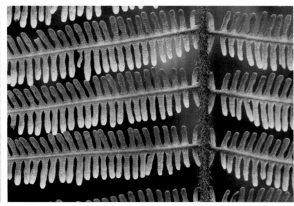

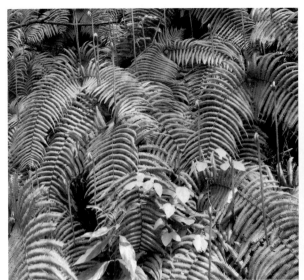 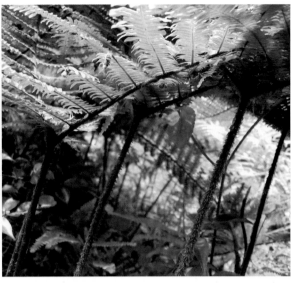

## 海金沙科 Lygodiaceae

　　土生，攀缘型蕨类。根状茎长，横走，有原生中柱，被节状毛。叶一型，常具二型羽片；叶柄细长，可无限生长，缠绕攀缘；沿叶轴有互生的短枝，顶上有一个不发育的被毛的休眠芽，其两侧生有1对羽片，羽片一至二回二歧掌状，或为一至二回羽状，边缘全缘或具齿；叶两表面无毛或沿叶脉有毛，末回羽片具羽状脉，侧脉1~3回分叉，稀疏网状。能育羽片位于叶轴上部，边缘生有流苏状孢子囊穗，由2行并生的孢子囊组成；孢子囊大，椭圆形，具顶生环带，横生在小脉顶端，每个孢子囊由叶边缘长出来的1个反折小瓣包被。孢子四面体形，具三裂缝，周壁具瘤状或网穴状纹饰。

　　1属，26种；我国9种；湖北1种；神农架1种，可供药用。

## 海金沙属 Lygodium Swartz

　　本属特征同海金沙科。

　　26种；我国9种；湖北1种；神农架1种，可供药用。

## 海金沙 Lygodium japonicum (Thunberg) Swartz

　　植株攀缘，土生。根状茎连同叶柄基部密被黑褐色的节状毛。叶二型，二至三回羽状，羽片对生于叶轴上的短枝上，短枝长2~5mm，顶端有一个被黄色柔毛的休眠芽；不育羽片狭卵形，长宽各为8~12cm，柄长1.5~2.5cm，二回羽状，小羽片掌状或为3裂，裂片披针形，中央1枚长2~3cm，边缘有浅锯齿；叶纸质，两表面脉上疏被短毛。孢子叶卵状三角形，长宽各为7~10cm，末回小羽片边缘生流苏状的孢子囊穗，穗长约2mm，宽约1.5mm，具两行孢子囊。

　　分布于神农架木鱼（九冲、老君山）、下谷，攀缘生于灌丛中。常见。

　　茎叶清热解毒，利尿通淋。

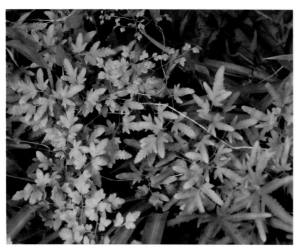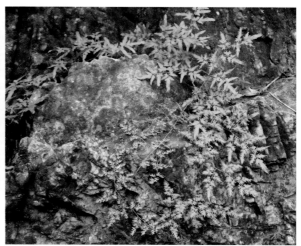

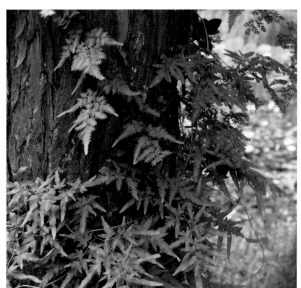 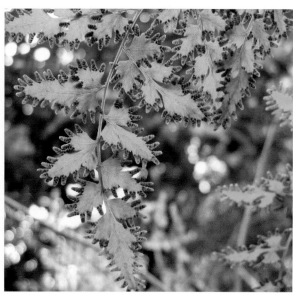

# 蘋科 Marsileaceae

小型浅水或湿地生蕨类。根状茎细长，横走，有管状中柱，被短毛。营养叶为单叶，线形，或由 2~4 枚倒三角形的小叶组成，生于叶柄顶端，漂浮或伸出水面。孢子叶有柄或无柄，通常接近根状茎，着生于营养叶的叶柄基部或近叶柄基部的根状茎上，孢子叶特化为球形或椭圆状球形的孢子果。叶脉分叉，其先端联结成狭长网眼。每个孢子果内含有 2 至多数孢子囊，孢子囊二型，大孢子囊内有大孢子 1 枚，小孢子囊内有小孢子 16~64 枚。

3 属，约 60 种；我国 1 属，3 种；湖北 1 种；神农架 1 种，可供药用。

## 蘋属 Marsilea Linnaeus

浅水生植物。根状茎分节，节上生根，向上生出单生或簇生的叶。叶片"十"字形，由 4 枚倒三角形小叶组成，着生于叶柄顶端，叶脉呈放射状二叉分枝，向叶边组成狭长网眼。孢子果椭圆状肾形或圆形，开裂时呈 2 瓣；孢子囊排成紧密的 2 行，着生于孢子果内壁胶质的囊群托上，成熟时孢子果开裂，每个孢子囊群内有少数大孢子囊及多数小孢子囊，每个大孢子囊内仅含 1 枚大孢子，每个小孢子囊内含多数小孢子，孢子囊均无环带；大孢子卵圆形，小孢子近球形。

约 52 种；我国 3 种；湖北 1 种；神农架 1 种，可供药用。

## 蘋 Marsilea quadrifolia Linnaeus

植株高 5~20cm。根状茎细长横走，分枝，顶端被有淡棕色毛，茎节远离，向上发出 1 至数枚叶子。叶柄长 5~20cm；叶片由 4 枚倒三角形的小叶组成，呈"十"字形，长、宽各 1~2.5cm，外缘半圆形，基部楔形，全缘，幼时被毛，草质。叶脉从小叶基部向上呈放射状分叉，组成狭长网眼，伸向叶边，无内藏小脉。孢子果双生或单生于短柄上，而柄着生于叶柄基部，长椭圆形，幼时被毛，褐色，木质，坚硬。每个孢子果内含多数孢子囊，大小孢子囊同生于孢子囊托上。

分布于神农架各地，生于海拔 400~1000m 的水田、浅水沟或池塘中。常见。

全草清热解毒，利湿消肿。

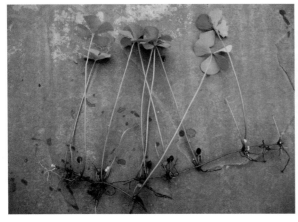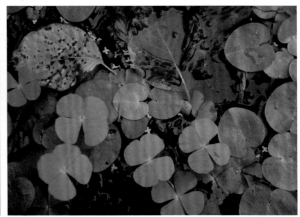

# 槐叶苹科 Salviniaceae

小型漂浮水生蕨类植物。根状茎细长，横走，被毛，具原生中柱。叶无柄或有极短的柄。3枚叶轮生，排成3列，其中2列漂浮于水面，绿色，为正常叶片，长圆形，全缘，被毛，上表面密布乳头状突起，主脉略明显，另1列叶特化细裂成须根状，悬垂于水中，称沉水叶，起着根的作用，又称假根；或叶互生，排成2列。孢子果簇生于沉水叶的基部或沿沉水叶的主脉排成2行，一型或二型。孢子异型，小孢子球形，3裂缝，大孢子较大，孢子内萌发。

2属，约17种；我国2属，4种；湖北2属，2种；神农架2属，2种，均可供药用。

### ■ 分属检索表

1. 3枚叶轮生，其中2枚漂浮于水面，绿色，长8~25mm，有主脉，第3枚叶片特化细裂成须根状，悬垂于水中，无根；孢子果簇生于沉水叶的基部或沿沉水叶的主脉排成2行，外部形态相似 ·················································· **1. 槐叶苹属 Salvinia**
1. 叶互生，通常覆瓦状排列成2行，分裂成浮水的上裂片和沉水的下裂片；有根；孢子果双生于分枝处，大孢子果小，小孢子果较大 ······························ **2. 满江红属 Azolla**

## （一）槐叶苹属 Salvinia Séguier

小型漂浮水生植物。根状茎横走，无根，被毛。叶无柄或有极短的柄；3枚叶轮生，排成3列，其中2列叶漂浮水面，绿色，为正常叶片，另1列叶特化细裂成须根状，悬垂于水中。孢子果簇生于沉水叶的基部或沿沉水叶的主脉排成2行；小孢子果大，壁薄，内含多数具长柄的小孢子囊，每个小孢子囊内有64枚小孢子；小孢子球形，3裂缝。大孢子果较小，内含8~10个有短柄的大孢子囊，每个大孢子囊内有1枚大孢子；大孢子花瓶状，3裂缝，不具周壁。

约10种；我国2种；湖北1种；神农架1种，可供药用。

## 槐叶苹 Salvinia natans (Linnaeus) Allioni

小型漂浮植物。茎细长，横走，被褐色节状毛。叶柄长1mm或近无柄；3枚叶轮生，上面2枚叶片漂浮水面，形如槐叶，椭圆形，长8~14mm，宽5~8mm，全缘，叶草质，上表面绿色，下表面密被棕色茸毛，主脉明显，两侧有斜出小脉15~20对，每条小脉上面有5~8束白色刚毛，下面1枚叶片特化，细裂成须根状，被细毛，悬垂于水中，起着根的作用。孢子果4~8个，聚生于沉水叶基部，表面疏被成束的短毛。大孢子果表面淡棕色，小孢子果表面淡黄色。

分布于神农架各地，生于水田、池塘中。常见。

全草清热解毒，消肿止痛。

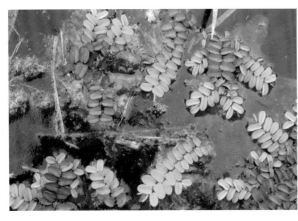 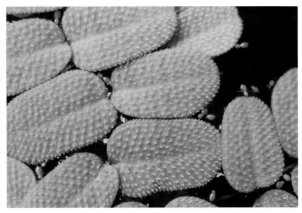

## （二）满江红属 Azolla Lamarck

　　小型漂浮水生蕨类植物。根状茎横卧或直立。侧枝呈羽状分枝，漂浮于水面，下有悬垂水中的须根。叶无柄；每枚叶片深裂为上下（背腹）2 枚裂片，上裂片，浮在水面，绿色，营光合作用，下裂片，贝壳状，沉于水中。孢子果二型；小孢子果体积为大孢子果的 4~6 倍，球形，内有多数小孢子囊，每个小孢子囊内有 32 或 64 枚小孢子，分别着生在 5~8 个透明的泡胶块上，泡胶块表面因种类不同而有形状各异的附属物；大孢子果长圆锥形，位于小孢子果下面，内含 1 个大孢子囊，囊内只有 1 枚大孢子。大小孢子均为圆形，3 裂缝。

　　约 7 种；我国 2 种；湖北 1 种；神农架 1 种，可供药用。

## 满江红 Azolla pinnata R. Brown subsp. *asiatica* R. M. K. Saunders & K. Fowler

　　小型漂浮植物。植物体呈卵形，直径约 1cm。根状茎横走，侧枝呈假二歧分枝，向下生根，悬于水中。叶小，无柄；叶片深裂为上下 2 枚裂片，上裂片浮于水面，长圆形或卵形，肉质，绿色，秋后常变成紫红色，下裂片贝壳状，斜沉于水中。孢子果成对着生于分枝处，小孢子果球圆形或桃形，内有多数小孢子囊，每个小孢子囊内有 32 或 64 枚小孢子，分别埋藏于 5~8 个无色海绵状有丝状毛的泡胶块上；大孢子果较小，内有 1 个大孢子囊，囊内有 1 枚大孢子。

　　分布于神农架各地，生于池塘、沟渠静水处、水田等水面上。常见。

　　全草发汗利尿，祛风湿。

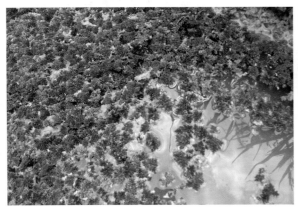 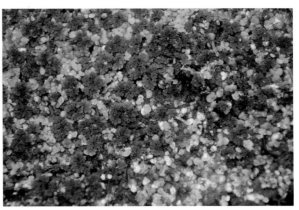

# 瘤足蕨科 Plagiogyriaceae

　　小型至中型蕨类，土生。根状茎粗短，直立，无鳞片和真正的毛。叶簇生，二型；叶柄基部膨大，腹面扁平，背面隆起，两侧面各有 1~2 个或多个形成一纵列的疣状气囊体，有时上升至叶柄或叶轴，幼时被黏性腺状密绒毛覆盖，后脱落，极少残存，维管束在横切面呈"V"字形或裂为 3 个；营养叶一回羽状或羽裂深达叶轴，叶草质或厚纸质，稀革质，羽片多对，叶脉分离，侧脉单一或分叉，两面明显；孢子叶具较长的柄，叶片一回羽状，羽片强度收缩成线形。孢子囊群生于近孢子叶的羽片边缘，幼时被特化的反卷叶边所覆盖；孢子囊具完整的斜生的环带，具长柄。孢子四面体形，外壁表面常具大小不等的瘤状纹饰。

　　仅 1 属，约 10 种；我国 8 种；湖北 4 种；神农架 2 种，均可供药用。

## 瘤足蕨属 Plagiogyria (Kunze) Mettenius

　　本属特征同瘤足蕨科。

　　约 10 种；我国 8 种；湖北 4 种；神农架 2 种，均可供药用。

### ■ 分种检索表

1. 叶脉在基部通常成对或在基部以上分叉⋯⋯⋯⋯⋯⋯⋯⋯⋯⋯⋯⋯1. 华东瘤足蕨 **P. japonica**

1. 叶脉通常单一⋯⋯⋯⋯⋯⋯⋯⋯⋯⋯⋯⋯⋯⋯⋯⋯⋯⋯⋯⋯⋯2. 华中瘤足蕨 **P. euphlebia**

---

## 1　华东瘤足蕨 Plagiogyria japonica Nakai

　　植株高 30~50cm。叶簇生，营养叶叶柄长 8~20cm，近四方形，暗褐色；叶片长圆形，长 12~25cm，宽 13~20cm，侧生羽片 6~12 对，互生，披针形，长 6~10cm，宽 1.5cm，无柄或近无柄，下部几对羽片的基部为短楔形，近分离，叶边缘具疏钝的锯齿，向顶端锯齿较粗，叶具羽状叶脉，侧脉单一或二叉分枝。孢子叶较长，叶柄长 10~20cm，叶片长 15~25cm，奇数一回羽状，羽片 9~12 对，线形，长 5~6cm，宽 0.3cm，有短柄。

　　分布于神农架各地，生于海拔 400~800m 的林下、山坡草丛或岩石缝中。少见。

　　全草清热解毒，消肿止痛。

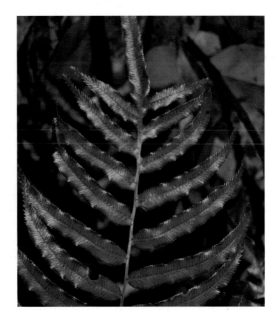

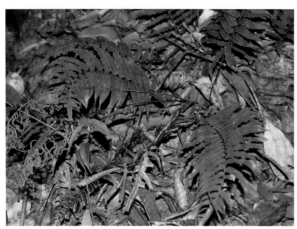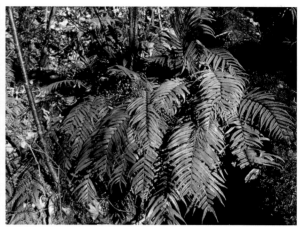

## 2 华中瘤足蕨 Plagiogyria euphlebia (Kunze) Mettenius

植株高 60~100cm。叶簇生；营养叶叶柄长 25~35cm，近四方形，暗褐色；叶片椭圆形，薄革质，长 32~45cm，宽 20~26cm，侧生羽片 7~25 对，互生，线状披针形，下部的较大，长 12~20cm，宽 1.5~2.5cm，有短柄，先端渐尖呈尾状，基部上侧楔形，下侧圆楔形，顶生羽片线状披针形，基部常有 1~2 个半圆形裂片，叶边缘有小圆齿，近顶处有粗齿，具羽状叶脉，侧脉通常单一。孢子叶羽状，长 20~50cm，宽 10~20cm，羽片 7~25 对，有短柄或无柄。

分布于神农架各地，生于海拔 800m 以下的林下。少见。

全草清热解毒。

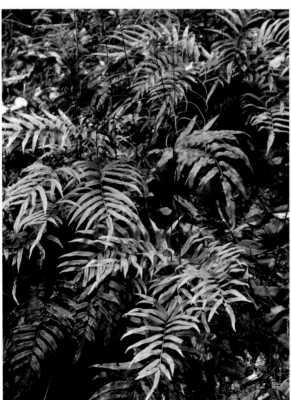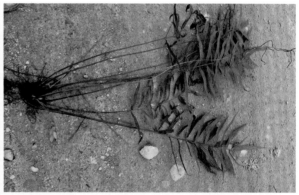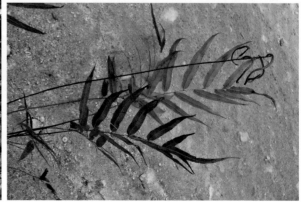

# 金毛狗蕨科 Cibotiaceae

大型蕨类，树状，土生。根状茎粗壮，横卧或耸立地面呈树干状，有复杂的网状中柱，密被垫状金褐色长柔毛。叶一型或有时具二型羽片，丛生；叶柄粗壮；叶片宽大，二至三回羽状，下表面多灰绿色，叶革质，叶脉分离。孢子囊群生于边缘，位于中脉顶端，囊群盖为内外两瓣，形如蚌壳，向外开裂，外瓣为叶边锯齿变成，内瓣自叶的下表面生出，同型而较小；孢子囊梨形，具完整斜生的环带，有柄。孢子球状四面体形。

1 属，11 种；我国 2 种；湖北 1 种；神农架 1 种，可供药用。

## 金毛狗蕨属 Cibotium Kaulfuss

本属特征同金毛狗蕨科。

11 种；我国 2 种；湖北 1 种；神农架 1 种，可供药用。

# 金毛狗蕨 **Cibotium barometz** (Linnaeus) J. Smith

植株高达 3m。根状茎卧生，粗大，密被金黄色节状长毛。叶丛生；叶柄长 1~1.5m，棕褐色。叶片宽卵形，长 1~1.5m，宽 0.7~1m，三回羽状分裂；羽片长圆形，长 50~70cm，宽 20~30cm，柄长 2~4cm，二回羽状分裂；二回羽片线状披针形，羽状深裂；末回裂片略呈镰刀形，长 10~20mm，宽 4~5mm，边缘有钝齿。叶薄革质，下表面灰绿色，幼时疏被长毛，裂片具羽状脉，侧脉二分叉。孢子囊群在末回裂片上 1~5 对，生于下部的小脉顶端；囊群盖 2 瓣状，成熟时张开如蚌壳。孢子为三角状的四面体形。

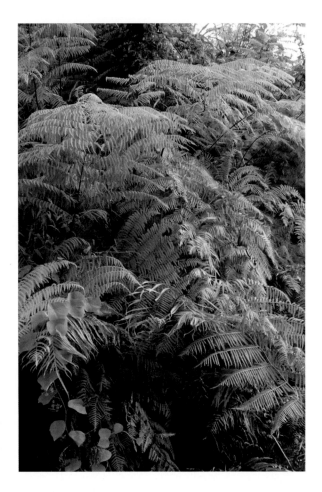

分布于神农架各地，生于海拔 700~1600m 的林中、林缘或沟谷等湿润环境中。

根茎补肝肾，强腰膝，祛风湿。根茎顶端的长软毛止血，是民间喜用的止血药物。

本种为国家二级重点保护野生植物。据记载此种在神农架有分布，但近 20 年来在神农架没有找到此种。

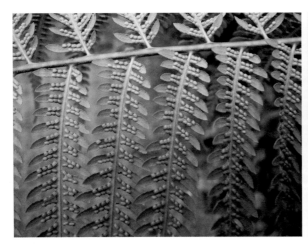 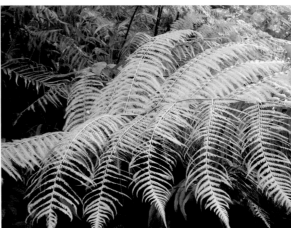

## 鳞始蕨科 Lindsaeaceae

　　土生，稀为附生蕨类。根状茎横走，有原生中柱，被狭长的或为钻形鳞片。叶一型，叶柄基部无关节，羽状分裂，稀二型；叶片一至四回羽状，稀单叶，草质或纸质，无毛，叶脉二叉分枝或羽状，分离。孢子囊群为生于叶缘的长形汇生囊群，生在叶缘或叶缘内，单生于小脉顶端或生于联结多条小脉的边脉上；囊群盖2层，内层为膜质，以基部着生或有时两侧也分布附着，向外开口，外层即为绿色的叶边；孢子囊为水龙骨型，柄细长，环带纵行，不完整。孢子多为辐射对称，具3裂缝，少数为两侧对称，具单裂缝。

　　9属，约200种；我国4属，18种；湖北1属，1种；神农架1属，1种，可供药用。

### 乌蕨属 Odontosoria Fée

　　中型蕨类，土生。根状茎短而横走，密被深褐色的钻形鳞片。叶近生，无毛，叶片三至四回羽状，末回小羽片楔形或线形，叶脉分离。孢子囊群近叶缘生，生在一条小脉顶端或联结2~3条小脉；囊群盖卵形；孢子囊有细柄，环带宽。孢子椭圆形周壁具不明显的颗粒状纹饰。

　　约20种；我国2种；湖北1种；神农架1种，可供药用。

### 乌蕨 Odontosoria chinensis (Linnaeus) J. Smith

　　植株高30~65cm。根状茎密被深褐色的钻形鳞片。叶近生。叶柄长20~30cm，禾秆色或深禾秆色，无毛。叶片狭卵形，长20~40cm，宽5~12cm，三至四回羽状；羽片15~20对，有短柄，宽披针形，长5~8cm，宽2~5cm；三回羽状；二回羽片5~8对，近菱形；三回羽片2~3对，近菱形，长6~10 mm，宽3~5mm。叶纸质，无毛，叶脉在叶下表面明显，在小裂片上二叉分枝。孢子囊群生于边缘，每裂片上1~2个，顶生于1~2条细脉上；囊群盖半杯形，宿存。

　　分布于神农架松柏、新华、阳日，生于海拔400~1700m的山坡林缘或沟边灌丛中。常见。

　　全草清热解毒，利湿。

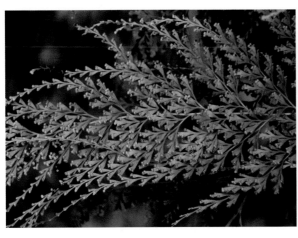
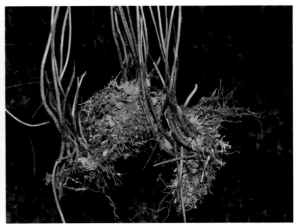

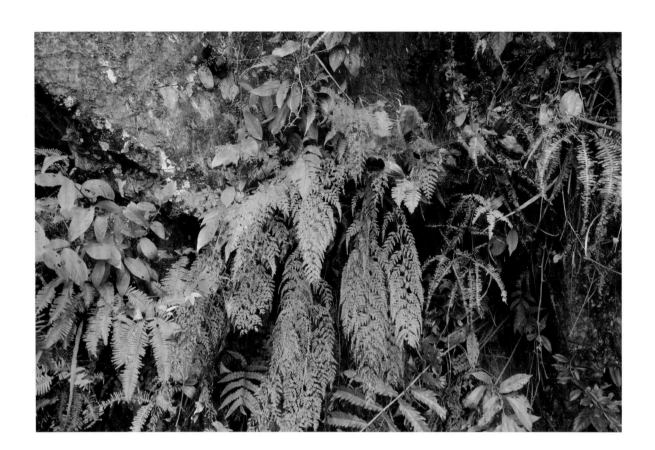

# 碗蕨科 Dennstaedtiaceae

中型蕨类，土生。根状茎横走，具管状中柱或多体中柱，外被多细胞的白色或褐色针状刚毛，无鳞片。叶一型；叶柄基部无关节，腹面有浅纵沟，有毛；叶片一至四回羽状复叶，末回羽片或裂片偏斜，基部不对称，叶草质或纸质，多少被毛，叶脉分离，羽状或叉状，不达叶边。孢子囊群小，圆形，叶缘或近叶缘生在小脉的顶端；囊群盖条形或碗形，生于叶缘，或为圆肾形，仅以基部着生；孢子囊梨形，有柄，环带直立，侧面开裂。孢子四面体形。

15 属，300 种；我国 7 属，52 种；湖北 5 属，10 种；神农架 4 属，9 种，可供药用的 4 属，6 种。

### ■ 分属检索表

1. 孢子囊群裸露，或为反折的边缘的齿，或活瓣盖。
　2. 孢子囊群在脉端顶生，圆形或卵圆形，被反折的裂片边缘遮盖或裸露……**1. 姬蕨属 Hypolepis**
　2. 孢子囊群沿叶脉边缘生，线形，被 2 层囊群盖遮盖；叶柄具数个维管束，叶轴直；孢子三裂缝…………………………………………………………………………**2. 蕨属 Pteridium**
1. 孢子囊群被杯状或半杯状囊群盖遮盖。
　3. 孢子囊群在叶缘着生；囊群盖碗形，有时向下反折………………**3. 碗蕨属 Dennstaedtia**
　3. 孢子囊群在叶缘内着生；囊群盖杯形，以基部及两侧着生于叶肉，或肾圆形，仅以基部着生…………………………………………………………………………**4. 鳞盖蕨属 Microlepia**

## （一）姬蕨属 Hypolepis Bernhardi

中型或大型蕨类，土生。根状茎长而横走，有管状中柱，外被节状长毛，无鳞片。叶一型，直立，稀蔓生状；叶柄粗壮，基部无关节，有毛，粗糙；叶片一至四回羽状细裂，两面被多细胞毛，尤以叶轴和羽轴较多，叶纸质，叶脉分离，羽状分枝。孢子囊群圆形，在叶下表面近边缘的小脉顶端着生，无囊群盖，被反折的叶缘锯齿或小裂片覆盖；孢子囊梨形。孢子两侧对称，具单裂缝。

约 50 种；我国 8 种；湖北 1 种；神农架 1 种，可供药用。

## 姬蕨 Hypolepis punctata (Thunberg) Mettenius

植株高约 1m。根状茎横走，密被棕色节状长毛。叶柄长 30~70cm，棕色，向上为禾秆色，粗糙有毛。叶片卵状三角形，长 50~80cm，宽 20~27cm，四回羽状浅裂；羽片 10~15 对，有柄，狭卵形，三回羽状浅裂，裂片三角形；二回羽片 10~20 对，宽披针形，长 3~5cm，宽 1~2cm；三回羽片 5~10 对，无柄，长圆形，长 3~6mm，边缘有钝锯齿；叶两面有灰白色节状毛。孢子囊群圆形，生在小裂片近边缘的小脉顶端，主脉两侧 1~4 对，无盖，常被反折的裂片边缘覆盖。

分布于神农架下谷，生于海拔 400~800m 的溪沟边。少见。

嫩叶用于烧烫伤等。

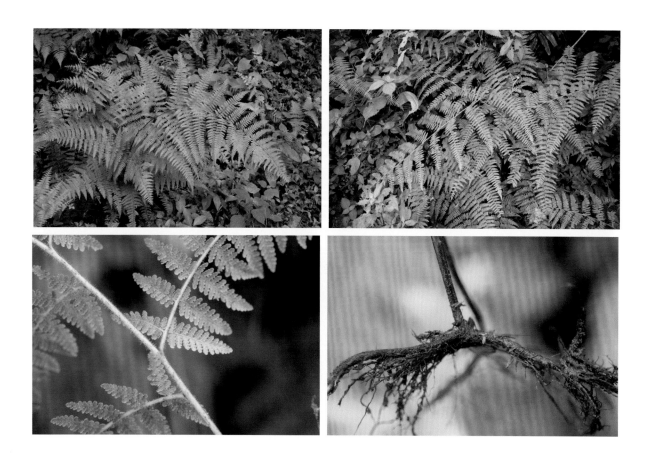

## （二）蕨属 **Pteridium** Gleditsch ex Scopoli

根状茎粗壮，长而横走，被锈黄色节状毛，无鳞片。叶远生，具长柄，叶片通常卵形或卵状三角形，三回羽状，下表面多少被柔毛，革质或近革质，上表面光滑，下表面多少被茸毛，叶脉羽状，具边脉。孢子囊群沿叶边呈线形分布，生于羽片边缘的边脉上；囊群盖2层，内层膜质，有时为撕裂状或毛状；孢子囊有长柄。孢子辐射对称，钝三角形，周壁表面有颗粒和小刺状纹饰。

13种；我国6种；湖北2种；神农架2种，均可供药用。

### ■ 分种检索表

1. 叶片下表面密生黄色卷曲的节状毛，各回羽轴上面沟内有毛·············1. **毛轴蕨 P. revolutum**

1. 叶片下表面近无毛或沿各回羽轴及主脉有白色节状毛，羽轴上面无毛·····························
·························································2. **蕨 P. aquilinum** var. **latiusculum**

## 1 | 毛轴蕨 **Pteridium revolutum** (Blume) Nakai

植株高达1m。根状茎被锈色卷曲的节状毛。叶柄长25~45cm，基部棕色，上部禾秆色；叶轴及羽轴上面有纵沟，着生锈黄色卷曲的节状毛。叶片阔三角形，长40~70cm，宽30~45cm，三回羽状分裂；羽片 8~10 对，有柄，卵形，长 20~30cm，宽 10~20cm，二回羽状分裂；二回羽片 10~16 对，羽状深裂；末回裂片镰状披针形，长 5~20mm，宽 2~4mm；叶近革质，下表面密被锈黄色卷曲的节状毛。孢子囊群生小脉顶端的联结脉上，沿叶缘分布；囊群盖 2 层，线形，有变质的叶缘反折而形成的假盖。

分布于神农架木鱼（邱家坪）、松柏（大岩屋、土地垭）、宋洛（太阳坪），生于海拔 600~2300m 的山坡草丛中或林下阴处。常见。

根状茎祛风湿，利尿解热。

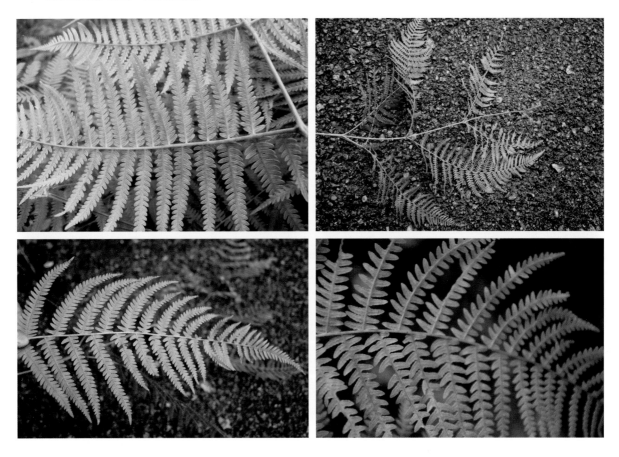

## 2　蕨（变种）Pteridium aquilinum var. latiusculum (Desvaux) Underwood ex A. Heller

植株高约 1m。根状茎被黑褐色节状毛。叶柄长 15~30cm，基部棕色，上部禾秆色，叶轴及羽轴上面有纵沟，无毛。叶片阔三角形，长 30~70cm，宽 20~40cm，三回羽状或四回羽状分裂；羽片 8~15 对，卵状披针形，长 25~35cm，宽 15~22cm；二回羽片长圆状披针形，羽状；末回裂片无柄，长圆形，全缘或下部的有 1~3 对浅裂片或波状圆齿；叶近革质，下表面沿羽轴被白色节状毛。孢子囊群生小脉顶端的联结脉上，沿叶缘分布；囊群盖条形，有变质的叶缘反折而形成的假盖。

分布于神农架各地（老君山、黑水河、小神农架），生于海拔 400~1800m 的山坡草丛中或林缘。常见。

全草利尿，健脾胃。

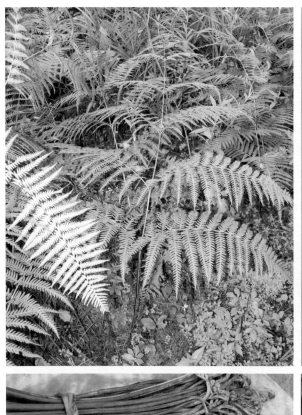
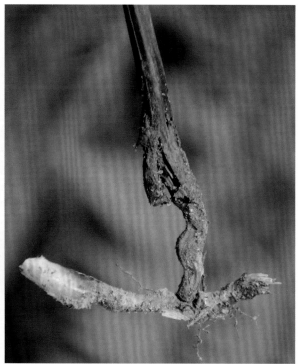
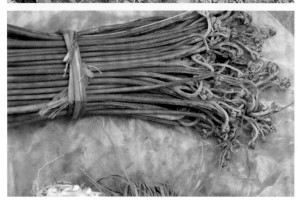
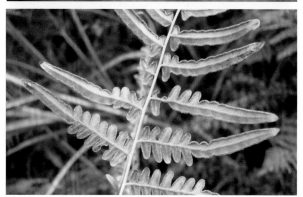

## （三）碗蕨属 Dennstaedtia Bernhardi

中型蕨类，土生。根状茎横走，被多细胞的白色或褐色刚毛。叶远生，一型；叶柄腹面有浅纵沟；叶片三角形至椭圆形，一至四回羽状细裂，多少被毛，叶脉羽状，侧脉分叉，先端有水囊。囊群盖碗形，有时向下反折，生于叶缘小脉顶端。孢子钝三角形。

约70种；我国8种；湖北3种；神农架3种，均可供药用。

### ■ 分种检索表

1. 叶片两面无毛 ······································································· 1. 溪洞碗蕨 **D. wilfordii**

1. 叶片两面密被节状毛；叶柄禾秆色。

  2. 中小型植物；叶片二至三回羽裂 ·································· 2. 细毛碗蕨 **D. hirsuta**

  2. 植物体高大；叶片三至四回羽状 ······································ 3. 碗蕨 **D. scabra**

## 1 溪洞碗蕨 **Dennstaedtia wilfordii** (T. Moore) Christ

植株高 25~35cm。根状茎被棕色节状长毛。叶柄长 10~15cm，禾秆色，基部栗黑色，被节状长毛；叶片长圆状披针形，长 18~25cm，宽 4~6cm，三回羽状分裂；羽片 7~12 对，卵形或卵状披针形，长 2.5~6cm，宽 2~3cm，二回羽状分裂，羽柄长 3~6mm；二回羽片 3~4 对，宽卵形，长 10~20mm，宽 6~10mm；裂片 2~3 对，顶端为 2~3 分叉的短尖头，全缘；叶无毛，侧脉羽状，小脉顶端具纺锤形水囊。孢子囊群在裂片边缘小脉顶端着生；囊群盖杯状，边缘具浅圆齿，无毛。

分布于神农架红日湾、木鱼（官门山、邱家坪、酒壶坪）、松柏（巴竹园、二叉水牛洞）、宋洛，生于海拔 800~1600m 的林下岩石上。常见。

全草清热解毒。

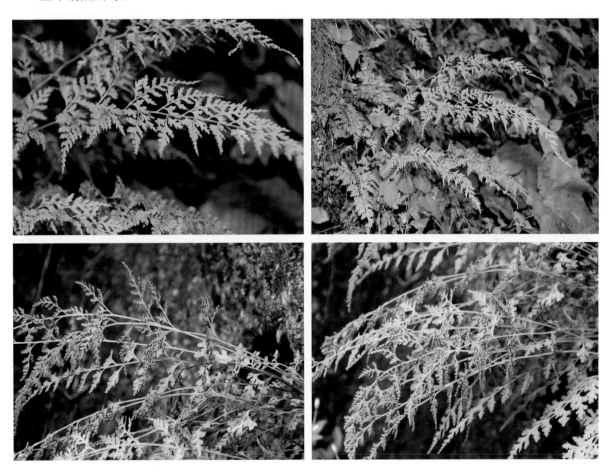

## 2 细毛碗蕨 **Dennstaedtia hirsuta** (Swartz) Mettenius ex Miquel

植株高 15~25 cm。根状茎密被黄褐色节状刚毛。叶柄长 5~10cm，禾秆色，粗糙，被黄褐色节状长毛。叶片长圆状披针形，长 10~15cm，宽 4~5cm，二回羽状深裂；羽片 10~14 对，下部的较大，长 2.5~4cm，宽 0.6~1.2cm；裂片 4~8 对，长圆状披针形，边缘浅裂；小裂片先端具 1~3 枚尖齿；叶两面密被黄褐色节状毛，叶轴和羽轴均密被黄褐色节状毛，叶脉羽状分叉，侧脉、小脉和水囊均不显。孢子囊群圆形，生于裂片缺刻间的小脉顶端；囊群盖浅碗形，有毛。

分布于神农架木鱼（官门山、老君山），生于海拔400~2000m的林下阴湿处或路边岩石缝。少见。

全草祛风除湿，通经活血。

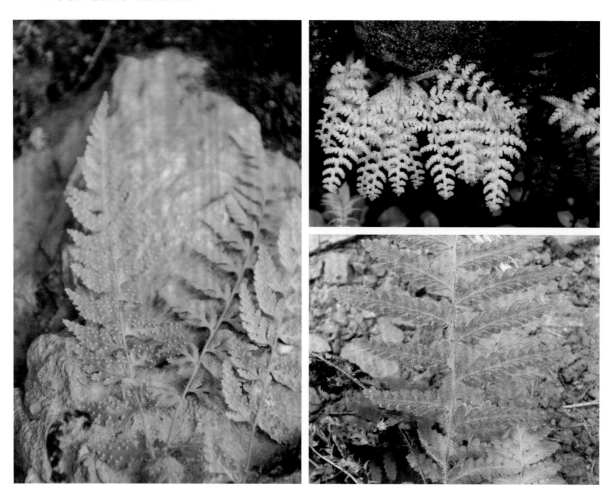

### 3 碗蕨 **Dennstaedtia scabra** (Wallich ex Hooker) T. Moore

根茎长而横走。叶疏生；柄红棕色或淡栗色，和叶轴密被与根茎同样的长毛，三角状披针形或长圆形；下部三至四回羽状深裂；中部以上三回羽状深裂，一回小羽片14~16对，上先出，末回小羽片全缘或1~2裂，小裂片钝头，边缘无锯齿，叶坚草质，干后棕绿色，两面沿各羽轴及叶脉均被灰色透明的节状长毛。孢子囊群圆形，位于裂片的小脉顶端；囊群盖碗形，灰绿色，略有毛。

分布于神农架下谷，生于海拔400~600m的溪边林下阴湿地。常见。

地上部分祛风，清热解表；用于感冒头痛、风湿痹痛等。

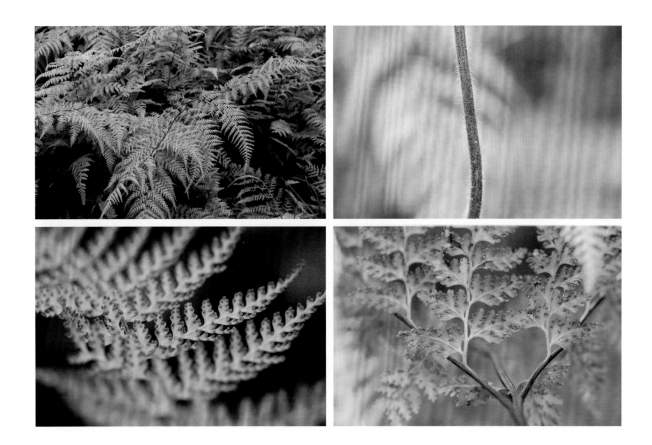

## （四）鳞盖蕨属 Microlepia C. Presl

中型蕨类，土生。根状茎长而横走，被淡灰色节状刚毛。叶柄腹面有浅纵沟；叶片椭圆形至长卵形，一至四回羽状，叶脉羽状，小脉不达叶边。孢子囊群在叶下表面边缘内的小脉顶端着生；囊群盖杯形，以基部及两侧着生于叶肉，或肾圆形，仅以基部着生；囊托短，环带直立。孢子球状四面体形，多具网状纹饰。

约60种；我国25种；湖北3种；神农架3种，可供药用的1种。

## 边缘鳞盖蕨 Microlepia marginata (Panzer) C. Christensen

植株高60~120cm。根状茎密被锈色节状刚毛。叶柄长50~70cm，深木杆色，腹面有纵沟，基部被黄褐色节状长毛；叶片长圆状三角形，长70cm，宽24~26cm，一回羽状或二回羽裂；羽片22~25对，有短柄，披针形，稍呈镰刀状弯曲，边缘有钝齿或有时呈浅裂状，下部的较大，长18~20cm，宽2.3~2.7cm，叶轴密被锈色节状刚毛，两面被毛，叶脉羽状，两面稍

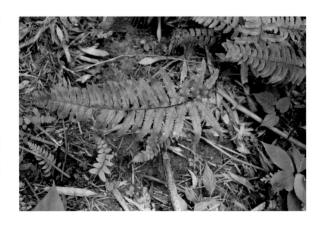

突起。孢子囊群圆形，在羽片近边缘的小脉顶端着生，每裂片上 5~7 个；囊群盖杯状，被短硬毛。

分布于神农架木鱼、下谷、新华，生于海拔 400~1500 m 的林下或沟边。少见。

全草消痈散结。

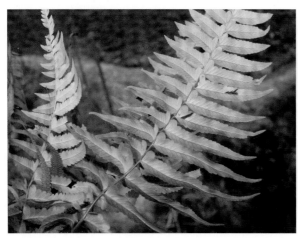 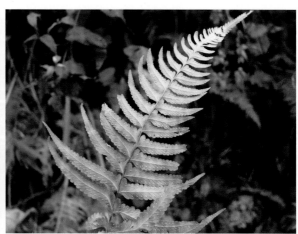

# 凤尾蕨科 Pteridaceae

　　小型至大型蕨类，土生、岩生、附生，稀水生。根状茎短，直立或斜升至长而横走，具原生、管状或网状中柱，密被毛或鳞片，鳞片以基部着生。叶一型，稀二型或近二型，簇生；叶柄无毛，稀被刚毛或鳞片，近基部具 1~4 个维管束，稀具多个维管束；叶片羽状、鸟足状、掌状或辐射状，全缘或一至五回羽状分裂，叶脉分离，稀网状，而网眼内不具内藏小脉，叶草质至革质，无毛，罕被毛。孢子囊群无盖，线形，着生于羽片边缘的边脉上，由反卷变质的叶边所遮盖；孢子囊柄细长。孢子通常四面体球状，具 3 裂缝，稀椭圆体状，具单裂缝，无叶绿素。

　　50 属，950 种；我国 20 属，233 种；湖北 11 属，50 种；神农架 10 属，49 种，可供药用的 8 属，28 种。

## ■ 分属检索表

1. 孢子囊沿叶脉分布或几乎布满叶片的下表面。
　　2. 单叶，全缘；孢子囊群于叶片边缘或近边缘沟槽内排成 2 列，稀表面生；孢子具单裂缝⋯⋯⋯⋯⋯⋯⋯⋯⋯⋯⋯⋯⋯⋯⋯⋯⋯⋯⋯⋯⋯⋯⋯⋯⋯**8. 书带蕨属 Haplopteris**
　　2. 叶片一至三回羽状。
　　　　3. 叶柄密被柔毛，旱生植物⋯⋯⋯⋯⋯⋯⋯⋯⋯⋯**4. 金毛裸蕨属 Paragymnopteris**
　　　　3. 叶柄无毛；中生或湿生植物；叶脉分离，稀在近主脉处网结；孢子囊群沿叶脉着生⋯⋯⋯⋯⋯⋯⋯⋯⋯⋯⋯⋯⋯⋯⋯⋯⋯⋯⋯⋯⋯⋯⋯**1. 凤了蕨属 Coniogramme**
1. 孢子囊在分离的孢子囊群内，通常位于叶片边缘。
　　4. 叶片五角形（即基部羽片的下侧基部小羽片伸长）；孢子囊群圆形，分开（成熟时汇合），生叶脉顶端⋯⋯⋯⋯⋯⋯⋯⋯⋯⋯⋯⋯⋯⋯⋯⋯**6. 粉背蕨属 Aleuritopteris**
　　4. 叶片披针形或三角状披针形，或为细裂的长圆形。
　　　　5. 小羽片明显有柄，常具关节，叶脉不分叉或二分叉，常呈辐射状，羽片无主脉，小羽片卵形，扇形，圆扇形或对开形；叶柄和叶轴细长，亮黑色或红褐色；孢子囊着生在反折的裂片边缘⋯⋯⋯⋯⋯⋯⋯⋯⋯⋯⋯⋯⋯⋯⋯⋯⋯**7. 铁线蕨属 Adiantum**
　　　　5. 小羽片无柄或近无柄，无关节，通常羽状分裂；叶柄和叶轴非黑色，不光亮。
　　　　　　6. 末回裂片宽 1~2mm⋯⋯⋯⋯⋯⋯⋯⋯⋯⋯⋯⋯**3. 金粉蕨属 Onychium**
　　　　　　6. 末回裂片较大，宽超过 5mm。
　　　　　　　　7. 孢子生在羽片边缘的边脉上；羽片全缘或分裂成篦齿状的裂片，有时不对称⋯⋯⋯⋯⋯⋯⋯⋯⋯⋯⋯⋯⋯⋯⋯⋯⋯⋯⋯⋯⋯⋯**2. 凤尾蕨属 Pteris**
　　　　　　　　7. 孢子囊在分离的孢子囊群内，着生在羽片叶脉先端，无囊群盖；羽片羽状分裂，形状多样，对称，非篦齿状，叶片边缘不反折或略反折，叶片下表面密被黄色或褐色长毛⋯⋯⋯⋯⋯⋯⋯⋯⋯⋯⋯⋯⋯⋯⋯⋯⋯⋯⋯⋯⋯**5. 碎米蕨属 Cheilanthes**

## （一）凤了蕨属 Coniogramme Fée

中型蕨类，土生。根状茎具管状中柱，被稀疏的鳞片。叶一型；叶柄禾秆色或带有棕色，横断面维管束呈"U"字形；叶片卵状三角形或长卵形，一至二回羽状，稀三回羽状，末回羽片边缘软骨质，有锯齿或全缘，叶草质或纸质，稀近革质，两面无毛或下表面疏被有节短柔毛或基部具乳头状的短刚毛，叶脉羽状，分离，稀在主脉两侧联结成1~3行网眼，小脉顶部有水囊。孢子囊群线形或网状，沿侧脉着生，无盖，有短小隔丝混生；孢子囊为水龙骨型，有短柄。

约30种；我国22种；湖北8种；神农架7种，可供药用的2种。

■■ **分种检索表**

1. 植株高不超过1m；单羽片披针形，长12~18cm，主脉两侧的小脉分离；水囊以不同程度伸入锯齿，但不达叶缘⋯⋯⋯⋯⋯⋯⋯⋯⋯⋯⋯⋯**1. 无毛凤了蕨 C. intermedia var. glabra**
1. 羽片或小羽片狭披针形，中部最宽，两端变狭，基部对称，楔形或圆楔形，主脉两侧有1~2行连续的网眼⋯⋯⋯⋯⋯⋯⋯⋯⋯⋯⋯⋯⋯⋯⋯⋯⋯⋯⋯⋯**2. 凤了蕨 C. japonica**

---

| **1** | # 无毛凤了蕨（变种）Coniogramme intermedia var. glabra Ching |
|---|---|

植株高60~100cm。根状茎密被披针形鳞片。叶柄长20~48cm，禾秆色，有时带淡棕色。叶片卵形，长40~44cm，宽17~26cm，二回奇数羽状；侧生羽片3~5对，基部1对最大，长14~22cm，宽10~12cm，柄长1~2cm，一回羽状；侧生小羽片1~3对，披针形，长6~10cm，宽1.2~2cm，两侧稍不对称，顶生小羽片较大，基部不对称或叉裂，小羽片边缘有锯齿；叶无毛，叶脉羽状，侧脉分离，一至二回二叉状，小脉

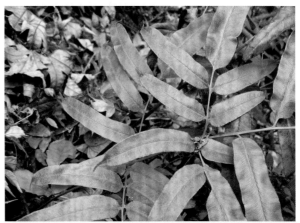

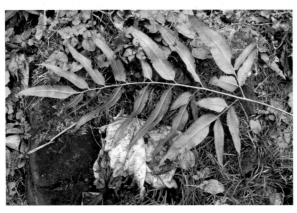

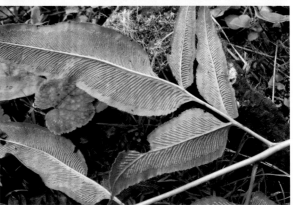

顶端的水囊伸入锯齿。孢子囊群沿侧脉着生，几达叶缘。

分布于神农架各地（刘响寨、横河山上、巴东垭），生于海拔 400~2800m 的林下阴湿处。少见。

全草止血生肌。

---

## 2 凤了蕨 Coniogramme japonica (Thunberg) Diels

植株高 50~100cm。根状茎同叶柄基部均被黄褐色披针形鳞片。叶柄长 20~45cm，禾秆色或栗色。叶片长圆状卵形，长 25~50cm，宽 20~30cm，二回羽状；羽片 3~5 对，基部 1 对最大，卵圆形，长 18~32cm，宽 12~18cm，柄长 1~2.5cm；侧生小羽片 1~3 对，长圆状披针形，长 10~14cm，宽 2~2.5cm；顶生羽片较大，有长柄；小羽片边缘具短锯齿；叶两面无毛，叶脉网状，在羽轴两侧形成 2~3 行狭长的网眼，小脉分离，顶端具水囊，不达锯齿基部。孢子囊群沿叶脉生长，靠近叶边缘。

分布于神农架各地，生于海拔 400~2000m 的林下、沟边等阴湿环境中。少见。

全草祛风除湿，清热止血。

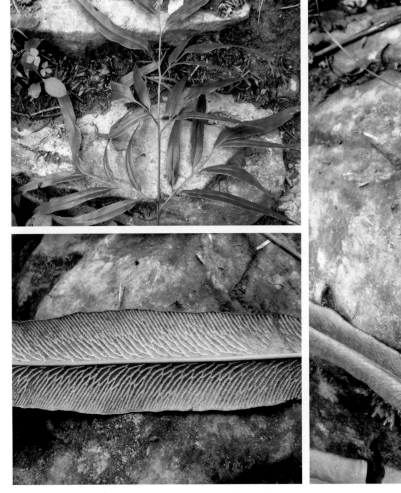

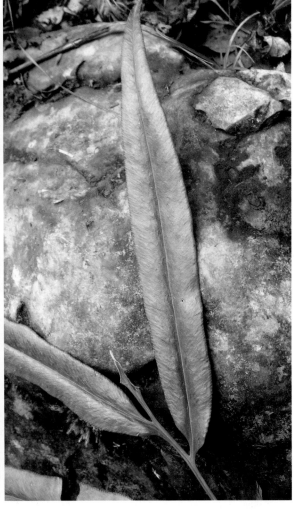

## （二）凤尾蕨属 Pteris Linnaeus

根状茎被鳞片，鳞片狭披针形或线形，通常具疏睫毛。叶簇生；叶柄腹面扁平有纵沟，内有1个"V"字形维管束；叶片一回羽状或为二至三回羽状分裂，稀单叶，叶草质或纸质，稀近革质，无毛或罕被毛，叶脉分离，单一或二叉分枝，有时为网状，能育羽片边缘具边脉。孢子囊群线形，生在羽片边缘的边脉上；囊群盖线形，由反卷的膜质叶缘形成；孢子囊有长柄。孢子钝三角形，具3裂缝，常有赤道环，具块状纹饰。

约250种；我国78种；湖北12种；神农架12种，可供药用的8种。

### ■ 分种检索表

1. 叶二型或近二型；羽轴上面无纵沟，或有纵沟但沟两侧无刺或小齿。
    2. 侧生羽片不分叉，叶为奇数一回羽状。
        3. 侧生羽片1~2对，长圆形或椭圆形·····1. 岩凤尾蕨 P. deltodon
        3. 侧生羽片30~50对，线形·····2. 蜈蚣草 P. vittata
    2. 侧生羽片分叉。
        4. 能育羽片较狭，宽3mm以下·····3. 猪鬣凤尾蕨 P. actiniopteroides
        4. 能育羽片较宽，通常在4 mm以上。
            5. 植株高30~45cm；顶生羽片及侧生羽片基部下延，在叶轴两侧形成明显的翅··········4. 井栏边草 P. multifida
            5. 植株高45~65cm；顶生羽片及侧生羽片基部略下延或不下延，叶轴两侧无明显的翅······5. 欧洲凤尾蕨 P. cretica
1. 叶一型；羽轴上面有纵沟，沟两侧有刺或小齿。
    6. 叶柄顶端不为三叉分枝。
        7. 侧生羽片单侧羽状分裂；孢子叶顶生羽片的裂片长10~20mm，宽3~5mm，彼此接近，基部不显著下延；营养叶上的小脉深入有长刺尖头的锯齿·····6. 刺齿半边旗 P. dispar
        7. 侧生羽片的羽轴两侧均为同样的篦齿状深羽裂，裂片不育边缘有前倾的小钝齿··········7. 溪边凤尾蕨 P. terminalis
    6. 叶柄顶端三叉分枝，叶柄栗红色；叶片下表面近无毛，裂片钝头或尖头··········8. 西南凤尾蕨 P. wallichiana

## 1 岩凤尾蕨 Pteris deltodon Baker

植株高达20cm。根状茎密被棕色披针形鳞片。叶一型，簇生。叶柄长8~14cm，禾秆色，基部棕色，无毛。叶片卵形，长6~10cm，宽5~6cm，奇数一回羽状；侧生羽片1~2对，长圆形，长 3~6cm，宽 1.3~2cm，边缘不育处有三角形锯齿；顶生羽片与侧生羽片同形但较大，长 5~9cm，宽 1.5~2.5cm；叶无毛，叶脉羽状，主脉两面隆起，侧脉二分叉或单一，明显。孢子囊群线形，生在羽片边缘的边脉上；囊群盖线形，全缘，膜质，灰白色。

分布于神农架新华、阳日，生于海拔 400~500m 的石灰岩地区溪沟边岩石缝中。少见。

全草解疮毒。

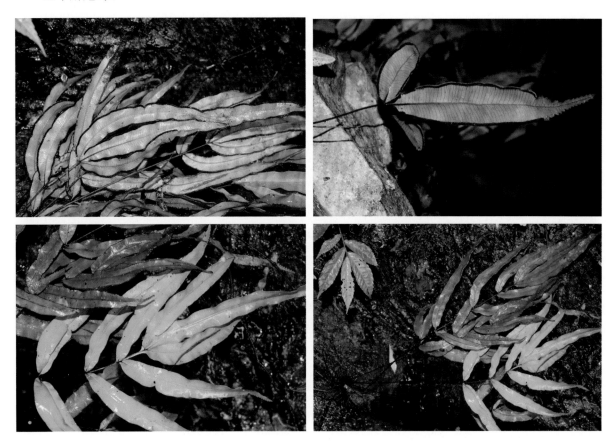

### 2 ｜ 蜈蚣草 *Pteris vittata* Linnaeus

植株高 20~100cm。根状茎密被黄褐色鳞片。叶一型，近簇生。叶柄长 5~35cm，深禾秆色，基部有与根状茎上一样的鳞片。叶轴禾秆色，下面疏被鳞片。叶片倒披针状长圆形，长 20~90cm，宽 4~25cm，奇数一回羽状；侧生羽片 20~50 对，下部羽片较小，基部仅为耳形；中部羽片较大，长 4~15cm，宽 0.5~0.9cm，两侧稍呈耳状，不育羽片叶缘有细锯齿；顶生羽片与侧生羽片同形；叶薄草质，无毛，主脉在下表面隆起，侧脉细，单一或二分叉。

分布于神农架木鱼（当阳河、九冲、红花、老君山）、松柏（盘水）、宋洛（盘龙）、下谷、阳日，生于海拔 2000m 以下的石灰岩地区岩石缝中或沟边草丛中。常见。

全草解疮毒。

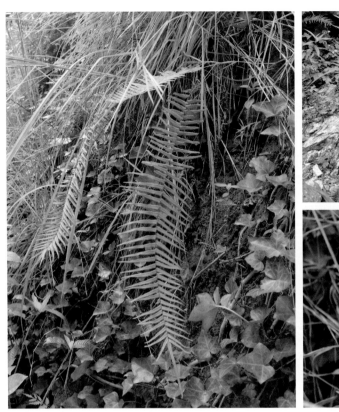
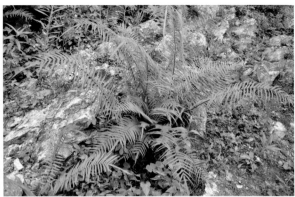
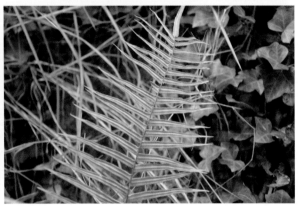

## 3 猪鬃凤尾蕨 Pteris actiniopteroides Christ

　　植株高 15~40cm。根状茎密被黑棕色线形鳞片。叶簇生，二型。营养叶叶柄长 3~10cm，棕色或栗褐色，粗糙有小瘤点；叶片长圆状卵形，一回奇数羽状，侧生羽片 1~2 对，对生，线形，长 6~20cm，宽 0.4~0.5cm，边缘有尖锯齿，二叉或基部 1 对三分叉。孢子叶叶柄长 10~20cm；叶片卵形，奇数一回羽状，侧生羽片 2~4 对，线形，长 10~20cm，宽 0.2~0.3cm，基部 1 对二至四分叉并有短柄，向上渐为单一而无柄，顶生羽片三分叉，仅在不育部分有尖锯齿。孢子囊群线形，沿能育羽片边缘着生；囊群盖线形，灰白色，膜质，全缘。

　　分布于神农架松柏、新华，生于海拔 400~2000m 的岩石缝中、山坡路边及河边草丛中。少见。

　　全草祛痰。

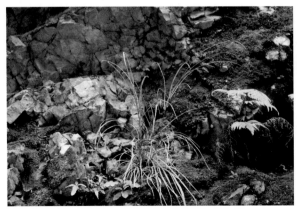
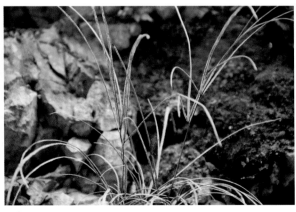

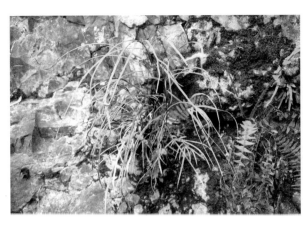
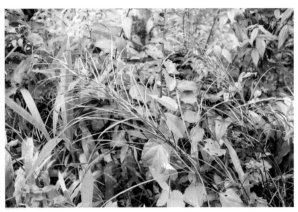

## 4 | 井栏边草 *Pteris multifida* Poiret

　　植株高 30~45cm。根状茎先端密被黑褐色线形鳞片。叶簇生，无毛，二型。营养叶叶柄长 5~12cm，禾秆色，基部棕色，无毛；叶片卵状长圆形，长 5~13cm，宽 4~8cm，一回奇数羽状，侧生羽片 1~4 对，对生，线状披针形，长 4~6cm，宽 0.5~0.9cm，边缘有不整齐的小尖锯齿。孢子叶较大；叶柄长 8~25cm；羽片 2~4 对，狭线形，长 8~13cm，宽 0.4~0.6cm，仅在不育部分有小尖锯齿，下部 2~3 对通常 2~3 分叉，顶生羽片和上部羽片基部下延，在叶轴两侧形成翅。

　　分布于神农架各地，生于海拔 1000m 以下的井边、墙壁或石灰岩岩石缝等阴湿处。常见。

　　全草清热解毒，止血，止痢。

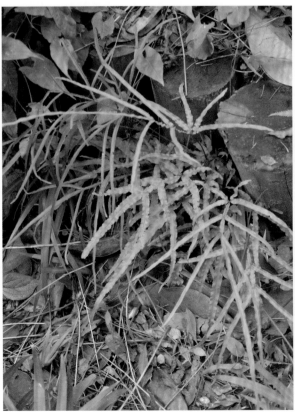
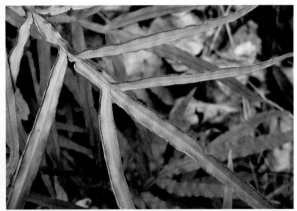
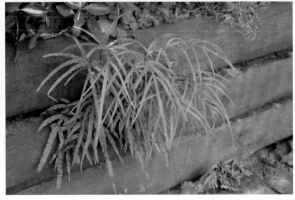

## 5 | 欧洲凤尾蕨 *Pteris cretica* Linnaeus

植株高 45~65cm。根状茎先端被黑褐色鳞片。叶簇生，无毛，二型。营养叶叶柄长 8~30cm，禾秆色；叶片阔卵形，长 15~25cm，宽 12~20cm，一回奇数羽状，侧生羽片 2~5 对，对生，披针形，长 10~18cm，宽 1~1.5cm，边缘有锯齿，具软骨质边，第一对有短柄，并为二叉状深裂。孢子叶羽片 2~5 对，对生或近对生，基部 1 对有短柄并为二叉，线形，长 10~22cm，宽 0.6~1cm，仅在不育部分有尖锯齿。主脉下面极隆起，侧脉明显，斜展，单一或从基部分叉。

分布于神农架松柏（盘水）、宋洛（后山坪、太阳坪）、阳日（万福）、下谷（孟家河），生于海拔 400~1300m 的石灰岩岩石缝及沟边草丛中。常见。

全草祛风湿，止痹痛。

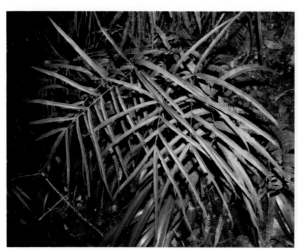 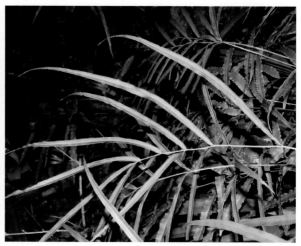

## 6 | 刺齿半边旗 *Pteris dispar* Kunze

植株高 30~35cm。根状茎先端和叶柄基部被黑褐色先端纤毛状并稍卷曲的鳞片。叶簇生，无毛，近二型；叶柄长 10~20cm，与叶轴均为栗色；叶片卵状长圆形，长 10~15cm，宽 13~15cm，二回深羽裂或二回半边深羽裂，顶生羽片披针形，长 10~13cm，宽 2~3cm，篦齿状深羽裂几达叶轴，裂片 10~12 对，对生，线状披针形，长 10~20mm，宽 3~5mm，营养叶边缘有长尖刺状的锯齿，侧生羽片 5~6 对，与顶生羽片同形，羽轴基部栗色，上部禾秆色，上面有纵沟，纵沟两旁有啮蚀状的浅灰色狭翅状的边，叶无毛，小脉直达锯齿的软骨质刺尖头。

分布于神农架下谷，生于海拔 400~1000m 的山脚灌丛或岩石缝中。少见。

全草清热解毒，止血，散瘀生肌。

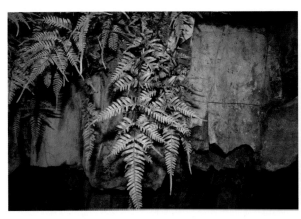 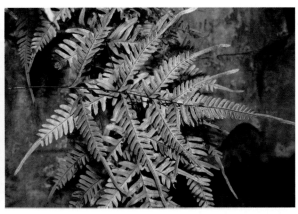

## 7 溪边凤尾蕨 *Pteris terminalis* Wallich ex J. Agardh

植株高 1~1.3m。根状茎先端密生黑褐色披针形鳞片。叶一型，无毛，簇生；叶柄长 50~60cm，基部暗褐色，向上为禾秆色，无毛；羽轴腹面有纵沟，沟两侧有短刺；叶片阔三角形，长 60~70cm，宽 20~28cm，二回深羽裂，侧生羽片 5~8 对，互生，有短柄，狭椭圆形，基部 1 对最大，长 25~30cm，宽 5~7cm，有时基部下侧分叉，上部的羽片较小，无柄，裂片 15~25 对，近对生，线状披针形，基部下侧略下延，顶部边缘不育处有前倾的小钝齿，顶生羽片与侧生羽片相似。

分布于神农架木鱼（红花当阳河），生于海拔 600~1700m 的林下或阴湿的沟边灌丛中。少见。

全草清热解毒。

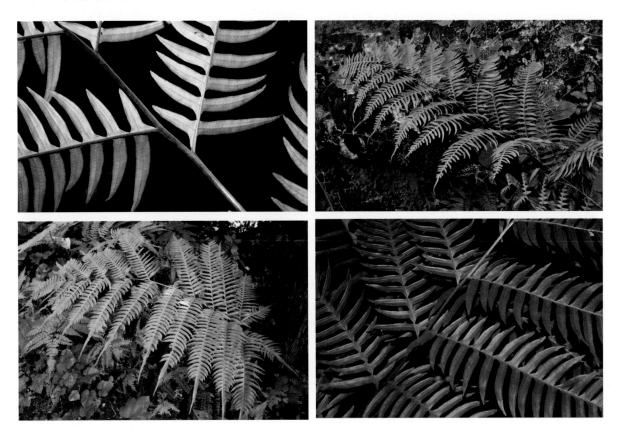

## 8 西南凤尾蕨 Pteris wallichiana J. Agardh

植株高 1.2~1.5m。叶一型，近无毛，簇生。叶柄长 60~70cm，栗红色，上面有阔纵沟。叶片五角状阔卵形，三回羽状深裂，从叶柄顶端分为三枝，中央一枝最大，柄长 7~9cm，二回深羽裂；侧生两枝较小，小羽片 15 对以上，互生，披针形，长 10~15cm，宽 2~3cm，羽状深裂，裂片 20~25 对，互生，长 10~15mm，宽 3.5~4.5mm，向基部渐宽，边缘不育处有浅锯齿；小羽轴上面有浅纵沟，沟两侧有短刺，无毛。

分布于神农架下谷（石柱河），生于海拔 400~600m 的沟谷林中。少见。

全草清热止血。

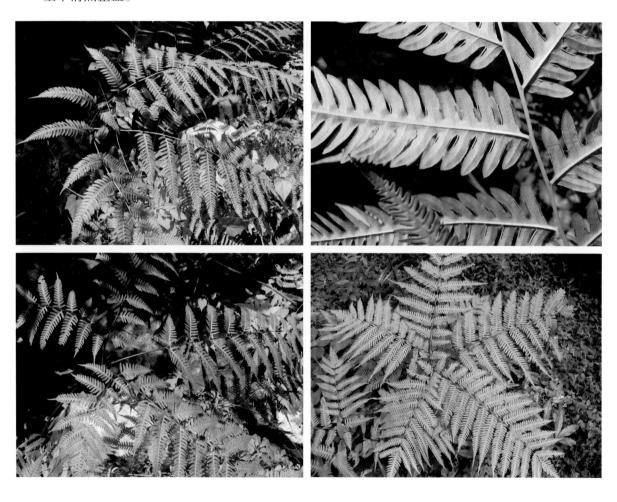

## （三）金粉蕨属 Onychium Kaulfuss

中型蕨类，土生。根状茎长而横走，稀较短而横卧，具管状中柱，被棕褐色、全缘、披针形鳞片。叶远生或近生；叶柄光滑，禾秆色或间为栗棕色，腹面有纵沟；叶片卵形或披针形，二至五回羽状细裂，裂片细小，披针形，先端尖，基部楔形下延，叶草质，光滑无毛，叶脉在不育裂片上 1 条，在能育羽片上羽状，并有边脉与侧脉相连。孢子囊群圆形，沿叶边生在边脉上呈线形；囊群盖由反折的叶边特化而成，宽几达主脉，形状似荚果。孢子球状四面形，外壁具块状纹饰。

约 10 种；我国 8 种；湖北 2 种；神农架 2 种，均可供药用。

### ■ 分种检索表

1. 叶片卵形至三角形，四至五回羽状分裂……………………………1. **野雉尾金粉蕨 O. japonicum**
1. 叶片卵状披针形至披针形，三回羽状分裂，顶部羽片有齿；叶近二型，裂片长 7~8mm；孢子囊群接近裂片顶端……………………………………………2. **木坪金粉蕨 O. moupinense**

## 1　野雉尾金粉蕨 Onychium japonicum (Thunberg) Kunze

### ■ 分变种检索表

1. 叶柄禾秆色，仅在基部栗棕色………………1a. **野雉尾金粉蕨 O. japonicum var. japonicum**
1. 叶柄栗棕色………………………………………1b. **栗柄金粉蕨 O. japonium var. lucidum**

## 1a　野雉尾金粉蕨（原变种）Onychium japonicum var. japonicum

植株高 30~60cm。根状茎密被棕色的卵状披针形鳞片，直径约 3mm。叶柄长 10~30cm，禾秆色，基部棕色，有时下部也带棕色。叶片卵形，长 10~24cm，宽 8~15cm，四回羽状细裂；羽片 8~13 对，基部 1 对最大，长 8~15cm，宽 4~6cm，三回羽裂；各回小羽片均为上先出，基部 1 对最大，末回能育小羽片线状披针形，通常 5~7mm，先端为不育的短尖头；末回不育裂片较能育裂片短而狭。叶无毛，叶轴和各回羽轴上面有浅沟，能育裂片为羽状脉并有边脉，不育裂片仅有主脉 1 条。孢子囊群长 3~6mm；囊群盖线形，膜质，全缘，灰白色。

分布于神农架各地，生于海拔 400~2200m 的沟边岩石缝中或林缘。常见。

全草清热解毒。

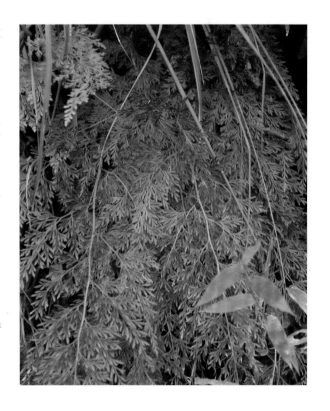

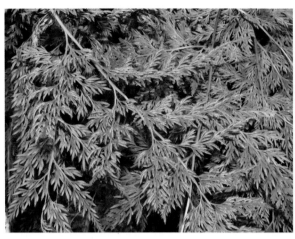
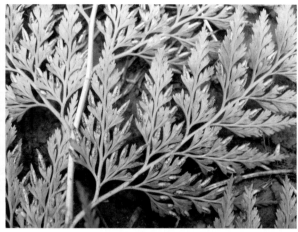

## 1b 栗柄金粉蕨（变种）Onychium japonicum var. lucidum (D. Don) Christ

　　本变种与野雉尾金粉蕨（原变种）的区别为植株较高大，高 40~80cm；根状茎直径约 4mm；叶柄栗色或棕色，末回羽片或裂片通常长 7~10mm。

　　分布于神农架木鱼（九冲），生于海拔 400~1400m 的山坡路旁岩石缝中和草丛中。少见。

　　全草清热解毒。

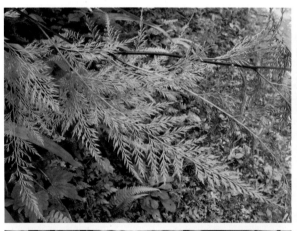
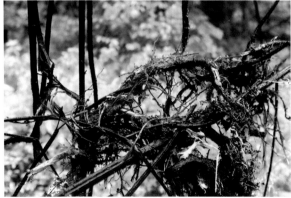
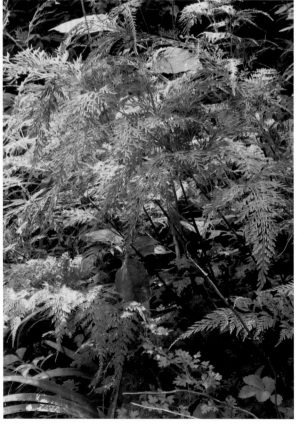

## 2 | 木坪金粉蕨 **Onychium moupinense** Ching

　　植株高 20~70cm。根状茎被较密的深棕色披针形鳞片。叶近生，近二型。营养叶叶柄禾秆色，长 4~10cm；叶片披针形，长 9~13cm，宽 3~4cm，三回羽状分裂，羽片卵形，末回小羽片斜卵形，先端有小尖齿。孢子叶较大；柄长 5~19cm；叶片卵状披针形，长 8~20cm，宽 4~9cm，下部三回羽状，向上为二回羽状，羽片互生，卵状披针形，二回羽状分裂，末回裂片长 6~8mm，线形。孢子囊群线形，长 5~7mm；囊群盖长圆形，膜质，全缘。

　　分布于神农架红日湾、木鱼（老君山、邱家坪）、下谷、新华，生于海拔 800~1200m 的林下岩石缝中。常见。

　　全草清热解毒。

　　本种标本记录较多，但本次调查中没有发现。

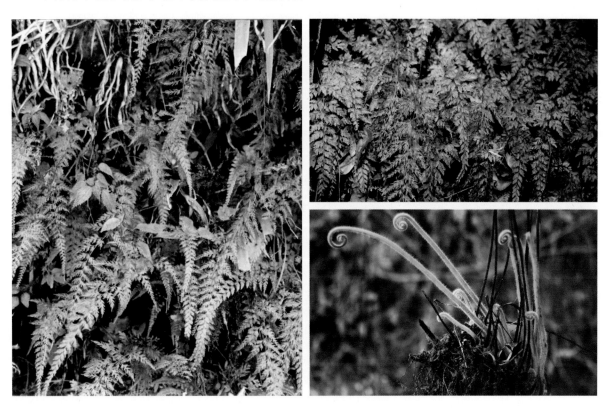

## （四）金毛裸蕨属 **Paragymnopteris** K. H. Shing

　　旱生中型蕨类。根状茎短，横卧，有网状中柱，密被鳞片并间有长柔毛。叶簇生；叶柄栗色，有光泽，柱状，多数密被长柔毛；叶片长圆状披针形，一至二回奇数羽状复叶；羽片卵形或长圆状披针形，全缘，先端圆钝，基部圆形或心形。叶纸质或革质，两面密被黄棕色长绢毛或鳞片，叶脉羽状，分离。孢子囊群线形，沿侧脉着生，无盖，隐没在毛被或鳞片下面，成熟时稍露出。孢子为球状四面体型，周壁具网状、拟网状及颗粒状纹饰。

　　约 5 种；我国 5 种；湖北 1 种；神农架 1 种，可供药用。

# 耳羽金毛裸蕨（变种）**Paragymnopteris bipinnata** var. **auriculata** (Franchet) K. H. Shing

　　植株高 20~38cm。根状茎密被金黄色线状披针形鳞片。叶近生；叶柄长 8~12cm，圆柱形，亮栗色，基部密被鳞片，向上连同叶轴被灰棕色长绢毛；叶片线状披针形，长 12~25cm，宽 2~3.5cm，一回羽状复叶，羽片 8~13 对，长 10~25mm，宽 5~15mm，卵形或长卵形，基部深心形，两侧常扩大成耳形或有 1~2 枚分离的小羽片，顶生小羽片与侧生的小羽片同形，但较大，叶上表面疏被贴伏绢毛，下表面密被黄棕色长绢毛。孢子囊群线形，沿侧脉着生，为毛被所遮盖，但成熟时略可见。

　　分布于神农架红坪、宋洛、新华，生于海拔 1300~2600m 的山坡林缘石上。少见。

　　全草解毒止痒。

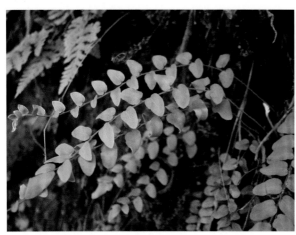 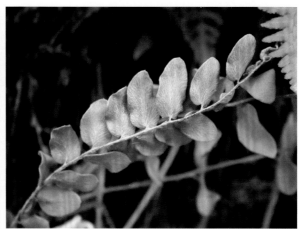

## （五）碎米蕨属 **Cheilanthes** Swartz

　　小型或中型蕨类。根状茎直立或斜升，具管状中柱，被同色或两色鳞片。叶一型，簇生；叶柄栗色至栗黑色，腹面常有纵沟，基部具 1 个维管束，被鳞片或毛；叶片披针形，长圆状披针形或卵状五角形，一至三回羽状细裂，末回裂片无柄或有短柄，叶草质、纸质或革质，无毛或有短节状毛，叶脉羽状，分离。孢子囊群小，圆形，生小脉顶端；囊群盖由反折的叶边多少变质而成。孢子球状四面体形，周壁具颗粒状或拟网状纹饰。

　　100 余种；我国 17 种；湖北 5 种；神农架 3 种，可供药用的 2 种。

### ■ 分种检索表

1. 叶片狭三角形，羽片 8~10 对；叶柄长 8~14cm；叶轴无毛……………………1. 平羽碎米蕨 **C. patula**
1. 叶片狭椭圆形，羽片 10~13 对；叶柄长 2~7cm；叶轴疏被短粗毛………2. 毛轴碎米蕨 **C. chusana**

## 1 | 平羽碎米蕨 Cheilanthes patula Baker

植株高 15~30cm。根状茎被栗色线状披针形鳞片。叶簇生，无毛。叶柄长 8~14cm，栗色，腹面平，有浅纵沟，基部密被黑色披针形鳞片。叶片狭三角形，长 10~20cm，宽 5~11cm，二至三回羽状；羽片 8~10 对，互生，有短柄，基部 1 对最大，长 3~6cm，宽 1~2cm，一至二回羽状；末回小羽片或裂片 2~3 对，先端钝，全缘；叶轴连同羽轴上面均有平阔的纵沟，沟两边有隆起的锐边。孢子囊群在叶边小脉顶端着生，圆形；囊群盖棕色，边缘膜质，全缘。

分布于神农架（新华至兴山一线），生于海拔 400~500m 的石灰岩岩石缝中。少见。

全草祛风止痛。

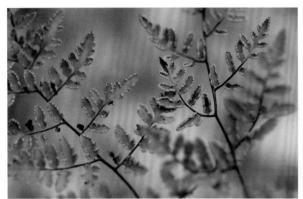 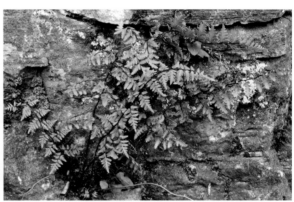

## 2 | 毛轴碎米蕨 Cheilanthes chusana Hooker

植株高 10~20cm。根状茎被栗黑色披针形鳞片。叶簇生，无毛。叶柄长 2~7cm。叶轴的腹面有纵沟，沟两侧有隆起的狭边，栗色，生棕色的披针形鳞片，间有少数短粗毛。叶片狭椭圆形，长 7~13cm，宽 2~4cm，二回羽状全裂；羽片 10~13 对，互生，柄极短，中部羽片最大，长 1.2~2.2cm，宽 1~1.3cm，卵状披针形，先端钝，羽状深裂；裂片长圆形，无柄，边缘有圆齿。孢子囊群生叶边小脉顶端，圆形；囊群盖长圆形或肾形，彼此分离。

分布于神农架下谷、新华，生于海拔 400~1500m 的石灰岩岩石缝中。较少见。

全草祛风除湿。

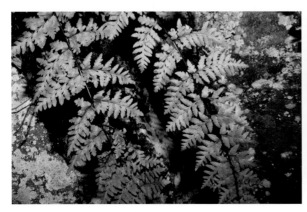 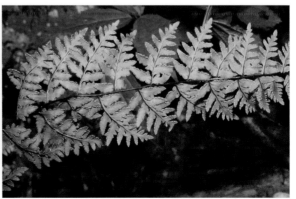

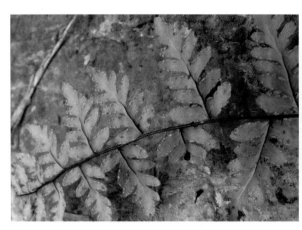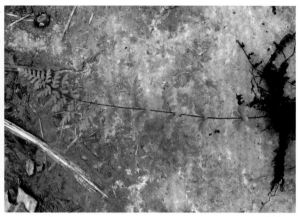

# （六）粉背蕨属 Aleuritopteris Fée

旱生小型或中型蕨类，常绿。根状茎短，直立或斜升，密被棕色或黑色鳞片，全缘。叶簇生；叶柄棕色或黑棕色；叶片五角形至三角状长圆形，二至三回羽状分裂，羽片基部 1 对最大，其基部下侧小羽片较大，叶纸质或薄草质，下表面通常具由腺体分泌的黄色或白色的蜡质粉末状物，无毛，叶脉羽状，分离，伸至叶边缘。孢子囊群在叶边小脉顶端着生，圆形，成熟后彼此靠合；囊群盖膜质或边缘为膜质，全缘或边缘有锯齿或撕裂成睫毛状；孢子囊具短柄或几无柄。孢子为球状四面体形，具 3 裂缝。

约 40 种；我国 29 种；湖北 9 种；神农架 9 种，可供药用的 3 种。

## ■ 分种检索表

1. 叶片五角形，长宽几相等；囊群盖狭，连续。

  2. 叶下表面具淡黄色或乳白色粉末·······················1. 银粉背蕨 A. argentea

  2. 叶下表面无粉末。

1. 叶片长圆状披针形或三角状卵圆披针形；囊群盖阔，连续或在裂片间断裂。

  3. 叶薄草质，下表面疏被灰白色粉末；囊群盖连续·······················2. 华北粉背蕨 A. kuhnii

  3. 叶纸质或薄革质，下表面密被白色粉末，叶片三角状卵圆披针形；囊群盖断裂，边缘撕裂成睫毛状·······················3. 粉背蕨 A. anceps

## 1 | 银粉背蕨 Aleuritopteris argentea (S. G. Gmelin) Fée

植株高 15~22cm。根状茎先端被鳞片。叶簇生。叶柄长 8~18cm，红棕色或黑棕色，基部稍被鳞片。叶片五角形，长宽几相等，5~7cm，羽片 3~5 对，基部三回羽裂；基部 1 对羽片三角形，长 3~5cm，宽 2~3.5cm，基部上侧与叶轴合生；小羽片 3~4 对，羽轴具狭翅，基部下侧 1 片最大，长 20~30mm，宽 5~7mm，有裂片 3~4 对；叶上表面褐色，下表面被淡黄色或乳白色粉末，裂片边缘具钝齿。孢子囊群圆形，成熟后靠合；囊群盖连续，边缘波状，膜质，全缘。

分布于神农架各地，生于海拔 600~2500m 的山坡阴处岩石缝中。常见。

全草活血调经，止血，止带。

本种在神农架为民间常用草药。

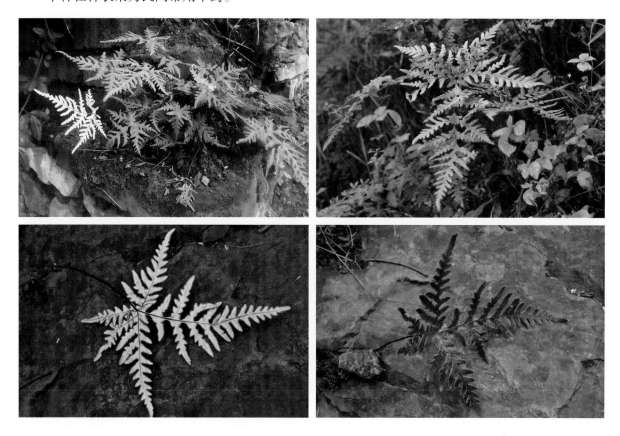

## 2 华北粉背蕨 *Aleuritopteris kuhnii* (Milde) Ching

植株高 18~22cm。根状茎先端密被鳞片。叶簇生。叶柄长 2.5~5.5cm，红棕色，基部疏生阔披针形鳞片。叶片长圆状披针形，长 10~17cm，宽 3.5~5.5cm，下部三回羽状分裂；羽片 9~12 对，第二对羽片较基部 1 对羽片大，羽片卵状三角形，二回羽状分裂，顶部为羽状深裂；小羽片 4~5 对，基部第二对最大，长圆形，基部下延成狭翅，长 10~12mm，宽 5~6mm，羽状深裂；裂片 3~4 对，长 2~3mm，宽 2mm，全缘；叶下表面疏被灰白色粉末。孢子囊群圆形；囊群盖膜质，连续，边缘呈波状。

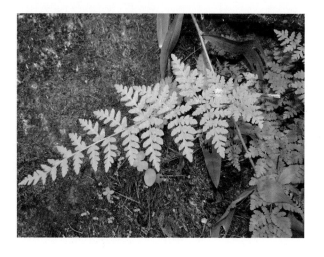

分布于神农架木鱼（酒壶坪），生于海拔 1000~2500m 的溪沟旁湿润的生境中。少见。

全草活血调经。

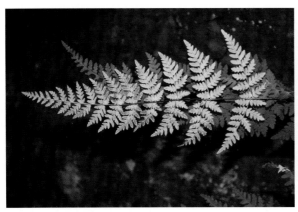
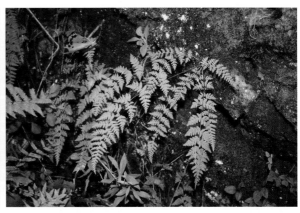

## 3　粉背蕨 **Aleuritopteris anceps** (Blanford) Panigrahi

　　植株高 20~50cm。根状茎顶端密被淡黑色，边缘棕色的鳞片。叶簇生。柄长 10~30cm，栗褐色，基部疏被鳞片。叶片三角状卵圆披针形，长 10~25cm，宽 5~10cm，基部最宽，基部三回羽裂；侧生羽片 5~10 对，基部 1 对羽片斜三角形，二回羽裂；小羽片 5~8 对，羽轴下侧的远较上侧的为长，基部下侧的 1 枚小羽片最长；叶下表面密被白色粉末。孢子囊群由多个孢子囊组成，汇合成线形；囊群盖断裂，膜质，棕色，边缘撕裂成睫毛状。

　　分布神农架各地，生于海拔 400~2600m 的林缘石缝中或岩石上。常见。

　　全草活血调经。

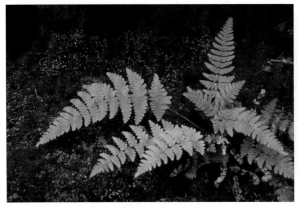
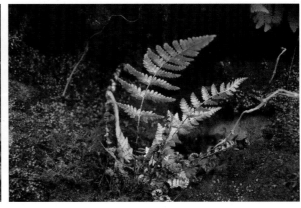

## （七）铁线蕨属 **Adiantum** Linnaeus

　　小型或中型蕨类。根状茎短，直立或细长而横走，被厚的棕色至黑色鳞片。叶簇生或远生；叶柄无关节，黑色或棕色，光亮，细圆而坚硬，基部着生鳞片；叶片一至三回羽状或为一至三回二叉掌状分枝，稀为单叶，羽片或末回羽片为对开式或为扇形，基部有时具关节，叶草质或纸质，有时被毛，叶脉为多回二叉分枝状，无明显主脉。孢子囊群长椭圆形，位于反卷叶缘（假囊群盖）的叶脉上；假囊群盖形状多样；孢子囊圆球状，具长柄。孢子为球状四面体形，周壁具颗粒状或网状纹饰。

　　200 余种；我国 34 种；湖北 13 种；神农架 9 种，可供药用的 8 种。

■ **分种检索表**

1. 叶片扇形，掌状，一至三回二叉分枝。
　　2. 小羽片顶端近圆形，具钝锯齿，羽片下表面绿色······1. **掌叶铁线蕨 A. pedatum**
　　2. 小羽片顶端狭，具三角状尖锯齿，羽片下表面常呈灰白色······2. **灰背铁线蕨 A. myriosorum**
1. 叶片非扇形和掌状，一至四回奇数羽状复叶。
　　3. 叶为一回奇数羽状，叶轴、羽轴和羽片两面密被长硬毛······3. **假鞭叶铁线蕨 A. malesianum**
　　3. 叶为二至四回奇数羽状。
　　　　4. 小羽片全缘或仅具钝齿。
　　　　　　5. 小羽片斜扇形；孢子囊群每羽片上(1~)2~4个······4. **月芽铁线蕨 A. refractum**
　　　　　　5. 小羽片不偏斜；孢子囊群每羽片上1~2个。
　　　　　　　　6. 小羽片上缘有波状圆齿；孢子囊群每羽片上多为1个······5. **肾盖铁线蕨 A. erythrochlamys**
　　　　　　　　6. 小羽片上缘平滑，倒三角形，长大于宽，基部明显楔形；孢子囊群每羽片上多为2个······
　　　　　　　　　　······6. **陇南铁线蕨 A. roborowskii**
　　　　4. 小羽片有尖齿或啮蚀状的齿牙。
　　　　　　7. 小羽片斜扇形，分裂······7. **铁线蕨 A. capillus-veneris**
　　　　　　7. 小羽片扇形，对称，不分裂······8. **白背铁线蕨 A. davidii**

---

## 1 掌叶铁线蕨 Adiantum pedatum Linnaeus

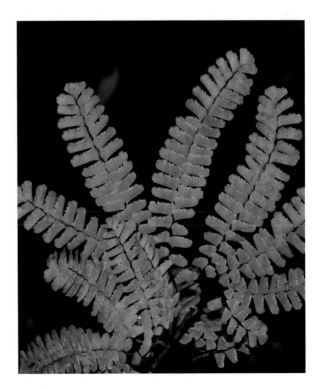

植株高40~55cm。根状茎顶端密被棕色宽披针形鳞片。叶簇生；叶柄长约30cm，栗色或棕色，基部被鳞片；叶片近扇形，长20~24cm，宽20~25cm，叶柄顶端二叉分枝，每枝上侧有6枚羽片，羽片线状披针形，有柄，一回奇数羽状，中央羽片最大，长20~24cm，宽3.5~4cm，侧生羽片较小，叶两面无毛，叶脉多回二歧分叉，两面均明显。孢子囊群每小羽片上多为5个，生于裂片先端缺刻中；囊群盖长圆形、肾形。孢子具明显的细颗粒状纹饰。

分布于神农架大九湖、红坪、木鱼（九冲、酒壶坪、老君山）、宋洛、松柏（大岩屋），生于海拔400~3000m的林下溪沟边岩石上。常见。

全草清热止咳，消炎，活血。

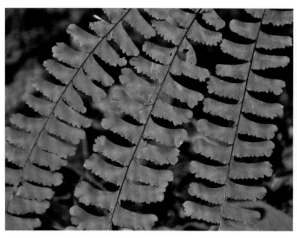
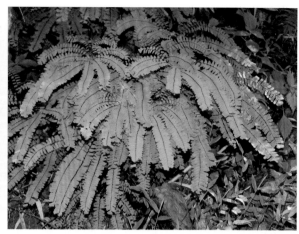

## 2 灰背铁线蕨 Adiantum myriosorum Baker

　　植株高 30~55cm。根状茎先端密被深棕色宽披针形鳞片。叶柄长 15~25cm，红棕色至深栗色，有光泽，基部被鳞片。叶片宽扇形，长 18~25cm，宽 20~30cm，叶柄顶端二叉分枝，每枝上侧再分出 4~6 枚羽片；羽片线状披针形，有柄，一回奇数羽状，中央羽片最大，长 15~28cm，宽 2~3cm，侧生羽片较小；叶纸质，无毛，下表面灰白色，叶脉多回二歧分叉，两面明显。孢子囊群生小羽片上缘裂片先端的浅缺刻内，4~6 个；囊群盖圆肾形。孢子具明显的网状纹饰。

　　分布于神农架大九湖、木鱼（断江坪、木鱼坪）、松柏（三叉水牛洞）、宋洛、下谷，生于海拔 900~2600m 的林下溪沟边岩石上。常见。

　　全草祛风解表，止血。

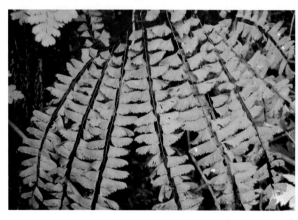
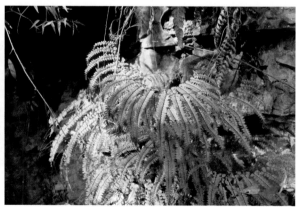

## 3 假鞭叶铁线蕨 Adiantum malesianum J. Ghatak

　　植株高 17~20cm，通体被多细胞节状长毛。根状茎先端密被棕色披针形鳞片。叶簇生。叶柄长 5~8cm，深棕色，基部被鳞片。叶片线状披针形，长 10~18cm，宽 2~2.5cm，一回羽状；羽片 10~16

对，基部 1 对羽片团扇形，反折向下，长 6~8mm，宽 7~12mm，其余羽片斜扇形，上缘浅裂至深裂，基部斜楔形，顶生羽片近倒三角形；叶上表面疏被短硬毛，下表面密被白色短硬毛，间有棕色多细胞长硬毛，叶轴先端延长成鞭状，先端落地后可生根。孢子囊群生于羽片上缘裂片上；囊群盖肾形。

分布于神农架新华，生于海拔 1000~1400m 河谷环境中的岩石上或岩石缝隙中。少见。

全草清热，消炎，活血。

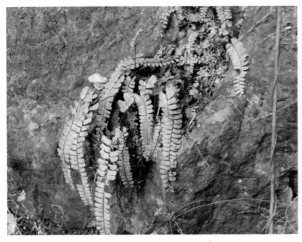
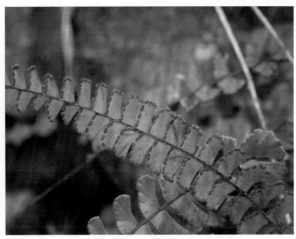

## 4 月芽铁线蕨 **Adiantum refractum** Christ

植株高 13~30cm。根状茎密被深棕色披针形鳞片。叶簇生。叶柄长 6~14cm，红棕色或深棕色，有光泽，基部被鳞片。叶片狭卵形，长 10~17cm，宽 3.5~8cm，二至三回羽状；羽片 5~7 对，互生，狭卵形，基部 1 对较大，长 2.5~6.5cm，宽 2~3cm，一至二回羽状；小羽片 4~6 对，末回小羽片扇形，长 7~14cm，宽 0.8~1.5cm，先端常 1~3 浅裂、半裂，或中部有 1 深裂。叶两面无毛，叶轴略向左右曲折。孢子囊群每羽片上（1~）2~4 个，着生于羽片上缘凹缺内；囊群盖长圆形或圆肾形。

分布于神农架红坪、木鱼、松柏、宋洛等地，生于海拔 1000~2600m 林下为苔藓植物盖被的岩石上或悬崖峭壁上。常见。

全草清热解毒，祛风除湿。

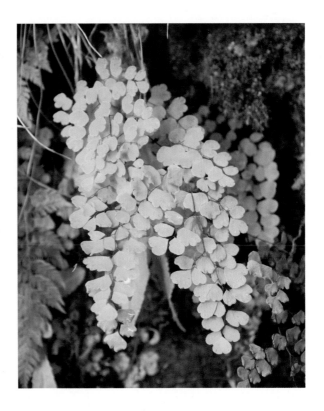

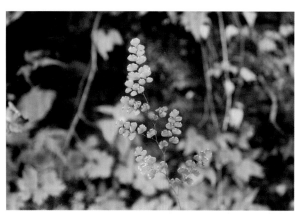
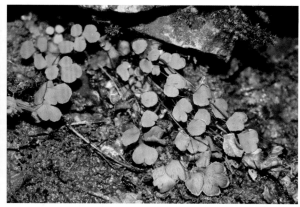

## 5 肾盖铁线蕨 *Adiantum erythrochlamys* Diels

植株高 13~33cm。根状茎密被深棕色狭披针形鳞片。叶柄长 4~15cm，棕色，基部密被鳞片。叶片狭卵形，长 7~20cm，宽 4~7cm，三回羽状；羽片 4~7 对，互生，卵形，长 2~4cm，宽 1.2~2cm，中部以下或仅基部为二回羽状；末回小羽片倒卵形，长 5~13mm，宽 4~9mm，先端圆形，全缘或有小钝齿，能育小羽片的先端中央具缺刻，两侧有小钝齿，叶两面无毛。孢子囊群着生在羽片顶端凹缺内，通常 1 个，稀 2 个；囊群盖长圆形或圆肾形，先端深凹缺。

分布于神农架木鱼、宋洛，生于海拔 800~2500m 的溪沟旁为苔藓植物盖被的岩石上或悬崖峭壁上。常见。

全草祛风解表，止血。

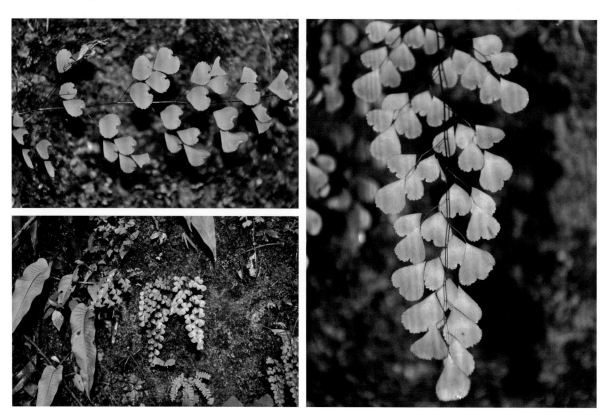

## 6 陇南铁线蕨 **Adiantum roborowskii** Maximowicz

　　植株高 10~25cm。根状茎密被紫棕色披针形鳞片。叶柄长 5~20cm，栗红色或黑栗色，有光泽，基部被鳞片；叶片披针形，长 6~18cm，宽 2.5~3.7cm，一至三回奇数羽状；羽片 5~7 对，互生，基部 1 对较大，长 2~3cm，宽 1.5~2cm，卵形，二回奇数羽状；小羽片 1~3 对，互生，三角状卵形，末回小羽片狭扇形，长 5~8mm，宽 4~7mm，能育的末回小羽片全缘，中央有 1~2 个凹缺；叶两面无毛。孢子囊群着生于羽片顶端凹缺内，1~2 个；囊群盖圆形或圆肾形。

　　分布于神农架木鱼、宋洛，生于海拔 800~2000m 湿润的岩石缝隙中。少见。

　　全草止血。

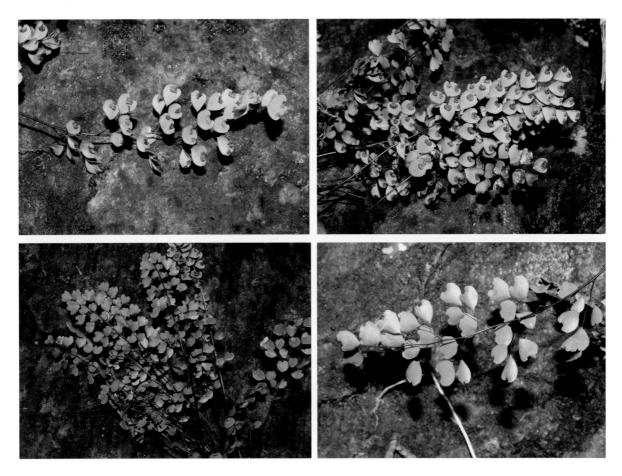

## 7 铁线蕨（神农架） 铁丝分筋 **Adiantum capillus-veneris** Linnaeus

　　植株高 12~38cm。根状茎密被棕色披针形鳞片。叶柄长 5~20cm，栗黑色，有光泽，基部被与根状茎上同样的鳞片。叶片狭卵形，长 7~24cm，宽 4~16cm，中部以下常为二回羽状，中部以上为一回奇数羽状；羽片 4~8 对，互生，基部 1 对最大，狭卵形，长 4~9cm，宽 2~4cm，一回（稀二回）奇数羽状；叶两面无毛，叶轴和羽轴略向左右曲折，叶脉多回二歧分叉。孢子囊群着生在能育羽片上缘，3~9 个；囊群盖长圆形或肾形。

分布于神农架各地，生于海拔 400~1800m 湿润的岩石缝隙中或滴水的崖壁上。常见。

全草清热止血，利尿。

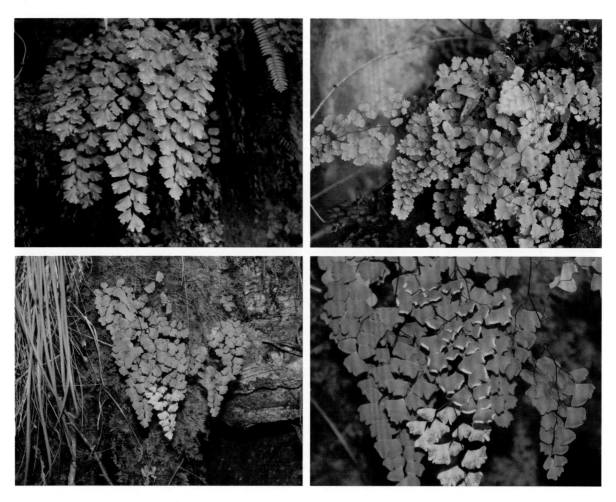

## 8 白背铁线蕨 Adiantum davidii Franchet

植株高 25~35cm。根状茎被浅棕色或深褐色宽披针形鳞片。叶远生。叶柄长 12~22cm，红棕色或深棕色，有光泽，基部被鳞片。叶片三角状卵形，长 8~17cm，宽 7~13cm，三回奇数羽状；羽片 5~10 对，互生，二回奇数羽状；小羽片 3~4 对，末回小羽片 1~3 对，互生，扇形，长 4~8cm，宽 4~9cm，具三角形锯齿，顶生末回小羽片较大；叶两面无毛，各回羽柄基部有时具棕色多细胞节状软毛，叶脉多回二歧分叉。孢子囊群着生在末回小羽片上缘，通常 1 个，稀 2 个；囊群盖肾形或近圆形。

分布于神农架松柏（三叉水牛洞）、下谷（坪堑），生于海拔 1100~2400m 河谷边林下湿润的岩石缝隙中或滴水的崖壁上。少见。

全草止痢，利尿，通乳。

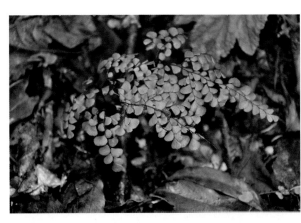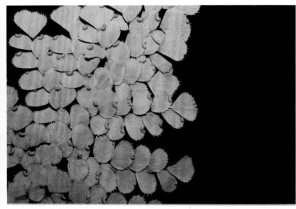

## （八）书带蕨属 Haplopteris C. Presl

小型或中型附生植物。根状茎横走或近直立，密被须根和披针形鳞片。叶近生，单叶；叶片狭线形，全缘，革质或纸质，无毛，表皮有骨针状细胞，主脉明显，下侧脉羽状，小脉单一，在叶缘内联结成一单行狭长的网眼，无内藏小脉。孢子囊群线形，着生于叶下表面与主脉平行的沟槽中，或着生于叶缘双唇状夹缝中，混杂有隔丝多数；无囊群盖，隔丝先端膨大，具细长分节的柄；孢子囊的环带由14~18（~20）个增厚细胞组成。孢子椭圆形或纺锤形，具单裂缝，平滑，透明。

约40种；我国13种；湖北2种；神农架2种，均可供药用。

### ■ 分种检索表

1. 鳞片略扭曲，蓬松；叶片上表面主脉隆起，两侧叶肉凹陷成沟槽，下表面通常宽扁，粗壮；孢子囊群通常布满主脉与叶边之间，无不育空间……………………**1. 平肋书带蕨 H. fudzinoi**
1. 鳞片通直；叶片上表面主脉凹下成1条狭缝，下表面隆起，纤细；孢子囊群与主脉间有宽的不育带，着生孢子囊群的浅沟内缘有1条隆起的棱脊……………………**2. 书带蕨 H. flexuosa**

---

## 1　平肋书带蕨（神农架）<sup>树韭菜</sup> Haplopteris fudzinoi (Makino) E. H. Crane

植株高22~52cm。根状茎密被扭曲、具虹色光泽、网眼壁薄、粗筛孔状的鳞片。叶近生；叶柄长1~5cm，或近无柄；叶片线形，长20~47cm，宽0.3~1cm，基部常下延至叶柄基部，边缘反卷，叶革质，肥厚，主脉上面隆起，两侧叶肉凹陷成纵沟，下面通常宽扁，粗壮，与孢子囊群接近，或较狭窄则两侧有宽的不育带。孢子囊群线形，着生于近叶缘的沟槽中，被反卷的叶缘所遮盖；隔丝先端头状或杯状。孢子长圆形，单裂缝，具不甚明显的颗粒状纹饰。

分布于神农架下谷（小神农架），附生于海拔800~2800m的山坡或沟谷林下岩石上或树干上。少见。

全草祛风除湿，活血止痛。

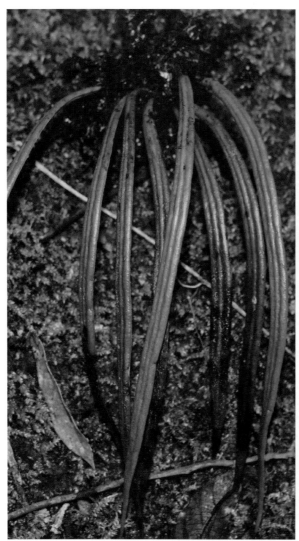
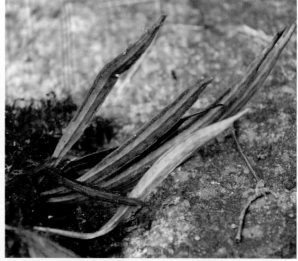
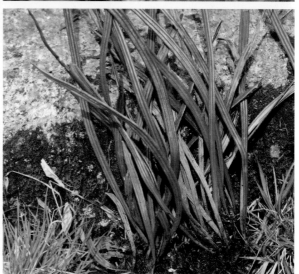

## 2 书带蕨 Haplopteris flexuosa (Fée) E. H. Crane

　　植株高 17~36cm。根状茎密被先端纤毛状、边缘有睫毛状齿、具虹色光泽、网眼壁厚、粗筛孔状的鳞片。叶近生；叶柄极短或几无柄，下部浅褐色，基部被纤细的小鳞片；叶片线形，长17~36cm，宽 0.4~0.6cm，边缘反卷，叶薄革质，主脉上表面凹下成 1 条狭缝，下表面隆起，叶片先端和下部不育。孢子囊群线形，着生于叶边缘的浅沟内，孢子囊群和主脉之间有宽的不育带，幼时被反卷的叶缘所遮盖；隔丝多数，先端倒圆锥形，亮褐色。孢子长圆形，单裂缝，透明，具模糊的颗粒状纹饰。

　　分布于神农架各地，附生于海拔 400~3000m 的山坡或沟谷树桩上或林下岩石崖壁上。少见。

　　全草舒筋活络，活血止痛。

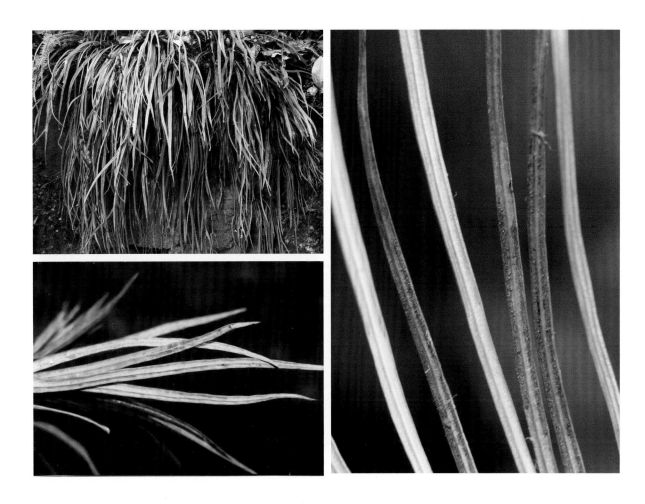

# 铁角蕨科 Aspleniaceae

　　小型或中型蕨类，土生或附生。根状茎长，横走或短而直立或斜升，被粗筛孔型的披针形鳞片，具网状中柱。叶远生、近生或簇生；叶柄基部无关节，内有维管束2个，向上结合成"X"字形；叶形变异很大，常为一至三回（稀四回）羽状复叶，少数为单叶或羽状深裂，叶草质、近革质或肉质，光滑或有时疏被小鳞片，叶脉通常分离，一至多回二叉分枝，有时向叶边多少联结。孢子囊群线形，沿小脉上侧着生；囊群盖线形，全缘，一边着生小脉上，另一边开向主脉；孢子囊扁圆形，环带垂直，不完整。孢子两侧对称，周壁具褶皱，外壁表面光滑。

　　2属，700余种；我国2属，108种；湖北2属，18种；神农架2属，14种，可供药用的2属，11种。

### ■ 分属检索表

1. 根状茎直立或短的横走，长的横走时直径超过6mm，密被鳞片；叶远生或近生，叶片单叶或四回羽状复叶 ·····················································1. 铁角蕨属 Asplenium
1. 根状茎长而横走，直径不及6mm，除顶部外，疏被鳞片；叶远生，稀为单叶，通常一回羽状复叶 ·······································2. 膜叶铁角蕨属 Hymenasplenium

## （一）铁角蕨属 Asplenium Linnaeus

　　土生或附生。根状茎长而横走或短而直立，通常土生或石生，有时附生于树干上，密被黑色或黑褐色披针形小鳞片。叶柄基部不以关节着生，光滑，或与叶轴和羽轴具小鳞片；叶片一至三回羽状，稀单叶，末回小羽片或裂片基部不对称，边缘有钝锯齿或撕裂状，叶草质至革质，无毛，叶脉分离，一至多回二叉分枝，小脉通直，不达叶边，叶轴顶端或上部有时具1个芽孢。孢子囊群线形，沿小脉上侧着生；囊群盖线形，开向主脉，稀开向叶边；孢子囊柄细长。孢子两侧对称，周壁具褶皱，外壁表面光滑。

　　700余种；我国90种；湖北17种；神农架13种，可供药用的10种。

### ■ 分种检索表

1. 叶为单叶，椭圆形，先端延伸成细长鞭状 ·····················1. 过山蕨 A. ruprechtii
1. 叶为复叶，一至四回羽状或羽裂。
　　2. 一回羽状复叶。
　　　　3. 叶柄具膜质狭翅。
　　　　　　4. 叶柄两侧各有一条翅 ·······························2. 铁角蕨 A. trichomanes
　　　　　　4. 叶柄三棱形，每条棱上有翅 ·····················3. 三翅铁角蕨 A. tripteropus

　　3. 叶柄无翅。

　　　5. 羽片菱形或菱状披针形，基部极不对称，上侧有显著的耳状突起，边缘有不规则的裂片····································4. 棕鳞铁角蕨 A. yoshinagae

　　　5. 羽片披针形，基部稍不对称，边缘有锯齿，无片裂，羽片具耳状突起，边缘有稀疏的粗锯齿····································5. 狭翅铁角蕨 A. wrightii

2. 叶二至三回羽状或二至三回羽状分裂。

　　6. 叶二回羽状或二至三回羽状分裂。

　　　7. 叶轴先端延伸成鞭状，有芽孢····································6. 长叶铁角蕨 A. prolongatum

　　　7. 叶轴先端不延伸成鞭状，无芽孢。

　　　　8. 叶下部几对羽片逐渐缩短，小羽片边缘有粗齿牙··········7. 虎尾铁角蕨 A. incisum

　　　　8. 叶下部羽片显著缩短，小羽片有6~8个尖锯齿··········8. 变异铁线蕨 A. varians

　　6. 叶三回羽状或三回羽状分裂。

　　　9. 叶下部 1~2 对羽片显著缩短····································9. 北京铁角蕨 A. pekinense

　　　9. 植株高 10~20cm；叶下部羽片不缩短或略缩短，较大；末回裂片较狭，宽2mm以下；叶柄基部与叶轴上无鳞片····································10. 华中铁角蕨 A. sarelii

## 1 过山蕨 Asplenium ruprechtii Sa. Kurata

　　植株高 8~15cm。根状茎顶端密被披针形小鳞片。叶簇生；基生叶不育；叶柄长 5~10mm；叶片椭圆形，长 10~20mm，宽 5~8mm，基部略下延。孢子叶较大；叶柄长 1~3cm；叶片披针形，长 10~15cm，宽 0.5~1cm，全缘或呈波状或具不规则缺刻，基部以狭翅下延，先端延伸成鞭状着地生根。叶无毛，叶脉网状，不明显，有网眼 1~2 行，网眼外的小脉分离，不达叶边。孢子囊群线形或椭圆形，在主脉两侧各排成不规则的 1~3 行；囊群盖同形，膜质，灰绿色或浅棕色。

　　分布于神农架木鱼（老君山至九冲一带），生于海拔约 1400m 的林下岩石上。少见。

　　全草止血消炎，活血散瘀。

　　本种为神农架新记录植物。

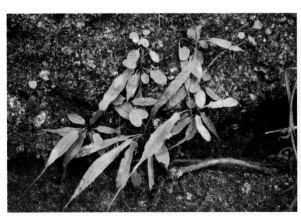
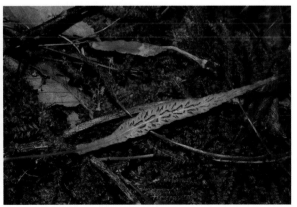

## 2 | 铁角蕨 **Asplenium trichomanes** Linnaeus

植株高 10~25cm。根状茎短，直立，密生黑褐色线状披针形鳞片。叶簇生，纸质，无毛。叶柄长 2~6cm，亮栗色，沿上面纵沟两侧有全缘的膜质狭翅。叶片线形或狭椭圆形，中部较宽，长 10~21cm，宽 0.8~1.6cm，先端渐尖，基部略狭，一回羽状；羽片 20~30 对，互生或近生，近无柄，长圆形或卵形，长 3~8mm，宽 2~5mm，两侧不对称，基部斜楔形，先端钝圆，边缘有小钝齿；叶脉羽状，侧脉分叉或单一。孢子囊群沿侧脉的上侧小脉着生；囊群盖条形，全缘。

分布于神农架各地，生于海拔 500~3100m 潮湿的林下沟边草丛和岩石缝隙中。常见。

全草调经，止血，清热解毒。

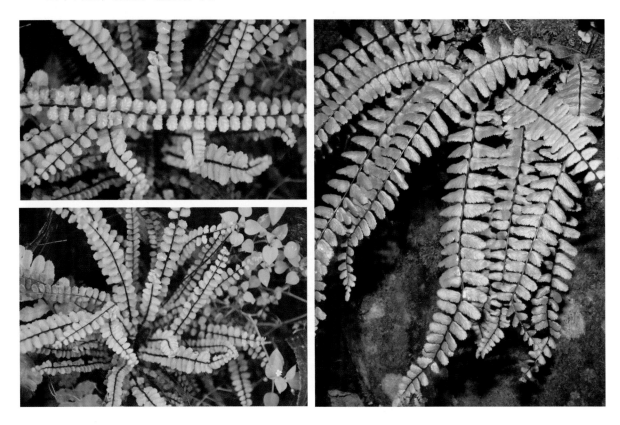

## 3 | 三翅铁角蕨 **Asplenium tripteropus** Nakai

植株高 10~35cm。根状茎密生线状披针形鳞片。叶簇生，纸质，无毛。叶柄长 2~8cm，三棱形，亮栗色，3 条棱脊上均有一条膜质狭翅。叶片线形或狭椭圆形，中部较宽，长 10~30cm，宽 1~2.5cm，一回羽状；羽片 20~40 对，互生或近对生，几无柄，长圆形或卵形，先端圆形，边缘有小钝齿，中部的羽片较大，长 7~12mm，宽 3~5mm；叶脉羽状，侧脉分叉或单一。孢子囊群线形，沿侧脉的上侧小脉着生；囊群盖线形，全缘。

分布于神农架各地，生于海拔约 500m 的山谷林下潮湿的岩石缝隙中和沟边草丛中。少见。

全草用于外伤出血、跌打损伤、筋骨疼痛等。

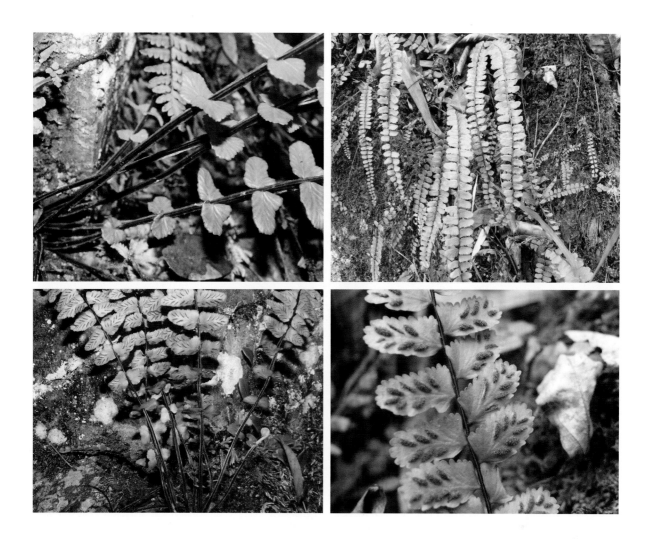

## 4 棕鳞铁角蕨 **Asplenium yoshinagae** Makino

植株高 20~25cm。根状茎密生钻状披针形鳞片。叶簇生，近革质，无毛。叶柄长 10~12cm，基部褐色，向上为枯禾秆色，有鳞片，在叶柄基部的鳞片较大而密，向上渐疏而小。叶片阔披针形，长 10~15cm，宽 2.5~4cm，下表面疏被狭披针形小鳞片，一回羽状；羽片 12~14 对，互生，具短柄，

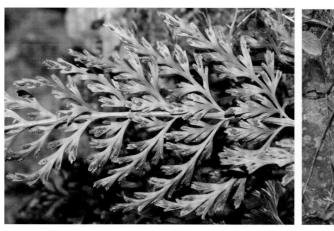
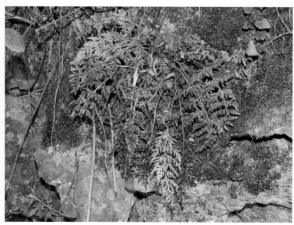

基部羽片较大，长 2~2.5cm，宽 1~1.2cm，斜卵形，基部极不对称，边缘不规则浅裂，裂片顶端具齿尖；叶脉羽状，侧脉通常二分叉。孢子囊群线形，沿小脉着生；囊群盖条形，膜质，全缘。

　　分布于神农架木鱼，生于海拔 600~2500m 的林下阴湿的岩石缝隙中。少见。

　　全草活血化瘀，止血，止痛。

## 5 ｜ 狭翅铁角蕨 Asplenium wrightii Eaton ex Hooker

　　植株高约 60cm。根状茎先端连同叶柄基部密生全缘的棕褐色披针形鳞片。叶簇生。叶柄长约 20cm，下部密被与根状茎上同样的鳞片，上面有纵沟。叶片椭圆形，长 35~40cm，宽 16~18cm，向基部有 3~4 对羽片短缩，一回羽状；羽片互生，中部羽片较大，长 10~12cm，宽 1.3~1.5cm，披针形，基部两侧突起成耳状，边缘有稀疏的粗锯齿。叶轴中部以上两侧有狭翅。孢子囊群线形，长 5~6mm，沿上侧小脉着生；囊群盖线形，黄棕色，厚膜质，全缘，宿存。

　　分布于神农架下谷，生于海拔 400~500m 的林下溪边阴湿的岩石上。少见。

　　根茎消肿止痛。

　　本种为神农架新记录植物。

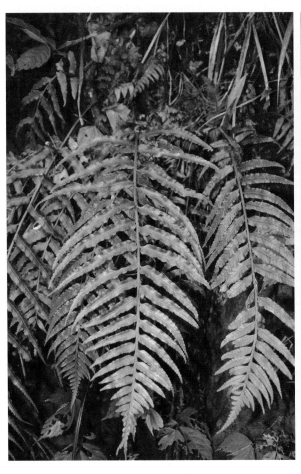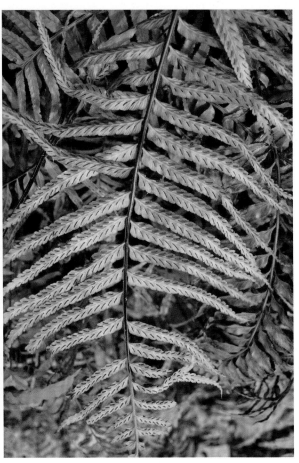

## 6 长叶铁角蕨 Asplenium prolongatum Hooker

植株高 20~38cm。根状茎顶端被披针形鳞片。叶簇生，厚，近肉质，无毛。叶柄长 10~20cm，与叶轴和叶片同为淡绿色。叶轴先端延伸，具顶生芽孢。叶片线状披针形，长 10~18cm，宽 2~3.5cm，幼时在脉上着生鳞片，二回羽状；羽片 8~12 对，长圆形，长 1.5~2.8cm，宽 0.8~1.2cm，羽状；二回羽片 2~4 对，互生，狭条形，长 5~10mm，宽 1~1.5mm，钝头，全缘，上侧第 1 片有时分叉。孢子囊群生小脉中部；囊群盖条形，膜质，全缘。

分布于神农架新华（观音河），生于海拔 500~1200m 的林下阴湿的岩石缝隙中或附生于树干上。少见。

全草用于水火烫伤、肠炎、关节疼痛等。

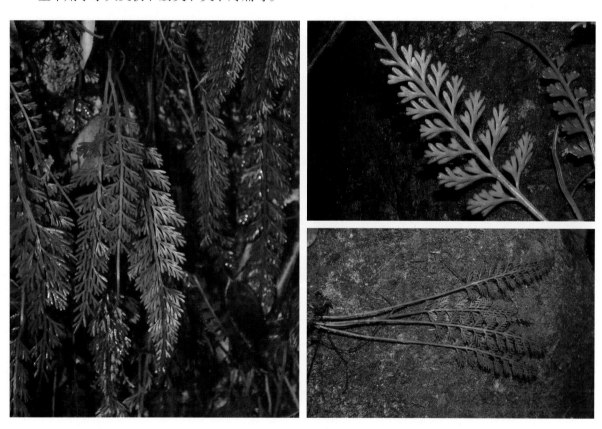

## 7 虎尾铁角蕨 Asplenium incisum Thunberg

植株高 10~35cm。根状茎顶端密被棕色狭披针形鳞片。叶簇生，无毛。叶柄长 2~10cm，亮栗色，腹面具纵沟。叶片狭椭圆形，长 8~25cm，宽 2~4cm，羽状深裂，基部变狭，二回羽状；羽片 15~20 对，具短柄，下部羽片逐渐缩小为卵圆形或半圆形，长 4~5mm，宽 6~7mm，3 深裂，裂片先端具钝齿，中部羽片较大，长 1~2cm，宽 0.6~1.2cm，阔披针形，羽状分裂或基部有 1 对分离的小羽片，小羽片顶端具粗圆齿。孢子囊群生小脉中部；囊群盖长圆形，薄膜质，全缘。

分布于神农架新华，生于海拔 400~600m 的林下阴湿处岩石缝隙中或山坡路旁草丛中。少见。

全草清热解毒，利湿，镇惊。

本种为神农架新记录植物。

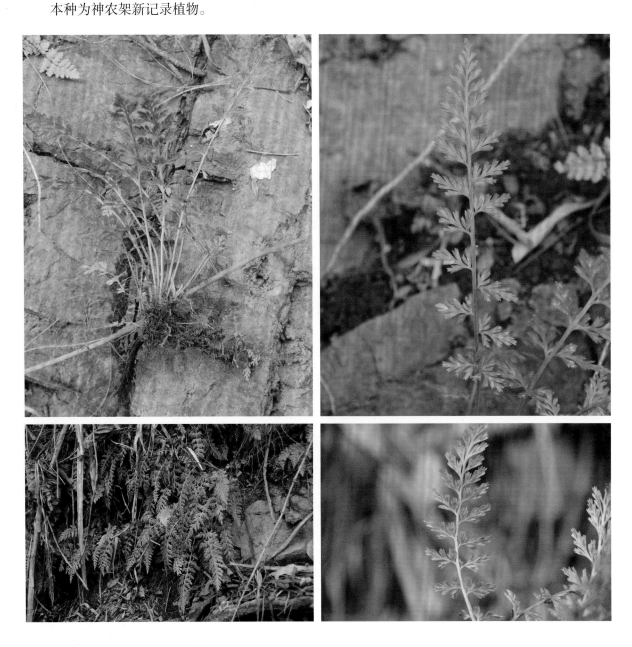

## 8 变异铁角蕨 Asplenium varians Wallich ex Hooker & Greville

植株高 4~35cm。根状茎先端被鳞片。叶簇生。叶柄长 2~12 cm，下面亮栗色，疏被鳞片和单列的毛，上面有浅阔纵沟。叶片三角状卵形，长 6~13cm，宽 2~8cm，二回羽状；羽片 8~12 对，长 8~30mm，宽 6~15mm，基部不对称，一回羽状；小羽片 2~3 对，扇形至圆倒卵形，长 3.5~5.5mm，宽 2.5~6mm；叶片被由 3~4 个细胞组成的单列腺毛；叶轴近无毛。孢子囊群短线形，长 1.5~3mm，生于小脉下部，每小羽片有 2~4 个，成熟后汇合；囊群盖短线形，灰色，膜质，全缘，开向羽轴或主脉，宿存。

　　分布于神农架红坪，生于海拔 500~2200m 的杂木林下潮湿岩石上或岩壁上。少见。

　　全草止血生肌，消炎。

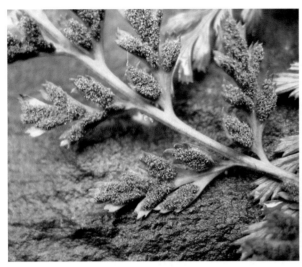
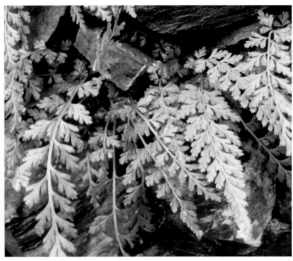

## 9　北京铁角蕨 *Asplenium pekinense* Hance

　　植株高 8~16cm。根状茎顶端密被黑褐色披针形鳞片。叶簇生，无毛。叶柄长 2~5cm，绿色，连同叶轴下部疏生小鳞片。叶片披针形，长 6~11cm，宽 1.5~4cm，二回羽状或三回羽裂；羽片 8~12 对，菱状卵形，基部羽片略缩短，中部羽片较大，长 1~2mm，宽 5~10mm，一回羽状；二回羽片 2~4 对，顶端有 1~2 对裂片或不再分裂，裂片顶端尖或有 2~3 个尖齿，每齿具小脉 1 条。孢子囊群在每 1 裂片上着生 1 个，沿小脉着生；囊群盖近长圆形，全缘。

　　分布于神农架阳日，生于海拔 500~900m 的岩石缝隙中。少见。

　　全草化痰止咳，利膈，止血。

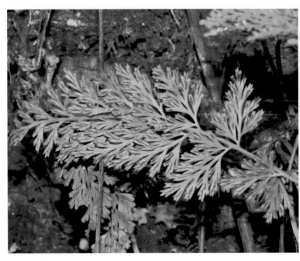
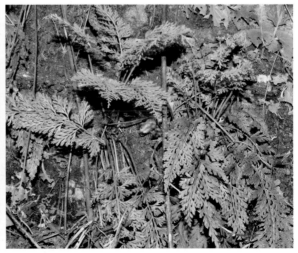

## 10 | 华中铁角蕨 *Asplenium sarelii* Hooker

植株高 10~20（~25）cm。根状茎顶端密被棕色披针形鳞片。叶簇生，无毛。叶柄长 5~10cm，纤细，绿色。叶片卵形，长 5~15cm，宽 3~7cm，先端渐尖，基部最宽，三回羽状分裂；羽片 8~10 对，互生，具短柄，卵形，长 1.5~4cm，宽 1~2cm，二回羽状分裂；二回羽状裂片 2~4 对，长圆形，下部的较大，末回裂片线形，有细齿 1 个；叶脉羽状，侧脉分叉。孢子囊群线形，沿小脉着生，每 1 裂片上通常着生 1 个；囊群盖线形，全缘。

分布于神农架各地，生于海拔 500~2100m 的林下阴湿的岩石缝隙中和崖壁上。常见。

全草止血，止咳。

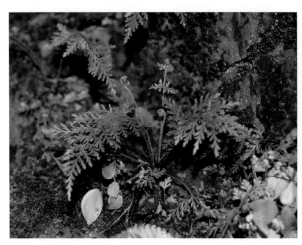 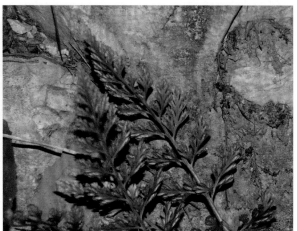

## （二）膜叶铁角蕨属 **Hymenasplenium** Hayata

草本。根状茎长而横走，直径约 5mm，通常土生或石生，有时附生于树干上，疏被粗筛孔状鳞片。叶柄栗色或黑色，稀为灰绿色；叶片通常为一回羽状，叶轴上面有沟槽，羽片下侧边缘下延在叶轴形成狭翅，羽片不对称，叶草质，叶脉分离，稀网结，小脉通直，不达叶边。孢子囊群单生，稀双生，线形至近椭圆形；囊群盖薄膜质至纸质，环带由 20~28 个增厚的细胞组成；孢子囊柄细长。孢子两侧对称，外壁表面光滑。

30 余种；我国 18 种；湖北 2 种；神农架 1 种，可供药用。

## 阴湿膜叶铁角蕨 **Hymenasplenium obliquissimum** (Hayata) Sugimoto

植株高 20~35cm。根状茎长而横走，顶端有披针形鳞片。叶远生，草质，无毛。叶柄长 10~20cm，栗褐色，基部疏生鳞片。叶片披针形，长 15~18cm，宽 4~6cm，先端尾状渐尖，基部不变狭或略变狭，一回羽状；羽片 15~18 对，互生，具短柄，斜长圆状披针形，长 20~32mm，宽 5~8mm，基部偏斜，边侧截平，下侧楔形，除基部外边缘有粗锯齿；叶脉羽状，侧脉分叉。孢子囊群生小脉中部；

囊群盖条形，膜质，全缘。

分布于神农架低海拔地区（木鱼至兴山一线），生于海拔500m以下的滴水石壁上。少见。

全草调经，活血，止血，止痛。

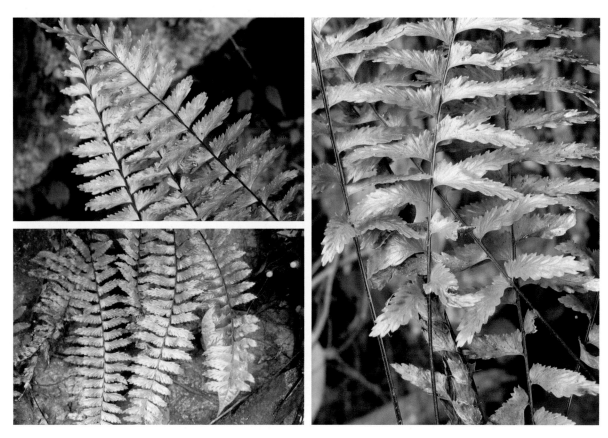

# 金星蕨科 Thelypteridaceae

大型蕨类，土生或石面上生。根状茎直立、斜升或横走，具简单的网状中柱，疏被鳞片，并有单细胞的单一的或分叉的针状毛。叶簇生、远生或近生；叶柄无关节，内有维管束 2 个；叶片多为长圆形或倒披针形，少为卵形或卵状三角形，通常二回羽状分裂，有时为多回羽状或罕为一回羽状或单叶，叶脉分离，小脉单一或分叉，稀为网状，叶两面或至少在叶轴上被刚毛，羽轴及侧脉上常为针状毛，罕无毛。孢子囊群圆形或椭圆形，通常背生于小脉中部或近顶端处；囊群有盖或无盖，或盖极小而早落，圆肾形，光滑或被短刚毛。孢子两侧对称，椭圆形，单裂缝，外壁具明显的刺状纹饰或表面光滑，少数为细网状纹饰。

约 20 属，1000 种；我国 18 属，199 种；湖北 11 属，23 种；神农架 9 属，17 种，可供药用的 5 属，6 种。

## ■ 分属检索表

1. 叶脉分离。

  2. 孢子囊群无盖。

    3. 孢子囊群圆形；叶片卵状三角形，三回羽状至四回羽裂；植物通体被多细胞针状毛…………………………………………………………………………1. 针毛蕨属 Macrothelypteris

    3. 孢子囊群长圆形或卵圆形；植株被星状毛；叶柄禾秆色，无光泽，侧生羽片基部沿叶轴两侧合生下延………………………………………………………2. 卵果蕨属 Phegopteris

  2. 孢子囊群有盖，囊群盖大；羽片基部下面不具气囊体；叶草质或纸质，二回羽状深裂，下表面常具球形橙色腺体，叶脉伸达叶边…………………………3. 金星蕨属 Parathelypteris

1. 叶脉联结。

  4. 叶脉联结为星毛蕨型；裂片缺刻，底部向下具 1 条纵的透明膜质连线；叶下表面叶脉上的腺体为橙色或橙红色，圆形或为棒形；孢子囊群圆形，有盖………………4. 毛蕨属 Cyclosorus

  4. 叶脉为新月蕨型；孢子囊群幼时圆形，成熟时常成双汇合成新月蕨型…………………………………………………………………………5. 新月蕨属 Pronephrium

## （一）针毛蕨属 Macrothelypteris (H. Itô) Ching

中型或大型蕨类，土生。根状茎短而直立，或斜升或横卧，被鳞片；鳞片披针形，棕色，质厚，有缘毛。叶簇生，草质或纸质，两面被毛，稀无毛。叶柄禾秆色或酒红色，基部疏生鳞片，向上光滑。叶片卵状三角形，三回羽状至四回羽裂；各回羽片披针形，一回小羽片沿羽轴两侧以狭翅相连，各回羽轴上面圆而隆起，多少被灰白色针状毛；叶脉羽状，分离，侧脉单一或二叉，不达叶缘。孢子囊群小，圆形，生于近小脉近顶端，无盖或盖不发育，易脱落。孢子椭圆形，周壁具褶皱，表面具小刺状和小穴状纹饰，外壁表面具细网状纹饰。

10 种；我国 7 种；湖北 3 种；神农架 1 种，可供药用。

# 雅致针毛蕨（变种）**Macrothelypteris oligophlebia** (Baker) Ching var. **elegans** (Koidzumi) Ching

植株高 50~110cm。根状茎疏生鳞片。叶近生。叶柄长 30~70cm，禾秆色，基部疏生鳞片。叶片卵状三角形，与叶柄近等长，下部宽 30~45cm，三回羽状深裂；羽片互生，宽披针形，长 14~25cm，宽 5~9cm，二回羽状深裂或全裂；小羽片披针形，长 3~5cm，宽 0.8~1.2cm，羽状深裂或全裂；裂片长圆形，全缘或具钝齿，先端圆钝或具小尖头；叶轴和羽轴及叶脉上被较密的针状毛，叶脉羽状，侧脉 4~5 对，单一或二分叉，不达叶缘。孢子囊群圆形，生侧脉顶端；囊群盖圆肾形，早落。

分布于神农架各地，生于海拔 400~800m 的溪沟边、林缘或林下阴湿处。常见。

全草消肿止痛。

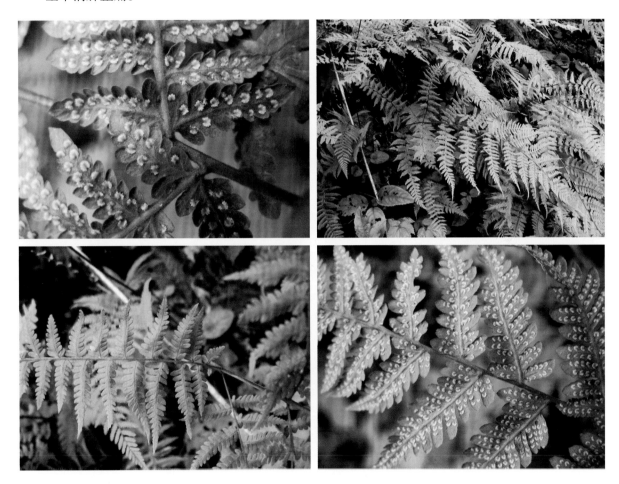

## （二）卵果蕨属 Phegopteris (C. Presl) Fée

小型或中型蕨类，土生。根状茎细长而横走或短而直立，密被鳞片和毛。叶远生或簇生，草质，两面有针状毛。叶柄基部密被棕色披针形鳞片。叶片二回羽状分裂；羽片披针形，基部与叶轴合生，或下部 1~2 对分离，下部 1~3 对不缩短或向下逐渐缩短；叶轴、羽轴及主脉两面隆起，上面有星状毛和针状毛，下面除毛被外，还有具睫毛的披针形鳞片；叶脉羽状，分离，侧脉单一或分叉，伸达叶缘。孢子囊群椭圆形，无盖；孢子囊上被直立的针状毛。孢子椭圆形，周壁薄而透明，表面具颗粒状纹饰，外壁表面光滑。

4种；我国3种；湖北2种；神农架2种，可供药用的1种。

# 延羽卵果蕨 Phegopteris decursive-pinnata (H. C. Hall) Fée

植株高 30~65cm。根状茎被具缘毛的卵形鳞片。叶簇生。叶柄长 10~20cm，禾秆色，连同叶轴和羽轴被披针形具缘毛的鳞片。叶片椭圆形，长 20~45cm，宽 6~15cm，中部较宽，一回羽状；羽片狭椭圆形，基部以耳状或钝三角状的翅彼此相连，长 4~10cm，宽 0.8~1.2cm，羽状半裂至深裂，下部的羽片逐渐缩短，三角状耳形；裂片卵状三角形，长宽均约 3mm；沿叶脉被短刚毛和星状毛，叶轴和羽轴两面被星状毛。孢子囊群近圆形或长圆形，生于侧脉顶部以下，无盖。

分布于神农架各地，生于海拔 500~1500m 的林下阴湿处。常见。

全草消肿止痛，敛疮。

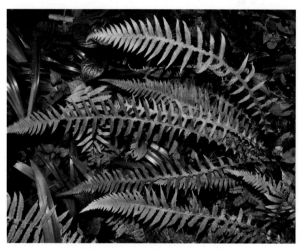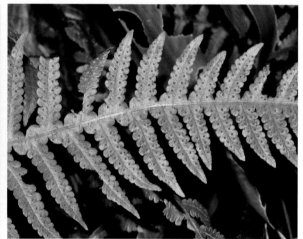

# （三）金星蕨属 Parathelypteris (H. Itô) Ching

中型蕨类，土生。根状茎长，横走或短而斜升，近无鳞片。叶片二回羽状深裂，羽片披针形，互生，下面逐渐缩短成小耳形或基部1对不缩短，但其基部变狭，不与羽轴合生，羽状深裂或几裂至羽轴，裂片长圆形；叶草质至纸质，两面被针状毛，下表面常有橙色腺体；羽轴上面有纵沟，密被针状毛，叶脉分离，每裂片上有侧脉 3~8 对，斜上，单一，伸达叶边。孢子囊群圆形，背生于小脉上部，靠近叶缘；囊群盖圆肾形，厚膜质，有毛或无毛，宿存。孢子椭圆形，周壁薄而透明，具褶皱，外壁表面具细网状纹饰或光滑。

约60种；我国24种；湖北3种；神农架2种，可供药用的1种。

# 中日金星蕨 **Parathelypteris nipponica** (Franchet & Savatier) Ching

植株高 30~70cm。根状茎长而横走。叶近生或远生，两面被短毛。叶柄长 10~30cm，基部紫褐色，向上为禾秆色，基部有红棕色阔卵形鳞片。叶片披针形，长 20~40cm，宽 8~12cm，二回羽状深裂；羽片约 30 对，狭披针形，中部的最大，长 6~8cm，宽 0.8~11cm，下部多对羽片逐渐缩短成耳形，基部 2~3 对退化成气囊体；裂片长圆形，长 4~5mm，宽 2mm，全缘；叶轴、羽轴和主脉上被灰白色单细胞针状毛。孢子囊群小，圆形，背生于小脉上部，每裂片 4~5 对；囊群盖圆肾形，棕色，有少数长毛。

分布于神农架各地，生于海拔 400~2500m 的山坡灌丛下或路旁草丛中。常见。

全草活血化瘀，消肿止痛。

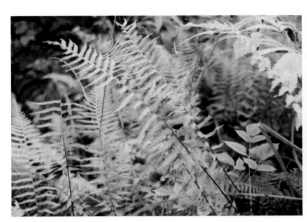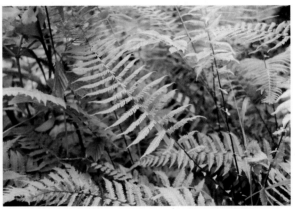

## （四）毛蕨属 **Cyclosorus** Link

中型常绿蕨类，土生。根状茎横走，稀可直立，疏被鳞片。叶柄禾秆色或浅灰色，基部疏被鳞片，向上被针状毛或柔毛。叶片二回羽裂，下部的羽片常缩短或呈耳形，羽状深裂，基部上侧裂片通常较长；叶草质或厚纸质，两面或至少在叶轴、羽轴、主脉及裂片上面被针状毛，下面通常具腺体；叶脉羽状，侧脉单一或二叉，分离或联结。孢子囊群圆形，背生侧脉中部；囊群盖圆肾形，上面常有粗短毛或柔毛或腺体；孢子囊无毛或偶尔具 1~2 枚刚毛。孢子椭圆形，周壁具脊状隆起或表面具小刺状纹饰。

250 种；我国 40 种；湖北 2 种；神农架 2 种，均可供药用。

> ■ **分种检索表**
>
> 1. 叶厚纸质，两面近无毛或上表面被短毛，下表面具小腺点·············1. 渐尖毛蕨 **C. acuminatus**
> 1. 叶近革质，上表面近光滑，下表面沿叶脉疏生短针毛，有柠檬色的长圆形或棒形腺体············
>    ··················································2. 干旱毛蕨 **C. aridus**

## 1 | 渐尖毛蕨 Cyclosorus acuminatus (Houttuyn) Nakai

植株高 40~100cm。根状茎顶部被棕色披针形鳞片。叶远生。叶柄长 20~50cm，枯禾秆色，基部疏生鳞片，略被柔毛。叶片阔披针形，长 20~50cm，宽 10~22cm，基部不变狭，二回羽裂；羽片互生，狭披针形，下部的羽片不缩短，长 6~12cm，宽 0.8~1.5cm，披针形，羽状半裂或深裂；裂片长圆形，全缘，基部上侧一片较大；叶两面近无毛或上表面被短毛，下表面具小腺点，叶轴、羽轴和主脉被短毛或针状毛。孢子囊群生于侧脉上部，圆形；囊群盖圆肾形，被短柔毛。

分布于神农架各地，生于海拔 1700m 以下的灌丛中、林下、路旁或田埂边。常见。

全草用于小儿麻痹症、狂犬咬伤等。

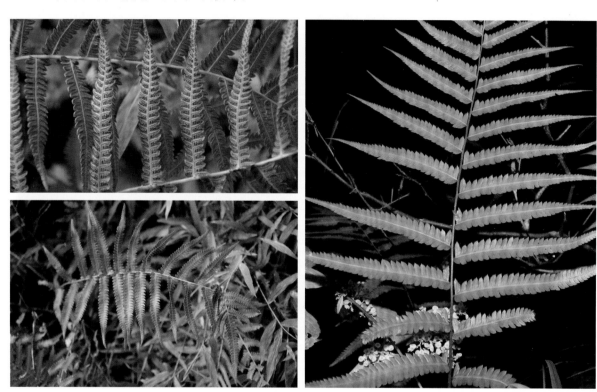

## 2 | 干旱毛蕨 Cyclosorus aridus (D. Don) Ching

植株高 50~100（~150）cm。根状茎连同叶柄基部疏被棕色的披针形鳞片。叶远生。叶柄长 10~35cm。叶片阔披针形，长 40~120cm，宽 15~35cm，二回羽裂；羽片 15~40 对，下部 2~10 对逐渐缩小成小耳片，中部羽片线状披针形，长 5~18cm，宽 1~2cm；裂片 20~40 对，三角形，长 1~3mm，宽 3mm，全缘；叶脉两面清晰，下面隆起，侧脉斜上，每裂片 6~12 对；叶上表面近光滑，下表面沿叶脉疏被短针毛，有柠檬色的长圆形或棒形腺体。孢子囊群圆形，生侧脉中部稍上处；囊群盖有腺体，有时被毛。

分布于神农架下谷，生于海拔 2500m 以下的沟边林下或河边湿地。少见。

全草清热解毒，止痢。

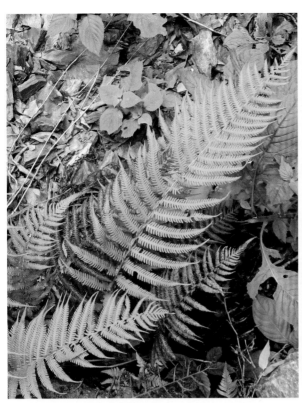
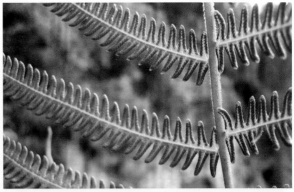
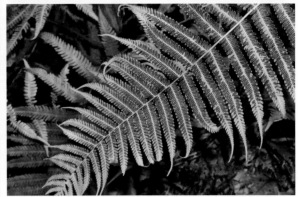

## （五）新月蕨属 Pronephrium C. Presl

中型常绿蕨类，土生。根状茎长，横走，略被棕色披针形鳞片。叶柄基部疏生鳞片，向上仅被单细胞针状毛；叶片通常一回奇数羽状，羽片几无柄，与叶轴分离，叶草质或纸质，两面被针状毛，下表面常有小而密的疣状突起，叶脉新月蕨型，即小脉在侧脉之间联结成斜方形的网眼，直达叶边，小脉顶端有水囊。孢子囊群圆形，在侧脉间排成 2 行，背生于小脉中部，无盖或罕有盖；孢子囊顶部通常有 1 至数根直立的针状毛。孢子椭圆形，周壁表面不平，具脊状隆起或具褶皱，或具小瘤状和刺状纹饰。

61 种；我国 18 种；湖北 1 种；神农架 1 种，可供药用。

## 披针新月蕨 <sup>活血莲</sup> Pronephrium penangianum (Hooker) Holttum

植株高 1~1.5m。根状茎疏生披针形鳞片。叶近生，无毛。叶柄长 40~70cm，基部黑褐色，向上淡红棕色，腹面具沟槽，无毛。叶片长圆状披针形，长 30~70cm，宽 20~30cm，基部不缩短，一回羽状；羽片互生，披针形，长 17~20cm，宽 0.8~2cm，边缘具细尖齿或大锯齿；顶生羽片同形，有长柄；叶脉新月蕨型，侧脉间的小脉除顶部 2~3 对分离外，其余均联结成 2 行斜长方形网眼。孢子囊群圆形，在侧脉之间排成 2 行，无盖。

分布于神农架各地，生于海拔约 900m 的林下沟旁阴湿处。常见。

全草祛风止痛。

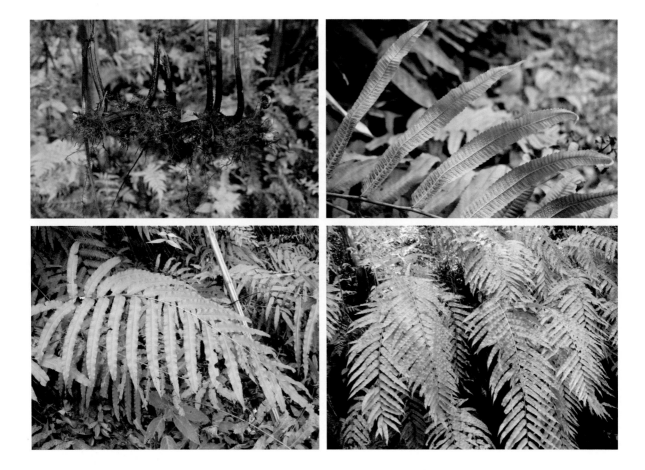

# 岩蕨科 Woodsiaceae

　　小型或中型蕨类，石面生或旱生。根状茎短，直立或斜升，具网状中柱，被棕色、筛孔细密、膜质的披针形鳞片。叶簇生；叶柄被鳞片或节状长毛，有的具关节；叶片长圆状披针形至狭披针形，一回羽状至二回羽裂，叶脉羽状，分离，小脉顶端常有水囊，不达叶缘；叶草质或纸质，具透明节状长毛或粗毛，有的被腺毛或头状腺体，有的羽轴下面着生小鳞片，叶轴上通常被同样的毛和鳞片。孢子囊群圆形，着生在囊托上；囊群盖下位，碟形或杯状，边缘有流苏状的睫毛。

　　4属，约43种；我国3属，24种；湖北2属，5种；神农架2属，2种，均可供药用。

### ■ 分属检索表

1. 孢子囊群包于球形的囊群盖内；叶通常多少被有间隔的短腺毛……1. **膀胱蕨属 Protowoodsia**
1. 孢子囊包于许多有间隔的卷发状长毛内，或完全裸露；叶无毛或被毛，或被毛及鳞片……………………………………………………………………2. **岩蕨属 Woodsia**

## （一）膀胱蕨属 Protowoodsia Ching

　　石生草本。根状茎直立，先端密被鳞片。叶簇生或近簇生；柄短，无关节，易断而下部宿存；叶片草质，披针形，二回羽状深裂，无毛或略被腺毛，叶脉分离，羽状，小脉不达叶边。孢子囊群小，圆形，由6~12个孢子囊组成，位于小脉的顶部或中部；囊托隆起，明显；囊群盖大，下位，球圆形或膀胱形，膜质，完全包被孢子囊群，成熟时从顶部开裂。孢子椭圆形，周壁具褶皱，外壁表面光滑。

　　1种，神农架有分布，可供药用。

## 膀胱蕨 Protowoodsia manchuriensis (Hooker) Ching

　　本种特征同膀胱蕨属。

　　分布于神农架木鱼（老君山），生于2400~3000m的林下石上。少见。

　　全草舒筋，活血。

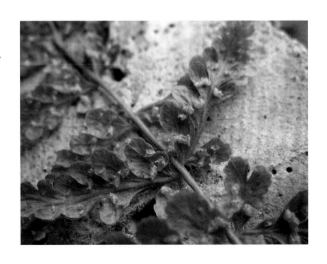

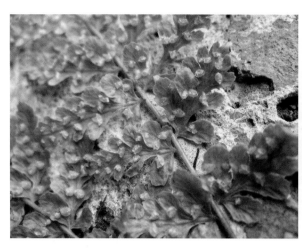
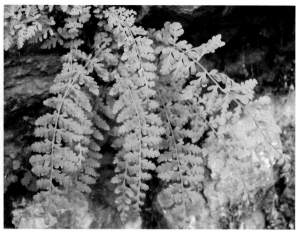

## （二）岩蕨属 Woodsia R. Brown

　　小型石生蕨类。根状茎短，直立或斜升，被边缘全缘或流苏状的披针形鳞片。叶簇生；叶柄具关节，叶片常由此脱落，基部被鳞片，向上被毛或光滑；叶片披针形，向基部常变狭，一至二回羽状分裂，叶草质或近纸质，光滑或被毛及鳞片，叶脉羽状，分离，不达叶缘。孢子囊群圆形，位于小脉顶部或中部的囊群托上；囊群盖下位，碟形或杯状，膜质易碎，边缘有流苏状的睫毛；孢子囊大，球形，环带纵行；孢子囊柄粗短。孢子椭圆形，周壁具褶皱，外壁表面光滑。

　　约 38 种；我国 20 种；湖北 4 种；神农架 3 种，可供药用的 1 种。

## 耳羽岩蕨 Woodsia polystichoides D. C. Eaton

　　植株高 10~35cm。根状茎顶端被棕色、膜质、卵状披针形鳞片。叶簇生。叶柄长 4~10cm，浅棕色，基部被鳞片，向上连同叶轴被鳞片或密被长毛，顶端有一斜关节。叶片狭倒披针形，长 10~25cm，宽 1.5~4cm，两面混生具节的绵毛或条形小鳞片，一回羽状；羽片镰刀状长圆形，长 6~20mm，宽 3~6mm，基部不对称，上侧耳状突起，下侧斜楔形，全缘或波状浅裂；叶下表面沿主脉着生小鳞片，侧脉二分叉，先端有水囊。孢子囊群圆形，小，着生在分叉侧脉上侧 1 条脉顶端；

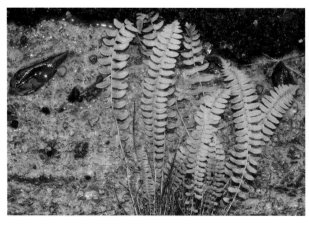
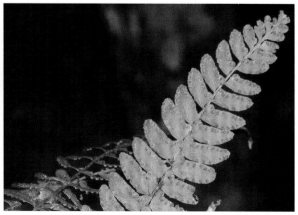

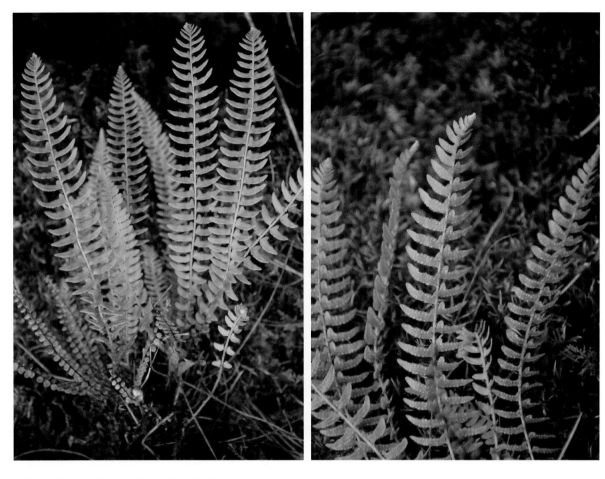

囊群盖碗状，边缘撕裂，有长睫毛。

　　分布于神农架各地，生于海拔 1400~2700m 的林下阴湿的岩石缝中。常见。

　　全草舒筋，活血。

# 球子蕨科 Onocleaceae

中型蕨类，土生。根状茎短粗，直立或横走，有网状中柱，被棕色、卵状披针形鳞片。叶二型，簇生或远生，有柄；营养叶椭圆状披针形，一回羽状至二回羽裂，羽片线状披针形，羽状半裂，裂片镰状披针形，全缘或具细齿，叶脉羽状，分离或网结，无内藏小脉；孢子叶椭圆形至线形，一回羽状，羽片反卷成荚果状，叶脉分离，具羽状或叉状分枝。孢子囊球形，背生脉上；囊群盖下位或无盖，被反卷变质的叶片包被；孢子囊具长柄，具纵行环带。孢子两侧对称，周壁透明，薄膜质，表面有小刺状纹饰，外壁表面光滑。

4 属，5 种；我国 3 属，4 种；湖北 2 属，3 种；神农架 2 属，3 种，均可供药用。

## ■ 分属检索表

1. 叶柄和羽轴上面有沟槽，营养叶叶片椭圆状倒披针形至倒披针形，基部明显变狭；孢子囊群有盖·······························1. 荚果蕨属 Matteuccia
1. 叶柄和羽轴上面无沟槽，营养叶叶片卵状三角形或椭圆形，基部略变狭；孢子囊群有盖或无盖·····························2. 东方荚果蕨属 Pentarhizidium

## （一）荚果蕨属 Matteuccia Todaro

根状茎粗壮，直立或斜升，被褐色披针形鳞片。叶簇生，叶柄和羽轴上面有沟槽。营养叶椭圆状披针形，顶端羽裂，基部明显变狭，二回羽状分裂，羽片线状披针形，互生，无柄，羽状半裂，裂片镰状披针形至椭圆形，边缘有疏锯齿，叶脉羽状，分离，叶草质，近光滑，或沿叶轴、羽轴主脉被柔毛和鳞片。孢子叶椭圆形，一回羽状，羽片线形，反卷成荚果状，包围孢子囊群。孢子囊群球形，背生脉上，具囊群盖；孢子囊大，柄纤细。孢子椭圆形。

1 种，神农架有分布，可供药用。

## 荚果蕨 Matteuccia struthiopteris (Linnaeus) Todaro

本种特征同荚果蕨属。

分布于神农架各地，生于海拔 900~1300m 的林下阴湿处。常见。

全草清热解毒，杀虫，止血。

本种在神农架资源较多，植株高大，曾被命名为木鱼坪荚果蕨，但未被《Flora of China》承认，值得进一步研究。

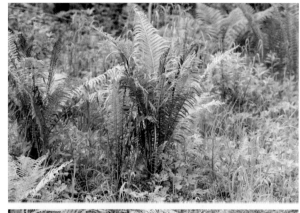

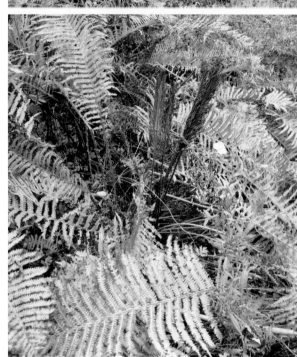

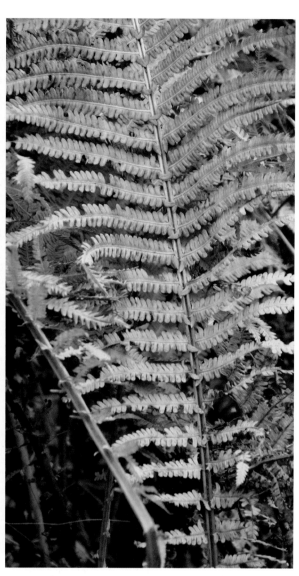

## （二）东方荚果蕨属 Pentarhizidium Hayata

根状茎粗壮，直立或短的横走，被褐色披针形或宽披针形鳞片。叶簇生，叶柄和羽轴上面无沟槽。营养叶卵状三角形或椭圆形，顶端羽裂，基部略变狭，二回羽状分裂，羽片线状披针形，互生，无柄，羽状半裂，裂片半椭圆形或长圆形，边缘全缘或有疏锯齿；叶脉羽状，分离；叶纸质，沿叶轴被鳞片。孢子叶椭圆形，一回羽状，羽片线形，靠近，深紫色。孢子囊群成熟时汇合成线形；具囊群盖或无囊群盖。

2 种；我国 2 种；湖北 2 种；神农架 2 种，均可供药用。

**■ 分种检索表**

1. 羽片宽 1.5~1.8cm；孢子囊群无盖⋯⋯⋯⋯⋯⋯⋯⋯⋯⋯⋯⋯1. **中华荚果蕨 P. intermedium**

1. 羽片宽 2~3.5cm；孢子囊群有盖⋯⋯⋯⋯⋯⋯⋯⋯⋯⋯⋯⋯2. **东方荚果蕨 P. orientale**

## 1 中华荚果蕨 Pentarhizidium intermedium (C. Christensen) Hayata

　　植株高 50~80cm。根状茎密被鳞片。叶簇生，二型。营养叶叶柄长 12~22cm，基部尖削，黑色，向上深禾秆色，被鳞片；叶片椭圆形，长 30~50cm，宽 18~22cm，基部稍变狭，二回羽状深裂，羽片互生，线状披针形，中部的羽片最大，长 10~12cm，宽 1~1.5cm，羽状半裂，裂片舌形，沿叶轴、羽轴下面被棕色小鳞片。孢子叶叶柄长 20~30cm；叶片椭圆形，一回羽状，羽片向下表面反卷成荚果状，深紫色。孢子囊群球形，背生脉上，成熟时汇合成线形，无囊群盖。

　　分布于神农架各地，生于海拔 500~2200m 的林下或山坡草丛中。少见。

　　全草清热解毒，杀虫。

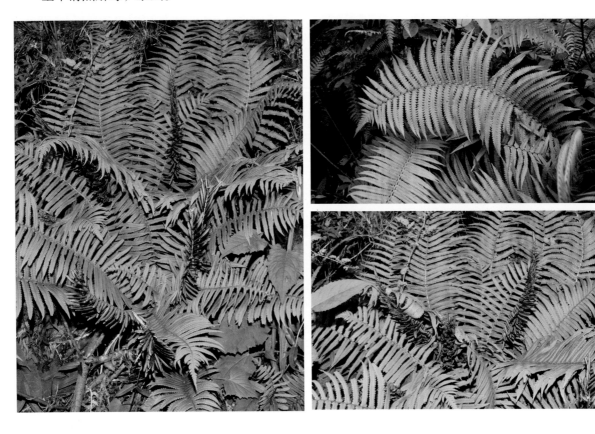

## 2 东方荚果蕨 Pentarhizidium orientale (Hooker) Hayata

　　植株高 60~90cm。根状茎连同叶柄基部密被棕色披针形大鳞片。叶簇生，二型。营养叶叶柄长 30~40cm，深禾秆色，基部尖削；叶片长圆形，长 30~50cm，宽 25~40cm，基部不变狭，二回羽状深裂，下部的羽片较大，长 10~25cm，宽 2.5~3.8cm，羽状深裂，中部的裂片较大，长圆形，长 10~15mm，宽 5~7mm，边缘有钝齿，叶轴和主脉疏生鳞片。孢子叶叶片长圆形，长 20~35cm，宽 6~8cm，一回羽状，羽片向下表面反卷成荚果状，深紫色，有光泽。孢子囊群球形，成熟时汇合成线形，具白色膜质囊群盖。

分布于神农架各地，生于海拔 1000~2700m 的林缘或林下阴湿草地。常见。

全草清热解毒，祛风止血，杀虫。

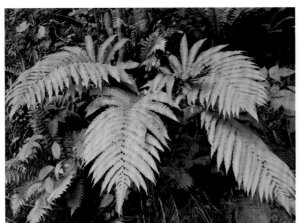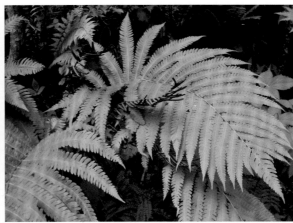

# 乌毛蕨科 Blechnaceae

中型或大型蕨类，土生或为附生。根状茎短，直立或斜升，稀细长而横走，具网状中柱，被细密筛孔的全缘棕色鳞片。叶簇生或近生，一型或二型；叶片一至二回羽状分裂，稀为单叶，厚纸质至革质，常被鳞片，叶脉分离或网状（无内藏小脉，但网眼外的小脉分离，伸达叶边）。孢子囊群长圆形或为汇生囊群，着生于与主脉平行的小脉上或网眼外侧边；囊群盖同形，开向主脉，稀无盖；孢子囊大，环带纵行而于基部中断。孢子椭圆形，单裂缝，周壁常具褶皱，外壁表面光滑或纹饰模糊。

14 属，250 种；我国 8 属，14 种；湖北 2 属，3 种；神农架 2 属，3 种，均可供药用。

### ■ 分属检索表

1. 叶一型，叶片二回深羽裂；孢子囊群长圆形或椭圆形，不连续…………………1. 狗脊属 Woodwardia

1. 叶近二型，叶片一回羽状；孢子囊群长线形，连续………………………2. 荚囊蕨属 Struthiopteris

## （一）狗脊属 Woodwardia J. E. Smith

中型或大型蕨类，土生。根状茎短粗，直立或斜升，被棕色披针形鳞片。叶簇生；叶柄禾秆色，有鳞片；叶片二回羽状分裂，羽片互生，分离，浅裂、半裂或深裂几达羽轴，裂片边缘有锯齿，叶脉羽状，沿主脉两侧各形成一行长圆形网眼，靠近叶缘的网眼外侧有分离的小脉，伸向叶边。孢子囊群长圆形，不连续，位于近主脉网眼的外侧，并与主脉平行，多少陷入叶肉中；囊群盖同形，开向主脉，宿存；孢子囊梨形，具长柄，环带由 18~24 个增厚细胞组成，纵行而中断。孢子椭圆形，单裂缝，周壁具褶皱，外壁表面光滑。

10 种；我国 5 种；湖北 2 种；神农架 2 种，均可供药用。

### ■ 分种检索表

1. 近顶部的羽片腋中有 1 个着棕色鳞片的芽孢，羽片基部对称，深裂达 4/5………………………
………………………………………………………………1. 单芽狗脊 W. unigemmata

1. 羽片腋中无芽孢，基部不对称（基部下侧裂片缩小成圆耳形），浅裂或半裂…2. 狗脊 W. japonica

## 1 单芽狗脊 Woodwardia unigemmata (Makino) Nakai

植株高 70~120cm。根状茎连同叶柄基部被红棕色披针形大鳞片。叶近生或簇生，两面无毛。叶柄长 25~50cm，禾秆色。叶片长圆形，长 30~60cm，宽 20~35cm，近顶部的羽片腋中有 1 个着棕色鳞片的芽孢，二回羽状深裂；羽片长圆形，长 15~22cm，宽 5~7cm，羽状深裂，基部对称；裂片镰刀状披针形，长 3~4cm，宽 1cm，边缘有软骨质锯齿；叶脉网状，沿主脉两侧各有 1 排长圆形网眼，向外有 1~2 行不规则的六角形网眼。孢子囊群长圆形，位于靠近主脉两侧的 1 行网脉上；囊群盖长肾形，革质，着生于网眼的外缘上，开向主脉。

分布于神农架各地，生于海拔 400~1300m 的林下阴湿处。少见。

全草强腰膝，祛风湿，杀虫。

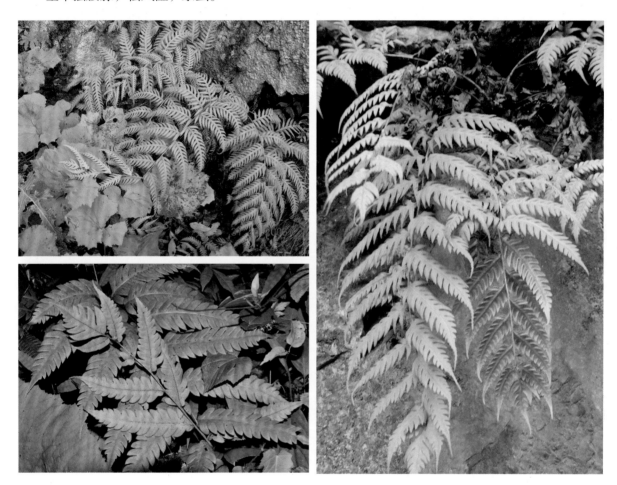

## 2　狗脊 **Woodwardia japonica** (Linnaeus f. ) Smith

植株高 60~100cm。根状茎密生红棕色披针形大鳞片。叶簇生或近生，无毛，仅羽轴下部疏被小鳞片。叶柄长 15~40cm，深禾秆色，连同叶轴疏被小鳞片；叶片长圆形，长 30~60cm，宽 15~25cm，二回羽状分裂；羽片披针形，长 10~14cm，宽 2~3.5cm，基部变狭而呈圆楔形，羽状半裂；裂片三角形，边缘有细小锯齿；叶脉网状，有网眼 1~2 行，网眼外的小脉分离。孢子囊群长圆形，生于主脉两侧相对的网脉上；囊群盖长肾形，革质，以外侧边着生网脉，开向主脉。

分布于神农架下谷，生于海拔 400~1500m 的林下路旁、山脊或林下。少见。

狗脊镇痛，利尿，强筋，杀虫。

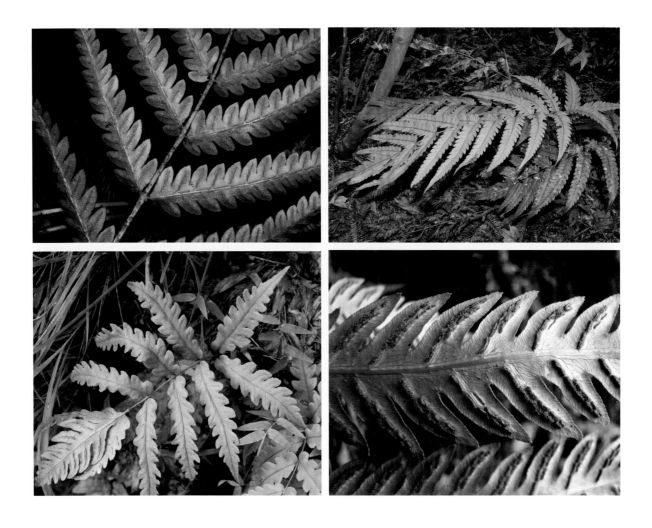

## （二）荚囊蕨属 Struthiopteris Scopoli

小型或中型蕨类，生石灰岩上。根状茎粗壮，直立或斜升，顶部密生棕色全缘披针形鳞片。叶簇生，近二型；叶片倒披针形，向下渐缩短，一回羽状，羽片平伸，镰刀状披针形，篦齿状排列，孢子叶较营养叶狭窄，叶革质，叶脉两面不明显，小脉分离，二叉或三叉，不达叶边。孢子囊群线形，连续不中断，沿羽片主脉两侧各1个；囊群盖纸质，与孢子囊群同生于主脉与叶缘间的囊托上，成熟时开向主脉。孢子椭圆形，周壁具褶皱，外壁表面光滑。

10种；我国2种；湖北1种；神农架1种，可供药用。

## 荚囊蕨 Struthiopteris eburnea (Christ) Ching

植株高25~60cm。根状茎被棕色披针形鳞片。叶近生或近簇生，二型。营养叶叶柄长4~15cm，禾秆色，基部黑褐色，疏被鳞片；叶片倒披针形，长20~55cm，宽3~6cm，基部变狭，边缘羽状浅裂或波状，一回羽状全裂，羽片镰刀状披针形，长15~30mm，宽4~6mm，边缘全缘略内卷，叶无毛。孢子叶的羽片较营养叶的羽片短而狭。孢子囊群线形，沿主脉两侧着生；囊群盖凸圆形，完全包被囊群，成熟时开向主脉，宿存。

分布于神农架大九湖，生于海拔 400~1800m 的干旱或湿润的岩石缝中或崖壁上。少见。

全草祛风湿，消肿止痛。

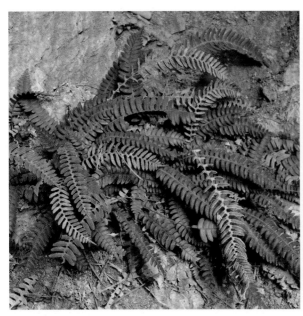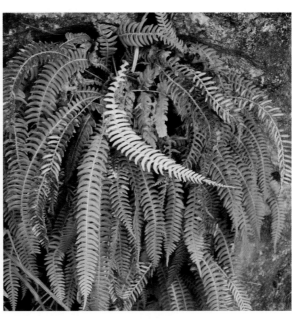

# 蹄盖蕨科 Athyriaceae

中小型蕨类，土生或石面生。根状茎直立，斜升或横走，有网状中柱，被大型鳞片。叶簇生，稀远生或近生，叶柄基部黑色，被鳞片，向上光滑，禾秆色或稀为栗色，上面具纵沟，被毛，下面圆，基部有维管束2个，但在上部则合为一"V"字形或"U"字形；叶片一至三回羽状或四回羽状分裂，或罕为单叶，叶草质或罕为革质，叶脉分离，少有联结的或略成长三角形网眼。孢子囊群着生囊托上，有盖或无盖；囊群盖各式，线形或弯弓形等，通常在深弯缺处着生，或卵圆渐尖而有下位的基部；孢子囊球形。孢子两侧对称，常为椭圆形，通常具周壁，外壁表面光滑或具纹饰。

5属，约600种；我国5属，278种；湖北5属，45种；神农架4属，37种，可供药用的3属，5种。

### ■ 分属检索表

1. 叶轴和羽轴上面有1条宽的纵沟，但在交叉点并不开口相通；羽轴、小羽轴或主脉上多少被多细胞毛或近无毛······················1. 对囊蕨属 **Deparia**
1. 叶轴和羽轴上面有1条宽的纵沟，在交叉点开口相通；羽轴、小羽轴或主脉上无多细胞毛。
   2. 叶脉网结；孢子囊群小，圆肾形··········································2. 安蕨属 **Anisocampium**
   2. 叶脉分离；孢子囊群明显，伸长，马蹄形································3. 蹄盖蕨属 **Athyrium**

## （一）对囊蕨属 Deparia Hooker & Greville

中型蕨类，土生。根状茎长而横走，先端连同叶柄基部密被膜质鳞片。叶有长柄，一至二回羽状复叶；羽片和小羽片无柄，末回羽片羽状分裂或裂片的基部往往以狭翅与羽轴或小羽轴相连；叶轴和羽轴上面有1条宽的纵沟，但在交叉点并不开口相通，羽轴、小羽轴或主脉被有由1~3（~4）行厚壁细胞构成的腺毛；叶脉分离。孢子囊群背生于小脉中部，长圆形、"J"字形或马蹄形；囊群盖同形，膜质，全缘，啮蚀状、撕裂状，或有睫毛，宿存。孢子表面有刺状或棒状纹饰。

70种；我国53种；湖北14种；神农架12种，可供药用的2种。

### ■ 分种检索表

1. 孢子囊群圆形，囊群盖圆肾形；叶柄长40~50cm··················1. 大久保对囊蕨 **D. okuboana**
1. 孢子囊群长圆形，囊群盖钩形、马蹄形或新月形；叶柄长20~30cm······2. 鄂西对囊蕨 **D. henryi**

## 1 大久保对囊蕨 Deparia okuboana (Makino) M. Kato

植株高80~100cm。根状茎横走，疏被褐色披针形鳞片。叶柄长40~50cm，深禾秆色。叶片阔卵形，长 50~60cm，宽 30~40cm，三回羽状分裂；羽片阔披针形，下部的羽片较大，基部的 1 对长 25~28cm，宽 7~10cm，向下变狭，二回羽状分裂；小羽片互生，披针形，中部的稍大；裂片近长圆形，全缘，先端平截；叶无毛，叶脉在裂片上为羽状，侧脉单一，达边缘。孢子囊群圆形，每个裂片上通常有 1 个；囊群盖圆肾形，宿存。

分布于神农架各地，生于海拔约 1300m 的山坡林下。少见。

全草清热解毒，止血。

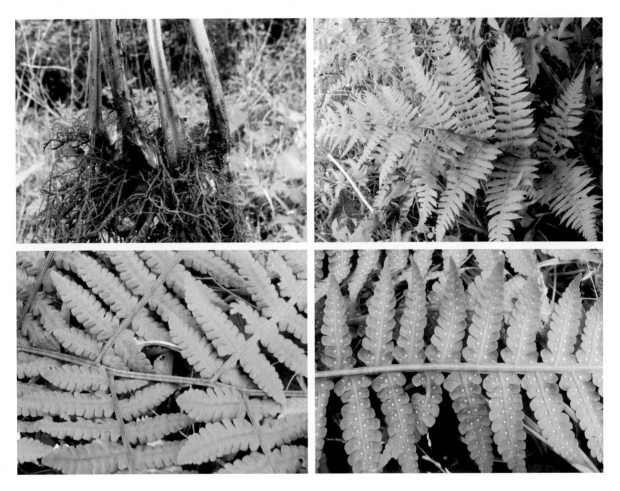

## 2 | 鄂西对囊蕨 Deparia henryi (Baker) M. Kato

植株高 60~80cm。根状茎横走，被棕色披针形鳞片。叶柄长 20~30cm，禾秆色或深禾秆色，基部被鳞片，向上渐光滑。叶片长圆形，长 40~55cm，宽 20~25cm，二回羽状分裂；羽片互生，披针形，中下部的羽片较大，长 10~16cm，宽 2.5~4.5cm，羽状深裂；裂片长圆形，边缘浅圆裂或近全缘，基部下延彼此以狭翅相连；叶脉羽状，侧脉 2~3 分叉，不达边缘。孢子囊群长圆形，生于分叉脉的上侧小脉上，每个裂片上有 3~6 对；囊群盖钩形、马蹄形或新月形，宿存。

分布于神农架宋洛（太阳坪），生于海拔 1600~1700m 的山坡林下阴湿处。少见。

根茎（蕨草根）杀虫，解毒。

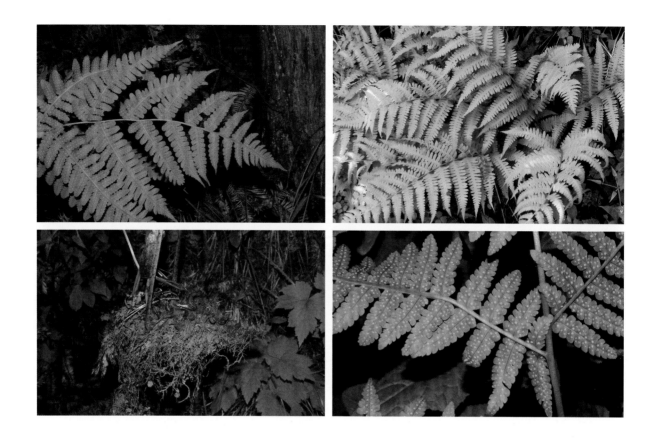

## （二）安蕨属 Anisocampium C. Presl

中型蕨类，土生。根状茎横走，先端连同叶柄基部被棕色全缘的披针形鳞片。叶柄长，禾秆色，具纵沟。叶片狭卵形，基部 1 对羽片较大，一回羽状或二回羽状浅裂，羽片狭披针形，或呈镰刀状，边缘浅圆裂，裂片有锯齿；叶草质，无毛或疏生短刚毛和少数小鳞片，叶脉羽状，小脉单一。孢子囊群圆形、长圆形、弯钩形或马蹄形，生小脉的中部，3~5 个排成一行，位于主脉两侧；囊群盖小，圆肾形，早落，边缘有睫毛，或无盖；孢子囊具长柄。孢子椭圆形。

4 种；我国 4 种；湖北 2 种；神农架 2 种，可供药用的 1 种。

## 华东安蕨 Anisocampium sheareri (Baker) Ching

植株高 30~57cm。根状茎长，横走，被披针形鳞片。叶仅叶柄和叶脉上被短刚毛。叶柄长 20~40cm，禾秆色，或基部为褐色，基部以上光滑。叶片狭卵形，长 15~20cm，宽 15~17cm，沿羽轴和主脉着生短刚毛和少数小鳞片，一回羽状；羽片披针形或呈镰刀状，基部 1 对羽片最大，长 8~9cm，宽 2~2.2cm，边缘浅羽裂，有刺状尖锯齿；叶脉羽状，小脉单一或为二分叉。孢子囊群圆形，着生在小脉的中部；囊群盖小，肾形，边缘有长睫毛，早落。孢子表面具脊状隆起。

分布于神农架木鱼（官门山），生于海拔 800m 以下的溪沟边或疏林下荫蔽处。少见。

全草清热解毒。

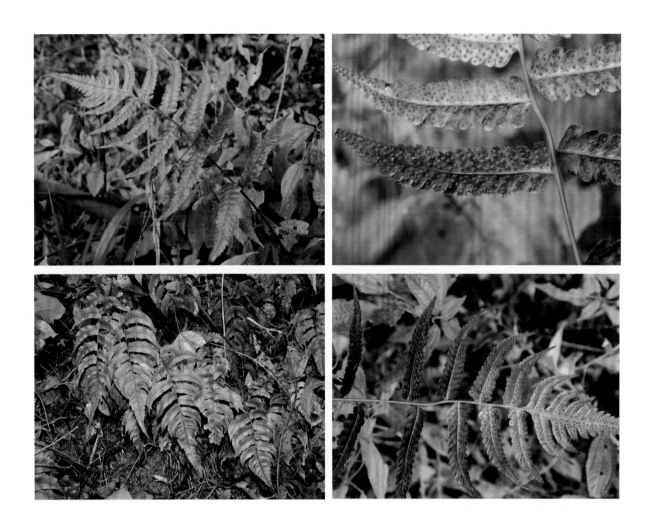

# （三）蹄盖蕨属 Athyrium Roth

中型蕨类，土生。根状茎直立或斜升。叶簇生，草质，罕为厚纸质，无毛或仅沿叶轴和羽轴上有单细胞短腺毛；叶柄基部通常加厚，向下尖削，两侧边缘各有瘤状气囊体 1 列，密被鳞片；叶片二至三回羽状或深羽状分裂，稀四回羽状分裂，各回羽片基部合生或分离，以锐角沿各回羽轴下延，各回羽轴下面圆形，上面以深纵沟彼此相通，沟两侧通常有刺状突起，叶脉分离，羽状或分叉，小脉上先出，伸达锯齿顶端。孢子囊群为圆形、马蹄形、长圆形或短线形等；囊群盖同形，边缘有流苏状睫毛或呈啮蚀状，宿存，罕有不具盖。孢子肾形或椭圆形，周壁有或无。

220 种；我国 123 种；湖北 18 种；神农架 17 种，可供药用的 2 种。

■ **分种检索表**

1. 羽轴上面无刺状突起；叶片长圆形，长 30~50cm，宽 15~20cm⋯⋯⋯⋯1. 中华蹄盖蕨 **A. sinense**

1. 羽轴上面具或长或短的刺状突起；叶片长圆状披针形，长 18~45cm，宽 8~15cm⋯⋯⋯⋯⋯⋯⋯⋯⋯⋯⋯⋯⋯⋯⋯⋯⋯⋯⋯⋯⋯⋯⋯⋯⋯2. 禾秆蹄盖蕨 **A. yokoscense**

## 1  中华蹄盖蕨 Athyrium sinense Ruprecht

　　植株高 60~80cm。根状茎顶端密生大鳞片。叶簇生，无毛，仅叶轴和羽轴上疏生腺毛。叶柄长 30~40cm，深禾秆色，基部黑色而膨大，密被与根状茎相同的鳞片，向下尖削。叶片长圆形，长 30~50cm，宽 15~20cm，下部稍缩短，三回羽裂；羽片 15~ 20 对，互生，披针形，长 12~16cm，宽 2.5~3.5cm，下部的 1~2 对稍缩短或显著缩短，二回羽裂；小羽片长圆形，长 10~15mm，宽 3~4mm，基部下延，边缘浅裂；裂片顶端具几个小齿。孢子囊群短条形，生于裂片上侧小脉的下部；囊群盖同形，边缘啮蚀。

　　分布于神农架各地，生于海拔 1800~2000m 的林下或路旁草丛中。常见。

　　根茎清热解毒，杀虫。

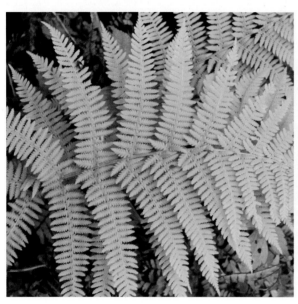 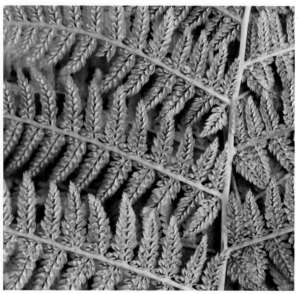

## 2  禾秆蹄盖蕨 Athyrium yokoscense (Franchet & Savatier) Christ

　　根状茎短粗，直立，先端密被黄褐色鳞片。叶簇生。孢子叶长 30~60 cm；叶柄长 10~25 cm，基部深褐色，密被与根状茎上相同的鳞片，向上禾秆色，无毛；叶片长圆状披针形，长 18~45cm，宽 8~15cm，基部不变狭，一回羽状，羽片 12~18 对，披针形，长 3.5~9cm，宽 1.2~2cm，小羽片约 12 对，长圆状披针形，长约 10mm，宽 5mm，以狭翅与羽轴相连，裂片顶部有 2~3 个短尖锯齿；叶轴和羽轴下面略被小鳞片，上面沿沟两侧边上有贴伏的短硬刺。孢子囊群圆形或椭圆形，生于主脉与叶边中间；囊群盖椭圆形、弯钩形或马蹄形，浅褐色，膜质，全缘，宿存。

　　分布于神农架各地，生于海拔 400~2400m 的山坡林下岩石缝中。常见。

　　全草驱虫，止血。

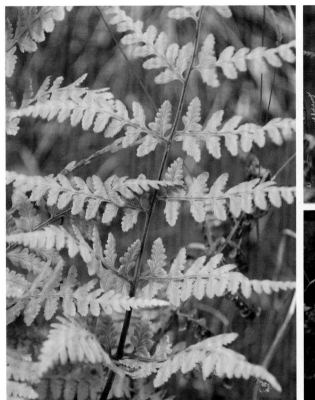
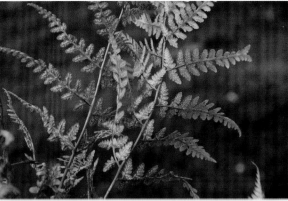
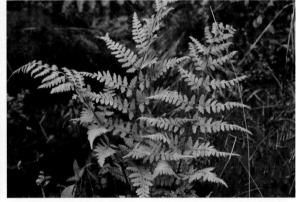

# 肿足蕨科 Hypodematiaceae

小型或中型，陆生、附生或石生蕨类。根状茎横卧或斜升，粗壮，腹背对称，连同叶柄基部的膨大部分密被鳞片；鳞片浅褐色，膜质，全缘，卵状披针形或稀为线状披针形。叶近生，2列；叶柄禾秆色，基部膨大，隐没于鳞片中，向上近光滑或疏被柔毛；叶片三至四回羽状分裂，羽片有柄，互生或近对生，基部1对最大，二至三回羽状分裂，末回小羽片羽状深裂；叶草质，通常通体密被灰白色单细胞长柔毛或细长针状毛，或叶下表面和羽轴往往有腺毛，叶脉羽状，分离，侧脉伸达叶边。孢子囊群圆形，生于小脉中部或顶部；囊群盖肾形或马蹄形，灰色，膜质，被毛，稀无毛。孢子椭圆体形，两侧对称。

3属，约20种；我国2属，13种；湖北1属，3种；神农架1属，2种，均可供药用。

## 肿足蕨属 Hypodematium Kunze

小型或中型，附生或石面生蕨类。根状茎横卧或斜升，粗壮，腹背对称，连同叶柄基部的膨大部分密被鳞片。叶近生，2列；叶柄禾秆色，基部膨大，向上近光滑或疏被柔毛；叶片三至四回羽状分裂，羽片有柄，基部1对最大，二至三回羽状分裂，末回小羽片羽状深裂；叶草质，通常通体密被灰白色单细胞长柔毛或细长针状毛，或叶下表面和羽轴往往有腺毛，叶脉羽状，分离，侧脉伸达叶边。孢子囊群圆形，生于小脉中部；囊群盖肾形或马蹄形，灰色，膜质，被针状腺毛，稀无毛。孢子椭圆体形，两侧对称。

16种；我国12种；湖北3种；神农架2种，均可供药用。

### ■ 分种检索表

1. 叶柄被柔毛，叶轴、羽轴和羽片两面密被长柔毛和针状毛··················1. 肿足蕨 H. crenatum
1. 叶柄基部以上和叶轴下面无毛，羽片两面疏被短柔毛··················2. 光轴肿足蕨 H. hirsutum

## 1 肿足蕨 Hypodematium crenatum (Forsskål) Kuhn & Decken

植株高15~50cm，通体密被灰白色柔毛。根状茎密被棕色线状披针形鳞片。叶近生。叶柄长5~20cm，禾秆色，基部膨大，密被红棕色鳞片。叶片卵状三角形，长10~20cm，宽10~14cm，三至四回羽状分裂；羽片5~8对，卵状披针形，基部1对最大，长6~10cm，宽4~5cm，二至三回羽裂；末回小羽片阔披针形，基部1对最大，羽状深裂或全裂；裂片长圆形，两侧全缘，先端具钝齿。孢子囊群圆形，背生于侧脉上；囊群盖大，灰色，圆肾形，密被柔毛。

分布于神农架各地，常生于海拔1800m以下的干旱的石灰岩岩石缝中。少见。

全草清热止痢。

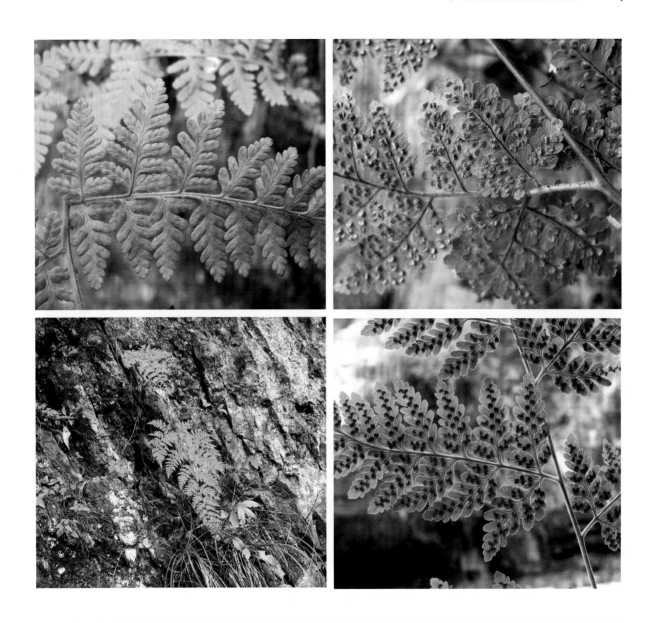

## 2 | 光轴肿足蕨 Hypodematium hirsutum (D. Don) Ching

　　植株高 30~50cm。根状茎密被红棕色膜质披针形鳞片。叶近生，两面疏被柔毛。叶柄长 8~20cm，禾秆色，基部膨大，密被鳞片，向上光滑。叶片卵状三角形，长宽几相等或长略大于宽，三至四回羽状分裂；羽片 5~8 对，互生，阔披针形，有柄，基部 1 对最大，长 10~13cm，宽 5~6cm，二至三回羽状分裂；末回小羽片 8~10 对，长圆形，长 2~3cm，宽 1.5~2cm，无柄，羽状深裂或全裂，裂片长圆形，基部 1 对最大，先端钝圆，边缘略有小钝齿。孢子囊群圆形，背生于侧脉上；囊群盖大，圆肾形，疏被短柔毛。

　　分布于神农架木鱼，生于海拔 400~2000m 的山坡路边草丛或林下石灰岩岩石缝中。少见。

　　全草清热止痢。

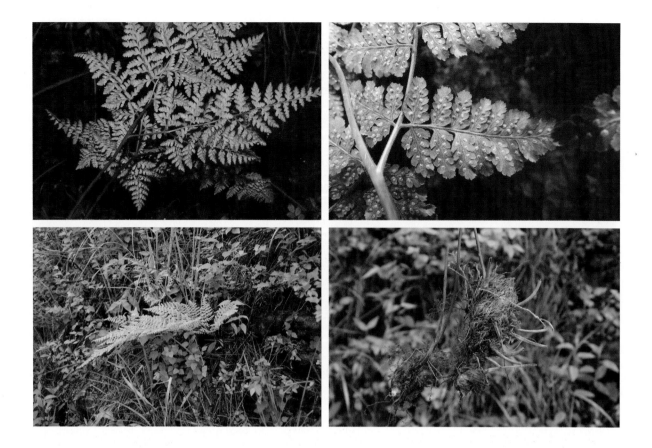

# 鳞毛蕨科 Dryopteridaceae

小型至大型陆生、附生、石面生植物。根状茎粗短，直立或斜升，偶为横走，具网状中柱，密被红棕色、褐色或黑色形状各异的鳞片。叶一型或二型，簇生或疏生。叶柄上有纵沟，基部不具关节，常密被与根状茎同样的鳞片，内有多个小的圆形维管束。叶片一至五回羽状或羽裂，稀单叶；叶纸质或革质，稀草质，通常被较多鳞片，叶轴、羽轴和各回小羽轴下面圆而隆起，多少被鳞片或纤维状鳞毛，有时鳞片下部呈泡状，上面有纵沟，光滑，纵沟两侧的边缘加厚，于叶轴、羽轴和小羽轴着生处断裂，上面的纵沟互通，其下侧边基部则以锐角下延于叶轴和羽轴；叶脉羽状，分离，小脉单一或二叉，不达叶边，顶端常有膨大的水囊。孢子囊群圆形，背生或顶生于小脉；囊群盖棕色或褐色，圆肾形，以弯缺处着生，或为圆形而盾状着生，罕无盖。孢子两面型，长圆形至肾形，或卵圆形具单裂缝，周壁有皱褶，表面常有疣状突起或小刺或翅。

25属，2100种；我国10属，493种；湖北5属，100种；神农架5属，84种，可供药用的4属，27种。

### 分属检索表

1. 叶脉分离。
  2. 孢子囊群有圆肾形的盖（稀无盖），以深缺刻着生。
    3. 根状茎直立或斜升；叶簇生，或稀近生，一回羽状或二至四回羽裂…1. **鳞毛蕨属 Dryopteris**
    3. 根状茎横走；叶散生，叶片五角形或卵状五角形，羽片基部上侧多少耳状突起…………………………………………………………2. **复叶耳蕨属 Arachniodes**
  2. 孢子囊群通常有圆盾形或圆形的盖，盾状着生…………3. **耳蕨属 Polystichum**
1. 叶脉网状，网眼内有1~3条能育内藏小脉，主脉两侧的叶脉各联结成2~8行短阔网眼…………………………………………………………4. **贯众属 Cyrtomium**

## （一）鳞毛蕨属 Dryopteris Adanson

中型蕨类，土生。根状茎粗短，直立或斜升，顶端密被大鳞片。叶簇生，纸质至近革质，稀草质，螺旋状排列。叶柄被与根状茎相同的鳞片。叶片一回羽状或二至四回羽裂，被鳞片，稀光滑，末回羽片基部圆形对称，但基部上侧无耳状突起，边缘通常有锯齿；叶轴、羽轴和各回小羽轴上面有纵沟互通，两侧有隆起的边，无毛，下面圆形隆起；叶脉羽状，分离，小脉先端有膨大的水囊。孢子囊群圆形，着生于叶脉背部，稀为顶部着生；囊群盖大，棕色，圆肾形，全缘或边缘啮蚀状，平坦或有时为螺壳形，光滑或偶有腺体，质较厚，覆盖整个孢子囊群，以深缺刻着生于叶脉，宿存。孢子两面型，肾形或肾状椭圆形，表面有疣状突起或有翅状周壁。

400种；我国167种；湖北42种；神农架37种，可供药用的8种。

## ■ 分种检索表

1. 叶轴、羽轴和小羽轴下面不具泡囊状鳞片。

  2. 植株较小；叶柄密被黑褐色鳞片，叶片一回羽状或二回羽裂，羽片有粗锯齿或浅裂…………
  …………………………………………………………………………………………………1. 暗鳞鳞毛蕨 D. atrata

  2. 叶片二回羽裂至深裂或为羽状。

    3. 叶轴下部背面的鳞片褐色，披针形，并被棕色纤维状鳞毛…2. 纤维鳞毛蕨 D. sinofibrillosa
    3. 叶轴下部背面有鳞片，但无纤维状鳞毛。

      4. 叶片上部羽片能育，常骤然缩狭或略缩狭，中、下部羽片不育，基部羽片不缩短或略
      缩短…………………………………………………………………………3. 狭顶鳞毛蕨 D. lacera
      4. 叶片上半部或上部羽片能育；叶柄基部密被棕褐色鳞片，向上连同叶轴疏被栗色或上部
      棕褐色、基部栗色的鳞片…………………………………………4. 半岛鳞毛蕨 D. peninsulae

1. 叶轴、羽轴和小羽轴下面具泡囊状鳞片。

  5. 叶片披针形、长圆状披针形或卵状披针形，基部羽片的基部下侧小羽片缩短或不缩短，若不
  缩短，也不伸长。

    6. 叶柄基部的鳞片披针形或阔披针形，棕色或浅棕色；叶柄至叶轴密被鳞片。

      7. 叶柄和叶轴的鳞片狭披针形，全缘；小羽片三角状卵形，边缘有锯齿；孢子囊群靠近
      主脉着生…………………………………………………………………5. 黑足鳞毛蕨 D. fuscipes
      7. 叶柄和叶轴的鳞片阔披针形，边缘有疏锯齿；羽片 10~15 对，有柄…………………
      ……………………………………………………………………………6. 阔鳞鳞毛蕨 D. championii

    6. 叶柄基部的鳞片狭披针形或线状披针形，黑色；叶柄至叶轴鳞片稀疏，近光滑…………
    …………………………………………………………………………………7. 齿头鳞毛蕨 D. labordei

  5. 叶片卵状披针形，基部羽片的基部下侧小羽片通常特伸长；叶轴与羽轴密被中上部为黑色、
  基部为棕色的狭披针形泡状鳞片…………………………………………8. 两色鳞毛蕨 D. setosa

---

## 1 暗鳞鳞毛蕨 Dryopteris atrata (Wallich ex Kunze) Ching

　　植株高 52~72cm。根状茎密被棕色披针形大鳞片。叶簇生。叶柄长 18~30cm，禾秆色，基部
密被黑褐色披针形鳞片，向上连同叶轴密被黑褐色有疏缘毛的线形或钻形鳞片。叶片阔披针形，
长 40~55cm，宽 14~24cm，基部不变狭，一回羽状；羽片约 20 对，互生，披针形，长 7~12.5cm，宽
1~1.5cm，边缘浅裂有粗锯齿；叶下表面沿羽轴和叶脉疏被黑褐色或褐棕色小鳞片。孢子囊群圆形，
着生于小脉中部，满布于主脉两侧，无不育带；囊群盖小，圆肾形。

　　分布于神农架红坪，生于海拔 500~1600（~2300）m 的沟谷常绿阔叶林下。少见。

　　全草祛风解表。

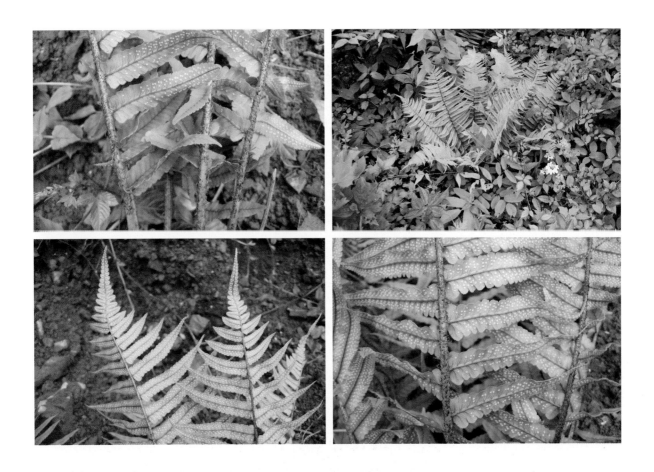

## 2 | 纤维鳞毛蕨 **Dryopteris sinofibrillosa** Ching

植株高 40~70cm。根状茎密被边缘有锯齿的鳞片。叶簇生。柄长 10~15cm，基部密被鳞片。叶片披针形，羽状渐尖头，基部狭缩，长 30~55cm，中部宽约 15cm，二回羽状；侧生羽片约 25 对，披针形，基部 1 对羽片长仅 3cm，羽状深裂，羽片下表面有淡棕色鳞片，上表面近光滑；小羽片 14~16 对，长圆形；叶轴下部背面的鳞片披针形，并被棕色纤维状鳞毛，羽轴上面光滑，下面疏被鳞毛。孢子囊群圆形，生于叶边与中脉之间；囊群盖圆肾形。

分布于神农架红坪，生于海拔 2800~3000m 的针叶林下。少见。

根茎清热，活血。

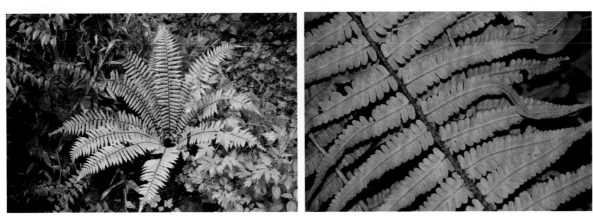

## 3 ｜ 狭顶鳞毛蕨（神农架）<sup></sup>熊蕨根 **Dryopteris lacera** (Thunberg) Kuntze

植株高 25~80cm。根状茎粗短，直立或斜升。叶簇生。叶柄明显短于叶片，长 9~28cm，禾秆色，基部密被大鳞片，向上连同叶轴鳞片较稀疏，变小。叶片长圆形，长 20~60cm，宽 10~20cm，基部不变狭或略狭，二回羽状；羽片 8~10 对，阔披针形，基部羽片不缩短或略缩短，一回羽状或羽裂；小羽片长卵状披针形，基部与羽轴合生，但基部小羽片通常离生或近离生，边缘有齿；叶轴上面着生披针形鳞片，下面残存有小鳞片；叶片上部的羽片能育，常骤然收缩，孢子成熟散发后即枯萎。孢子囊群圆形，着生于上部羽片羽脉的上侧 1 条脉上；囊群盖圆肾形，全缘。

分布于神农架木鱼，生于海拔 500~1700（~2500）m 的山坡或沟谷林下岩石缝中。常见。

根茎清热，活血，杀虫。

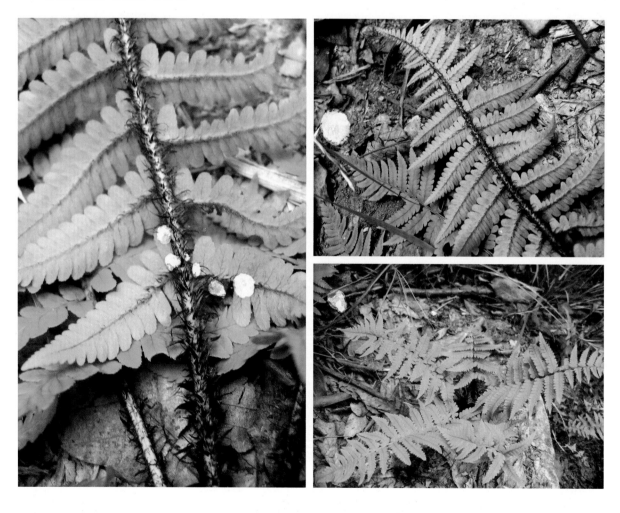

## 4 ｜ 半岛鳞毛蕨 **Dryopteris peninsulae** Kitagawa

植株高达 52cm。根状茎粗短，近直立。叶簇生。叶柄长 8~18cm，淡棕褐色，上面有 1 条纵沟，基部密被鳞片，向上连同叶轴疏被小鳞片。叶片长圆形，通常于叶片上半部能育，长 14~34cm，宽

5~20cm，二回羽状；羽片12~20对，披针形，长约12cm，宽5cm，基部不对称，一回羽状或羽裂；小羽片或裂片约达15对，基部几对小羽片的基部呈耳状突起；羽轴禾秆色，疏被易脱落的线形小鳞片，小羽轴下面偶有小鳞片。孢子囊群较大，圆形，在小羽片主脉两侧各排成1行；囊群盖圆肾形至马蹄形，近全缘。

分布于神农架新华，生于海拔500~1300m的沟谷林下或溪沟湿地杂草丛中。常见。

全草清热解毒，杀虫。

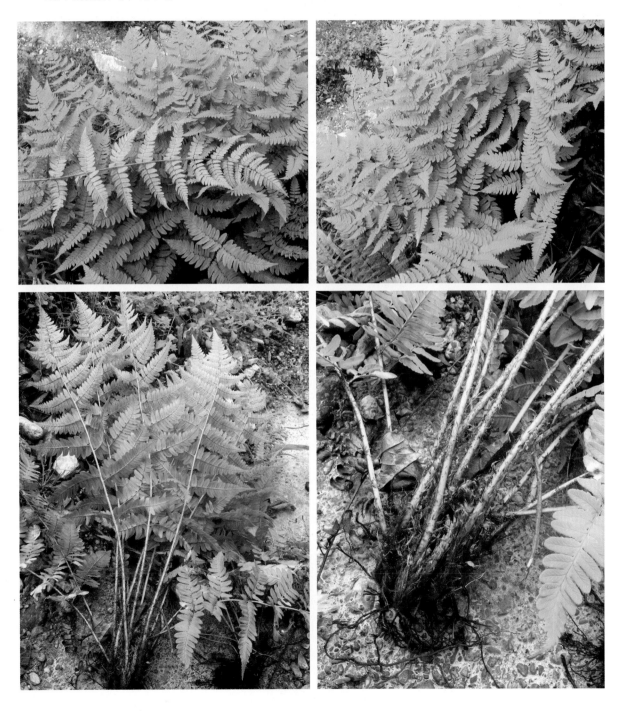

## 5 黑足鳞毛蕨 Dryopteris fuscipes C. Christensen

植株高 32~75cm。根状茎密被鳞片。叶簇生。叶柄长 15~38cm，深禾秆色，基部黑色，密被与根状茎相同的鳞片。叶片卵状披针形，长 18~38cm，宽 10~22cm，基部不变狭，二回羽状；羽片 10~15 对，披针形，长 8~13cm，宽 2.5~3.6cm，上部的羽片逐渐短缩，基部的羽片则略宽，一回羽状；小羽片 10~12 对，三角状卵形，基部羽片的基部小羽片则明显缩短；叶轴、羽轴和小羽轴具浅沟，沿叶轴被较密的披针形鳞片和稀疏的泡状鳞片，羽轴则被较密的泡状鳞片和稀疏的小鳞片。孢子囊群大，在小羽片主脉两侧各排列 1 行，略靠近主脉；囊群盖圆肾形，全缘。

分布于神农架各地，生于海拔 500~1400m 的常绿阔叶林下或灌丛中或溪沟边，稀草丛中。常见。

全草收湿敛疮。

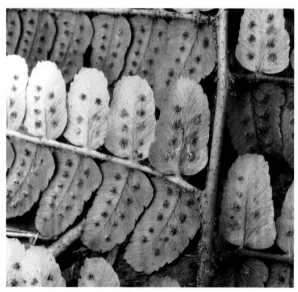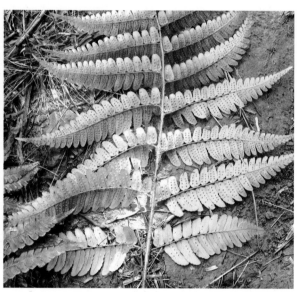

## 6 阔鳞鳞毛蕨 Dryopteris championii (Bentham) C. Christensen ex Ching

植株高 45~105cm。根状茎顶端连同叶柄基部密被大鳞片。叶簇生。叶柄长 21~48cm，禾秆色，密被鳞片。叶片卵状披针形，长 30~60cm，宽 20~30cm，基部不变狭，二回羽状；羽片 10~15 对，披针形，基部略收缩，一回羽状；小羽片 10~13 对，披针形；叶轴密被鳞片，羽轴被较密的泡状鳞片。孢子囊群大，圆形，着生于小羽片主脉两侧或裂片两侧，各排成 1 行，位于主脉与叶边之间或略近叶边；囊群盖圆肾形，全缘。

分布于神农架木鱼，生于海拔 1800m 以下的山坡、沟谷林下、灌丛中或水沟边。少见。

全草祛风解表，清热解毒。

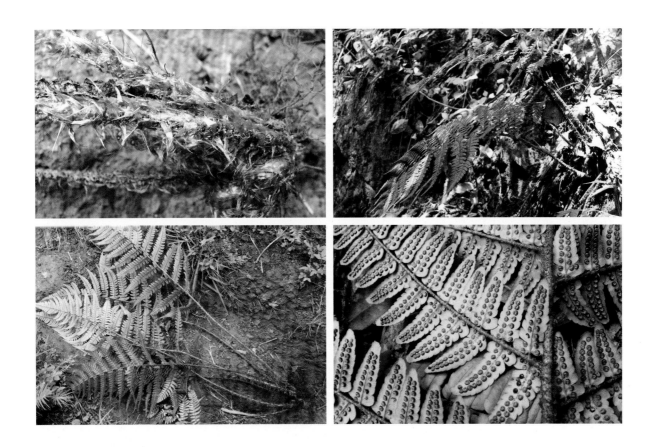

## 7 **齿头鳞毛蕨** *Dryopteris labordei* (Christ) C. Christensen

　　植株高 42~52cm。根状茎先端密被鳞片。叶簇生，两面近无毛。叶柄长 18~25cm，基部黑色，向上深禾秆色或淡紫色，基部密被与根状茎相同的鳞片。叶片卵状披针形，长 24~30cm，宽 17~25cm，基部不变狭，基部 1 对羽片最大并向上弯，二回羽状；羽片约 10 对，基部 1 对最大，长约 17cm，宽 6cm；小羽片约 10 对，披针形；叶轴和羽轴禾秆色，叶轴近无毛，仅沿羽轴、小羽轴下面疏被泡状鳞片。孢子囊群大，着生于小羽轴与小羽片边缘之间或裂片的主脉两侧；囊群盖深棕色，圆肾形，全缘。

　　分布于神农架木鱼，生于海拔 1200~1800m 的山坡林下。常见。

　　全草祛风解表。

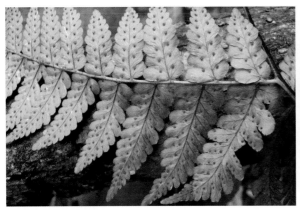

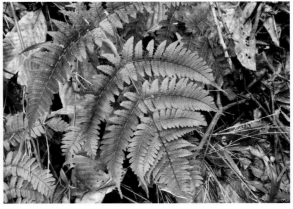

## 8 两色鳞毛蕨 **Dryopteris setosa** (Thunberg) Akasawa

植株高 35~82cm。根状茎先端密被鳞片。叶簇生。叶柄长 15~35cm，禾秆色，基部密被鳞片，向上连同叶轴密被泡状鳞片。叶片卵状披针形，长 15~40cm，宽 15~28cm，三回羽状至四回羽裂；羽片 10~15 对，基部 1 对最大，披针形，长约 20cm，宽 8cm，基部不对称；小羽片 10~13 对，披针形，末回小羽片 5~8 对，披针形；羽轴密被泡状鳞片，沿小羽轴与末回裂片主脉下面密被泡状小鳞片。孢子囊群大，着生于小脉近顶部，靠近小羽轴或末回裂片的主脉；囊群盖大，圆肾形，幼时中央有数根粗短鳞毛，全缘或有短睫毛。

分布于神农架宋洛，生于海拔 500~1600m 的山顶、山坡或沟谷林下或草丛下岩石缝中或灌丛中。少见。

全草清热解毒。

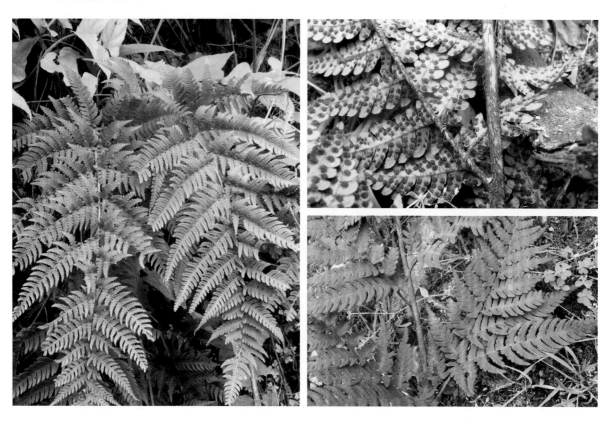

## （二）复叶耳蕨属 **Arachniodes** Blume

中型陆生植物。根状茎粗壮，横走，稀斜升，密被鳞片。叶远生或近生，革质或坚纸质，稀草质；叶柄基部被与根状茎相同的鳞片，罕有腺毛；叶片三至四回羽状，稀二至四回羽状，基部 1 对羽片最大，一至三回小羽片均为上先出，末回小羽片先端常为刺尖，边缘有芒刺状锯齿或尖锯齿，叶脉羽状，分离。孢子囊群圆形，着生于小脉顶端或近顶端，稀背生，位于主脉与叶边之间或近叶边生；囊群盖棕色，圆肾形，以深缺刻处着生，膜质，以后脱落；孢子囊具长柄。孢子两面型，椭圆形，表面有瘤状、疣状或刺状纹饰。

60 种；我国 40 种；湖北 7 种；神农架 4 种，可供药用的 2 种。

**分种检索表**

1. 小羽片菱状斜长方形，基部不对称，下侧边缘近平直，上侧边缘为有芒刺的粗而尖的锯齿；末回小羽片宽 0.8~1cm·····················1. 斜方复叶耳蕨 A. amabilis
1. 小羽片披针形或长圆形，略呈镰刀状，基部近对称或对称，基部下侧 1 片特伸长并为羽状·····················2. 长尾复叶耳蕨 A. simplicior

## 1 斜方复叶耳蕨 Arachniodes amabilis (Blume) Tindale

植株高 52~65cm。根状茎密被棕色、质薄的阔披针形或披针形鳞片。叶远生，无毛。叶柄长 20~55cm，禾秆色，基部密被与根状茎相同的鳞片。叶片长卵形，长 20~60cm，宽 15~40cm，二回羽状；羽片 3~8 对，基部 1 对最大，三角状披针形，长 15~25cm，宽 5~9cm，一回羽状或二回羽状；小羽片 10~25 对，互生，一回羽状，末回小羽片 5~15 对，菱状椭圆形或近斜方形，长 8~22mm，宽 5~10mm，基部不对称，上侧边缘具芒刺状尖锯齿。孢子囊群着生于小脉顶端，靠近叶边，每末回裂片 1~7 对；囊群盖棕色，圆肾形，膜质，边缘有睫毛。

分布于神农架各地，生于海拔 600~1100m 的山坡林下阴湿处或溪沟边岩石缝中。常见。

全草用于预防流感、杀虫、外伤出血等。

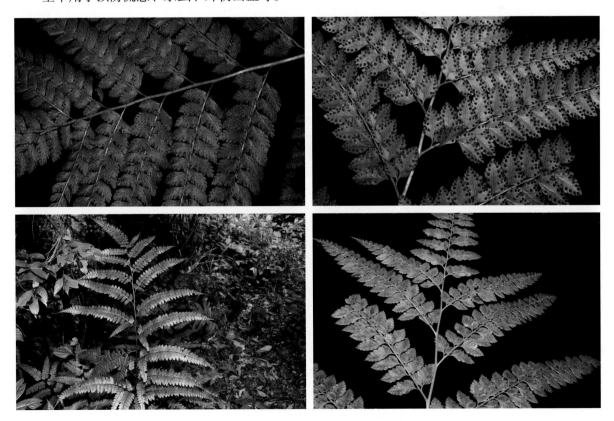

## 2 长尾复叶耳蕨 Arachniodes simplicior (Makino) Ohwi

植株高 62~85cm。根状茎密被褐棕色的披针形鳞片。叶近生。叶柄长 29~45cm，禾秆色，基部密被与根状茎相同的鳞片。叶片卵状五角形，下表面被小鳞毛，长 28~40cm，宽 17~26cm，三回羽状；羽片 4 对，基部 1 对最大，斜三角形，长 14~25cm，宽 7~10cm，基部不对称，基部二回羽状；小羽片约 22 对，基部下侧 1 片特伸长，披针形，长 8~17cm，宽 1.8~4.2cm，一回羽状；末回小羽片约 16 对。孢子囊群每小羽片 4~6 对，略近叶边着生；囊群盖深棕色，圆肾形，膜质，脱落。

分布于神农架新华、宋洛，生于海拔 400~1800m 的山坡阔叶林下、竹林阴湿处或溪沟边岩石缝中。常见。

全草止血生肌，消炎，止痢。

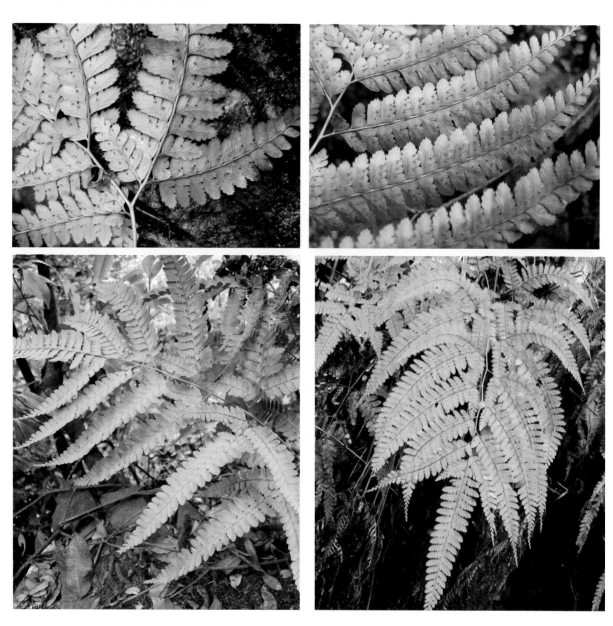

## （三）耳蕨属 Polystichum Roth

小型或中型多年生土生蕨类。根状茎短，直立或斜升，通常被鳞片。叶簇生，纸质、草质或薄革质，下表面被披针形或纤毛状小鳞片。叶有柄，基部被与根状茎相同的鳞片。叶片一回羽状至三回羽裂，羽片基部上侧常有三角形耳状突起；叶轴上部或顶端有时有芽孢，若芽孢在顶端则叶轴能延生成鞭状，着地能萌发成新植株；叶脉羽状，分离。孢子囊群圆形，着生于小脉顶端，有时背生或近顶生；囊群盖圆形，盾状着生。

500 种；我国 208 种；湖北 42 种；神农架 39 种，可供药用的 13 种。

### ■ 分种检索表

1. 孢子囊群有盖。
　2. 叶片一回羽状或羽状深裂，少二回羽状。
　　3. 叶轴先端有芽孢，延伸成鞭状；囊群盖全缘……………1. 华北耳蕨 P. craspedosorum
　　3. 叶轴先端无芽孢。
　　　4. 植株较小；叶片线状披针形或狭长椭圆形，羽片 15~20 对，叶柄长 0.3~1cm；孢子囊群生于主脉上侧，通常 1~3 个，中生……………2. 亮叶耳蕨 P. lanceolatum
　　　4. 植株较大，叶片披针形或长椭圆状披针形或狭长椭圆状披针形。
　　　　5. 羽片镰刀状长圆形或长圆形，边缘有粗锯齿或重锯齿，齿端常有短刺头…………
　　　　………………………………3. 对生耳蕨 P. deltodon
　　　　5. 羽片镰刀状披针形，边缘的锯齿或多或少向内弯，并有或长或短的芒刺或向前平伸…
　　　　………………………………4. 尖齿耳蕨 P. acutidens
　2. 叶片二回羽裂或二回羽状，少有一回羽状。
　　6. 叶片仅基部 1 对羽片羽状……………5. 戟叶耳蕨 P. tripteron
　　6. 叶片基部以上羽片均为羽状。
　　　7. 小羽片上侧有明显耳状突起。
　　　　8. 叶革质、纸质或草质；羽轴上的鳞片为黑色，稀深棕色或棕色。
　　　　　9. 叶片二回羽裂至深裂，或二回羽状，稀一回羽状；孢子囊群在主脉与叶边之间各排成 1 行。
　　　　　　10. 植株较小；叶片二回羽裂至深裂，或二回羽状，稀一回羽状。
　　　　　　　11. 植株高 12~25cm；叶片二回羽裂，羽片 20~30 对……6. 穆坪耳蕨 P. moupinense
　　　　　　　11. 植株高达 34cm；叶片长 17~22cm，一回羽状深裂，羽片 24~32 对，羽状裂达羽轴；囊群盖近全缘……………7. 陕西耳蕨 P. shensiense
　　　　　　10. 植株较大；根状茎密被棕色、披针形鳞片；叶片二回羽状深裂或二回羽状，叶柄禾秆色……………8. 中华耳蕨 P. sinense
　　　　　9. 叶片二回羽状，小羽片较宽，斜长圆形、斜卵形或斜三角状卵形，排列较密；孢子囊群在羽轴两侧为不整齐的 1 行，但在小羽轴两侧各排成整齐的 1 列…………

## 1 | 华北耳蕨 **Polystichum craspedosorum** (Maximowicz) Diels

植株高 10~35cm。根状茎密被棕色的披针形鳞片。叶簇生。叶柄长 2.5~10cm，禾秆色，密被鳞片。叶片线状披针形，长 10~24cm，宽 2~4cm，一回羽状；羽片 12~26 对，长圆形，长 7~20mm，宽 4~8mm，基部偏斜，上侧截形，耳状突起，下侧楔形，边缘有内弯的尖齿牙；叶上表面无毛，

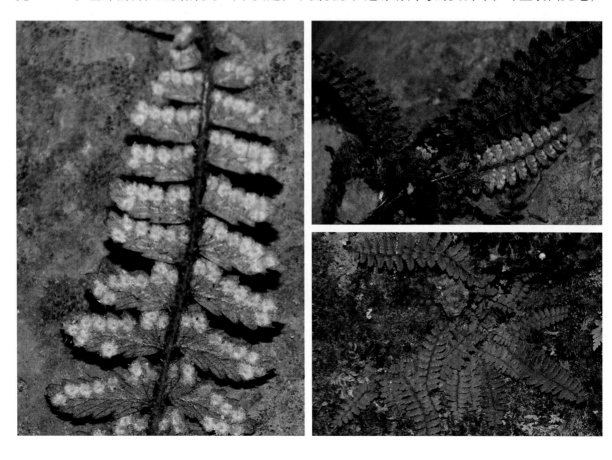

偶有黄棕色毛状鳞片，下表面脉上被鳞片；叶轴下面密被鳞片，先端常延伸成鞭状，顶端生1个芽孢。孢子囊群圆形，着生于羽片上侧边缘，排列成1行，稀下侧也有；囊群盖大，圆盾形，全缘。

分布于神农架红坪，生于海拔800~1800m的山坡沟谷林下岩石上或林缘阴湿处岩缝中。少见。

全草祛风解表，散寒。

## 2　亮叶耳蕨 Polystichum lanceolatum (Baker) Diels

植株高4~12cm。根状茎被鳞片。叶簇生。叶柄长0.3~1cm，深禾秆色，基部被与根状茎相同的鳞片。叶片线状披针形，长6~10.5cm，宽0.5~1.5cm，一回羽状；羽片15~20对，长圆形，长3~6mm，宽4mm，先端有1~3个具短硬刺尖的牙状齿，基部不对称，上侧基部较宽，略具耳状突起，下侧斜切，狭楔形，全缘；叶下表面疏被短节毛，叶轴下面疏被小鳞片。孢子囊群着生于小脉分枝顶端，主脉上侧1~3个，位于叶缘与主脉之间；囊群盖深棕色，圆盾形，全缘。

分布于神农架木鱼，生于海拔400~1800m的山谷林下岩石上或岩石缝中。少见。

全草泡酒内服，用于肋间肌肉疼痛等。

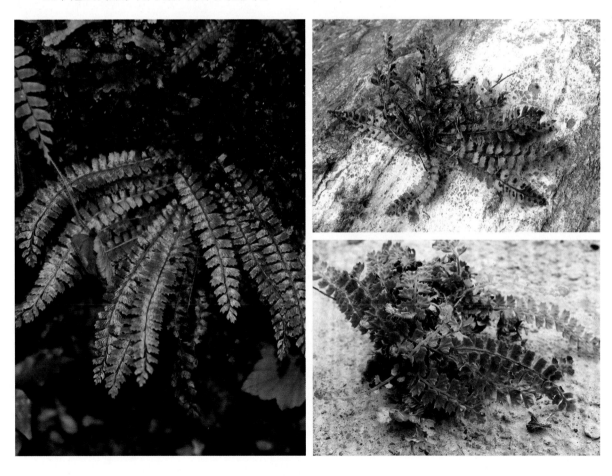

## 3 | 对生耳蕨（神农架）<sup>灰贯众</sup> Polystichum deltodon (Baker) Diels

植株高 15~62cm。根状茎先端密被鳞片。叶簇生。叶柄长 4~22cm，禾秆色，基部密被与根状茎相同的鳞片。叶片披针形，长 9.3~39cm，宽 2~4.5cm，一回羽状；羽片 18~40 对，镰刀状长圆形，长 9~24mm，宽 4~10mm，先端有 1 个短芒刺，略向上弯，两侧不对称，上侧基部呈近三角形耳状突起；叶下表面略被小鳞片、鳞毛和短节毛，叶轴禾秆色，通体疏被小鳞片。孢子囊群小，着生于小脉的顶端，位于主脉上侧，排成 1 行，多达 10 个，下侧仅上部有 1~3 个或不育；囊群盖棕色，圆盾形，边缘啮蚀状，早落。

分布于神农架木鱼、新华，生于海拔 400~1300( ~2600 )m 的沟谷林下或石灰岩岩石缝隙中。少见。

全草利尿消肿，活血止痛。

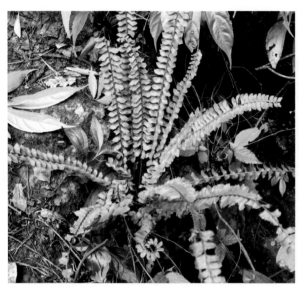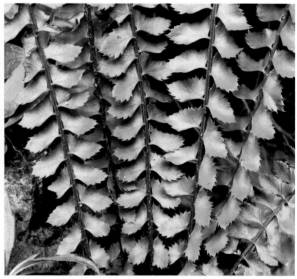

## 4 | 尖齿耳蕨 Polystichum acutidens Christ

植株高 29~62cm。根状茎先端密被鳞片。叶簇生。叶柄长 6~27cm，禾秆色，基部密被与根状茎相同的鳞片。叶片披针形，长 16~40cm，宽 4~6cm，一回羽状；羽片 25~45 对，镰状披针形，长 15~30mm，宽 5~8mm，先端有芒刺，基部两侧极不对称，上侧三角形耳状突起，下侧狭楔形，边缘具锯齿，齿端有芒刺；叶下表面疏被小鳞片和短节毛，叶轴禾秆色，下面疏被小鳞片。孢子囊群小，着生于较短的小脉顶端，在主脉两侧各排成 1 行；囊群盖小，深棕色，圆盾形，近全缘，早落。

分布于神农架木鱼，生于海拔 600~900 ( ~2400 ) m 的山坡林下岩石缝中或岩石上或石灰岩山谷阴湿处岩壁上。少见。

全草用于上呼吸道感染等。

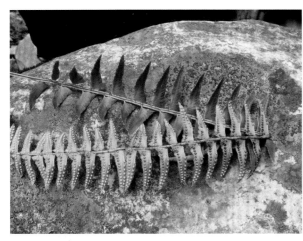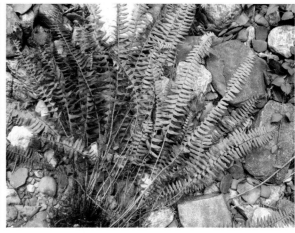

| 5 | **戟叶耳蕨**（神农架）　　毛蕨　**Polystichum tripteron** (Kunze) C. Presl |

　　植株高 35~70cm。根状茎先端密被鳞片。叶簇生。叶柄长 14~29cm，禾秆色，基部密被与根状茎相同的鳞片。叶片戟状披针形，长 20~43cm，宽 10~16cm，具三出长椭圆状披针形的羽片；侧生 1 对羽片较小，对生，长 5.5~14cm，宽 2.5~6cm，一回羽状；小羽片 5~12 对，镰状披针形，长 18~40cm，宽 4.5~8cm，一回羽状；中央羽片较大，有小羽片 25~30 对，镰刀形，长 2~5.2cm，宽 0.6~1.4cm，基部上侧截形，有三角形耳状突起，下侧边缘有粗锯齿，锯齿顶端有芒状小刺尖；叶下表面叶脉疏被小鳞片。孢子囊群圆形，着生于上侧小脉顶端；囊群盖圆盾形，边缘多少啮蚀状。

　　分布于神农架木鱼、新华，生于海拔 1400~2300m 的沟谷溪沟边林下。常见。

　　根茎清热解毒，止痛。

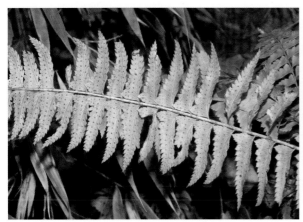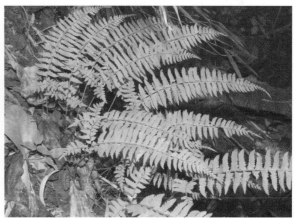

| 6 | **穆坪耳蕨**　**Polystichum moupinense** (Franchet) Beddome |

　　植株高 12~25cm。根状茎密被鳞片。叶簇生，下表面被鳞片。叶柄长 3.8~8.5cm，禾秆色，基部被鳞片。叶片线状披针形，长 8~18cm，宽 1~2cm，二回羽裂；羽片 20~30 对，三角状卵形，长

5.5~10mm，宽 4~5.5mm，两侧有耳状凸起；裂片 3~5 对，有 1~2 对深裂近羽轴，阔卵形，先端尖，全缘或有小尖的钝齿；叶轴禾秆色，两面被鳞片。孢子囊群着生于叶片中部及以上羽片，在裂片主脉两侧各有 1~2 个，或沿羽轴两侧各排列成 1 行；囊群盖圆盾形，边缘啮蚀状。

分布于神农架红坪，生于海拔约 2500m 的山坡岩石上。少见。

全草用于胃病、食物中毒等。

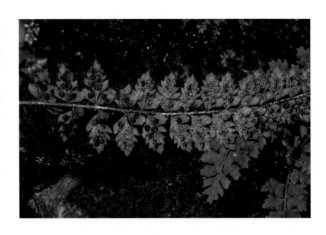

| 7 | 陕西耳蕨 **Polystichum shensiense** Christ |

植株高约 34cm。根状茎密被鳞片。叶簇生，两面疏被鳞片或两面秃净。叶柄长 9~12cm，禾秆色，基部疏被鳞片。叶片线状倒披针形，中部及以上羽片能育，长 17~22cm，宽 2~2.3cm，二回羽状深裂；羽片 24~32 对，狭卵形，长 10~13mm，宽 5~8mm，两侧有耳状突起；裂片 4~6 对，卵形，先端有尖齿；叶轴禾秆色，两面疏被鳞片。孢子囊群圆形，着生于裂片主脉两侧，各有 1~2 个，或沿羽轴两侧各排成 1 行；囊群盖圆盾形，近全缘。

分布于神农架各地，生于海拔 2400m 以上的山坡草丛中。少见。

根茎清热解毒。

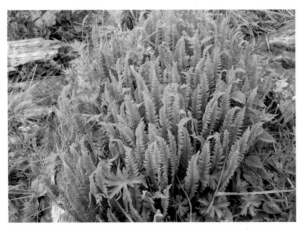
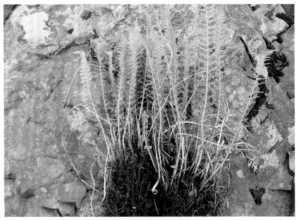

| 8 | 中华耳蕨（神农架）斑鸠窝 **Polystichum sinense** (Christ) Christ |

植株高 45~54cm。根状茎密被鳞片。叶簇生，两面有对纤毛状小鳞片。叶柄长 18~22cm，禾秆色，基部密被鳞片。叶片狭长圆形，长 26~32cm，宽 5.5~7.2cm，向基部渐变狭，二回羽状；羽片 24~32 对，披针形，长 2.5~4.8cm，宽 0.6~1.5cm，上部有耳状突起，一回羽状；裂片 7~14 对，斜卵形，基部下延于羽轴，上侧略耳状且略突起，两侧有前倾的尖齿；叶轴禾秆色，两面有鳞片。孢子囊群

着生于裂片主脉两侧；囊群盖棕色，圆盾形，边缘啮蚀状。

分布于神农架红坪，生于海拔 2500~3100m 的冷杉林下或草甸上。少见。

全草散寒，用于周身疼痛等。

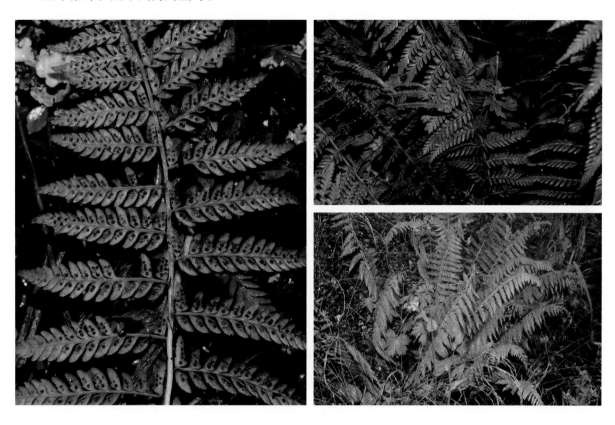

## 9 对马耳蕨 *Polystichum tsus-simense* (Hooker) J. Smith

植株高 17~73cm。根状茎密被鳞片。叶簇生，下表面疏被鳞片。叶柄禾秆色，长 5.5~33cm，基部密被与根状茎相同的鳞片。叶片阔披针形，长 9~40cm，宽 4~14cm，二回羽状；羽片 20~26 对，线状披针形，长 1.5~9.5cm，宽 1~1.5cm，基部偏斜；小羽片 7~13 对，斜长圆形，先端有尖刺；叶轴下面密被鳞片。孢了囊群着生于主脉两侧，每小羽片 3~9 个；囊群盖圆盾形，全缘。

分布于神农架各地，生于海拔 400~1760m 的常绿阔叶林下、草丛或灌丛中。常见。

全草用于各种肿毒、乳痈等。

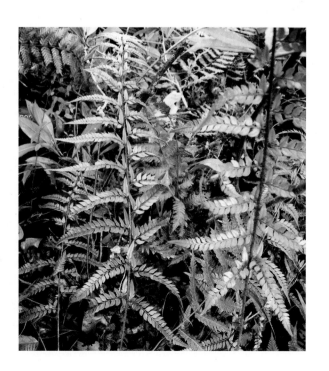

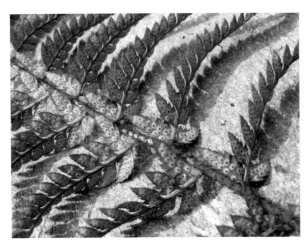
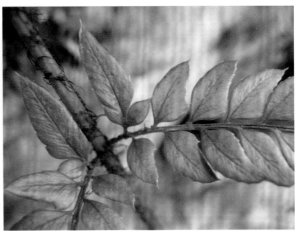

## 10 黑鳞耳蕨 *Polystichum makinoi* (Tagawa) Tagawa

植株高37~83cm。根状茎密被鳞片。叶簇生，下表面疏被小鳞片。叶柄长13~32cm，黄棕色，基部密被大鳞片。叶片长圆状披针形，长24~60cm，宽8~20cm，二回羽状；羽片13~25对，披针形，长4.5~10.5cm，宽1.7~2.4cm，一回羽状；小羽片14~22对，镰状三角形，上侧为弧形耳状突起，边缘有长芒刺状齿；叶轴、羽轴上面被鳞片。孢子囊群每小羽片5~6对，着生于小脉顶端，在主脉两侧各排成1行，靠近主脉；囊群盖圆盾形，边缘浅齿裂。

分布于神农架下谷，生于海拔1500~2500m的山坡或沟谷林下岩石上。常见。

根茎清热解毒。

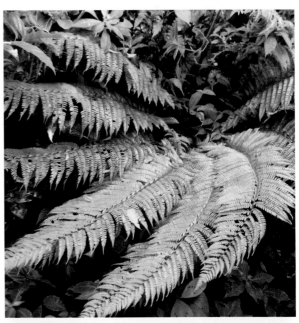

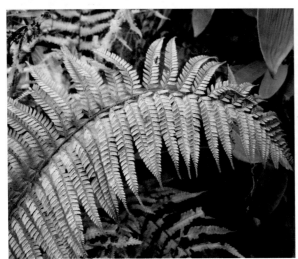
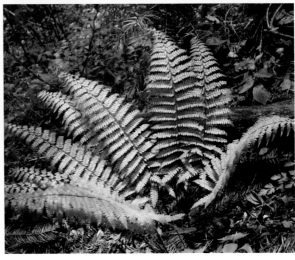

## 11 革叶耳蕨（神农架）<sup>娃娃拳</sup> **Polystichum neolobatum** Nakai

植株高 34~93cm。根状茎先端密被鳞片。叶簇生，两表面疏被鳞片。叶柄长 10~35cm，禾秆色，基部密被鳞片。叶片阔披针形，长 24~62cm，宽 4.5~14.5cm，二回羽状；羽片 26~32 对，线状披针形，长 2.5~9cm，宽 1.2~2cm，一回羽状；小羽片 5~10 对，斜卵形，先端有刺尖头，基部不对称，全缘或有小尖齿；叶轴下面密被鳞片。孢子囊群着生于主脉两侧；囊群盖圆盾形，全缘。

分布于神农架各地，生于海拔 1000~1900m 的山坡或沟谷林下树干或岩石上。少见。

全草活血，调经，补肾。

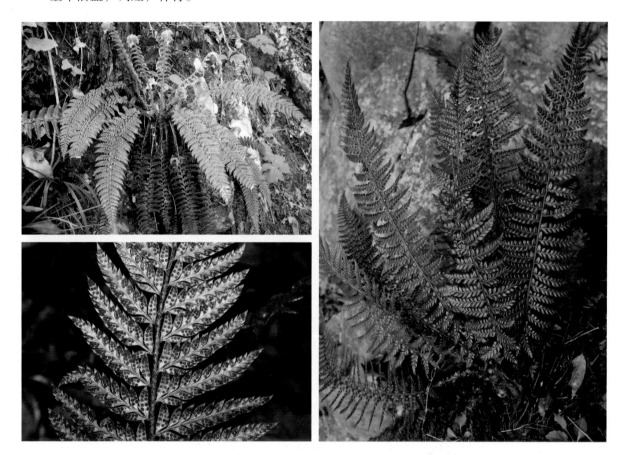

## 12 布朗耳蕨 **Polystichum braunii** (Spenner) Fée

植株高 30~83cm。根状茎密被鳞片。叶簇生，两表面密被小鳞片。叶柄长 12~21cm，基部带棕色，密被鳞片；叶片椭圆状披针形，上部羽片能育，长 24~65cm，宽 13~24cm，二回羽状；羽片 14~25 对，披针形，长 9~14cm，宽 2.3~2.8cm，基部不对称，一回羽状；小羽片 4~17 对，长圆形，先端有锐尖头，基部下延；叶轴下面密被鳞片，羽轴有狭翅，下面被鳞片。孢子囊群大，圆形，位于小脉先端或近顶端，每小羽片（1~）3~6（~7）对，沿主脉两侧各排成 1 行，靠近主脉；囊群盖圆盾形，全缘或有齿缺。

分布于神农架红坪，生于海拔 1800~2300m 的山坡或溪边林下、林缘阴处或半阴处。常见。

全草止血，杀虫，清热解毒。

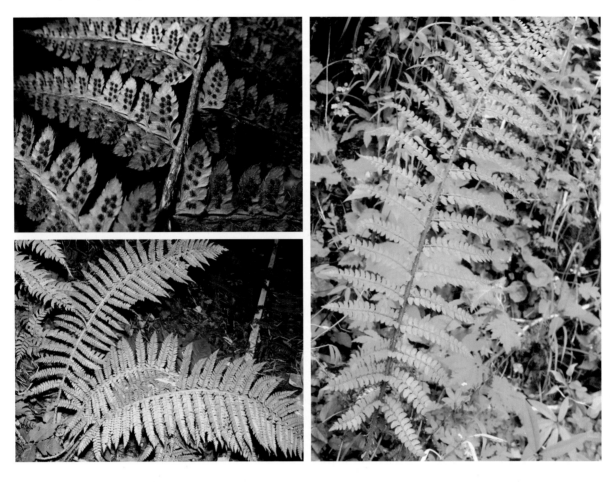

## 13 | **鞭叶耳蕨** Polystichum lepidocaulon (Hooker) J. Smith

植株高 28~48cm。根状茎连同叶柄密被鳞片。叶二型。柄长 10~23cm，禾秆色。孢子叶叶片阔披针形，长 15~26cm，宽 5~13cm，一回羽状，羽片 5~12 对，镰状披针形，长 15~26cm，宽 5~13cm，基部不对称，全缘；营养叶叶片较狭，叶轴伸长成鞭状匍匐茎，顶端有 1 个芽孢，着地生

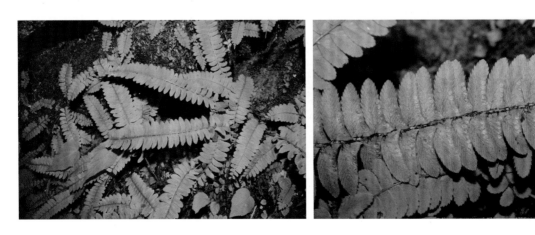

成新植株。叶上表面疏被长柔毛，叶轴、羽轴及主脉下面密被小鳞片和灰白色的长柔毛。孢子囊群小，圆形，背生或顶生于小脉上，在主脉两侧各排成2~3行，无囊群盖。

分布于神农架下谷、新华，生于海拔400~1600m的山谷林下岩缝阴湿处。少见。

全草清热解毒。

## （四）贯众属 Cyrtomium C. Presl

中型蕨类，土生。根状茎短粗，斜升或直立，连同叶柄基部密被鳞片。叶簇生，革质至纸质或为草质。叶柄上面有浅纵沟，幼时密被鳞片。叶片一回羽状或奇数一回羽状，稀单叶或具3枚小叶；侧生羽片镰刀形，基部近对称或不对称，其上侧或两侧具耳状突起或无突起，全缘，波状或有锯齿；主脉明显，侧脉羽状，小脉在主脉两侧联结成2至多行偏斜而呈六角形的网眼，每眼内有1~3条不分枝的内藏小脉。孢子囊群圆形，背生于网眼内的小脉上，沿主脉两侧各有1至多行；囊群盖大，圆盾形，盾状着生，全缘或有齿。孢子两面型，椭圆形，周壁具褶皱，并形成片状突起。

35种；我国31种；湖北10种；神农架6种，可供药用的4种。

### ■ 分种检索表

1. 叶片革质，羽片边缘加厚，平坦或有时残波状，羽片先端渐尖或尾状，侧生羽片斜卵形或卵状披针形，上侧明显有耳，顶生羽片二叉或三叉状；囊群盖具缺刻………1. **全缘贯众 C. falcatum**

1. 叶片纸质，稀近革质或膜质；羽片边缘平，不加厚。

  2. 侧生羽片卵状披针形，基部上侧有长而尖的三角形耳状突起……2. **刺齿贯众 C. caryotideum**

  2. 侧生羽片卵形或基部1~2对为卵形，其余为长圆形，全缘或上部有小齿，或为不规则尖锯齿，或为缺刻状钝齿。

    3. 侧生羽片7~16(~29)对，卵状披针形、披针形或镰状披针形…………3. **贯众 C. fortunei**

    3. 侧生羽片2~8对，基部1~2对卵形，常较大，其余为长圆形，下表面疏被小鳞片或光滑…
    …………………………………………………………………4. **大叶贯众 C. macrophyllum**

## 1 全缘贯众 Cyrtomium falcatum (Linnaeus f. ) C. Presl

植株高30~40cm。根茎直立，密被鳞片。叶簇生，革质，两面无毛。叶柄禾秆色，长15~27cm，下部密被鳞片。叶片宽披针形，长10~30cm，宽8~15cm，基部略变狭，奇数一回羽状；侧生羽片5~14对，卵状披针形，长6~10cm，宽2.5~3cm，全缘，有时具齿，叶脉羽状，小脉结成3~4行网眼，上面不明显，下面微突起；顶生羽片卵状披针形，二叉或三叉状，长4.5~8cm，宽2~4cm；叶轴上面被鳞片或无鳞片。孢子囊群遍布羽片下表面；囊群盖圆形，盾状，边缘有小缺刻。

分布于神农架各地，生于海拔1200m以下的阴湿林下或岩石缝中。常见。

根茎清热解毒，驱虫，止血。

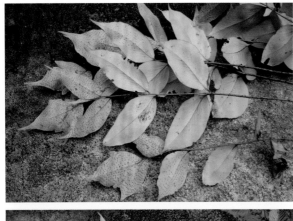
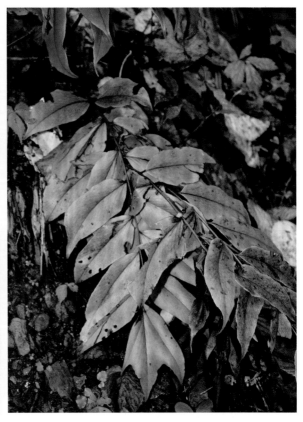
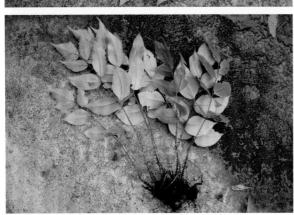

## 2 | 刺齿贯众 *Cyrtomium caryotideum* (Wallich ex Hooker & Greville) C. Presl

　　植株高 43~62cm。根状茎密被鳞片。叶簇生，下表面疏被小鳞片。叶柄长 19~28cm，禾秆色，基部密被鳞片。叶片长圆形，长 24~42cm，宽 12~21cm，奇数一回羽状；羽片 3~7 对，卵状披针形，长 9~16cm，宽 2~5.5cm，上侧有长而尖的三角形耳状突起，边缘有尖齿；顶生羽片卵形，二叉或三叉状，长 13~18cm，宽 6.5~12cm；叶轴上面疏被鳞片；叶脉羽状，小脉联结成多行网眼，上面不明显，下面微突起。孢子囊群满布羽片下表面；囊群盖圆盾形，边缘有齿。

　　分布于神农架新华，生于海拔 400~2700m 的林下、沟谷岩石上或岩缝中。少见。

　　根茎解毒利水，活血。

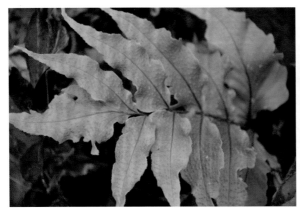
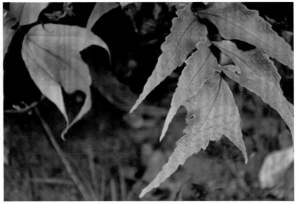

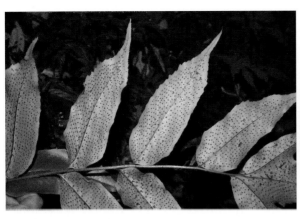
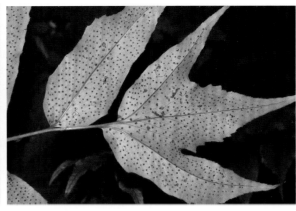

3 | **贯众**（神农架） 鱼公草、鸡尾
**Cyrtomium fortunei** J. Smith

植株高 30~50cm。根状茎密被鳞片。叶簇生，两面光滑。叶柄长 10~26cm，禾秆色，基部密被鳞片。叶片长圆形，长 20~42cm，宽 8~15cm，奇数一回羽状；侧生羽片 7~16（~29）对，披针形，长 5~8cm，宽 1~3cm；顶生羽片狭卵形，长 3~7cm，宽 1.5~4cm，下部有时有 1~2 枚裂片；叶轴上面疏被鳞片；叶脉羽状，小脉联结成 4~5 行网眼，上面不明显，下面微突起。孢子囊群散布羽片下表面；囊群盖圆盾形，全缘。

分布于神农架各地，生于海拔 400~2400m 的山坡或沟谷溪边林下或石灰岩岩石缝中。常见。

根茎清热解毒，杀虫。

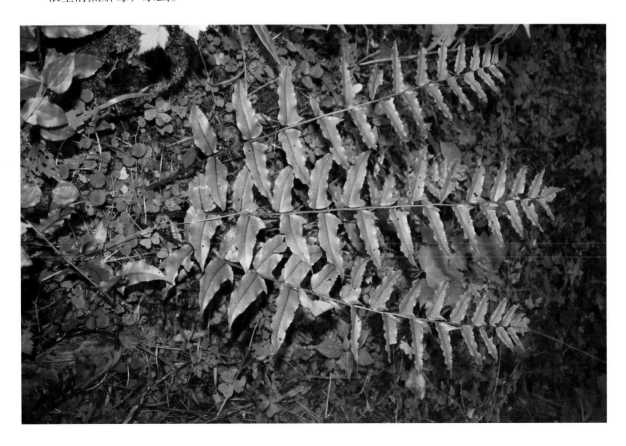

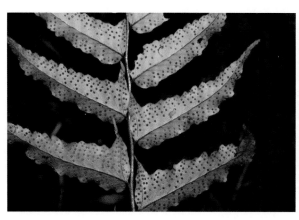
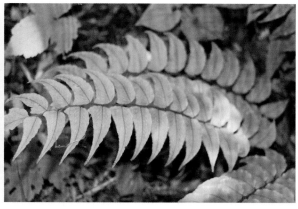

## 4 　大叶贯众（神农架）鱼公草 **Cyrtomium macrophyllum** (Makino) Tagawa

　　植株高 61~80cm。根状茎密被鳞片。叶簇生，下表面疏被小鳞片。叶柄长 20~34cm，禾秆色，下部密被鳞片。叶片长圆状卵形，长 37~52cm，宽 14~27cm，奇数一回羽状；侧生羽片 2~8 对，长圆状卵形，长 8~21cm，宽 4~7cm；顶生羽片卵形，二叉或三叉状，长 9~16cm，宽 6~12cm；叶轴上面被鳞片；叶脉羽状，小脉沿主脉两侧联结成多行网眼，上面不明显，下面稍突起。孢子囊群满布羽片下表面；囊群盖圆盾形，全缘。

　　分布于神农架各地，生于海拔 800~2000m 的山坡或沟谷林下或溪沟边岩石上或草丛中。常见。

　　根茎清热解毒，杀虫，止血。

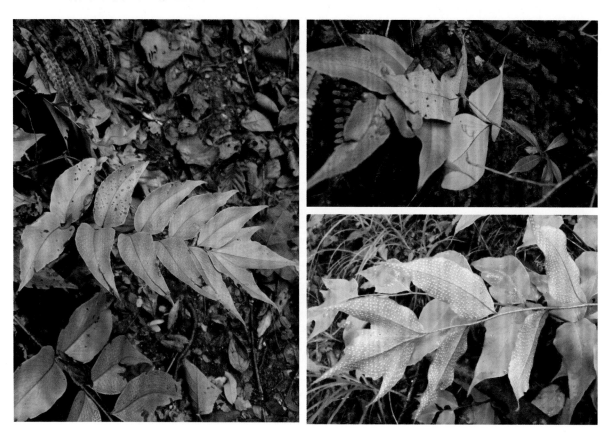

# 肾蕨科 Nephrolepidaceae

中型草本，土生或附生。根状茎被盾状鳞片，长而横走，有腹背之分，或短而直立，有时具匍匐枝或有小块茎，具网状中柱。叶簇生或为远生，有叶柄；叶片披针形或椭圆状披针形，一回羽状，羽片无毛或稀被毛，以关节着生于叶轴，叶脉叉状，分离，近达叶边，小脉先端具明显的水囊。孢子囊群圆形，生于小脉顶端，或背生于小脉中部；囊群盖圆肾形。孢子单裂缝。

1属，约20种；我国5种；湖北1种；神农架1种，可供药用。

## 肾蕨属 Nephrolepis Schott

本属特征同肾蕨科。

约20种；我国5种；湖北1种；神农架1种，可供药用。

## 肾蕨 Nephrolepis cordifolia (Linnaeus) C. Presl

土生或附生。根状茎直立，短，被淡黄褐色狭披针形鳞片；匍匐茎上生有直径1~1.5cm的块茎，密被鳞片。叶柄长5~15cm，密被鳞片。叶片线状披针形或狭披针形，长25~75cm，宽3~6cm，一回羽状；羽片40~120对，常密集而成覆瓦状排列，披针形，长1.5~2.5cm，宽0.6~1.2cm，基部不对称，以关节着生于叶轴，叶缘有细锯齿或圆齿，耳状急尖，下部的羽片钝，向上羽片渐短，羽轴疏被纤维状鳞片。孢子囊群新月形，稀圆肾形；囊群盖肾形，褐色。

分布于神农架低海拔地区（木鱼至兴山），生于海拔500~700m的悬崖石缝中。少见。

全草、块茎清热利湿，润肺止咳，软坚消积等。

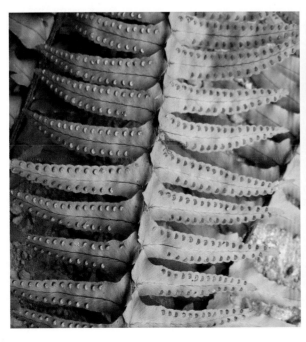
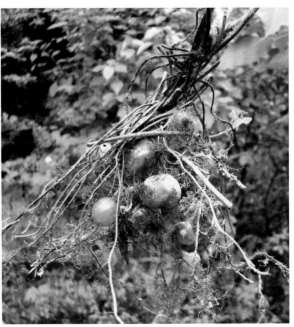

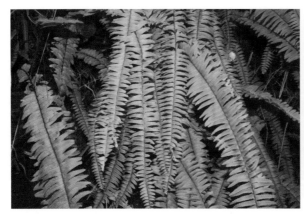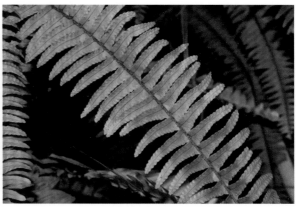

# 水龙骨科 Polypodiaceae

中型、小型附生植物，少为陆生。根状茎横走，有网状中柱和厚壁组织，被鳞片。叶一型或二型；叶柄基部常以关节与根状茎相连；单叶，全缘，分裂或为一回羽状，稀为二回深羽裂，叶草质、纸质或革质，无毛或被星状毛，少有腺毛或小鳞片，叶脉网状，少有分离，网眼内通常有分叉的内藏小脉，小脉顶端有 1 个水囊。孢子囊群通常为圆形、近圆形、长圆形或为线形，有时布满叶片下表面；囊群盖缺如而具隔丝；孢子囊具长柄，纵列环带由 12~18 个增厚的细胞组成。孢子两侧对称，椭圆形，单裂缝。

50 余属，1200 余种；我国 39 属，267 种；湖北 13 属，59 种；神农架 13 属，50 种，可供药用的 12 属，42 种。

## ■ 分属检索表

1. 叶被星状毛，叶一型或略为二型，孢子叶叶片通常较营养叶叶片宽………6. 石韦属 Pyrrosia
1. 叶被鳞片、不分枝的毛、腺毛、叉状毛或无毛。
　2. 植株具有槲叶状的特化的腐殖质积聚叶，叶明显二型，即具有短的褐色无柄的腐殖质积聚叶和较长的羽状分裂的孢子叶…………………………11. 槲蕨属 Drynaria
　2. 植株具有无槲叶状的特化的腐殖质积聚叶。
　　3. 叶脉在羽轴两侧与叶边之间形成 1（~3）行网眼，内藏小脉单一不分叉………………………………………………1. 水龙骨属 Polypodiodes
　　3. 叶脉联结成各式网眼，网眼内通常有分叉的内藏小脉。
　　　4. 孢子囊群幼时有盾状隔丝覆盖，成熟后脱落。
　　　　5. 叶下表面和孢子囊群通常被星状毛。
　　　　　6. 孢子囊群圆形或长圆形。
　　　　　　7. 土生；根状茎鳞片着生处有簇生柔毛；叶片线状披针形至长卵形，有时不规则分裂，下表面疏被鳞片，侧脉明显；孢子囊群在主脉两侧 1 至多行排列…………2. 盾蕨属 Neolepisorus
　　　　　　7. 附生；根状茎鳞片基部无毛；侧脉不明显；孢子囊群在主脉两侧星散分布各排成 1 行。
　　　　　　　8. 攀缘蕨类植物；叶片纸质；孢子囊群小，通常密而星散分布于叶下表面主脉两侧…………………………5. 鳞果星蕨属 Lepidomierosorium
　　　　　　　8. 非攀缘蕨类植物；根状茎短粗或细如铁丝，横走，密被鳞片；叶一型，叶片革质或纸质；孢子囊群大，在主脉两侧各排成 1 行………3. 瓦韦属 Lepisorus
　　　　　6. 孢子囊群线形或粗线形。
　　　　　　9. 叶一型或二型；孢子囊群线形，着生在主脉与叶边之间，并与主脉平行…………………………………………4. 伏石蕨属 Lemmaphyllum

9. 叶一型，稀二型；孢子囊群粗线形，着生在主脉与叶边之间，并与主脉斜交，稀与主脉平行····················12. 剑蕨属 **Loxogramme**

5. 叶下表面密被星状毛，孢子囊群也被星状毛覆盖····················6. 石韦属 **Pyrrosia**

4. 孢子囊群无星状毛和明显的隔丝覆盖。

10. 孢子囊群较大，圆形和长圆形，有规则地沿羽轴或主脉两侧排列。

11. 根状茎细长，木质；羽片不以关节着生于叶轴····················7. 修蕨属 **Selliguea**

11. 根状茎长而粗壮，肉质；羽片以关节着生于叶轴····················8. 节肢蕨属 **Arthromeris**

10. 孢子囊群小，常不规则地散布于叶片下表面。

12. 孢子囊群细小，圆形，常呈多行不规则地分布····················9. 星蕨属 **Microsorum**

12. 孢子囊群线形，连续不断地着生····················10. 薄唇蕨属 **Leptochilus**

# （一）水龙骨属 Polypodiodes Ching

中型附生植物。根状茎长，横走，被形状和质地各式的鳞片，常被白粉。叶远生，无毛，或被短毛，或下表面具小鳞片；叶柄基部以关节着生于根状茎上；叶片羽状深裂，裂片基部与叶轴汇合形成狭翅，边缘有缺刻或锯齿，叶脉网状，明显。孢子囊群圆形，着生于网眼内的内藏小脉顶端，表面生或略凹陷，在主脉两侧各排成 1 行，幼时有盾状隔丝。孢子椭圆形，无周壁，具疣状纹饰。

17 种；我国 11 种；湖北 4 种；神农架 3 种，均可供药用。

**■ 分种检索表**

1. 裂片边缘有稀疏的钝锯齿或浅缺刻状锯齿。

2. 根状茎密被棕色鳞片；裂片较大，宽 9~18mm，彼此接近；孢子囊群位于主脉与边缘之间····················1. 友水龙骨 **P. amoena**

2. 根状茎被乌黑色鳞片；裂片宽 3~7mm，彼此远离；孢子囊群靠近主脉····················2. 中华水龙骨 **P. chinensis**

1. 裂片边缘有密的尖锯齿或重锯齿····················3. 假友水龙骨 **P. subamoena**

---

**1** # 友水龙骨（神农架）<sup>老龙骨</sup>Polypodiodes amoena (Wallich ex Mettenius) Ching

植株高 25~70cm。根状茎密被鳞片。叶远生，两面无毛或疏被毛，下表面沿叶轴和羽轴（主脉）疏被鳞片。叶柄长 7~30cm，禾秆色，无毛。叶片长圆状披针形，长 15~42cm，宽 6~23cm，基部略缩狭，羽状深裂；裂片 15~25 对，线状披针形，长 4.2~9cm，宽 0.9~2cm，边缘有缺刻状锯齿，基部 1~2 对常向下反折。孢子囊群圆形，着生于内藏小脉顶端，沿主脉两侧各排成整齐的 1 列，位于主脉与叶边之间。

分布于神农架宋洛，附生于海拔800~2500m的山脊、山坡、沟谷、溪边岩石上、悬崖旁或树干上。常见。

全草用于跌打损伤、痢疾、淋病等。

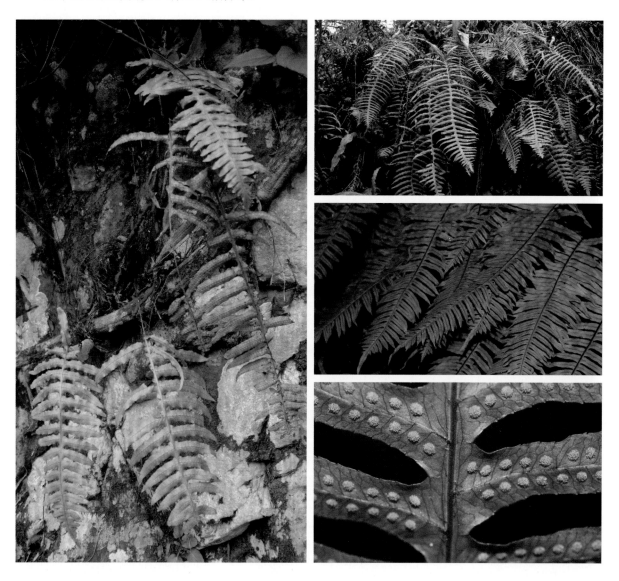

### 2　中华水龙骨（神农架）石龙骨、毛姜 Polypodiodes chinensis (Christ) S. G. Lu

植株高18~48cm。根状茎密被鳞片。叶远生或近生，两面近无毛，下表面疏被小鳞片，尤以叶轴和裂片主脉稍多些。叶柄长5.5~19cm，禾秆色，无毛。叶片卵状披针形，长13~32cm，宽5~13.5cm，羽状深裂；裂片15~25对，线状披针形，长3~7cm，宽0.5~1cm，边缘有锯齿，基部1对略缩短并斜出，略反折；叶脉网状，裂片主脉明显，禾秆色，侧脉和小脉不明显。孢子囊群圆形，着生于内藏小脉顶端较近或靠近主脉。

分布于神农架宋洛，附生于海拔1000~2800m的山坡林中树干上或沟边岩壁上。常见。

根茎祛风湿。

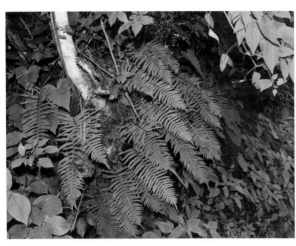 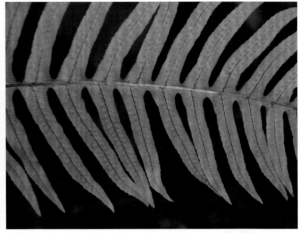

## 3 | 假友水龙骨 Polypodiodes subamoena (C. B. Clarke) Ching

附生植物。根状茎密被鳞片。叶远生，草质，干后绿色，上表面无毛，下表面疏被鳞片。叶柄禾秆色，长 5~10cm，无毛。叶片卵状披针形，长 15~20cm，宽 5~8cm，羽状深裂，基部收缩；裂片 10~15（~20）对，条形，长 30~40mm，宽 8~10mm，边缘有重锯齿或粗锯齿，基部 1 对明显缩短并向后反折；叶脉网状，明显，在叶轴两侧及裂片中脉两侧各具 1~2 行网眼，裂片两侧的内行网眼具内藏小脉。孢子囊群圆形，在裂片中脉两侧各 1 行，着生于内藏小脉顶端，靠近中脉着生。

分布于神农架木鱼，附生于海拔 1300~2300m 的树干上和石上。少见。

全草祛风湿，舒筋活络。

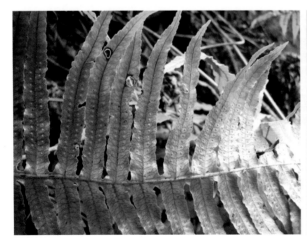 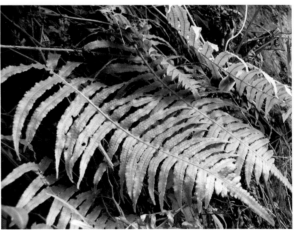

## （二）盾蕨属 Neolepisorus Ching

小型至中型土生植物。根状茎长而横走，密被鳞片。叶疏生，单叶，多型；叶有长柄，下部有鳞片；叶片披针形至长圆形，边缘常有多种不规则畸裂；叶纸质或草质，两面光滑，下表面沿主脉略有 1~2 枚披针形小鳞片；主脉下面隆起，侧脉明显，伸达近叶边，小脉网状，网眼内有单一或分叉的内藏小脉。孢子囊群圆形，沿主脉两侧排列成 1 至多行，在侧脉间 1~4 个，单生，偶有双生或汇合成长圆形，幼时被盾状隔丝覆盖；孢子囊的环带由 14 个增厚的细胞组成。孢子两面型，单裂缝，不具周壁，外壁轮廓线为密集的小锯齿状，正面观具小疣块状纹饰。

　　7 种；我国 5 种；湖北 3 种；神农架 2 种，均可供药用。

■ **分种检索表**

1. 叶片在近基部较宽，浅羽裂至二回羽状分裂，向顶端渐狭，鳞片盾状；孢子囊群圆形，在主脉两侧排成不整齐的 2~4 行，隔丝为粗筛孔状······················1. 卵叶盾蕨 **N. ovatus**
1. 根状茎细长；叶远生；孢子囊群沿主脉两侧各排成不整齐的 1 行，隔丝为具腺质顶端细胞的单列毛·············································2. **江南星蕨 N. fortunei**

## 1　卵叶盾蕨 Neolepisorus ovatus (Wallich ex Beddome) Ching

　　植株高 20~76cm。根状茎长而横走，密被鳞片；鳞片卵状披针形，褐棕色或暗褐色，先端长渐尖，边缘有疏齿，盾状着生。叶远生，干后厚纸质，上表面光滑，下表面略被小鳞片。叶柄长 10~20cm，密被鳞片。叶片不规则羽状分裂、3 裂、卵状分裂或卵形，长 23~32cm，宽 6~11cm，先端渐尖，基部圆形至楔形，全缘；主脉隆起，侧脉明显，小脉网状，有分叉的内藏小脉。孢子囊群圆形，在主脉两侧排成不整齐的 2~4 行，幼时有盾状隔丝覆盖。

　　分布于神农架各地，生于海拔 400~1200m 的石灰岩山地或林下阴湿处。常见。

　　全草清热，利湿，散瘀止血。

　　本种在下谷的居群，叶片边缘有不规则披针形裂片。

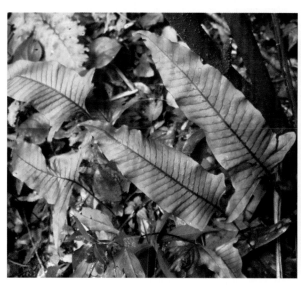

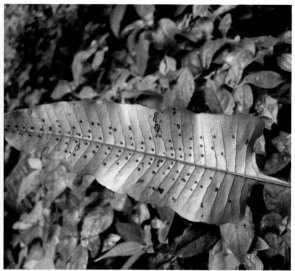

## 2 | 江南星蕨 **Neolepisorus fortunei** (T. Moore) Li Wang

　　植株高 26~73cm。根状茎先端被鳞片。叶远生，下表面淡绿色或灰绿色，两面无毛，幼时下表面沿主脉两侧偶有 1~2 枚鳞片。叶柄长 4~15cm，禾秆色，基部疏被鳞片。叶片一型或略为二型，线状披针形，长 22~60cm，宽 1.5~4.5cm，基部下延于叶柄形成狭翅，全缘，有软骨质的边；主脉两面明显隆起，侧脉不明显，小脉网状，略可见，网眼内的内藏小脉分叉。孢子囊群大，圆形，沿主脉两侧排成不整齐的 1 行，靠近主脉，隔丝为具腺质顶端细胞的单列毛。

　　分布于神农架各地，附生于海拔 400~1800m 的岩石上或林下阴湿处。常见。

　　全草清热解毒，利尿，祛风除湿，消肿止痛，凉血止血。

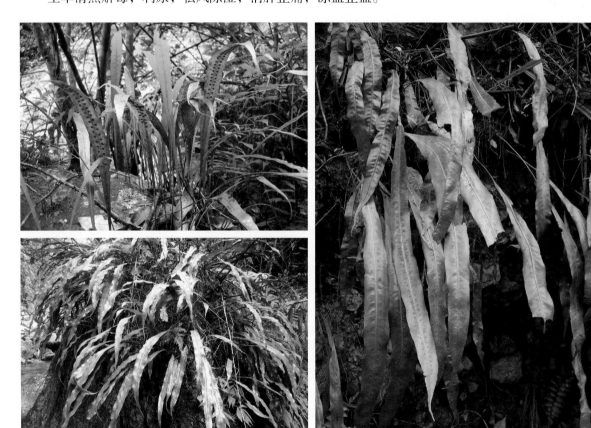

## （三）瓦韦属 **Lepisorus** (J. Smith) Ching

　　常绿或夏绿的小型蕨类。根状茎粗短，横走，密被鳞片；鳞片卵圆形至披针形，黑褐色至棕色，全缘或有微齿，有粗筛孔。叶通常一型，单叶，通常革质或纸质，无毛或下表面被小鳞片；主脉明显，侧脉不明显，小脉连成网状，网眼内有顶端呈棒状的内藏小脉。孢子囊群大，通常分离，在主脉与叶边之间排成 1 行，幼时被隔丝覆盖；孢子囊近梨形，有长柄，环带由 14 个增厚的细胞组成。孢子椭圆形，外壁轮廓线为不整齐波纹状或模糊的云块状纹饰。

　　80 种；我国 49 种；湖北 16 种，神农架 16 种，可供药用的 14 种。

### ■ 分种检索表

1. 孢子囊群线形，着生在主脉与叶边之间，并与主脉平行·················**1. 丝带蕨 L. miyoshianus**
1. 孢子囊群圆形或长圆形。
  2. 根状茎的鳞片不透明，仅边缘1~2行网眼透明。
    3. 根状茎鳞片全缘或仅有微细齿牙；叶纸质·················**2. 瓦韦 L. thunbergianus**
    3. 根状茎鳞片边缘有锯齿。
      4. 叶片先端渐尖；孢子囊群大，直径约5mm，靠近主脉，成熟时彼此接近·················
      ·················**3. 稀鳞瓦韦 L. ollgolepldus**
      4. 叶片先端渐尖成尾状；孢子囊小，直径约3.5mm，略靠近主脉，成熟时彼此远离·······
      ·················**4. 阔叶瓦韦 L. tosaensis**
  2. 根状茎鳞片的网眼中间具不透明狭带外，其余大部分或全部透明。
    5. 鳞片的网眼大部分透明，中部有不透明的狭带。
      6. 叶片阔披针形，下部1/3处最宽，叶柄栗褐色·················**5. 粤瓦韦 L. obscurevenulosus**
      6. 叶片狭披针形，中部最宽，叶柄禾秆色，叶干后常向下反卷并扭曲·················
      ·················**6. 扭瓦韦 L. contortus**
    5. 鳞片的网眼全部透明；叶片线形、阔披针形或披针形。
      7. 植株较高大；孢子囊群略近叶边着生，小脉明显可见·······**7. 大叶瓦韦 L. macrosphaerus**
      7. 植株较矮小；孢子囊群位于主脉和叶边之间，小脉不见或略可见。
        8. 根状茎上的鳞片钝尖头，边缘具短齿牙；叶片披针形，宽6~13mm，干后草质或近膜质，
        两面淡绿色或棕绿色·················**8. 网眼瓦韦 L. clathratus**
        8. 叶革质或草质，叶片线形或披针形，宽0.3~4cm。
          9. 根状茎鳞片披针形，边缘有锯齿，老时脱落或不脱落而大部分宿存于根状茎上。
            10. 根状茎横卧；叶革质至厚革质，干后边缘强度反卷，叶片中部宽8~15mm；孢子
            囊群紧靠叶边着生，成熟时突出叶边之外，使叶片边缘呈波状而不呈连珠状···
            ·················**9. 带叶瓦韦 L. loriformis**
            10. 根状茎横走；叶草质或薄纸质，边缘强度反卷或略反卷，叶片宽约3mm；孢子
            囊群略近主脉着生，成熟时由于孢子囊群膨胀使边缘呈连珠状·················
            ·················**10. 高山瓦韦 L. eilophyllus**
          9. 根状茎鳞片卵状披针形或卵圆形，全缘，老时大部分脱落。
            11. 根状茎的鳞片卵状披针形，明显二色，紧贴着生于根状茎上·················
            ·················**11. 二色瓦韦 L. bicolor**
            11. 根状茎的鳞片卵圆形，一色，老时软毛脱落或鳞片易从根状茎上脱落。
              12. 孢子囊群在叶片下表面隆起，上表面呈穴状凹陷；隔丝非星芒状。
                13. 叶片有软骨质狭边，中部最宽，2~3cm，下表面疏被贴伏鳞片
                ·················**12. 有边瓦韦 L. marginatus**

13. 叶片无软骨质狭边，下部最宽，1.2~4cm，下表面无贴伏鳞片……………
…………………………………………………………13. 星鳞瓦韦 **L. asterolepis**
12. 孢子囊群在叶片下表面不隆起；隔丝为星芒状，褐色，不透明…………………
…………………………………………14. 远叶瓦韦 **L. ussuriensis** var. **distans**

---

| 1 | 丝带蕨（神农架）| <sub>韭菜还阳</sub> **Lepisorus miyoshianus** (Makino) Fraser-Jenkins & Subh. Chandra |

植株高 17~60cm。根状茎短而横卧，被鳞片；鳞片披针形，黑褐色或黑色，边缘有齿，具粗筛孔。叶近生，革质，坚挺，光滑无毛，通常明显外卷。叶柄禾秆色，长 0.2~0.4cm。叶片长线形，长 17~62cm，宽 0.2~0.5cm；主脉上面凹陷，下面隆起，小脉不明显，隐没于叶肉中，在主脉两侧联结成 1~2 行网眼，具少数内藏小脉。孢子囊群线形，着生于主脉两侧的纵沟内，靠近主脉，幼时有盾状隔丝覆盖。

分布于神农架下谷，附生于海拔 800~2600m 的山坡或沟谷林下树干上。少见。

全草用于消炎、劳伤等。

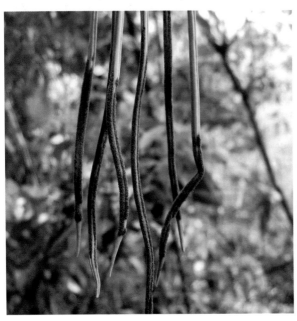
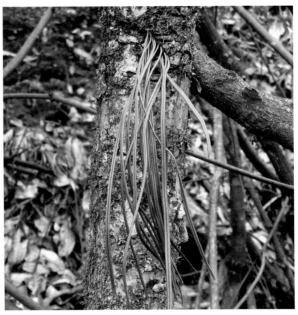

---

| 2 | 瓦韦 **Lepisorus thunbergianus** (Kaulfuss) Ching |

植株高 4.5~24cm。根状茎横走，密被鳞片；鳞片披针形或卵状披针形，褐棕色或深褐色，边缘有淡棕色透明狭边，有锯齿。叶近生，纸质或薄革质，通常光滑或下表面沿主脉偶有小鳞片。叶柄长 0.5~3cm，禾秆色。叶片线状披针形或狭披针形，长 4~22cm，宽 0.5~1.4cm，先端渐尖，偶 2 叉，

基部渐狭，下延，全缘；主脉两面隆起，小脉不明显。孢子囊群大，圆形或椭圆形，位于主脉与叶边之间，彼此接近，成熟后几密接，幼时有褐棕色圆盾形隔丝覆盖。

分布于神农架各地，附生于海拔 800~2300m 的山脊、山坡或沟谷林下岩石上或树干上。常见。

全草利尿，止血，消肿止痛。

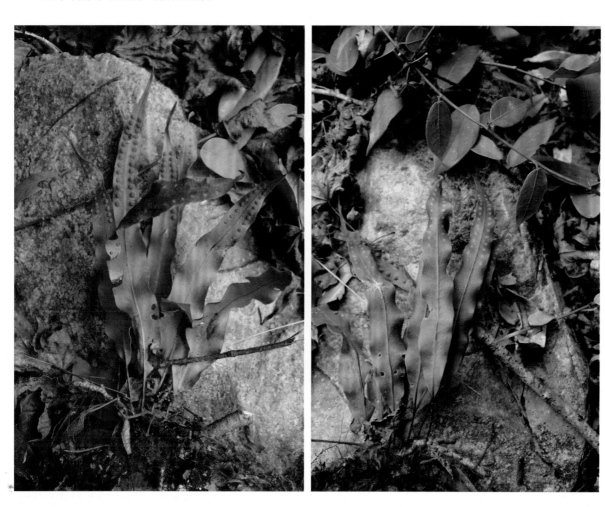

---

### 3 稀鳞瓦韦 **Lepisorus oligolepidus** (Baker) Ching

植株高 9~15cm。根状茎横走，密被鳞片；鳞片披针形，中央褐色或黑色，边缘淡棕色而透明，有锯齿。叶软革质，下表面通常被深棕色透明的卵形或近披针形鳞片。叶柄长 2~3cm，禾秆色，粗壮。叶片披针形至卵状披针形，长 7~13cm，宽 1.1~2.5cm，先端渐尖，向基部渐狭并下延，全缘；主脉两面隆起，侧脉和小脉不见。孢子囊群大，圆形或椭圆形，沿主脉两侧各排成 1 行，着生于叶片上半部，最先端不育，成熟时彼此密接，幼时有深棕色圆盾形隔丝覆盖。

分布于神农架各地，附生于海拔 600~2300m 的山坡或沟谷或山顶的岩缝中或树干上。常见。

全草利尿，清热解毒。

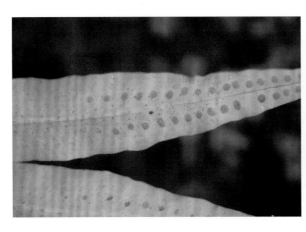
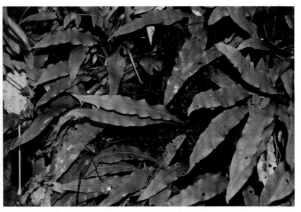

## 4 阔叶瓦韦 Lepisorus tosaensis (Makino) H. Itô

植株高 10~18cm。根状茎横走，密被鳞片；鳞片卵状披针形，先端尾状，基部卵圆形，黑褐色，边缘棕色，质薄，有疏齿。叶近生或疏生，革质，上表面光滑或下表面偶有少数小鳞片。叶柄长 1~4cm，或近无柄，禾秆色。叶片披针形，长 9~16cm，宽 1~2cm，先端渐尖，略呈尾状，基部渐狭并下延；主脉两面隆起，小脉不见。孢子囊群圆形，着生于叶片上半部，位于主脉和叶边之间，略靠近主脉，分离，成熟时接近，幼时有盾状隔丝覆盖。

分布于神农架下谷（小神农架），生于海拔 1000m 以下的树干上或林下岩石上或石灰岩岩缝中。少见。

全草用于带状疱疹、外伤出血、麻疹等。

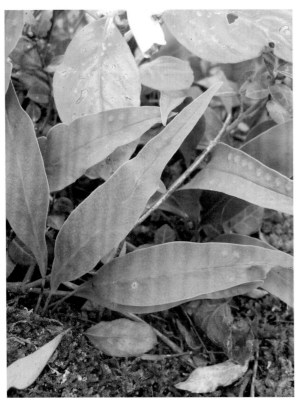
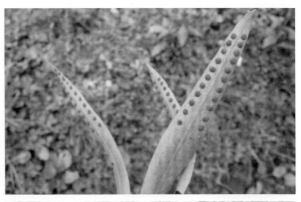
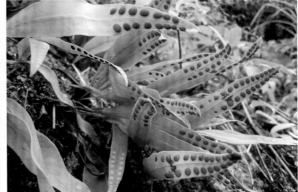

## 5 | 粤瓦韦 Lepisorus obscurevenulosus (Hayata) Ching

植株高 10~30cm。根状茎横走，密被鳞片；鳞片网眼大部分透明，只有中部一条褐色不透明的狭带，全缘。叶柄长 1~7cm，通常栗褐色或禾秆色；叶片披针形或阔披针形，长 12~30cm，宽 1~3.5cm，在下部 1/3 处为最宽，先端长尾状，向基部渐变狭并下延，干后淡绿色或淡黄绿色，薄革质，下表面沿主脉疏被鳞片；主脉两面隆起，小脉不见。孢子囊群圆形，体大，直径达 5mm，近密接，隔丝圆形，中央褐色。

分布于神农架各地，生于海拔 400~2500m 的树干上或林下岩石上或石灰岩缝中。少见。

全草用于肠胃炎、喉炎等。

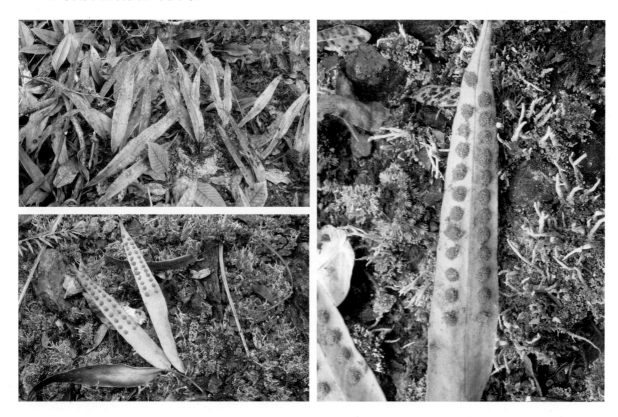

## 6 | 扭瓦韦 Lepisorus contortus (Christ) Ching

植株高 12~25cm。根状茎长，横走，密被鳞片；鳞片卵状披针形，中央深褐色，不透明狭带边缘淡棕色，有光泽，边缘有锯齿。叶软革质或革质，干后常向下反卷，扭曲。叶柄长 1~5cm，禾秆色。叶片线状披针形，长 9~23cm，宽 0.4~1.2cm，中部最宽，先端短尾状渐尖，基部渐狭并下延，全缘；主脉隆起，侧脉不明显，小脉不见。孢子囊群圆形或卵圆形，常集中生于叶片中上部，位于主脉与叶边之间，幼时有圆盾形隔丝覆盖。

分布于神农架各地，附生于海拔 1100~2500m 的山坡、山脊或沟谷林下岩石上或树干上。常见。

全草用于肾炎、月经不调、风湿疼痛等。

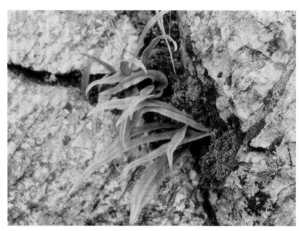
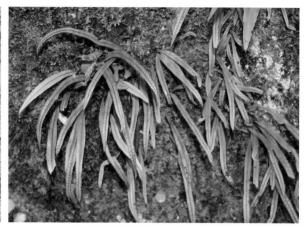

## 7 大叶瓦韦 Lepisorus macrosphaerus (Baker) Ching

植株高 35~48cm。根状茎横走，密被鳞片；鳞片卵圆形，棕色，先端钝圆，全缘，筛孔较密，透明，老时易脱落。叶纸质，下表面常疏被 1~2 枚鳞片。叶柄长 11~15cm，禾秆色。叶片披针形，长 22~35cm，宽 3.5~5cm，中部最宽，先端尾状渐尖，基部渐狭，下延，全缘或略呈波状；主脉两面隆起，小脉在光下清晰可见。孢子囊群较小，椭圆形或圆形，明显隆起，远离叶边着生，在叶片上表面呈穴状凹陷，幼时有棕色圆盾形，全缘的隔丝覆盖。

分布于神农架各地，附生于海拔 900~1000m 的山坡林下岩石上或树干上。常见。

全草清热解毒，除湿，通淋。

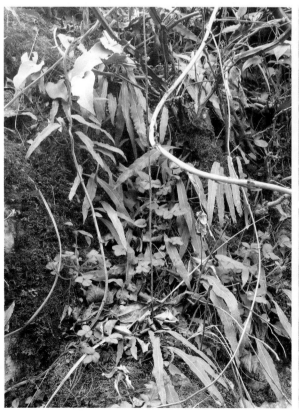
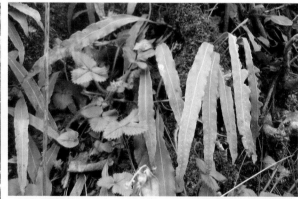
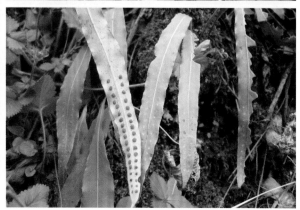

## 8 网眼瓦韦 **Lepisorus clathratus** (C. B. Clarke) Ching

植株高 5~17cm。根状茎长而横走，密被鳞片；鳞片披针形至卵形，长 3.5~7mm，宽 0.7~1mm，先端短渐尖，基部卵形，基部网眼近短方形，边缘有短齿，近褐棕色。叶柄禾秆色，长 0.7~6.3cm。叶片披针形，长 4~20cm，宽 0.8~1.5cm，向两端渐狭，渐尖头，基部楔形，略下延，边缘平直，草质或近膜质；主脉上下微隆起，小脉可见。孢子囊群近圆形，直径 2~2.5mm，位于主脉与叶边之间，幼时被鳞片状的隔丝覆盖。

分布于神农架各地，附生于海拔 2000~2300m 的常绿阔叶林中树干上。少见。

全草利尿通淋，凉血止血，解毒消肿。

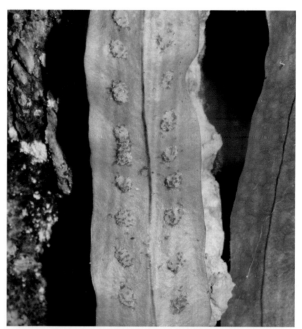

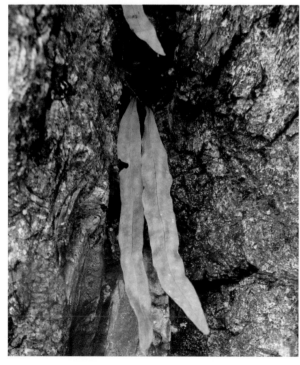

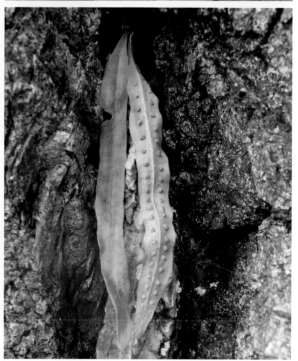

## 9 带叶瓦韦（神农架）<sup>韭菜还阳</sup> **Lepisorus loriformis** (Wallich ex Mettenius) Ching

植株高 20~32cm。根状茎横卧，密被鳞片；鳞片卵状披针形，黑色，边缘有粗锯齿，网眼大，且等径而透明。叶革质或厚革质，干后边缘强度向下反卷。叶柄长 0~7cm。叶片长线形，长

19~30cm，宽 0.3~0.5cm，先端渐尖，基部下延几达叶柄基部；主脉略隆起，小脉不见。孢子囊群短棒形、圆形或卵形，位于主脉与叶边之间，较靠近主脉，通常被反卷的叶边略为覆盖，成熟时孢子囊群膨胀，使叶边缘呈波状，为不规则形边缘有突起近黑色的隔丝覆盖。

分布于神农架大九湖，附生于海拔 2000~3000m 的山坡林下树干上或岩石缝中。少见。

全草用于风湿病、腰痛、跌打损伤等。

模式标本采自神农架。

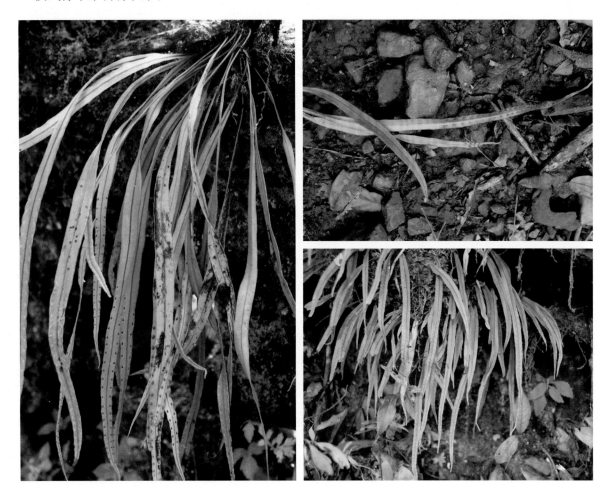

## 10 高山瓦韦 **Lepisorus eilophyllus** (Diels) Ching

植株高 15~37cm。根状茎横走，密被鳞片；鳞片披针形，褐色，先端短渐尖，基部阔卵形，粗筛孔不透明，边缘有无色透明狭边，有齿蚀状齿。叶草质或薄纸质，下表面疏被鳞片。叶柄长 1~3cm，或近无柄，禾秆色，疏被鳞片。叶片阔卵状披针形，长 13~34cm，宽 1.5~3.5cm，通常下部 1/3 处最宽，先端短渐尖，基部缩狭并长下延，全缘；主脉隆起，小脉略可见。孢子囊群椭圆形或圆形，位于主脉与叶边之间，幼时有棕色圆形的隔丝覆盖。

分布于神农架各地，附生于海拔 1000~1800m 的林下树干上或岩石上。少见。

全草祛风湿，活血散瘀，止痛。

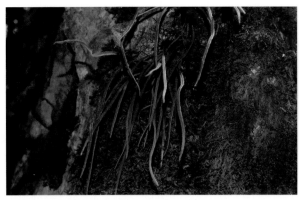
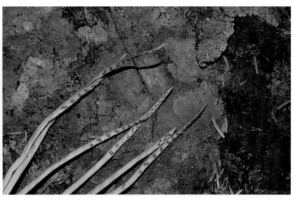

## 11 | 二色瓦韦 Lepisorus bicolor (Takeda) Ching

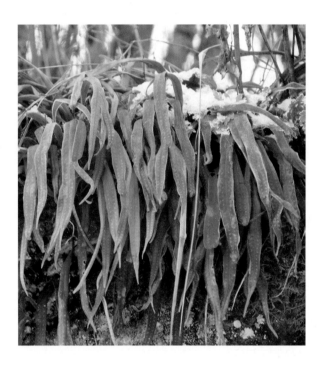

植株高 13~38cm。根状茎横走，密被鳞片；鳞片阔卵状披针形，贴伏，先端渐尖，中部近黑色，边缘淡棕色，有不规则的锐齿，筛孔细密。叶草质或近纸质，下表面沿主脉疏被鳞片。叶柄长 1~6cm，疏被鳞片；叶片披针形，长 11~32cm，宽 1.2~3cm，中部以下最宽，先端渐尖或圆钝，基部楔形，长下延，全缘；主脉隆起，侧脉和小脉不明显。孢子囊群大，近圆形或椭圆形，着生于叶片上半部，位于主脉与叶边之间，幼时有膜质透明的近圆盾形隔丝覆盖。

分布于神农架各地，附生于海拔 1200~2300m 的山坡、山脊或沟谷林下水沟边树干上或岩石上。常见。

全草清热利湿，消肿。

## 12 | 有边瓦韦 Lepisorus marginatus Ching

植株高 18~31cm。根状茎横走，密被鳞片；鳞片卵形或近卵形，棕褐色，筛孔细密，透明，基部通常有棕色软毛粘连。叶软革质，下表面多少被棕色卵形小鳞片。叶柄长 2~9cm，禾秆色，光滑。叶片披针形，长 10~26cm，宽 2~3cm，中部最宽，先端渐尖，向基部渐变狭并长下延，边缘有软骨质狭边，通常反卷；主脉两面隆起，侧脉不明显，小脉不见。孢子囊群圆形或椭圆形，在叶片上表面呈穴状凹陷，位于主脉与叶边之间，幼时有棕色圆盾形隔丝覆盖。

分布于神农架各地，附生于海拔 900~2200m 的山坡或沟谷林中栎树桠上或岩石上，或阴湿沟边岩石上。常见。

全草通淋。

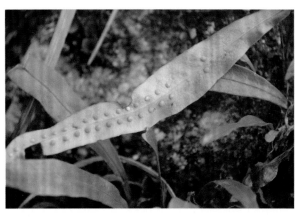
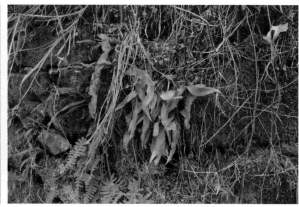

## 13 星鳞瓦韦 Lepisorus asterolepis (Baker) Ching ex S. X. Xu

植株高 16~35cm。根状茎长，横走，密被鳞片；鳞片披针形，棕色，先端渐尖，基部卵形，筛孔细密，透明。叶革质，通常无毛，或下表面疏被卵形或卵状披针形小鳞片。叶柄长 3.5~8cm，禾秆色。叶片阔披针形，长 14~28cm，宽 1.2~4cm，下部最宽，先端短渐尖或短圆钝，向基部急变狭，下延；主脉明显，侧脉和小脉不明显。孢子囊群通常椭圆形或圆形，着生于叶片上半部，居主脉与叶边之间，在叶片上表面呈穴状凹陷，幼时有棕色透明的圆盾形隔丝覆盖。

分布于神农架各地，附生于海拔 600~1600m 的山坡林下或林缘岩石上或树干上。常见。

全草消炎，止血，解毒。

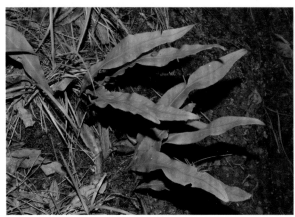
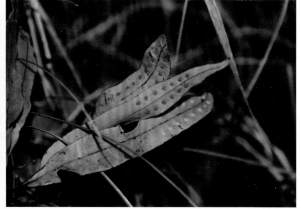

## 14 远叶瓦韦 (变种) Lepisorus ussuriensis (Regel & Maack) Ching var. distans (Makino) Tagawa

植株高 10~15cm。根状茎细长横走，密被贴伏的鳞片；鳞片披针形，长 2~2.5mm，宽 0.4~0.8mm，深褐色，基部扩展近圆形，网眼大而透明，长方形，边缘有细齿。叶柄禾秆色至褐色，长 2~8cm，无毛。叶片线状披针形，长 8~20cm，宽 0.3~1cm，向两端渐变狭，短渐尖头或圆钝头，基部楔形，下延，下表面被卵形的鳞片，边缘略反卷，纸质或近革质；主脉两面隆起，小脉不显。孢子囊群圆形，位于主脉和叶边之间，幼时被星芒状褐色隔丝覆盖。

分布于神农架木鱼，附生于海拔 700~1700m 的林下或山坡阴湿处岩石缝中。少见。

全草止痛消肿，止血利尿，祛风清热。

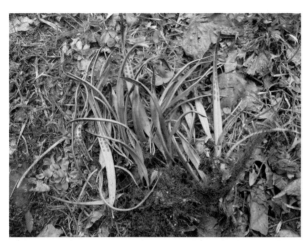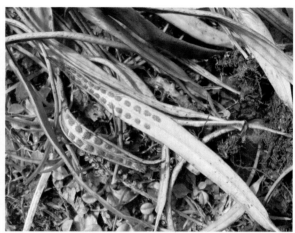

## （四）伏石蕨属 Lemmaphyllum C. Presl

小型附生或石面生植物。根状茎细长而横走，被鳞片；鳞片卵状披针形，全缘或下部有不规则分枝，筛孔粗。叶疏生，一型或二型。叶柄以关节与根状茎相连。营养叶的叶片倒卵形至披针形，全缘；孢子叶的叶片线形或线状倒披针形。叶近肉质，干后硬革质或革质；主脉不明显，小脉网状，内藏小脉通常朝向主脉。孢子囊群线形或圆形，与主脉平行，连续；隔丝盾形，有粗筛孔，边缘有齿；孢子囊的环带由 14 个增厚细胞组成。

9 种；我国 5 种；湖北 4 种；神农架 3 种，均可供药用。

### ■ 分种检索表

1. 孢子叶卵形至椭圆形，宽 1.7~2.2cm，与营养叶相似⋯⋯⋯⋯⋯⋯⋯⋯⋯1. 骨牌蕨 L. rostratum
1. 孢子叶披针形、狭长圆形、倒披针形或至舌形，宽 0.4~1cm，较营养叶窄。
　　2. 营养叶长 3~10cm，直立至下垂⋯⋯⋯⋯⋯⋯⋯⋯⋯⋯⋯2. 披针骨牌蕨 L. diversum
　　2. 营养叶长 1~3cm，通常贴伏地面⋯⋯⋯⋯⋯⋯⋯⋯⋯3. 抱石莲 L. drymoglossoides

## 1 骨牌蕨 Lemmaphyllum rostratum (Beddome) Tagawa

植株高 5.5~10cm。根状茎细长而横走，绿色或淡绿色，被边缘有细齿钻状披针形的鳞片。叶远生，一型，肉质，干后革质，两面近光滑。叶片阔披针形或椭圆状披针形，长 6~10cm，宽 1.7~2.2cm，中部以下最宽，先端钝圆，基部楔形下延，全缘；主脉两面隆起，小脉略可见，内藏小脉单一或分叉。孢子囊群圆形，通常位于叶片最宽处上方，在主脉两侧各排成 1 行，稍近主脉，幼时有盾状隔丝覆盖。

分布于神农架木鱼（木鱼坪），附生于海拔 400~2500m 的山坡林下树干上或岩石上。常见。

全草清热解毒。

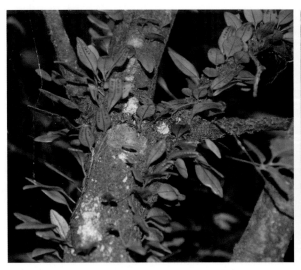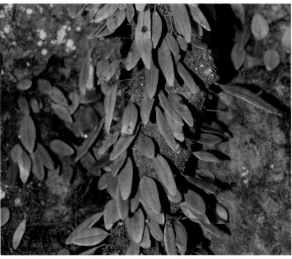

## 2 **披针骨牌蕨** Lemmaphyllum diversum (Rosenstock) Tagawa

植株高 10~14.5cm。根状茎细长而横走，密被鳞片；鳞片钻状披针形，棕色或棕褐色，边缘有疏锯齿。叶一型或二型。营养叶叶柄长 0.5~2.5cm，禾秆色，光滑；叶片阔卵状披针形，长 3.5~4.5cm，宽 1.5~2.3cm，全缘。孢子叶叶柄长 0.5~4.5cm，淡禾秆色，光滑；叶片披针形，长 5~10.5cm，0.7~2cm。叶干后近革质，棕色，光滑；主脉两面明显隆起，小脉不明显。孢子囊群圆形，着生于叶片中部以上，在主脉两侧各排成 1 行，幼时有盾状隔丝覆盖。

分布于神农架木鱼，附生于海拔 600~2200m 的山坡或沟谷林下阴湿的岩石上。常见。

全草清热，除湿，止血。

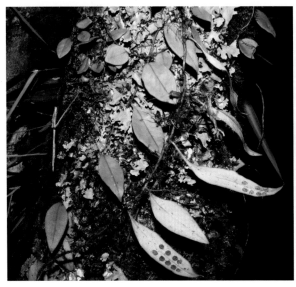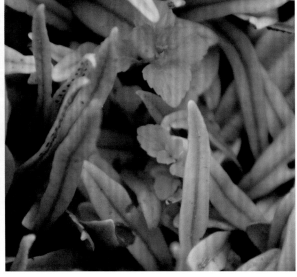

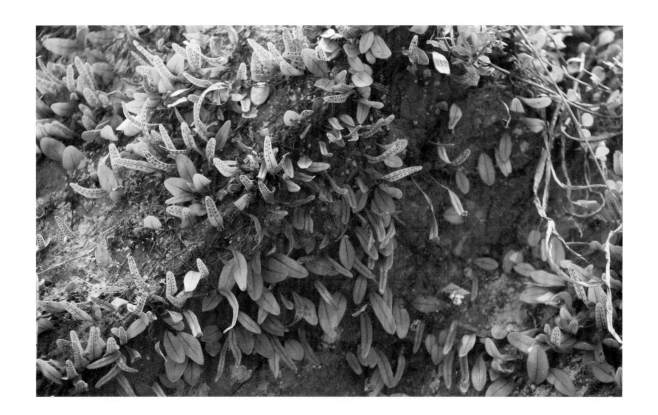

## 3 | 抱石莲 Lemmaphyllum drymoglossoides (Baker) Ching

植株高仅达6cm。根状茎长而横走，被鳞片；鳞片钻状狭披针形，棕色，先端长钻形，基部近圆形并呈星芒状，边缘有细齿，具粗筛孔。叶二型，近无柄。营养叶叶片圆形至倒卵状圆形，长1~3cm，宽1~1.5cm，先端圆，基部楔形，全缘；孢子叶有短柄，叶片舌形或倒披针形，长3~5cm，宽1cm，先端钝圆，基部缩狭。叶干后革质，下表面疏被鳞片；叶脉不明显。孢子囊群圆形，在主脉两侧各排成1行，位于主脉与叶边之间，幼时有盾状隔丝覆盖。

分布于神农架新华，附生于海拔400~1800m的山坡或沟谷林下岩石上或树干上。常见。

全草凉血解毒，除湿化瘀，祛风化痰。

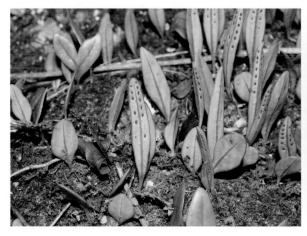
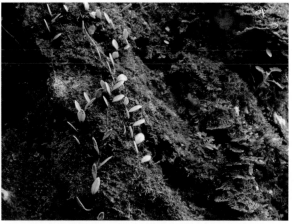

## （五）鳞果星蕨属 Lepidomicrosorium Ching & K. H. Shing

中小型附生植物。根状茎长，攀缘于树干或石壁上，先端无叶，呈鞭状，密被鳞片；鳞片披针形，红棕色、深棕色或棕色，边缘有疏齿，具粗筛孔。叶疏生，纸质，一型或二型。叶片披针形或戟形，全缘或呈波状，或撕裂成不规则的小裂片；主脉两面隆起，下面有1~2枚小鳞片，侧脉可见，小脉不明显，网状，有内藏小脉。孢子囊群圆形，较小，星散分布，少有在主脉两侧排列成不规则的1~2行，幼时为盾状隔丝覆盖，早落。

3种；我国3种；湖北2种；神农架1种，可供药用。

## 鳞果星蕨 Lepidomicrosorium buergerianum (Miquel) Ching & K. H. Shing ex S. X. Xu

植株高达20cm。根状茎长，攀缘，密被深棕色边缘有疏齿的披针形鳞片。叶厚纸质，绿色，下表面沿主脉两侧有1~2枚小鳞片。叶柄长6~9cm，粗壮，或近无柄。叶片卵状三角形、披针形或三角状披针形，长10~20cm，宽1.5~5cm，先端渐尖，向下渐变宽，通常两侧扩大成戟形，基部心形、耳形、截形、楔形，略下延于叶柄成狭翅，全缘；主脉两面均隆起，小脉不明显。孢子囊群小，星散分布于孢子叶下表面，幼时为盾状隔丝所覆盖。

分布于神农架各地，攀缘于海拔400~2000m的山坡或沟谷林下石壁或树干上。常见。

全草祛风除湿。

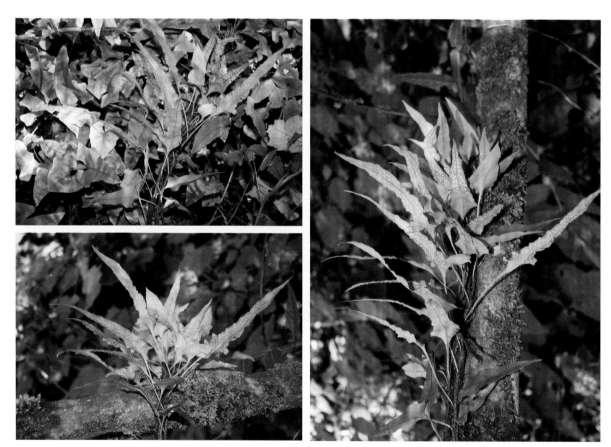

# （六）石韦属 Pyrrosia Mirbel

小型或中型蕨类，附生。根状茎长，横走或短粗而横卧，密被鳞片。叶一型或二型，通常有柄，其基部以关节与根状茎相连。单叶全缘或稀为戟形或掌状分裂，叶干后革质或纸质，通体特别是叶片下表面常被厚层星状毛；主脉明显，侧脉明显或隐没于叶肉中，小脉联结成各式网眼，有内藏小脉，小脉顶端有膨大的水囊，并在叶片上表面常形成洼点。孢子囊群圆形，着生于内藏小脉顶端，成熟时多少汇合，沿主脉两侧排成1至多行，无囊群盖，有星芒状隔丝，幼时被星状毛覆盖；孢子囊通常具长柄，环带由14~24个增厚细胞组成。

约60种；我国32种；湖北10种；神农架10种，均可供药用。

## ■ 分种检索表

1. 孢子囊群圆形，纵向不伸长。
  2. 叶片下表面被一层星状毛。
    3. 叶片阔披针形或长圆形，基部或中部最宽；叶下表面的分枝臂披针形，较短而阔。
      4. 叶片阔披针形，基部最宽，通常对称，近心形或圆截形…………1. 庐山石韦 P. shearreri
      4. 叶片长圆形，中部最宽，基部两侧对称，平截或圆截形。
        5. 叶片长2.2~6（~8）cm，常内卷，被密毛，侧脉不显，具长柄，其长等于或远长于叶片的长度…………2. 有柄石韦 P. petiolosa
        5. 叶片长5~20cm，平展，光滑无毛，侧脉明显；叶柄短于叶片…………3. 石韦 P. lingua
    3. 叶片长圆状披针形或线状披针形或披针形，通常中部最宽，有时上半部或中部以下最宽；叶下表面星状毛的分枝臂为针状和绒毛状长臂星状毛。
      6. 叶片长圆状披针形，基部楔形稍下延，中部最宽，下表面灰色，有稀薄的星状…………4. 波氏石韦 P. bonii
      6. 叶片线状披针形或披针形，基部长下延，下表面密被厚层星状毛。
        7. 叶片线状披针形，上半部通常较宽，先端钝圆…………5. 相近石韦 P. assimilis
        7. 叶片披针形，中部最宽，向两边渐变狭…………6. 华北石韦 P. davidii
  2. 叶片下表面被上下两层星状毛，上层的星状毛具钻状或钻形分枝臂，下层的星状毛为细长卷曲的绒毛状。
    8. 植株高25~70cm，叶片宽2~8cm。
      9. 叶片长披针形，中部宽2~5cm，向上渐变狭，基部长下延，下表面淡棕色，下层的星状毛在成熟前早落，近无毛…………7. 光石韦 P. calvata
      9. 叶片长圆状披针形或阔披针形，中下部或基部最宽，宽4.3~8cm，基部圆形，不对称…………8. 毡毛石韦 P. drakeana
    8. 植株高7~25cm，叶片宽0.7~2.5cm…………9. 柔软石韦 P. porosa
1. 孢子囊群（汇生囊群）纵向伸长…………10. 石蕨 P. angustissima

## 1 庐山石韦 Pyrrosia sheareri (Baker) Ching

植株高 25~64cm。根状茎横卧，密被鳞片；鳞片披针形，棕色或黄棕色，边缘有睫毛，着生处近褐色。叶一型，干后软厚革质，上表面疏被星状毛或近无毛，布满洼点，下表面密被厚层星状毛。叶柄长 9~33cm，禾秆色或灰禾秆色，疏被星状毛，基部密被鳞片。叶片长圆状披针形或披针形，长 15~38cm，宽 2.5~6cm，全缘；主脉两面隆起，侧脉可见。孢子囊群呈点状，在侧脉间排成不整齐的多行，满布于基部以上的叶片下表面，无盖，幼时有星状毛覆盖。

分布神农架各地，附生于海拔 400~1700m 的山坡、山顶或沟谷溪边林下岩石上或树干上。常见。全草清肺泄热，利尿排石，通淋。

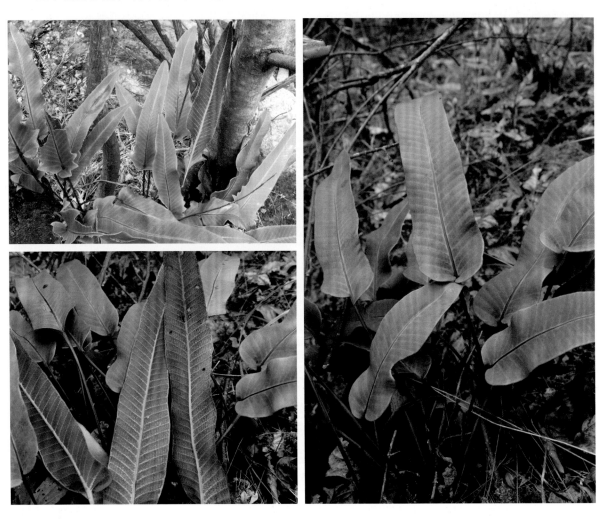

## 2 有柄石韦 Pyrrosia petiolosa (Christ) Ching

植株高 5~15cm。根状茎长，横走，幼时密被棕色边缘有睫毛的披针形鳞片。营养叶叶柄长 1~16cm；叶片长圆形至卵形，长 1.5~10cm，宽 0.7~3cm，全缘，上表面初时疏被棕色星状毛，下表面密被淡棕色星状毛。孢子叶叶柄长0.5~12cm；叶片长圆形至卵状长圆形，长1~8.5cm，宽0.5~2cm，全缘；叶干后厚革质，上表面有洼点，疏被星状毛，下表面密被砖红色星状毛，叶片通常向上卷曲；主脉上面凹下，侧脉和小脉不明显。孢子囊群布满叶片下表面，成熟时扩散并汇合。

分布于神农架各地，生于海拔400~2000m的干燥暴露的岩石上。常见。

全草清热解毒，利尿通淋。

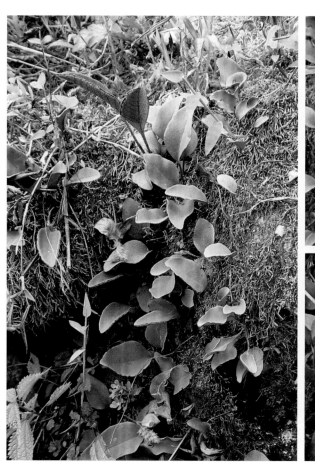
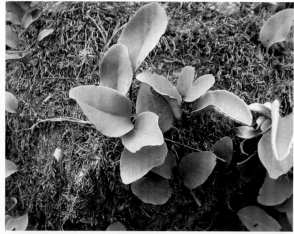
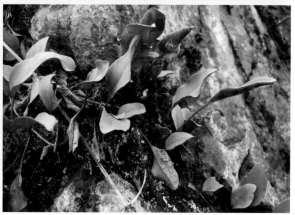

## 3 石韦 Pyrrosia lingua (Thunberg) Farwell

植株高6~28cm。根状茎长而横走，密被鳞片；鳞片披针形，淡棕色，先端长渐尖，边缘有睫毛。叶近二型。营养叶叶柄长1~30cm；叶片长圆形，长5~15cm，宽1.5~5cm，全缘，干后革质，上表面疏被星状毛，老时近无毛，下表面淡棕色或砖红色，被星状毛；孢子叶叶柄长1.5~2.5cm；叶片最宽处在中部或中部以下，长5.5~22cm，宽0.8~3cm。主脉上面稍凹下，下面明显隆起。孢子囊群近椭圆形，布满叶片下表面，幼时有淡棕色星状毛覆盖。

分布于神农架各地，生于海拔400~1900m的干燥暴露的岩石上或树干上。常见。

全草清热解毒，利尿通淋。

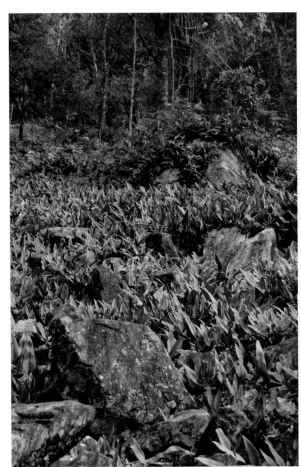

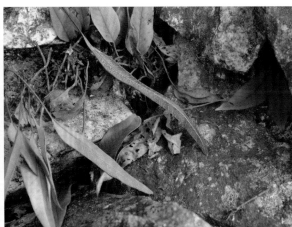

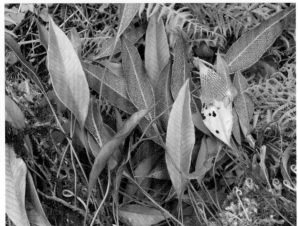

## 4 波氏石韦 神农石韦 **Pyrrosia bonii** (Christ ex Giesenhagen) Ching

植株高 30~50cm。根状茎横卧，密被棕色边缘有睫毛的狭披针形鳞片。叶一型。叶柄长 4~31cm，禾秆色，基部密被鳞片，向上疏被星状毛。叶片长圆状披针形，长 15~30cm，宽 3.5~4.5cm，全缘，干后革质或厚革质，上表面淡灰黄色，无毛，有小洼点，下表面疏被灰黄色或淡黄棕色单层的钻形臂星状毛；主脉明显，粗壮，上面平坦或稍隆起，下面明显隆起，侧脉两面明显，小脉不见。孢子囊群小，着生于叶片上半部或中部以上。

分布于神农架红坪，附生于海拔 400~1100m 的沟谷岩石上。少见。

全草清热利湿，止咳化痰。

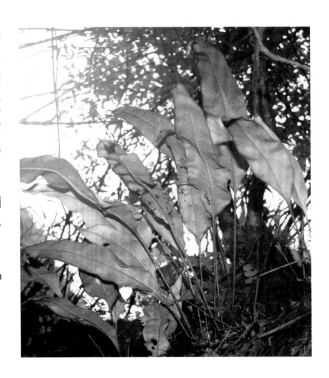

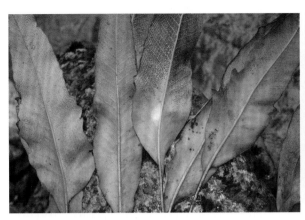
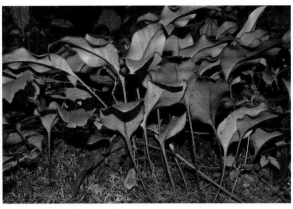

## 5 | 相近石韦 **Pyrrosia assimilis** (Baker) Ching

植株高 5~15cm。根状茎长，横走，密被鳞片；鳞片线状披针形，棕色或褐棕色，中央近黑褐色，边缘睫毛状。叶近生，一型，无柄或近无柄。叶片线形，长 5.5~15cm，宽 0.3~1cm，先端钝圆，向下几不变狭而呈带状，干后纸质，淡棕色，上表面有小洼点，疏被星状毛，下表面密被绒毛状长臂星状毛；主脉粗壮，上面稍凹下，下面明显隆起，侧脉与小脉不明显。孢子囊群着生于叶片上半部，幼时有星状毛覆盖，成熟时汇合，满布叶片下表面。

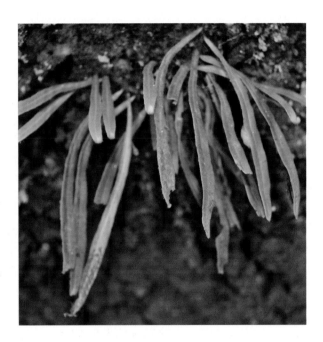

分布于神农架各地，附生于海拔 400~1100m 的山坡林下阴湿处岩石上。少见。

全草利尿，止血，镇痉，定惊。

## 6 | 华北石韦（神农架）<sup>铁板还阳</sup> **Pyrrosia davidii** (Giesenhagen ex Diels) Ching

植株高 6~30cm。根状茎横卧，密被鳞片；鳞片披针形，棕色或老时中央黑色，先端长尾状渐尖，边缘有齿牙。叶一型。叶柄长 2.5~11cm，禾秆色，基部密被鳞片，向上被星状毛。叶片狭披针形，长 5~21cm，宽 0.5~1.5cm，基部楔形并长下延成狭翅，全缘，干后软革质，下表面棕色，密被星状毛；主脉上表面略凹下，下表面明显隆起，侧脉和小脉均不明显。孢子囊群布满叶片下表面，幼时为星状毛覆盖，成熟时孢子囊开裂呈砖红色。

分布于神农架各地，附生于海拔 400~3100m 的山坡或沟谷林下岩石上或树干上。常见。

全草清热，利尿。

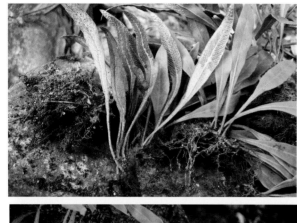
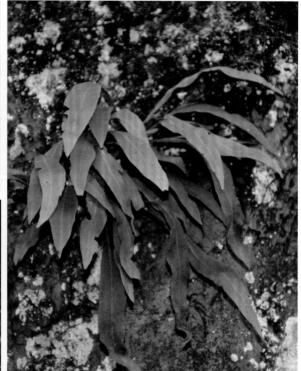
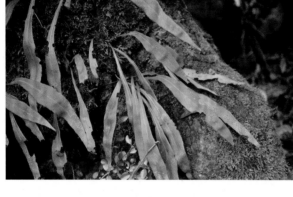

## 7　光石韦 Pyrrosia calvata (Baker) Ching

植株高 25~70cm。根状茎横卧，密被鳞片；鳞片披针形，棕色，先端长尾状渐尖，边缘有睫毛。叶一型。叶柄长 5~14cm，禾秆色，基部密被鳞片和深棕色长臂状星状毛，向上疏被星状毛。叶片狭披针形，长 20~60cm，宽 2~6cm，全缘，干后硬革质，上表面棕色，光滑，有黑色小洼点，下表面淡棕色，幼时被两层星状毛；主脉在上面略凹陷，下面隆起，小脉网状，隐约可见。孢子囊群小，近圆形，聚生于叶片上半部，无盖，幼时略被星状毛覆盖。

分布于神农架宋洛，附生于海拔 400~1800m 的山坡或沟谷林下或灌丛中岩石上、石壁上或树干上。少见。

全草清热除湿，收敛利尿。

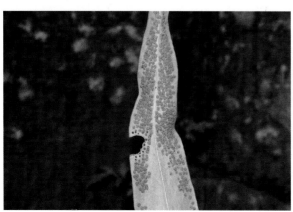
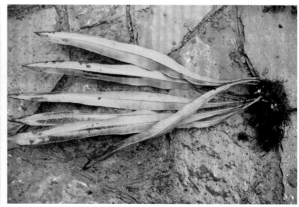

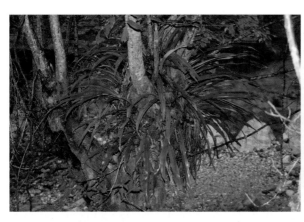
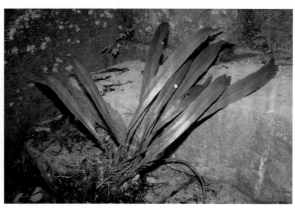

## 8 | 毡毛石韦（神农架） 大金刀、岩巴子
**Pyrrosia drakeana** (Franchet) Ching

植株高 25~70cm。根状茎横卧，密被鳞片；鳞片披针形，棕色，具长尾状渐尖头，通体密被睫状毛，先端的睫状毛丛生，分叉并卷曲，全缘，膜质。叶一型。叶柄长 7~17（~27）cm，禾秆色或淡棕色，基部密被鳞片，向上密被星状毛。叶片阔披针形，长 8~24cm，宽 3~10cm，基部不对称，稍下延，全缘或下部呈波状浅裂，干后革质，上表面密布洼点，下表面被两种星状毛；主脉上面平坦，下面隆起。孢子囊群小，近圆形，在侧脉间整齐地排成多行，幼时为星状毛覆盖，成熟时孢子囊开裂，呈砖红色，不汇合。

分布于神农架红坪（阴峪河），附生于海拔 600~2700m 的山坡或沟谷溪边林下岩石上。少见。

全草清热解毒，利尿通淋，止血。

本种的形态与毡毛石韦存在一定差别，植株也比描述的要高大，分类上有待进一步研究。

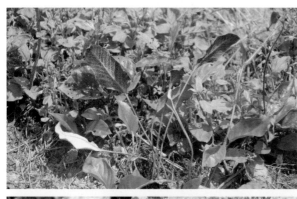
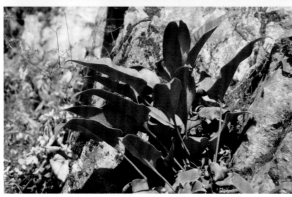
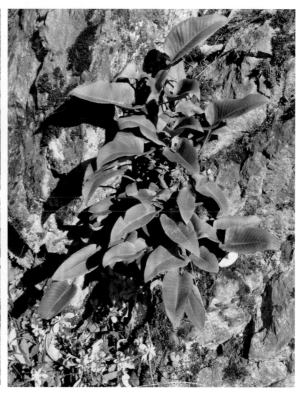

## 9 柔软石韦 **Pyrrosia porosa** (C. Presl) Hovenkamp

植株高 7~25cm。根状茎横卧，密被鳞片；鳞片盾形、狭卵形至披针形，边缘具睫毛至有锯齿，棕色。叶一型，近无柄。叶片披针形，最宽处在上半部，长 10~23cm，宽 0.7~2.5cm；排水器明显，生表面，干后厚革质，下表面棕色，被两种星状毛；主脉在下面隆起，上面平坦，侧脉和小脉不显。孢子囊群近圆形，聚生于叶片上半部，在主脉每侧成多行排列，幼时被棕色星状毛覆盖；孢子囊无柄或有柄，成熟时孢子囊开裂，彼此稍汇合，呈砖红色。

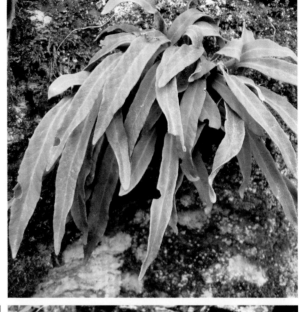

分布于神农架各地，附生于海拔 900~2600m 的疏林下树干上或岩石上。少见。

全草清热，利尿通淋。

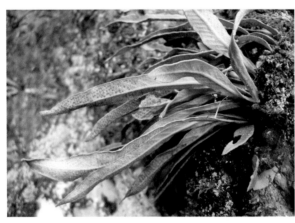
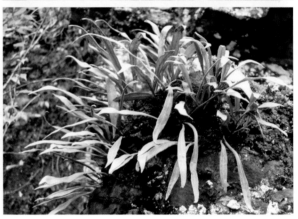

## 10 石蕨（神农架）<sup></sup>铁丝还阳 **Pyrrosia angustissima** (Giesenhagen ex Diels) Tagawa & K. Iwatsuki

植株高约 16cm。根状茎细长而横走，直径达 1.2mm，密被鳞片；鳞片线状三角形，红棕色至淡棕色，先端长渐尖，边缘有微齿，盾状着生。叶柄短，基部以关节着生于根状茎上；叶片线形，长 2~10cm，宽 2~3.5mm，先端钝尖，基部渐缩狭，干后革质，边缘强度向下反卷，两面被星状毛，上表面密的毛早落；叶脉不明显，小脉网状，沿主脉两侧各有 1 行狭长网眼，通常有内藏小脉。孢子囊群线形，沿主脉两侧各排成 1 行，位于主脉与叶缘之间，幼时为反卷的叶边覆盖，成熟时露出孢子囊群。

分布于神农架各地，生于海拔 500~2000m 的山坡、沟谷林下或林缘岩石上或树干上。常见。

全草活血化瘀。

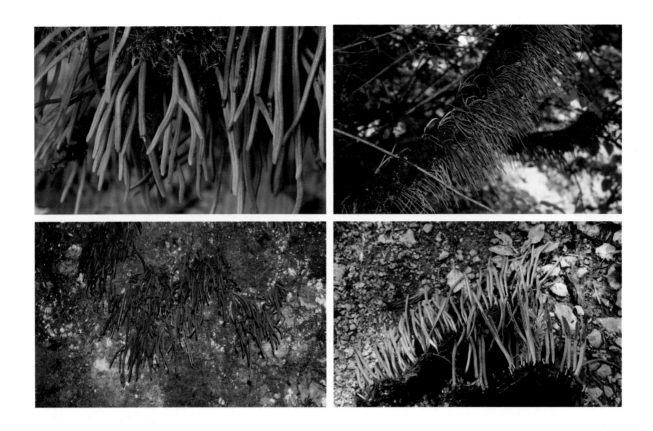

# （七）修蕨属 Selliguea Bory

小型附生或土生植物。根状茎细长，横走，木质，被鳞片；鳞片披针形，棕色、红棕色、黄棕色、淡棕色或深棕色，稀栗黑色或灰白色，有狭长而不透明筛孔。叶远生或近生，一型、二型或近二型，草质或革质，多数两面光滑无毛，稀被短柔毛或鳞片，有柄。叶片为单叶不分裂或 2~3 裂，或掌状分裂或为羽状分裂，稀为一回羽状，叶片或裂片边缘全缘或有缺刻或锯齿；主脉和侧脉明显，小脉网状，有内藏小脉。孢子囊群圆形，在主脉两侧各排成 1 行，生叶表面或有时略下陷于叶肉中。孢子椭圆形，周壁表面具短刺状或小瘤状纹饰。

75 种；我国 48 种；湖北 9 种；神农架 5 种，可供药用的 4 种。

## ■ 分种检索表

1. 叶片为单叶，不分裂，基部截形或圆形，下表面灰白色……………………1. 宽底假瘤蕨 S. majoensis
1. 叶片戟状 2~3 分裂、掌状分裂或羽状深裂，或间有不分裂叶。
  2. 根状茎被红棕色鳞片；叶片常为戟状 2~3 分裂，间有不分裂叶，叶片边缘有缺刻；孢子囊群生主脉与叶边之间，稍近主脉…………………………………2. 金鸡脚假瘤蕨 S. hastata
  2. 根状茎鳞片非红棕色；叶片羽状深裂，边缘有锯齿；孢子囊群靠近主脉着生。
    3. 植株高 14~23cm；裂片卵状披针形，宽 1~2cm，先端短渐尖，基部不收缩或略收缩，边缘有突尖的锯齿…………………………………………………3. 交连假瘤蕨 S. conjuncta
    3. 植株高 5~8cm；裂片非卵状披针形，宽约 1cm，先端圆钝，基部略收缩，边缘有浅齿……
    …………………………………………………………………………4. 陕西假瘤蕨 S. senanensis

## 1 宽底假瘤蕨 Selliguea majoensis (C. Christensen) Fraser-Jenkins

植株高 12~32cm。根状茎长，横走，密被鳞片；鳞片披针形，棕色或红棕色，先端渐尖，基部阔圆形，全缘。叶远生，近革质，两面无行，下表面灰白色。叶柄长 3~14cm，禾秆色，光滑无毛。叶片长圆状披针形或披针形，稀长圆形，长 6~19cm，宽 3~5cm，先端短渐尖，基部圆截形至圆形，边缘有加厚的软骨质叶边，全缘或近先端有少数浅缺刻；主脉和侧脉明显，小脉略可见。孢子囊群圆形，沿主脉两侧各排成 1 行，靠近主脉。

分布于神农架红坪，附生于海拔 900~1800m 的山坡或山谷溪沟边林下树干上或岩石上。少见。

根状茎通经，利尿。孢子止血。

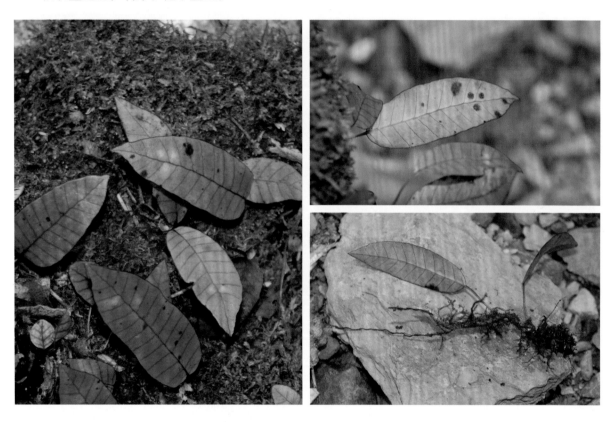

## 2 金鸡脚假瘤蕨 Selliguea hastata (Thunberg) Fraser-Jenkins

植株高达 32cm。根状茎密被鳞片。叶远生，两面无毛，下表面灰白色。叶柄长 1.8~15cm，禾秆色，无毛。叶片为单叶，单叶不分裂或戟状 2~3 裂，罕有 4 裂；单叶不分裂叶片线形、披针形至卵形，长 2.5~18.5cm，宽 1.2~2cm；分裂的叶片形态多变，通常为戟状 2~3 裂，裂片长短不等，宽窄不一，但常以中裂片较大，叶片或裂片边缘有缺刻和加厚的软骨质边，通常呈波状。孢子囊群大，圆形，沿主脉两侧各排成 1 行，位于主脉与叶边之间。

分布于神农架各地，生于海拔 400~1100m 的山坡或沟谷林缘路边或湿地草丛中。常见。

全草清热解毒，利尿，镇咳。

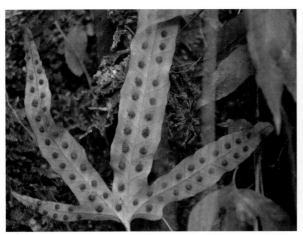 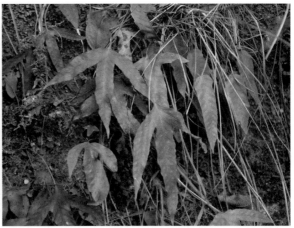

## 3 交连假瘤蕨 **Selliguea conjuncta** (Ching) S. G. Lu，Hovenkamp & M. G. Gilbert

植株高 14~23cm。根状茎密被鳞片。叶远生，革质或纸质，两面光滑无毛，叶柄长（3.5~）5~9.5cm，禾秆色，无毛。叶片三角形，长 5~10cm，宽 5~9cm，基部心形，羽状深裂；裂片 2~4 对，基部 1 对略反折，长圆状披针形至狭卵状披针形，长 4.5~8cm，宽 1~2cm，先端短渐尖或钝圆，基部不缩狭或略缩狭，边缘有突尖的锯齿；侧脉明显，斜向上，小脉不明显。孢子囊群圆形，沿裂片主脉两侧各排成 1 行，靠近主脉。

分布于神农架红坪，附生于海拔 1500~3100m 的山坡、山脊林下树干上或沟边旷地岩石上。常见。

全草清热解毒，消炎，消肿。

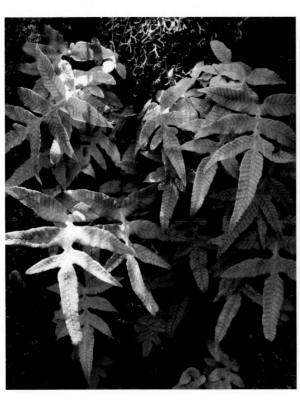 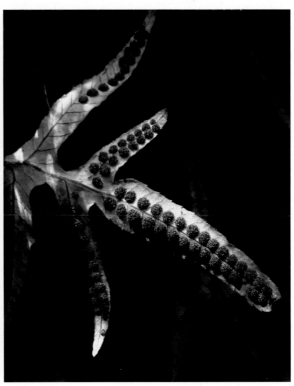

## 4 陕西假瘤蕨 Selliguea senanensis (Maximowicz) S. G. Lu, Hovenkamp & M. G. Gilbert

植株高 10~15cm。根状茎密被鳞片；鳞片卵状披针形，棕色或基部黑色，先端渐尖，边缘有稀疏睫毛。叶远生，草质，灰绿色，两面光滑无毛。叶柄长 3~6cm，纤细，禾秆色，光滑无毛。叶片卵形至阔卵形，长 6.2~8.5cm，宽 4.8~7.3cm，基部心形，羽状深裂；裂片 2~5 对，长 2~3.6cm，宽 1~1.5cm，先端钝圆，少短渐尖，基部略收缩，边缘具浅齿；主脉和侧脉明显，小脉略可见。孢子囊群圆形，沿主脉两侧各排成 1 行，略靠近主脉。

分布于神农架红坪，附生于海拔 1600~3100m 的山坡林下岩石上或树干上。少见。

全草清热利湿，祛风，通经。

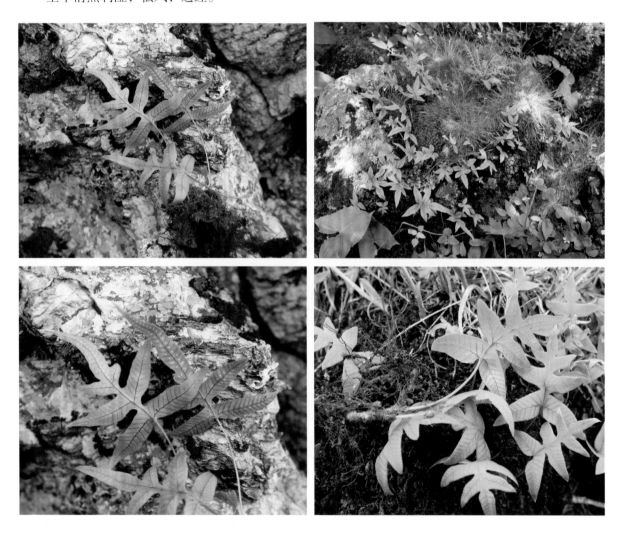

## （八）节肢蕨属 Arthromeris (T. Moore) J. Smith

中型附生或土生植物。根状茎粗壮，肉质，长而横走，有白粉或无白粉，密被形态各式的鳞片。叶一型。叶柄基部以关节着生于根状茎上，无毛。叶片为奇数一回羽状，羽片多对，边缘有软骨质或膜质白边；叶片主脉与叶轴相连接处有关节，侧脉明显，不分叉，小脉网状，网眼具内藏小脉。

孢子囊群圆形，分离，或因两个汇生而呈椭圆形，生叶表面，不具隔丝，着生于小脉交结点上，在相邻的侧脉间有 1 至数个，沿主脉两侧排成 1 至多行，孢子囊群的环带由 14~16 个增厚细胞组成。孢子椭圆形，周壁具疣状纹饰。

20 种；我国 17 种；湖北 3 种；神农架 1 种，可供药用。

## 龙头节肢蕨 Arthromeris lungtauensis Ching

植株高 9~55cm。根状茎密被鳞片，鳞片脱落处露出白粉。叶远生，两面被柔毛。叶柄长（2~）6~21cm，淡紫色，无毛。叶片长椭圆状披针形，长 17~32cm，宽 17~28cm，一回羽状；羽片（1~）5~7（~8）对，披针形，长 7~14cm，宽 2~3cm，先端渐尖，基部圆形或浅心形，下侧耳片常抱盖叶轴，全缘；叶片下表面主脉和侧脉上的毛较长而密，整齐，侧脉两面明显，小脉网状，不明显。孢子囊群圆形，沿主脉两侧排列成不规则多行。

分布于神农架下谷，附生于海拔 500~2500m 的山坡或沟谷溪边林下岩石上或树干上。少见。

全草用于风湿疼痛、跌打损伤等。

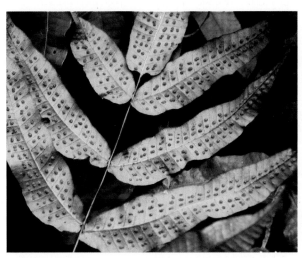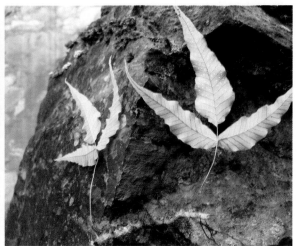

## （九）星蕨属 Microsorum Link

中型附生植物，少为土生。根状茎粗壮，横走，肉质，具网状中柱，被鳞片；鳞片披针形，棕褐色，具粗筛孔，盾状着生。叶柄基部有关节；单叶，披针形，少为戟形或羽状深裂，叶草质至革质，无毛或很少被毛，不被鳞片，叶脉网状，联结成不整齐的网眼，内藏小脉分叉，顶端有 1 个水囊。孢子囊群圆形，着生于网脉连接处，通常不规则散布，少有在主脉两侧排成不规则的 1~2 行，不具隔丝；孢子囊的环带由 14~16 个增厚细胞组成。孢子椭圆形，单裂缝，周壁表面平坦或小瘤状或不规则褶皱。

40 种；我国 5 种；湖北 2 种；神农架 2 种，可供药用的 1 种。

# 羽裂星蕨 **Microsorum insigne** (Blume) Copeland

根状茎粗短，横走，疏被鳞片。叶羽状分裂，稀为单叶，两面无毛，近无鳞片，叶柄长20~50cm，禾秆色，两侧有翅，下延近达基部，基部疏被鳞片，向上光滑。不裂叶片卵形或长卵形，长2.5~65cm，宽0.5~6.5cm，羽裂叶片较大，长8~110cm，宽3~55cm；裂片1~12对，线状披针形，基部1对较大，全缘或略呈波状，其余各对向上逐渐缩短，顶生裂片与侧生裂片同形；主脉两面隆起，侧脉明显。孢子囊群近圆形或长圆形，小而散生，2~8行着生于叶片网脉连接处。

分布于神农架下谷（石柱河），多生于海拔600~800m的湿润山坡或沟谷林下岩石上或附生于树干上。少见。

全草用于痢疾、尿路感染、白带异常、骨折、跌打损伤等。

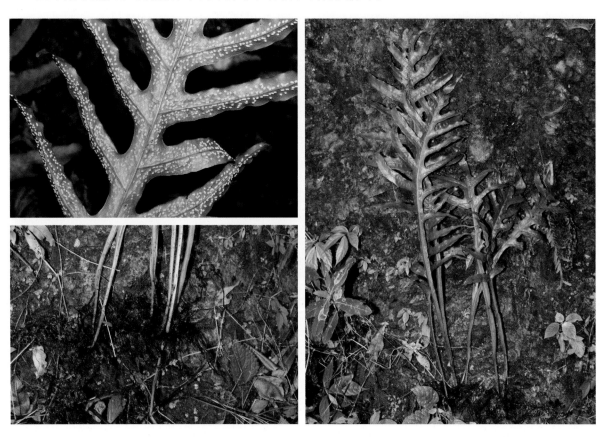

# （十）薄唇蕨属 **Leptochilus** Kaulfuss

小型至中型陆生或附生植物。根状茎长，横走，被鳞片。叶远生，一型或二型，为单叶、指状或羽状深裂，无毛；叶柄与根状茎连接处的关节不明显，通常有翅；叶脉网状，侧脉通常仅下部明显而不达叶边，在每对侧脉之间形成网眼，内藏小脉单一或呈钩状。孢子囊群圆形或线形，连续或少有间断，着生于网脉上，在每对侧脉之间排成线形，并与侧脉平行而与主脉斜交，通常不具隔丝；孢子囊柄由3行细胞组成，环带由12~14个增厚细胞组成。孢子两面型，椭圆形，单裂缝，孢壁具刺状或小颗粒状纹饰。

　　25 种；我国 13 种；湖北 3 种；神农架 2 种，可供药用的 1 种。

# 矩圆线蕨 Leptochilus henryi (Baker) X. C. Zhang

　　植株高 20~70cm。根状茎横走，密被鳞片；鳞片褐色，卵状披针形，先端渐尖，边缘有疏锯齿。叶远生，一型或近二型，草质或薄草质，光滑无毛。叶柄长 3~35cm，禾秆色。叶片椭圆形或卵状披针形，长 15~35cm，宽 3.5~6.5cm，先端渐尖或钝圆，向基部急变狭，并下延成狭翅，全缘或略呈浅波状；侧脉斜展，略可见，小脉网状，在每对侧脉间有 2 行网眼，内藏小脉单一或 1~2 次分叉。孢子囊群线形，着生于网脉上，在每对侧脉间排成 1 行，从主脉斜出，多数伸达叶边，无囊群盖。

　　分布于神农架下谷，生于海拔 400~1100m 的山坡林下阴湿地或沟边阴处岩壁上。少见。

　　全草清肺热，利尿，通淋。

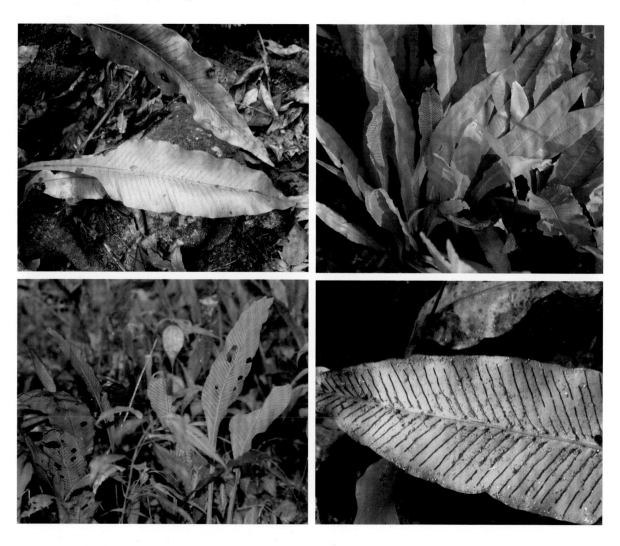

# （十一）槲蕨属 Drynaria (Bory) J. Smith

大型或中型附生、石面生或土生植物。根状茎横走，粗大如指，肉质，密被鳞片。叶二型，稀一型。基生营养叶无柄，枯棕色，宿存，覆盖于根状茎上；孢子叶和营养叶，有柄，绿色，叶片羽状深裂几达叶轴或一回羽状；叶脉明显隆起，有规则地多次联结成大小四方形网眼，内有单一或二叉的内藏小脉。孢子囊群圆形，着生于小脉交结处，在主脉两侧各排成整齐的 1 行或不整齐的数行，不具囊群盖，多无隔丝；孢子囊的环带由约 13 个增厚细胞组成。

约 16 种；我国 9 种；湖北 1 种；神农架 1 种，可供药用。

## 槲蕨（神农架）<sup>岩姜</sup> Drynaria roosii Nakaike

植株高 28~55cm。根状茎横走或螺旋状攀缘，直径 1~2cm，密被鳞片；鳞片钻状披针形，金黄色或棕色，斜升，边缘有齿，盾状着生。叶二型。基生营养叶无柄，圆形或卵圆形，长 4~10cm，宽 3~6.5cm，浅裂至深羽裂，全缘，叶干黄绿色或枯棕色，下表面有疏短毛。正常能育叶叶柄长 5~13cm，两侧有明显的狭翅；叶片长圆状卵形，长 25~43cm，宽 10~20cm，深羽裂，裂片 7~13 对，披针形，长 5~13cm，宽 1.5~3.2cm，边缘有疏钝齿，叶上表面主脉上疏被短毛。孢子囊群圆形、椭圆形，散布于叶片下表面，沿主脉两侧各排成 2~4 行。

分布于神农架各地，附生于海拔 400~1800m 的山坡或沟谷林下岩石上或树干上，偶见于墙缝中。常见。

根茎补肾坚骨，续筋，活血止痛，祛风湿。

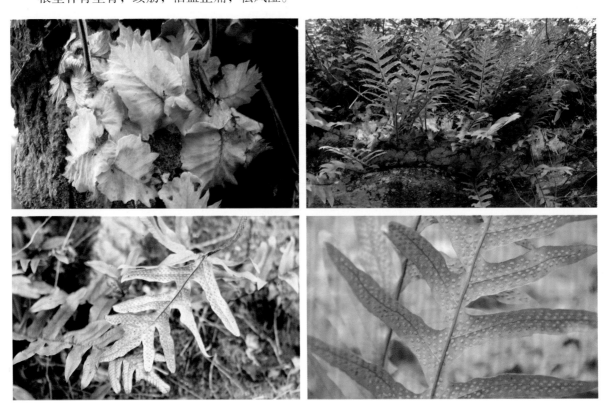

# （十二）剑蕨属 Loxogramme (Blume) C. Presl

小型或中型附生或土生植物。根状茎长而横走、短而横卧，或直立，具网状中柱，密被鳞片。单叶，一型，稀二型，叶关节不明显，或基部不以关节着生于根状茎上，叶稍肉质，干后为柔软革质，纵向皱缩；主脉粗壮，下面明显，小脉网状，网眼大，通常无内藏小脉。孢子囊群线状长圆形，着生于主脉两侧，与主脉斜交，多少下陷于叶肉中，无囊群盖，通常无隔丝；孢子囊具长柄。

33种；我国12种；湖北4种；神农架4种，可供药用的1种。

# 柳叶剑蕨 **Loxogramme salicifolia** (Makino) Makino

植株高19~39cm。根状茎被鳞片。叶远生，稍肉质，干后革质，表面皱缩，边缘稍反卷。叶柄长2~5cm，或无柄，与叶片同色，基部疏被鳞片。叶片披针形，中部以上能育，长12~35cm，宽1~3cm，基部渐变狭，并长下延至叶柄下部或基部，全缘；主脉明显，小脉网状，网眼斜上，无内藏小脉。孢子囊群线形，通常在10对以上，与主脉斜交，稍密接，多少下陷于叶肉中，无囊群盖，也无隔丝。孢子椭圆形，具单裂缝。

分布于神农架各地，附生于海拔800~1600m的山坡或沟谷林下岩石上、树干上和枯倒木上。少见。

全草清肺热，止咳，利尿通淋，消炎。

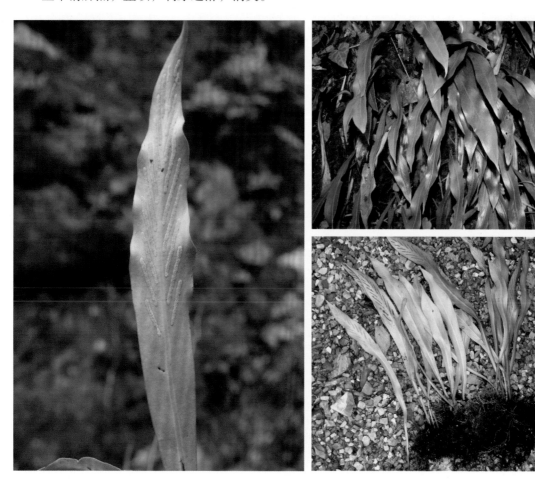

# 神农架药用裸子植物资源

裸子植物是介于蕨类植物和被子植物之间的一类维管植物。其特征如下：植物体为孢子体，特别发达，都是多年生木本植物，多为乔木、灌木，极少为亚灌木（如麻黄）或藤本（如买麻藤）。维管束具次生构造，为无限外韧型维管束，有明显的年轮。木质部中大多只有管胞，韧皮部中只有筛胞而无伴胞。叶多为针形、线形或鳞片状。花单性，雌雄同株或异株，无花被，雄蕊（小孢子叶）聚生成小孢子叶球（雄球花），雌蕊的心皮（大孢子叶或珠鳞）多呈叶状，不包卷成子房，丛生或聚生成大孢子叶球（雌球花）。胚珠裸生于心皮边缘，经传粉和受精后发育成种子。因种子裸露在心皮上，故称裸子植物。世代交替明显，配子体简单，寄生在孢子体上，受精作用不需要在有水的条件下进行。子叶 2 至多枚，具多胚现象。

神农架林区可供药用的 8 科，19 属，29 种。

## 苏铁科 Cycadaceae

常绿木本。叶螺旋状排列，集生于树干顶部，有营养叶与鳞叶；营养叶生于鳞叶腋部，一回或二至三回羽裂，羽片（小叶）多数，具中脉，边缘全缘，叶柄常具刺；鳞叶短小，常三角状披针形，背面被绒毛。花雌雄异株；小孢子叶球生于树干顶端，中轴上密生螺旋状排列的小孢子叶；小孢子叶常楔形，扁平，顶端增厚成盾状，背面有多数小孢子囊；大孢子叶生于茎顶鳞叶腋部，数枚或多数密集成球状或半圆状，上部不育顶片呈篦齿状分裂或不裂，下部为能育的柄，每侧着生 2~5 枚胚珠，稀更多，珠孔向上。种子核果状，微扁，具 3 层种皮。

1 属，约 60 种；我国 1 属，16 种；湖北栽培 1 属，2 种；神农架栽培 1 属，1 种，可供药用。

### 苏铁属 Cycas Linnaeus

本属特征同苏铁科。

约 60 种；我国 16 种；湖北栽培 2 种；神农架栽培 1 种，可供药用。

#### 苏铁 Cycas revoluta Thunberg

常绿木本，高达 3m。叶 40~100 枚或更多，长 0.7~1.4（~1.8）m，宽 20~25（~28）cm，一回羽裂，

羽片直或近镰刀状，革质，呈"V"字形伸展；叶柄长 10~20cm，具刺 6~18 对。小孢子叶球卵状圆柱形，长 30~60cm，直径 8~15cm；小孢子叶窄楔形，长 3.5~6cm，宽 1.7~2.5cm。大孢子叶长 15~24cm，密被灰黄色绒毛，边缘深裂，裂片每侧 10~17 片，钻状；胚珠 4~6 枚。种子 2~5 枚，橘红色，倒卵状或长圆状。传粉期 5~7 月，种子 9~10 月成熟。

原产于我国福建，日本南部亦有分布，神农架各地均有栽培。

根（苏铁根）祛风活络，补肾止血。叶（苏铁叶）收敛止血，理气活血。花（苏铁花）理气止痛，益肾固精，活血祛瘀。种子（苏铁子）平肝，降压。

野生种为国家一级重点保护野生植物。

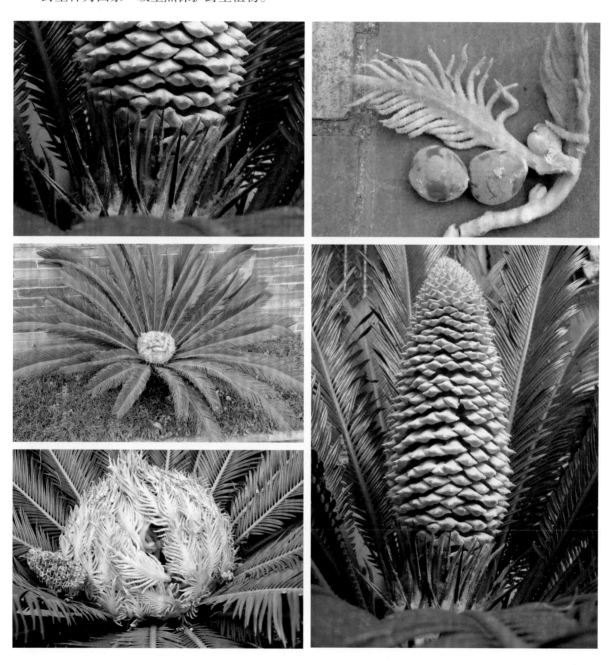

# 银杏科 Ginkgoaceae

　　落叶乔木。树干端直，有长枝和短枝。叶在长枝上螺旋状排列，在短枝上呈簇生状，扇形，叶脉叉状并列。花雌雄异株，雌、雄球花生于短枝顶端的叶腋或苞腋；雄球花有梗，柔荑花序状，雄蕊多数，螺旋状着生，每雄蕊有 2 个花药，精细胞有纤毛，花丝短；雌球花有长梗，顶端常有 2 个珠座，每珠座着生 1 枚直立胚珠。种子核果状；外种皮肉质，中种皮骨质，内种皮膜质；胚乳丰富，胚有 2 枚子叶，发芽时不出土。

　　1 属，我国特有，神农架有分布，可供药用。

## 银杏属 Ginkgo Linnaeus

　　本属特征同银杏科。

　　1 种，神农架有分布，可供药用。

## 银杏 <sup>白果树</sup> Ginkgo biloba Linnaeus

　　落叶乔木，高达 40m。树皮灰褐色，纵裂。大枝斜展，一年生长枝淡褐黄色，二年生长枝灰色，短枝黑灰色。叶扇形，上部宽 5~8cm，上缘有浅或深的波状缺刻，有时中部缺裂较深，基部楔形，有长柄，在短枝上有 3~8 枚叶簇生。雄球花 4~6 个生于短枝顶端叶腋或苞腋，长圆形，下垂，淡黄色；雌球花数个生于短枝叶丛中，淡绿色。种子椭圆形、倒卵形或近球形，长 2~3.5cm，成熟时黄色或橙黄色，被白粉；外种皮肉质有臭味，中种皮骨质，白色，有 2（~3）条纵脊，内种皮膜质，黄褐色；胚乳肉质，胚绿色。传粉期 3~4 月，种子 9~10 月成熟。

　　原产于我国，神农架各地均有栽培，红坪、塔坪有大树。常见。

　　种子（白果）敛肺气，定喘咳，止带，缩尿。叶（银杏叶）益气敛肺，化湿止泻。根、根皮益气补虚。树皮外用于牛皮癣。

　　野生种为国家一级重点保护野生植物。

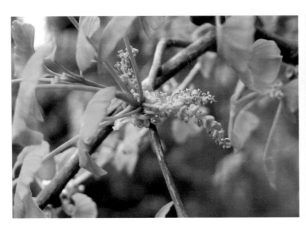
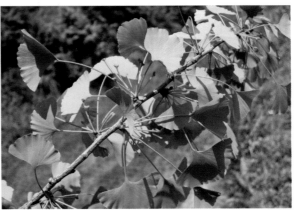

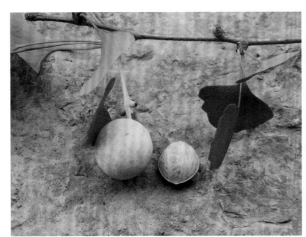 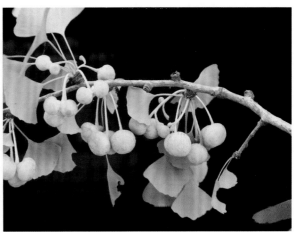

# 松科 Pinaceae

常绿或落叶乔木，稀为灌木。大枝近轮生。幼树树冠常为尖塔形，大树树冠尖塔形、圆锥形、广圆形或伞形。叶螺旋状排列，或在短枝上端呈簇生状，线形、锥形或针形。花雌雄同株；雄球花具多数螺旋状排列的雄蕊，每雄蕊具2个花药；雌球花具多数螺旋状排列的珠鳞和苞鳞，每珠鳞具2枚倒生胚珠，苞鳞与珠鳞分离。球果成熟时种鳞张开，稀不张开，发育的种鳞具2枚种子。种子上端具一膜质的翅，稀无翅；子叶2~16枚，发芽时出土或不出土。

10~11属，约235种；我国10属，108种；湖北9属，32种；神农架5属，12种，可供药用的5属，10种。

### ■ 分属检索表

1. 叶线形，稀针形，线形叶扁平或具4条棱，螺旋状着生，或在短枝上端呈簇生状，均不成束。
  2. 叶线形，扁平或具4条棱；仅具长枝，无短枝；球果当年成熟。
    3. 球果成熟后种鳞自宿存的中轴上脱落·····················1. 冷杉属 Abies
    3. 球果成熟后种鳞宿存。
      4. 球果直立，形大；种子连翅与种鳞近等长·····················3. 油杉属 Keteleeria
      4. 球果常下垂，稀直立，形小；种子连翅较种鳞为短·····················5. 铁杉属 Tsuga
  2. 叶针形，坚硬，常具3条棱；球果翌年成熟·····················2. 雪松属 Cedrus
1. 叶针形，常2~5（~7）针一束·····················4. 松属 Pinus

## （一）冷杉属 Abies Miller

常绿乔木。大枝轮生，小枝对生，枝上有叶脱落后留下的圆形或近圆形的叶痕。叶线形，上表面中脉凹下，稀微隆起，下表面中脉隆起，两侧各有1条气孔带；树脂道2个，稀4个，中生或边生；叶柄短。球花单生于二年生枝的叶腋；雄球花初期斜伸或近直立，后下垂，雄蕊的药室横裂，花粉具气囊；雌球花直立，苞鳞大于珠鳞。球果当年成熟，直立，长卵圆形至圆柱形；种鳞木质，排列紧密，熟时或干后自中轴脱落。

约50种；我国22种；湖北3种；神农架2种，均可供药用。

### ■ 分种检索表

1. 小枝色浅，一年生枝淡黄色、灰色、淡褐黄色；果枝上叶的树脂道中生或近中生，营养枝上叶的树脂道边生；球果成熟后褐色，苞鳞先端不露出·····················1. 秦岭冷杉 A. chensiensis
1. 小枝色深，一年生枝褐色、红褐色或淡褐色；叶内树脂道皆为中生；球果成熟后紫黑色、蓝黑色或紫色，苞鳞先端露出或微露出·····················2. 巴山冷杉 A. fargesii

## 1 秦岭冷杉 泡杉、篦子杉
**Abies chensiensis** Tieghem

常绿乔木，高达50m。小枝淡黄灰色、淡黄色或淡褐黄色；冬芽圆锥形，有树脂。叶线形，长1.5~4.8cm，上表面深绿色；果枝上叶的树脂道中生或近中生，营养枝上叶的树脂道边生。球果圆柱形或卵状圆柱形，长7~11cm，直径3~4cm，近无梗，成熟前绿色，熟时褐色；中部种鳞肾形，长约1.5cm，宽约2.5cm；苞鳞长约为种鳞的3/4，上部边缘有细缺齿，中央有短急尖头。种子倒三角状椭圆形，长8mm，种翅倒三角形，长约5mm。传粉期5~6月，球果9~10月成熟。

分布于神农架各地，红坪、大九湖资源较多，生于海拔2000~2300m的山坡。常见。

球果平肝息风，调经活血。

本种为国家二级重点保护野生植物。

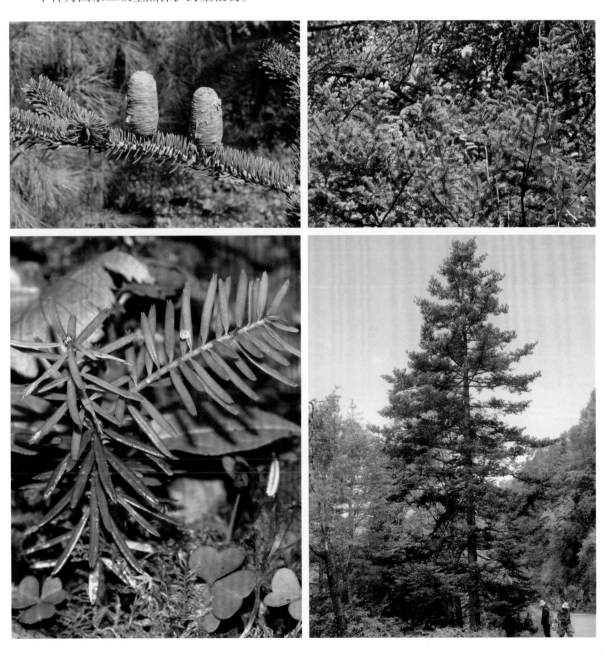

## 2 | 巴山冷杉 *Abies fargesii* Franchet

常绿乔木，高达 40m。一年生枝红褐色或微带紫色。叶长 1.7~2.2cm，宽 1.5~4mm，上部较下部宽，先端钝，有凹缺，稀尖，上表面无气孔线，下表面有 2 条白色气孔带；树脂道 2 个，中生。球果圆柱状矩圆形或圆柱形，长 5~8cm，直径 3~4cm，熟时紫黑色；中部种鳞肾形或扇状肾形，长 0.8~1.2cm，宽 1.5~2cm，上部宽厚，边缘内曲；苞鳞倒卵状楔形，先端有急尖的短尖头，露出或微露出。种子倒三角状卵形，翅楔形。传粉期 4~5 月，球果 9~10 月成熟。

分布于神农架各地，生于海拔 1800~3100m 的山坡。常见。

球果（朴松实）平肝息风，调经活血，止血，安神定志。

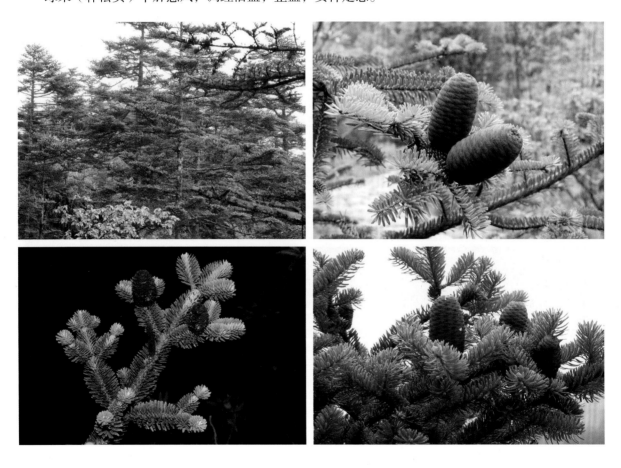

## （二）雪松属 Cedrus Trew

常绿乔木。枝有长枝和短枝。叶针形，长枝上的螺旋状排列，短枝上的簇生状。花雌雄同株，雌、雄球花均单生于短枝顶端，直立；雄球花具多数雄蕊，花丝极短，花药 2 个，花粉无气囊；雌球花的珠鳞背面托 1 枚短小苞鳞，腹面基部具 2 枚胚珠。球果翌年（稀第 3 年）成熟，直立；种鳞木质，宽大，扇状倒三角形，排列紧密，熟时自宿存中轴脱落；苞鳞小，不露出。种子上部有宽大膜质的种翅。

4 种；我国 2 种；湖北栽培 1 种；神农架栽培 1 种，可供药用。

# 雪松 *Cedrus deodara* (Roxburgh) G. Don

　　常绿乔木，高达 60m。树冠宽塔形。一年生长枝淡灰黄色，密被短绒毛，微被白粉，二至三年生的长枝灰色、淡褐灰色或深灰色。针叶长 2.5~5cm，宽 1~1.5mm，上表面两侧各有 2~3 条气孔线，下表面有 4~6 条气孔线。球果卵圆形、宽椭圆形或近球形，长 7~12cm，熟前淡绿色，微被白粉，熟时褐色或栗褐色；中部的种鳞长 2.5~4cm，宽 4~6cm。种子近三角形，连翅长 2.2~3.7cm。传粉期 10~11 月，球果翌年 10 月成熟。

　　原产于喜马拉雅山脉，神农架各地均有栽培。

　　树干、枝叶祛风活络，消肿生肌，活血止血。

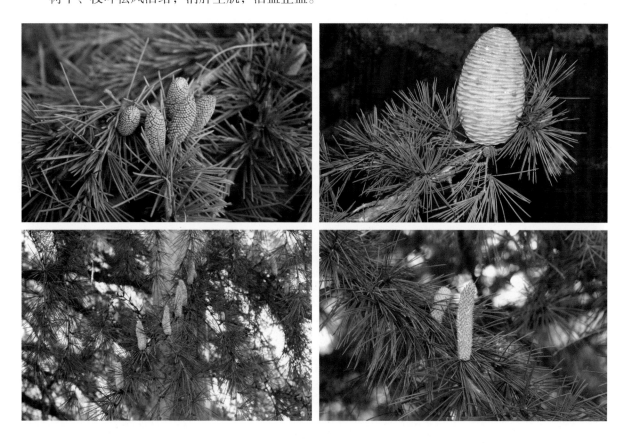

# （三）油杉属 Keteleeria Carrière

　　常绿乔木。叶线形或线状披针形，扁平，螺旋状排列，在侧枝上排成 2 列，两面中脉隆起，下表面有 2 条气孔带；叶内有 1~2 个维管束，两侧下方靠近皮下细胞各有 1 个边生树脂道。雄球花 4~8 个簇生于侧枝顶端，花粉有气囊；雌球花单生于侧枝顶端，直立，苞鳞大于珠鳞。球果当年成熟，较大，圆柱形，直立；种鳞木质，宿存；苞鳞短于种鳞。种子大，三角状卵形，种翅宽长，厚膜质，有光泽，种子连翅与种鳞近等长。

　　5 种；我国 5 种；湖北 2 种；神农架 1 种，可供药用。

# 铁坚油杉 Keteleeria davidiana (Bertrand) Beissner

　　常绿乔木，高达 50m。一年生枝淡黄灰色、淡黄色或淡灰色，二至三年生枝灰色或淡褐灰色。叶线形，长 2~5cm，宽 3~4mm，先端圆钝或微凹，下表面淡绿色，中脉两侧各有 10~16 条气孔线，微被白粉。球果圆柱形，长 8~21cm，直径 3.5~6cm；中部种鳞卵形或近斜方状卵形，上部圆或窄长而反曲，边缘外曲，有细齿，背面露出部分无毛或疏生短毛。传粉期 4 月，球果 10~11 月成熟。

　　分布于神农架木鱼，生于海拔 600~1500m 的山地。少见。

　　种子驱虫，消积，抗癌。

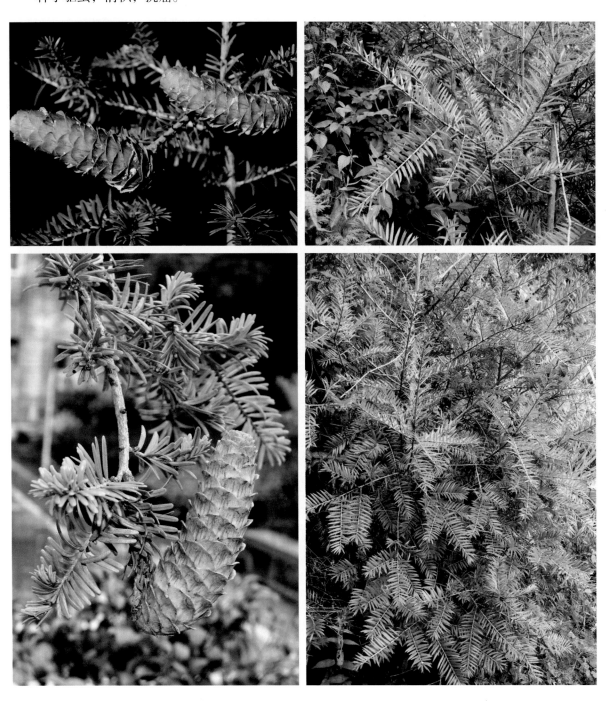

## （四）松属 Pinus Linnaeus

常绿乔木，稀灌木。大枝轮生。叶二型，鳞叶（原生叶）单生，螺旋状排列；针叶（次生叶）2~5(~7)针一束，生于鳞叶腋部不发育短枝的顶端，叶内具 1~2 个维管束和 2 至多数边生、中生或内生的树脂道。花雌雄同株；雄球花生于新枝下部的苞腋，花药药室纵裂，花粉有气囊；雌球花 1~4 个生于新枝近顶端，珠鳞腹面基部有 2 枚倒生胚珠。小球果于第二年受精后迅速发育，球果的种鳞木质，宿存，排列紧密，上部露出的部分肥厚为鳞盾，鳞盾的先端或中央有瘤状突起的鳞脐，发育的种鳞具 2 枚种子。球果翌年秋季成熟。

110 余种；我国 39 种；湖北 16 种，神农架 5 种，均可供药用。

### ■ 分种检索表

1. 叶鞘早落，鳞叶不下延，叶内具 1 个维管束；种鳞的鳞脐顶生，稀背生。
　　2. 针叶常 5 针一束；种鳞的鳞脐顶生，无刺 ⋯⋯⋯⋯⋯⋯⋯⋯⋯⋯⋯ 1. 华山松 **P. armandii**
　　2. 针叶常 3 针一束；种鳞的鳞脐背生，顶端有刺 ⋯⋯⋯⋯⋯⋯⋯⋯ 2. 白皮松 **P. bungeana**
1. 叶鞘宿存，稀脱落，鳞叶下延，叶内具 2 个维管束；种鳞的鳞脐背生。
　　3. 针叶内的树脂道边生。
　　　　4. 针叶细柔；鳞盾平或仅微隆起，鳞脐无刺 ⋯⋯⋯⋯⋯⋯⋯⋯⋯ 3. 马尾松 **P. massoniana**
　　　　4. 针叶粗硬；鳞盾肥厚隆起，鳞脐有短刺 ⋯⋯⋯⋯⋯⋯⋯⋯⋯ 4. 油松 **P. tabuliformis**
　　3. 针叶内的树脂道 6~11 个，中生 ⋯⋯⋯⋯⋯⋯⋯⋯⋯⋯⋯⋯⋯⋯ 5. 黑松 **P. thunbergii**

## 1　华山松 Pinus armandii Franchet

常绿乔木，高可达 35m。针叶常 5 针一束，长 8~15cm，宽 1~1.5mm，腹面两侧各具 4~8 条白色气孔线；树脂道常 3 个，中生，或中生与边生兼有；叶鞘早落。雄球花黄色，卵状圆柱形，长约 1.4cm。球果圆锥状长卵圆形，长 10~20cm，直径 5~8cm，幼时绿色，成熟时黄色或褐黄色，果梗长 2~3cm；中部种鳞近斜方状倒卵形，长 3~4cm，宽 2.5~3cm，鳞盾近斜方形或宽三角状斜方形，鳞脐不明显。种子黄褐色、暗褐色或黑色，倒卵圆形，长 1~1.5cm，直径 6~10mm。传粉期 4~5 月，球果翌年 9~10 月成熟。

分布于神农架各地，生于海拔 1300~2500m 的山坡。常见。

松节祛风除湿，活络止痛。

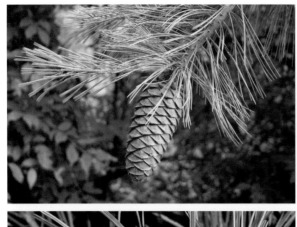
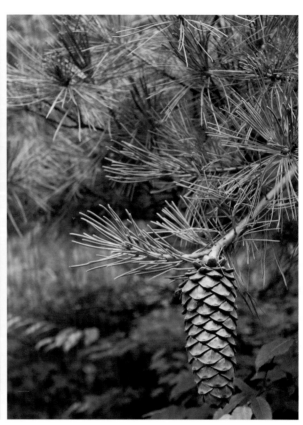
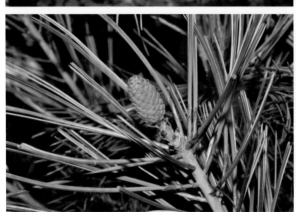

## 2 白皮松 Pinus bungeana Zuccarini ex Endlicher

　　常绿乔木，高达30m。针叶常3针一束，粗硬，长5~10cm，宽1.5~2mm，背部及腹面两侧有气孔线，边缘有细齿；树脂道4~7个，边生，或边生与中生并存。球果卵形或圆锥状卵形，长5~7cm，直径4~6cm，熟时淡黄褐色；种鳞的鳞盾多为菱形，有横脊，鳞脐有三角状短尖刺，尖头向下反曲。种子近倒卵形，长约1cm，灰褐色；种翅短，长约5mm。传粉期4~5月，球果翌年10~11月成熟。

　　分布于神农架宋洛、新华，生于海拔500~1800m岩石缝隙、山脊或山坡。少见。

　　球果（白松塔、松塔）镇咳，祛痰，平喘。

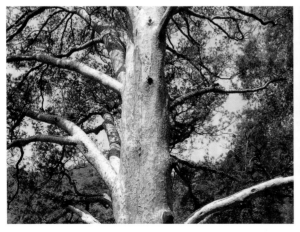
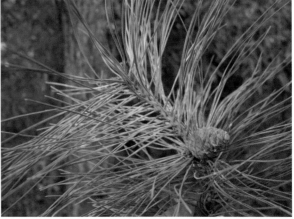

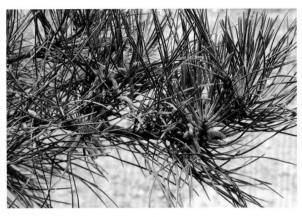
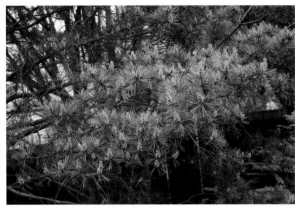

# 3　马尾松 *Pinus massoniana* Lambert

　　常绿乔木，高达40m。针叶2针一束，极稀3针一束，长12~30cm，宽1mm，细柔，下垂或微下垂，两面有气孔线，边缘有细齿；树脂道4~7个，边生。球果卵圆形或圆锥状卵圆形，长4~7cm，直径2.5~4cm，有短柄，熟时栗褐色；种鳞张开，鳞盾菱形，微隆起或平，横脊微明显，鳞脐微凹，无刺，稀生于干燥环境时有极短的刺。种子卵形，长4~6mm，连翅长2~2.7cm。传粉期4~5月，球果翌年10~12月成熟。

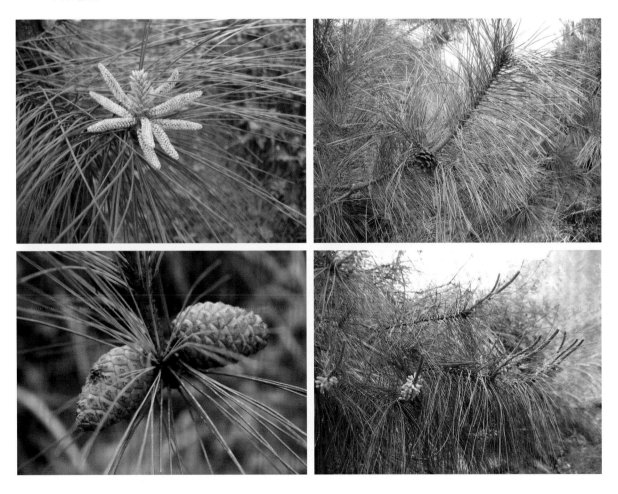

分布于神农架各地，生于海拔 1200m 以下的山坡。常见。

幼根、根皮、幼枝顶端（松笔头）、枝干结节（松节）、松叶、花粉、球果燥湿，收敛止血。松油酯燥湿，收敛止血，外用止痛。

## 4 油松 **Pinus tabuliformis** Carrière

### ■ 分变种检索表

1. 球果通常较大，种鳞的鳞盾具较大的尖刺··············4a. 油松 **P. tabuliformis** var. **tabuliformis**
1. 球果通常较小，种鳞的鳞盾具短刺·····················4b. *巴山松* **P. tabuliformis** var. **henryi**

## 4a 油松（原变种）**Pinus tabuliformis** var. **tabuliformis**

常绿乔木，高达 25m。一年生枝较粗，淡红褐色或淡灰黄色，无毛，幼时微被白粉。针叶 2 针一束，长 6~15cm，宽 1~1.5mm，粗硬，两面具气孔线，边缘有细齿；树脂道 5~9 个，边生，稀中生。球果圆锥状卵形，长 2.5~9cm，熟时淡橙褐色或灰褐色，有短柄，常宿存于树上数年不落；鳞盾肥厚隆起，扁菱形或菱状多边形，横脊显著，鳞脐凸起，有短刺。种子卵形或长卵形，长 6~8mm，连翅长 1.5~1.8cm。传粉期 4~5 月，球果翌年 9~10 月成熟。

分布于神农架马家屋场，生于海拔 800~2150m 的山坡。少见。

幼根或根皮、幼枝顶端（松笔头）、枝干结节（松节）、松叶、花粉、球果、松油酯（松节油）燥湿，收敛止血。

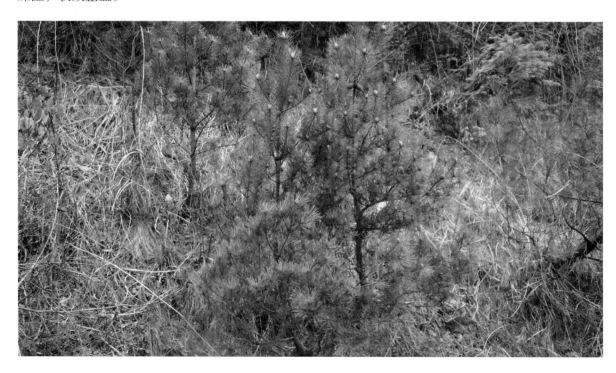

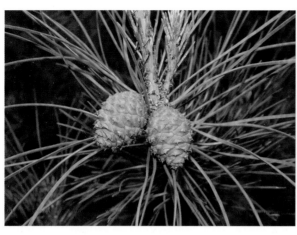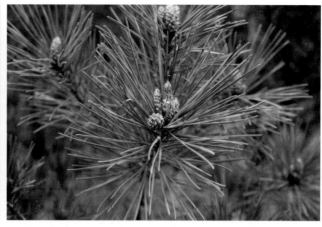

## 4b 巴山松（变种）Pinus tabuliformis var. henryi (Masters) C. T. Kuan

　　本变种与油松（原变种）的区别为针叶稍短，长 7~12cm，宽 1mm。球果卵形或圆锥状卵形，长 2.5~5cm，鳞脐稍隆起或下凹，有短刺。

　　分布于神农架大九湖、木鱼，生于海拔 1100~2600m 的山坡林中。少见。

　　挥发油（松节油）外用止痛。

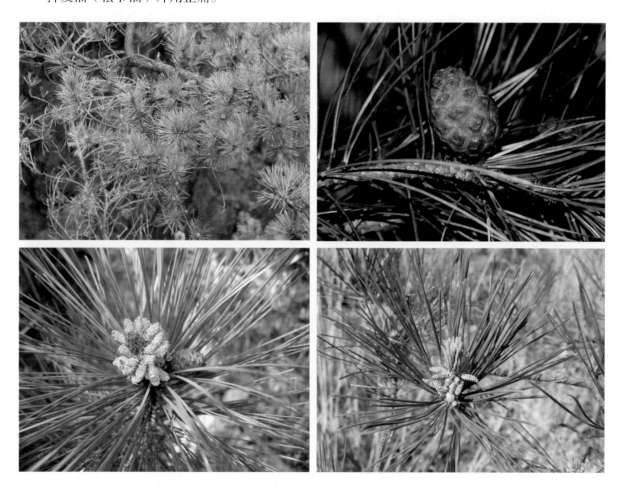

## 5 | 黑松 Pinus thunbergii Parlatore

常绿乔木，高达 30m。针叶 2 针一束，粗硬，长 6~12cm，宽 1.5~2mm，背腹面均有气孔线；树脂道 6~11 个，中生。雄球花圆柱形，长 1.5~2cm；雌球花单生或 2~3 个聚生于新枝近顶端，卵圆形。球果圆锥状卵形或卵形，长 4~6cm，直径 3~4cm，熟时褐色，有短梗；中部种鳞卵状椭圆形，鳞盾微肥厚，横脊显著，鳞脐微凹，有短刺。种子倒卵状椭圆形，长 5~7mm，直径 2~3.5mm，连翅长 1.5~1.8cm。传粉期 4~5 月，球果翌年 10 月成熟。

原产于日本和朝鲜，神农架各地均有栽培。

叶（松针）祛风止痛，活血消肿，明目。花粉（松花粉）收敛止血。

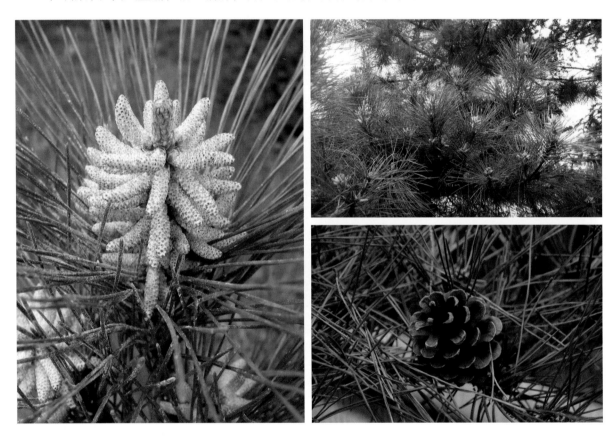

## （五）铁杉属 Tsuga (Endlicher) Carrière

常绿乔木。大枝不规则着生；小枝有隆起的叶枕，基部具宿存的芽鳞。叶线形，下表面有 2 条粉白色、灰白色或灰绿色气孔带；树脂道 1 个，位于维管束鞘的下方；叶柄短。雄球花单生于叶腋，有短梗，雄蕊的花药药室横裂；雌球花单生侧枝顶端，珠鳞较苞鳞为大或较小。球果下垂，稀直立，当年成熟；种鳞薄木质，宿存；苞鳞小，不露出，或较长而先端露出。种子连翅较种鳞为短，腹面有树脂囊。

10 种；我国 4 种；湖北 2 种；神农架 2 种，可供药用 1 种。

# 铁杉 **Tsuga chinensis** (Franchet) E. Pritzel

常绿乔木，高达 50m。一年生小枝细，淡黄色、淡褐黄色或淡灰黄色，凹槽内被短毛。叶线形，排成 2 列，长 1.2~2.7cm，宽 2~3mm，先端钝圆，有凹缺，全缘，上表面光绿色，下表面淡绿色，气孔带灰绿色，初被白粉，后则脱落。球果卵形或长卵形，长 1.5~2.5cm，直径 1.2~1.6cm；中部种鳞五边状卵形、近方形或近圆形，长 0.9~1.2cm，宽 0.8~1.1cm。种子连翅长 7~9mm。传粉期 4 月，球果 10 月成熟。

分布于神农架各地，生于海拔 1000 2500m 山坡混交林中。少见。

根、叶祛风除湿。

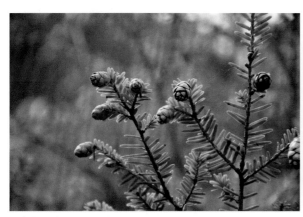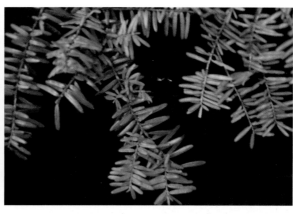

# 杉科 Taxodiaceae

乔木。大枝轮生或近轮生。叶、芽鳞、雄蕊、苞鳞、珠鳞及种鳞均螺旋状排列，稀交互对生。叶披针形、锥形、鳞形或线形。花雌雄同株；雄球花小，单生或簇生于枝顶，稀生于叶腋，或对生于花序轴上呈总状花序或圆锥花序状，雄蕊具（2~）3~4（~9）个花药，药室纵裂；雌球花顶生，珠鳞与苞鳞大部分结合而生或完全合生，或珠鳞甚小，或苞鳞退化，珠鳞腹面基部具2~9枚直立或倒生胚珠。球果当年或翌年成熟，种鳞（或苞鳞）扁平或盾形，木质或革质。种子扁平或三棱形，周围或两侧有窄翅，或下部具长翅。

9属，12种；我国8属，9种；湖北6属，7种；神农架5属，5种，可供药用的3属，3种。

■ **分属检索表**

1. 叶、芽鳞、雄蕊、苞鳞、珠鳞及种鳞均螺旋状排列；每种鳞有2~5枚种子。

　　2. 叶线状披针形；球果的种鳞或苞鳞扁平，革质，每种鳞有3枚种子……**2. 杉木属 Cunninghamia**

　　2. 叶锥形；球果的种鳞盾形，木质，每种鳞有2~5枚种子……………………**1. 柳杉属 Cryptomeria**

1. 叶、芽鳞、苞鳞、珠鳞及种鳞均交互对生；每种鳞有5~9枚种子………**3. 水杉属 Metasequoia**

## （一）柳杉属 Cryptomeria D. Don

常绿乔木。冬芽小。叶螺旋状排列，略排成5列，锥形，基部下延。雄球花长圆形，无梗，单生于小枝上部的叶腋，多数密集成穗状，花药3~6个，药隔三角形；雌球花近球形，单生于枝顶，无梗，稀少数集生，珠鳞螺旋状排列，胚珠2~5枚，苞鳞与珠鳞合生，仅先端分离。球果近球形，当年成熟；种鳞宿存，木质，盾形，上部肥大，有3~7（多为4~6）个裂齿，背部中部具三角状分离的苞鳞，发育的种鳞具2~5枚种子。种子呈不规则的扁椭圆形或扁三角状椭圆形，边缘具窄翅。

1种，神农架有分布，可供药用。

## 日本柳杉 Cryptomeria japonica (Thunberg ex Linnaeus f. ) D. Don

本种特征同柳杉属。传粉期4月，球果10月成熟。

原产于日本，神农架各地均有栽培。

树皮（柳杉皮）解毒，杀虫。

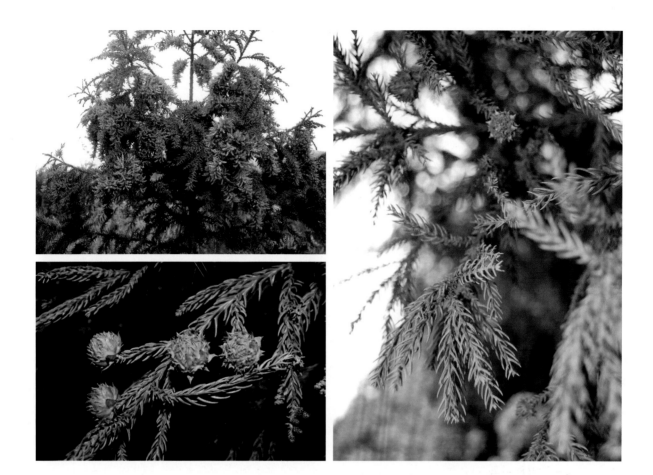

## （二）杉木属 Cunninghamia R. Brown ex Richard & A. Richard

常绿乔木。叶螺旋状排列，侧枝的叶基部扭转排成 2 列，披针形或线状披针形，两面中脉两侧均有气孔线。雄球花多数，簇生于枝顶；花药 3 个，下垂。雌球花 1~3 个生于枝顶；苞鳞与珠鳞合生，螺旋状排列，苞鳞大，边缘有锯齿，珠鳞小，3 浅裂，腹面基部有 3 枚倒生胚珠。球果近球形或卵圆形；苞鳞革质，扁平，边缘有细锯齿，宿存；种鳞 3 浅裂，裂片有细缺齿。种子扁平，两侧边缘有窄翅。

1 种，神农架有分布，可供药用。

## 杉木 Cunninghamia lanceolata (Lambert) Hooker

本种特征同杉木属。传粉期 4 月，球果 10 月成熟。

分布于神农架各地，生于海拔 1700m 以下的山坡或山谷湿地，多为栽培。常见。

根祛风燥湿，收敛止血。树皮（杉皮）祛风燥湿，收敛止血，止痛。心材（杉木）辟秽，止痛，散湿毒，降逆。叶（杉叶）祛风燥湿，收敛止血，辟秽，止痛，散湿毒，降逆。种子散瘀消肿，祛风燥湿，收敛止血。油脂（杉木油）通淋。

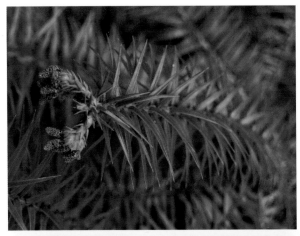

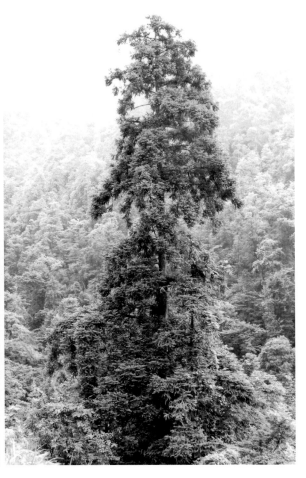

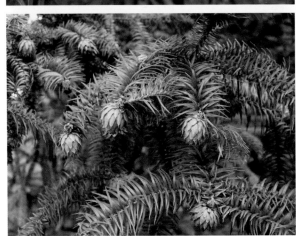

## （三）水杉属 Metasequoia Hu & W. C. Cheng

落叶乔木。大枝不规则轮生，小枝对生或近对生，侧生小枝排成羽状。叶、芽鳞、雄球花、雄蕊、珠鳞与种鳞均交互对生。叶线形，质软，在侧枝上排成羽状，长 0.8~1.5cm，上表面中脉凹下，下表面沿中脉两侧有 4~8 条气孔线。雄球花在枝条顶部的花序轴上交互对生，排成总状或圆锥状花序，常长 15~25cm，雄蕊约 20 枚，花药 3 个；雌球花单生于侧生小枝顶端，珠鳞 9~14 对，各具 5~9 枚胚珠。球果下垂，当年成熟，近球形，长 1.6~2.5cm，直径 1.5~2.2cm；种鳞木质，盾形，顶部扁菱形，中央有凹槽，下部楔形。种子扁平，周围有窄翅，先端有凹缺。

1 种，我国特有，神农架有分布，可供药用。

## 水杉 Metasequoia glyptostroboides Hu & W. C. Cheng

本种特征同水杉属。传粉期 4~5 月，球果 10~11 月成熟。

湖北、重庆、湖南有野生，神农架各地均有栽培。

叶、球果清热解毒，消炎止痛。

野生种为国家一级重点保护野生植物。

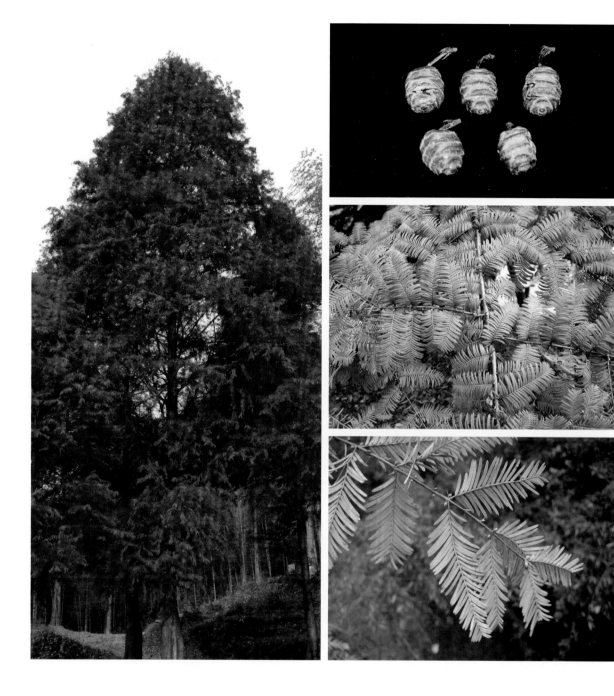

# 柏科 Cupressaceae

常绿乔木或灌木。叶交互对生或 3~4 枚轮生，鳞形或刺形，鳞叶紧覆小枝，刺叶多少开展。花雌雄同株或异株，球花单生；雄球花具 2~16 枚交互对生的雄蕊，每雄蕊具 2~6 个花药，花粉无气囊；雌球花有 3~16 枚交互对生或 3~4 枚轮生的球鳞，全部或部分珠鳞的腹面基部有 1 至多数直立胚珠，稀胚珠生于珠鳞之间，苞鳞与珠鳞完全合生。球果圆球形、卵圆形或圆柱形；种鳞薄或厚，扁平或盾形，木质或近革质，熟时张开，或种鳞肉质合生成浆果状，熟时不裂或仅顶端微开裂，发育种鳞有 1 至多枚种子。种子周围具窄翅或无翅，或上端有一长一短的翅。

19 属，125 种；我国 8 属，46 种；湖北 6 属，17 种；神农架 4 属，8 种，可供药用的 3 属，6 种。

### ■ 分属检索表

1. 种鳞木质或近革质，成熟时张开；种子常具翅，稀无翅。
　2. 种鳞盾形，球果翌年成熟⋯⋯⋯⋯⋯⋯⋯⋯⋯⋯⋯⋯⋯⋯⋯⋯⋯⋯⋯⋯⋯1. 柏木属 Cupressus
　2. 种鳞扁平或鳞背隆起，但不为盾形，球果在当年成熟⋯⋯⋯⋯⋯⋯⋯⋯3. 侧柏属 Platycladus
1. 种鳞肉质，成熟时不张开或微张开；种子无翅⋯⋯⋯⋯⋯⋯⋯⋯⋯⋯⋯⋯2. 刺柏属 Juniperus

## （一）柏木属 Cupressus Linnaeus

乔木，稀为灌木状，有香气。生鳞叶的小枝四棱形或圆柱形，不排成一平面，稀扁平而排成一平面。鳞叶交互对生，仅幼苗或萌芽枝上具刺状叶。花雌雄同株，球花单生于枝顶；雄球花具多数雄蕊，花药 2~6 个；雌球花具 4~8 对珠鳞，中部珠鳞具 5 至多数排成 1 至数行胚珠。球果翌年成熟，球形或近球形；种鳞 4~8 对，木质，盾形，熟时张开，中部种鳞各具 5 至多枚种子。种子长圆形或长圆状倒卵形，稍扁，有棱角，两侧具窄翅。

17 种；我国 5 种；湖北 4 种；神农架 2 种，可供药用的 1 种。

## 柏木 Cupressus funebris Endlicher

常绿乔木，高达 35m。小枝细长下垂，生鳞叶的小枝扁平，排成一平面。鳞叶，长 1~1.5mm，先端锐尖，中央之叶的背部有条状腺点，两侧的叶对折，背部有棱脊。雄球花椭圆形或卵形，长 2.5~3mm；雄蕊常 6 对。雌球花长 3~6mm，近球形，直径约 3.5mm。球果圆球形，直径 8~12mm；种鳞 4 对，顶端为不规则五边形或方形，能育种鳞有 5~6 枚种子。种子宽倒卵状菱形或近圆形，长约 2.5mm，边缘具窄翅。传粉期 3~5 月，球果翌年 5~6 月成熟。

分布于神农架各地，生于海拔 1400m 以下的山坡林中。常见。

根、树干（柏木）清热利湿，止血生肌。叶（柏树叶）生肌止血。球果（柏树球果）祛风解表，和中止血。树脂（柏树脂）疏散风热，燥湿，镇痛。

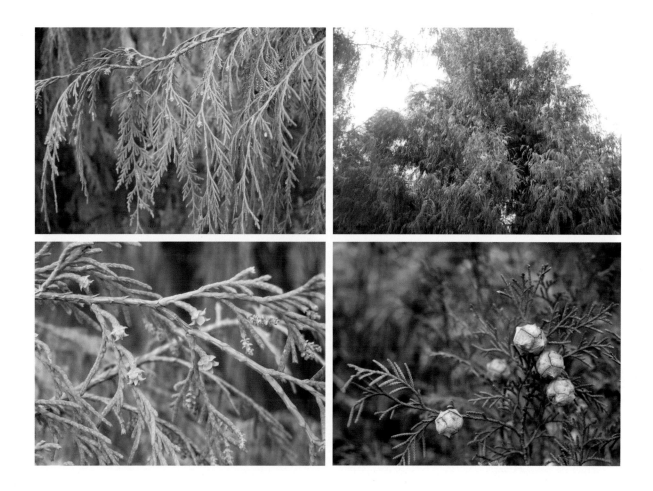

# （二）刺柏属 Juniperus Linnaeus

常绿乔木或灌木。叶刺形或鳞形，交互对生或3枚轮生，下延或不下延，雌雄同株或异株，球花单生；雄球花黄色，卵圆形或矩圆形，雄蕊4~8对，交互对生；雌球花具4~8枚交互对生或具3枚轮生的珠鳞，胚珠1~6枚。球果浆果状，近球形，常第二年成熟，稀当年或第三年成熟；种鳞合生，肉质，苞鳞与种鳞结合而生，仅苞鳞顶端尖头分离，熟时不开裂或仅球果顶端微张开。种子1~6枚，无翅，常有树脂槽。

60种；我国23种；湖北6种；神农架4种，均可供药用。

■ **分种检索表**

1. 全为刺叶，基部具关节，不下延┈┈┈┈┈┈┈┈┈┈┈┈┈┈┈┈┈┈┈┈┈┈**2. 刺柏 J. formosana**

1. 全为刺叶或鳞叶，或同一树上刺叶鳞叶兼有，刺叶基部无关节。

　2. 叶全为鳞叶，或兼有鳞叶与刺叶，或仅幼龄植株全为刺叶┈┈┈┈┈┈**1. 圆柏 J. chinensis**

　2. 叶全为刺叶。

　　3. 叶下面具明显的纵脊，沿脊无纵槽┈┈┈┈┈┈┈┈┈┈┈┈┈**3. 香柏 J. pingii var. wilsonii**

　　3. 叶下面拱圆或具钝背，沿脊有细纵槽┈┈┈┈┈┈┈┈┈┈┈┈┈┈**4. 高山柏 J. squamata**

## 1 ｜ 圆柏 **Juniperus chinensis** Linnaeus

常绿乔木，高达 20m。生鳞叶的小枝近圆柱形或近四棱形，直径 1~1.2mm。叶二型；刺叶生于幼树之上，老龄树则全为鳞叶，壮龄树兼有刺叶与鳞叶；生于一年生小枝的一回分枝的鳞叶 3 枚叶轮生，近披针形，长 2.5~5mm，背面近中部有椭圆形微凹的腺体；刺叶 3 枚叶交互轮生，披针形，长 6~12mm，有 2 条白粉带。花雌雄异株，稀同株；雄球花黄色，椭圆形，长 2.5~3.5mm，雄蕊 5~7 对。球果近圆球形，直径 6~8mm，两年成熟，有 1~4 枚种子。种子卵圆形，有棱脊及少数树脂槽。传粉期 3~6 月，球果翌年 6~9 月成熟。

分布于神农架木鱼、松柏、新华、阳日等地，生于海拔 2300m 以下的山地。常见。

树皮、枝叶（桧叶）祛风散寒，活血消肿，解毒，利尿。

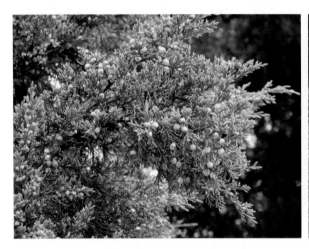 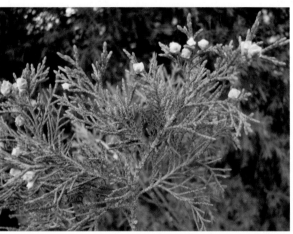

## 2 ｜ 刺柏 **Juniperus formosana** Hayata

常绿乔木，高达 12m。叶线形或线状披针形，长 1.2~2cm，宽 1~2mm，先端渐尖，具锐尖头，上表面微凹，中脉隆起，绿色，两侧各有 1 条白色气孔带，稀为紫色或淡绿色，气孔带较绿色边带稍宽，在叶端汇合，下表面绿色，有光泽，具纵钝脊。球果近球形或宽卵形，长 6~10mm，直径

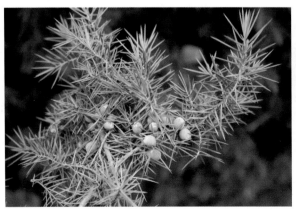 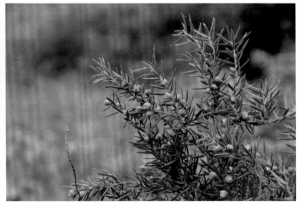

6~9mm，熟时淡红色或淡红褐色，被白粉或白粉脱落。种子半月形，具 3~4 条棱脊，近基部有 3~4 个树脂槽。

分布于神农架各地，生于海拔 600~1300m 的山坡或山脊。常见。

根、枝、叶清热解毒，退热透疹，杀虫。

## 3 香柏（变种）*Juniperus pingii* W. C. Cheng ex Ferre var. *wilsonii* (Rehder) Silba

常绿匍匐灌木或灌木。枝条直伸或斜展，枝梢常向下俯垂，或成乔木则枝条不下垂。叶三叶交叉轮生，三角状长卵形或三角状披针形，微曲或幼树之叶较直，叶背棱脊明显或微明显，基部或中下部有无腺点或腺槽，本变种以叶为刺形、三叶交叉轮生、背脊明显，生叶小枝呈六棱形最为常见，但亦有刺叶较短较窄，排列较密，或兼有短刺叶（可呈鳞状刺形）及鳞叶（在枝上交叉对生、排列紧密，生叶小枝呈四棱形）的植株。

分布于神农架各地，生于海拔 2800m 的山坡灌丛中。少见。

叶用于肾病、炭疽、痈疖肿毒。球果祛肝、胆、肺热，祛风除湿。

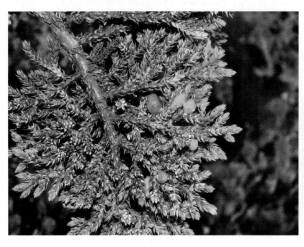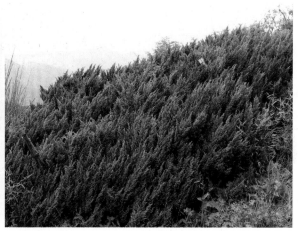

## 4 高山柏 *Juniperus squamata* Buchanan-Hamilton ex D. Don

常绿灌木，高 1~3m，或呈匍匐状，或为乔木。叶全为刺形，3 枚叶交互轮生，披针形或窄披针形，基部下延生长，常斜伸或平展，下延部分露出，稀近直伸，下延部分不露出，长 5~10mm，宽 1~1.3mm，直或微曲，先端具急尖或渐尖的刺状尖头，上表面稍凹，具白粉带，绿色中脉不明显，或有时较明显，下表面拱凸具钝纵脊，沿脊有细槽或下部有细槽。雄球花卵圆形，长 3~4mm；雄蕊 4~7 对。球果卵圆形或近球形，内有 1 枚种子。种子卵圆形或锥状球形，长 4~8mm，直径 3~7mm，有树脂槽，上部常有明显或微明显的钝纵脊 2~3 条。传粉期 4~6 月，球果 10~11 月成熟。

分布于神农架各地，生于海拔约 2800m 的山坡灌丛中。少见。

根（峨沉香）、枝、叶清热解毒，透疹利尿，健胃止痢。

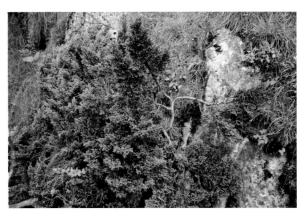
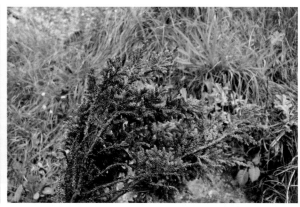

## （三）侧柏属 **Platycladus** Spach

常绿乔木。小枝直展，扁平，排成一平面。叶鳞形，二型，交互对生，排成4列，基部下延生长，叶背面有腺点。花雌雄同株，球花单生于小枝顶端；雄球花有6对交互对生的雄蕊，花药2~4个；雌球花有4对交互对生的珠鳞，仅中间2对珠鳞各生1~2枚直立胚珠，最下1对珠鳞短小，有时退化而不显著，球果当年成熟，熟时开裂；种鳞4对，木质，厚，近扁平，背部顶端的下方有一弯曲的钩状尖头，中部的种鳞发育，各具1~2枚种子。种子无翅，稀具极窄之翅。

1种，神农架有栽培，可供药用。

## 侧柏 **Platycladus orientalis** (Linnaeus) Franco

本种特征同侧伯属。传粉期3~4月，球果10月成熟。

原产于我国华北地区，神农架各地均有栽培。

种子（柏子仁）滋补强壮，养心安神，润肠通便，止汗。

本种在神农架有多个栽培变种，如千头柏 *P. orientalis* (Linnaeus) Franco 'Sieboldii' 等，均可代侧柏入药。

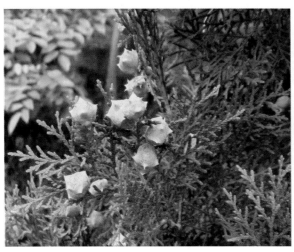
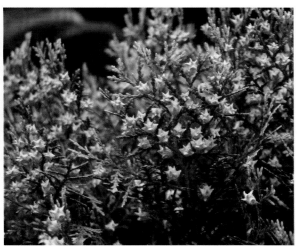

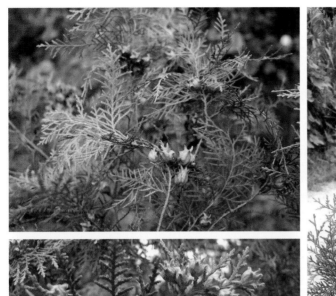

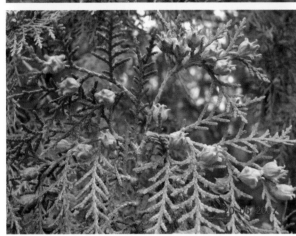

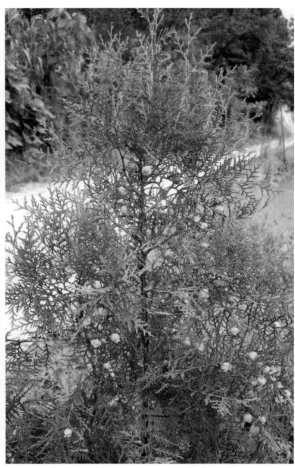

# 罗汉松科 Podocarpaceae

常绿乔木或灌木。叶螺旋状排列，近对生或交互对生，线形、鳞形或披针形，全缘，两面或下表面有气孔带或气孔线。球花单性，雌雄异株，稀同株。雄球花穗状，单生或簇生于叶腋，或生枝顶；雄蕊多数，螺旋状排列，远轴面基部两侧着生 2 个花粉囊，花粉常具 2 个气囊，稀无气囊。雌球花单生于叶腋或苞腋，或生于枝顶，稀穗状，具 1 至多数螺旋状排列的苞片；部分或全部或仅顶端的苞腋内着生 1 枚直立、近直立或倒生的胚珠，被辐射对称或近于辐射对称的囊状或杯状的肉质鳞被所包围，稀无鳞被。种子核果状或坚果状，全部或部分被肉质或较薄而干的假种皮所包。

18 属，180 余种；我国 4 属，17 种；湖北栽培 2 属，5 种；神农架栽培 2 属，2 种，均可供药用。

---

### ■ 分属检索表

1. 叶对生，具多数并列的细脉，无中脉······························1. 竹柏属 Nageia

1. 叶螺旋状着生，稀近对生或轮生状，有明显的中脉···················2. 罗汉松属 Podocarpus

---

## （一）竹柏属 Nageia Gaertner

乔木。叶对生或近对生，长椭圆状披针形至宽椭圆形，具多数并列细脉，无中脉；树脂道多数。花雌雄异株，稀同株。雄球花穗状，腋生，单生或分枝状，或数个簇生于总梗上；花粉具 2 个气囊。雌球花单个，稀成对生于叶腋；胚珠倒生。种子核果状；种托稍厚于种柄，或有时呈肉质。

5~7 种；我国 3 种；湖北栽培 1 种；神农架栽培 1 种，可供药用。

---

## 竹柏 Nageia nagi (Thunberg) Kuntze

常绿乔木，高达 20m。叶革质，长卵形、卵状披针形或披针状椭圆形，有多数并列的细脉，无中脉，长 2~9cm，宽 0.7~2.5cm，上部渐窄，基部楔形或宽楔形，向下窄成柄状。雄球花穗状圆柱形，

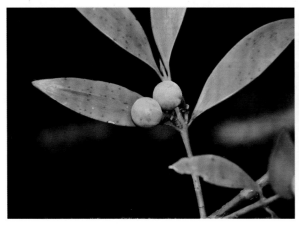
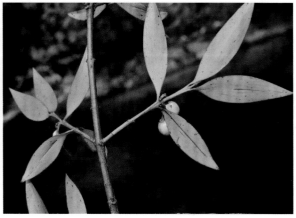

长 1.8~2.5cm，单生于叶腋，呈分枝状。雌球花单生于叶腋，稀成对腋生，基部有数枚苞片；苞片不膨大成肉质种托。种子圆球形，直径 1.2~1.5cm，成熟时假种皮暗紫色，有白粉；柄长 7~13mm。传粉期 3~4 月，种子 10 月成熟。

原产于我国福建、广东、广西、海南、湖南、江西、四川、台湾、浙江，日本也有分布。神农架低海拔地区庭院与公园内有栽培。

叶止血，接骨，消肿。

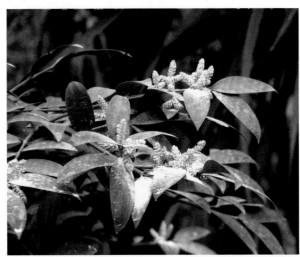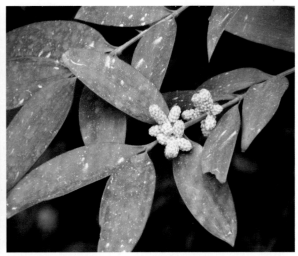

## （二）罗汉松属 Podocarpus L' Heritier ex Persoon

乔木，稀灌木。叶螺旋状排列或近对生，线形，披针形或窄椭圆形，具明显中脉，下表面有气孔线；树脂道多数。花雌雄异株。雄球花单生或簇生，花粉具 2 个气囊。雌球花腋生，常单个，稀多个生于梗端或顶部，基部有数枚苞片；苞腋有 1~2 枚胚珠，稀多枚，包在肉质鳞被中。种子坚果状或核果状，成熟时常绿色，为肉质假种皮所包，生于红色肉质种托上。

约 100 种；我国 16 种；湖北栽培 4 种；神农架栽培 1 种，可供药用。

## 罗汉松 Podocarpus macrophyllus (Thunberg) Sweet

常绿乔木，高达 20m。叶螺旋状着生，革质，线状披针形，微弯，长 7~12cm，宽 0.7~1cm，上部微渐窄或渐窄，先端尖，基部楔形，上表面深绿色，中脉显著隆起，下表面灰绿色，被白粉。雄球花穗状，常 2~5 个簇生，长 3~5cm。雌球花单生，稀成对，有梗。种子卵形或近球形，直径约 1cm；成熟时假种皮紫黑色，被白粉；肉质种托柱状椭圆形，红色或紫红色，长于种子；种柄长于种托，长 1~1.5cm。传粉期 4~5 月，种子 9~10 月成熟。

原产于我国福建、广东、广西、贵州、湖北、湖南、江苏、四川、云南、浙江，日本也有分布。神农架各地均有栽培。

根皮活血，止痛，杀虫。叶止血。种子、花托益气补中，补肾，益肺。

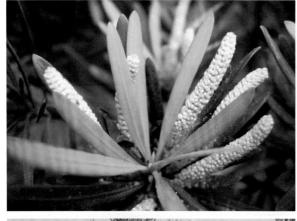

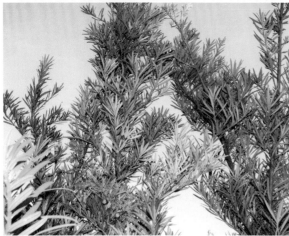

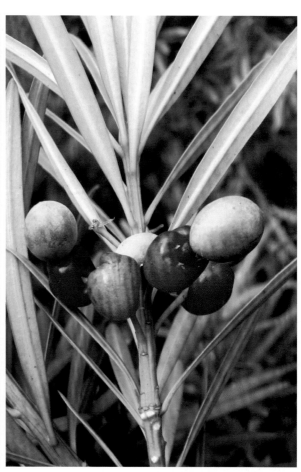

# 三尖杉科 Cephalotaxaceae

常绿乔木。叶对生或近对生，线形或披针状线形，稀披针形，在侧枝上排成2列，上表面中脉凸起，下表面有2条宽气孔带；叶内维管束下方有1个树脂道。花雌雄异株，稀同株。雄球花6~11个聚生成头状球花序，生于叶腋，基部有多枚苞片；每个雄球花有雄蕊4~16枚，雄蕊具（2~）3（~4）个花药，药室纵裂，花粉无气囊。雌球花具长梗，生于小枝基部或近枝顶的苞腋；花轴具数对交互对生的苞片，每苞片腋部着生2枚直立胚珠；胚珠生于珠托上。种子翌年成熟，核果状，全部包于由珠托发育而形成的肉质假种皮中，常数个（稀1个）生于柄端微膨大的轴上，椭圆形、卵状长圆形、近球形或椭圆状倒卵形，顶端具突尖，基部有宿存的苞片。

1属，8~11种；我国6种；湖北4种；神农架3种，均可供药用。

## 三尖杉属 Cephalotaxus Siebold & Zuccarini ex Endlicher

本属特征同三尖杉科。

8~11种；我国6种；湖北4种；神农架3种，均可供药用。

### ■ 分种检索表

1. 叶排列较疏，基部楔形或近圆形。
  2. 叶先端渐尖成长尖头，基部楔形或宽楔形·····················1. 三尖杉 **C. fortunei**
  2. 叶先端急尖、微急尖或渐尖，基部近圆形·····················3. 粗榧 **C. sinensis**
1. 叶排列紧密，基部心状截形·····························2. 篦子三尖杉 **C. oliveri**

## 1 三尖杉 Cephalotaxus fortunei Hooker

常绿乔木，高达20m。叶排成2列，披针状线形，常微弯，长4~13cm，多为5~10cm，宽3.5~4.5mm，上部渐窄，先端有渐尖的长尖头，基部楔形或宽楔形，上表面深绿色，中脉隆起，下表面气孔带白色，较绿色边带宽3~5倍，绿色中脉带明显或微明显；叶肉中有星状石细胞。雄球花8~10个聚生成头状，直径约1cm；总花梗粗，常长6~8mm，基部及总花梗上部有18~24枚苞片；每一雄球花有6~16枚雄蕊，花药3个，花丝短。雌球花的胚珠3~8枚发育成种子，总梗长1.5~2cm。种子椭圆状卵形或近圆形，长约2.5cm；假种皮成熟时紫色或红紫色，顶端有小尖头。传粉期4月，种子10月成熟。

分布于神农架红坪、木鱼、松柏、宋洛、新华、阳日等，生于海拔800~1600m的山坡林中、溪沟边、灌丛中。少见。

根皮通淋。枝、叶抗癌。种子润肺，消积，杀虫。提取物三尖杉总碱具有抗肿瘤之功能。

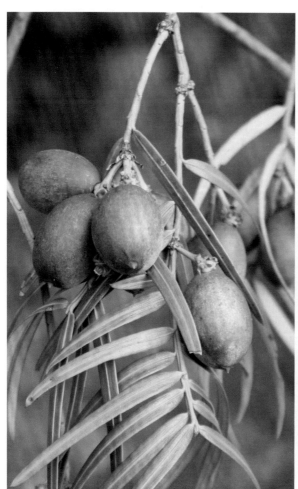
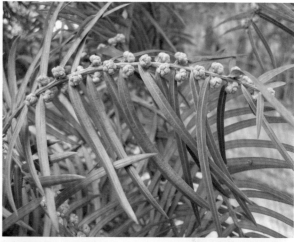
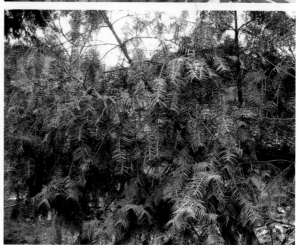

## 2 篦子三尖杉 Cephalotaxus oliveri Masters

常绿乔木，高达4m。叶线形，质硬，平展成2列，排列紧密，常中部以上向上方微弯，稀直伸，长（1.5~）1.7~2.5（~3.2）cm，宽3~4.5mm，基部心状截形，几无柄，先端凸尖或微凸尖，上表面微拱圆，中脉不明显或稍隆起，或中下部较明显，下表面气孔带白色，较绿色边带宽1~2倍；下表皮无明显的角质突起，叶肉中有大量的丝状石细胞和少数星状石细胞。雄球花6~7个聚生成头状花序，直径约9mm；总梗长约4mm，基部及总梗上部有10余枚苞片，每一雄球花基部有1枚宽卵形的苞片；雄蕊6~10枚，花药3~4个，花丝短。雌球花的胚珠常1~2枚发育成种子。种子倒卵圆形、卵圆形或近球形，长约2.7cm，直径约1.8cm，顶端中央有小凸尖。传粉期3月，种子8~10月成熟。

分布于神农架下谷，生于海拔800m的山坡林中、山谷崖缝中。少见。

叶、枝、种子、根中的植物碱抗白血病、淋巴瘤。

本种为国家二级重点保护野生植物。

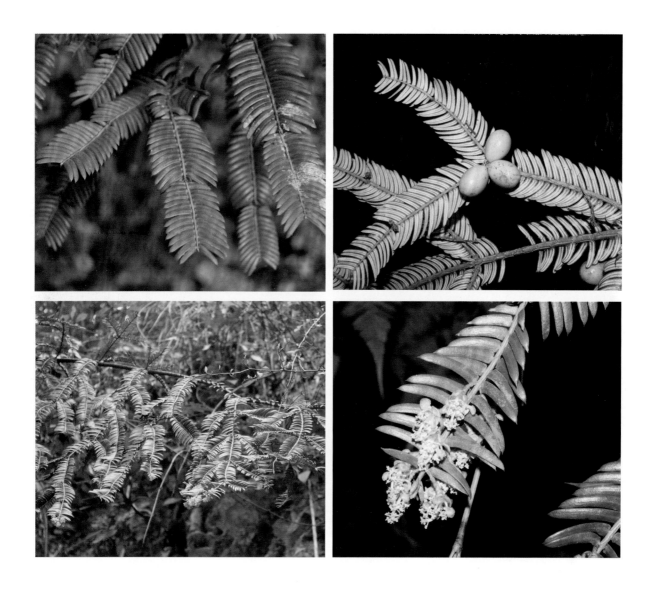

### 3 ｜ 粗榧 **Cephalotaxus sinensis** (Rehder & E. H. Wilson) H. L. Li

　　常绿小乔木。叶线形，排列成 2 列，质地较厚，通常直，稀微弯，长 2~5cm，宽 3mm，基部近圆形，几无柄，上部常与中下部等宽或微窄，先端常渐尖或微急尖，上表面中脉明显，下表面有 2 条白色气孔带，较绿色边带宽 2~4 倍；叶肉中有星状石细胞。雄球花 6~7 个聚生成头状，直径约 6mm；梗长约 3mm，总梗上有多枚苞片；雄球花卵圆形，花梗基部有 1 枚苞片；雄蕊 4~11 枚，花丝短，花药 2~4 个，多为 3 个。种子常 2~5 枚，卵形、椭圆状卵形或近球形，稀倒卵状椭圆形，长 1.8~2.5cm，顶端中央有一小尖头。传粉期 3~4 月，种子 9~11 月成熟。

　　分布于神农架大九湖、宋洛、松柏、阳日等，生于海拔 500~2200m 的山坡林中。少见。

　　根皮、枝、叶祛风湿，抗癌。种子润肺止咳，驱虫，消积。

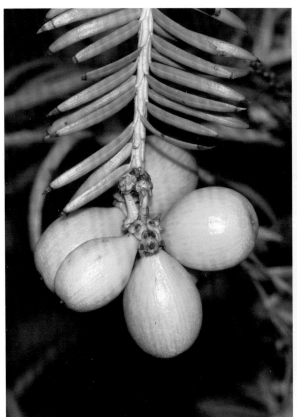

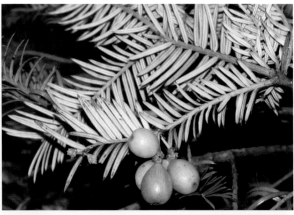

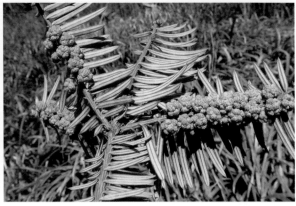

# 红豆杉科 Taxaceae

常绿乔木或灌木。叶线形或披针形，螺旋状排列或交互对生，下表面沿中脉两侧各有一条气孔带。花雌雄异株，稀同株。雄球花单生于叶腋或苞腋，或组成穗状花序集生于枝顶；雄蕊多数，花药 3~9 个，花粉无气囊。雌球花单生或成对生于叶腋或苞片腋部，基部具多数覆瓦状排列或交互对生的苞片；胚珠 1 枚，生于花轴顶端或侧生于短轴顶端的苞腋，基部具盘状或漏斗状珠托。种子核果状，有梗或无梗，全部被肉质假种皮所包，或包于囊状肉质假种皮中，顶端尖头露出，具长梗；或种子坚果状，包于肉质假种皮中。

5 属，21 种；我国 4 属，11 种；湖北 3 属，5 种；神农架 3 属，3 种，均可供药用。

### ■ 分属检索表

1. 叶交互对生或近对生，叶内有树脂道。
　2. 种子包于囊状肉质假种皮中，仅顶端露出……………………1. 穗花杉属 Amentotaxus
　2. 种子全包于肉质假种皮中………………………………………3. 榧树属 Torreya
1. 叶螺旋状着生，叶内无树脂道…………………………………2. 红豆杉属 Taxus

## （一）穗花杉属 Amentotaxus Pilger

小乔木或灌木。小枝对生。叶交互对生，排成 2 列，线状披针形、披针形或椭圆状线形，上表面中脉明显，隆起，下表面有 2 条淡黄白色或淡褐色的气孔带；树脂道 1 个。花雌雄异株。雄球花多数，组成穗状球花序，2~6 个穗集生于近枝顶之苞腋；雄球花对生于穗上；雄蕊多数，盾形或近盾形，花药 2~8 个。雌球花单生于新枝上的苞腋或叶腋，花梗长，胚珠为一漏斗状珠托所托。种子当年成熟，核果状，椭圆形或倒卵状椭圆形，除顶端尖头裸露外，其余部位被鲜红色肉质假种皮所包。

3 种；我国 3 种；湖北 1 种；神农架 1 种，可供药用。

## 穗花杉 Amentotaxus argotaenia (Hance) Pilger

常绿小乔木，高达 7m。一年生小枝绿色，二至三年生枝绿黄色、黄色或淡黄红色。叶条状披针形，长 3~11cm，宽 6~11mm，先端尖或钝，基部渐窄，楔形或宽楔形，直或微弯，下表面白色气孔线与绿色边带等宽或较窄。雄球花 1~3 个穗集生，长 5~6.5cm。种子椭圆形，长 2~2.5cm，直径约 1.3cm；假种皮熟时鲜红色；柄长 1.3cm。传粉期 4 月，种子 10 月成熟。

分布于神农架红坪、木鱼、新华等，生于海拔 700~1200m 的沟谷林中。少见。

根、树皮止痛，生肌。种子（榧子）消积，驱虫。

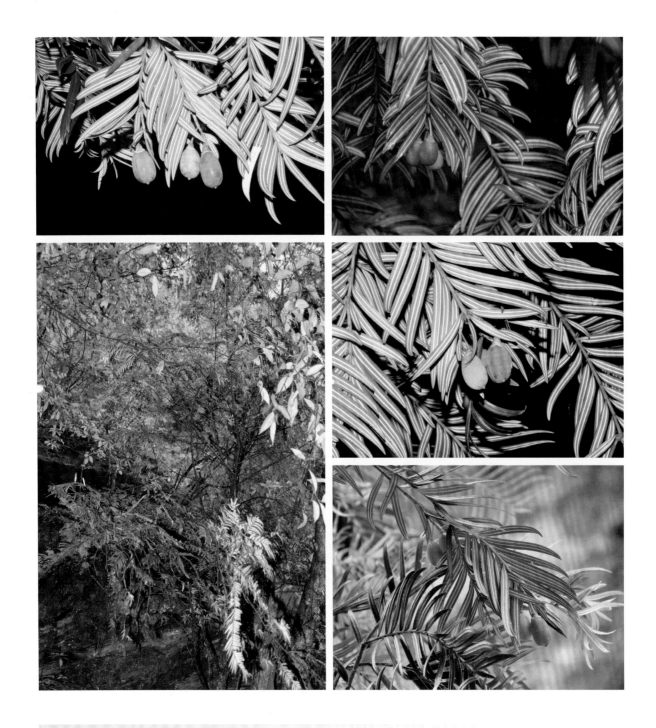

# （二）红豆杉属（紫杉属）Taxus Linnaeus

乔木。小枝不规则互生。叶线形，螺旋状着生，基部扭转排成2列，上表面中脉隆起，下表面有2条灰绿色或淡黄色的气孔带；叶内无树脂道。花雌雄异株，球花单生于叶腋，有短梗；雄球花花轴上部的侧生短轴顶端的苞片腋生。胚珠直立，基部托以圆盘状的珠托，受精后珠托发育成肉质杯状的假种皮。种子坚果状，当年成熟，生于杯状肉质的假种皮中，卵圆形、半卵圆形或柱状长圆形，成熟时肉质假种皮红色。

约9种；我国3种；湖北2种；神农架1种，可供药用。

## 1 ｜ 喜马拉雅红豆杉 **Taxus wallichiana** Zuccarini

### ■ 分变种检索表

1. 叶线形，通常较短直，下表面中脉带上密生细小乳头状突起点·······················
·······························1a. **红豆杉 T. wallichiana** var. **chinensis**

1. 叶披针状线形，稍长，呈镰状，下表面中脉带上无乳头点·························
·······························1b. **南方红豆杉 T. wallichiana** var. **mairei**

## 1a ｜ 红豆杉（变种）**Taxus wallichiana** var. **chinensis** (Pilger) Florin

　　常绿乔木，高达 25m。小枝基部的芽鳞脱落或部分宿存。叶线形，较短直，常长 1.5~2.2cm，宽 3mm，上部微渐窄，先端微急尖或急尖，下表面中脉带与气孔带同色，密生细小的乳头状突起点。种子生于肉质杯状的假种皮中，卵圆形，微扁，长约 5mm，两侧微有钝脊，顶端有小钝尖，种脐宽椭圆形，成熟时假种皮红色。传粉期 4~5 月，种子 10 月成熟。

　　分布于神农架红坪、大九湖、木鱼、宋洛、新华，生于海拔 700~2100m 的山地。少见。

　　叶用于疥癣。种子（血榧）消积，驱虫。提取物紫杉醇抗癌。

　　本种为国家一级重点保护野生植物。

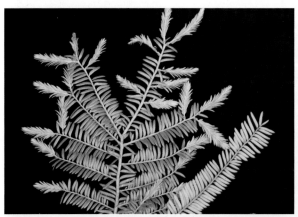

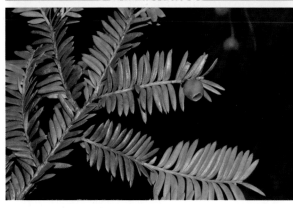

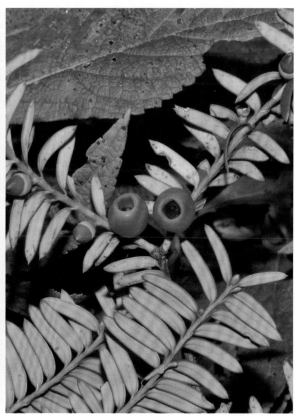

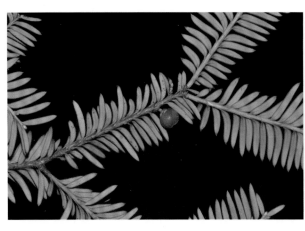
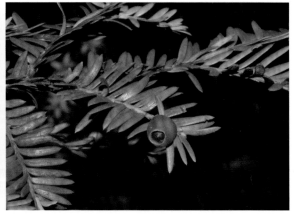

## 1b　**南方红豆杉**（变种）**Taxus wallichiana** var. **mairei** (Lemée & H. Léveillé) L. K. Fu & Nan Li

常绿乔木，高达 25m。小枝基部的芽鳞脱落或部分宿存。叶质地较厚，披针状线形，常呈弯镰状，边缘不卷曲或微卷曲，中脉带不明显，通常长 2~3.5cm，宽 2.5~4mm，上部常渐窄，先端渐尖，下表面中脉带明显，其上无乳头点，色泽与气孔带相异常。种子生于肉质杯状的假种皮中，卵圆形，微扁，长 7~8mm，两侧微有钝脊，顶端有小钝尖，种脐宽椭圆形，成熟时假种皮红色。传粉期 4~5月，种子 10 月成熟。

分布于神农架下谷，生于海拔 700~1900m 的山地。少见。

种子（血榧）消积，驱虫。叶用于咽喉痛。提取物紫杉醇具有抗癌之功能。

本种为国家一级重点保护野生植物。

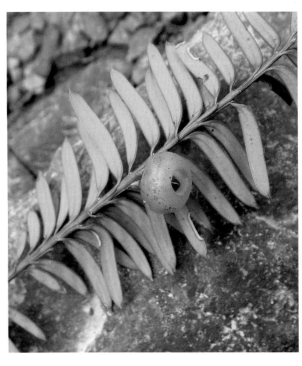
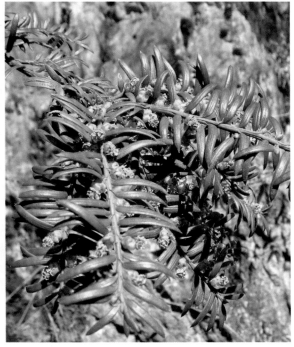

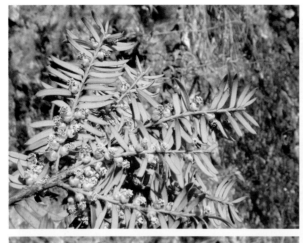
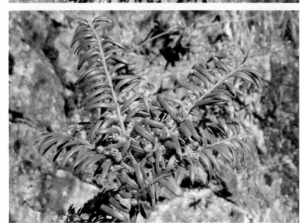
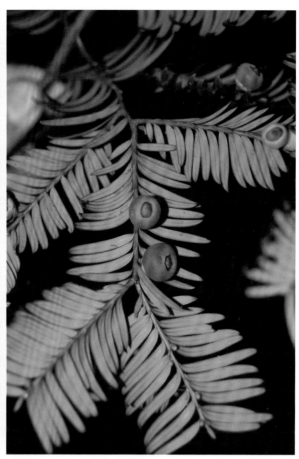

## （三）榧树属 Torreya Arnott

乔木。小枝近对生或近轮生。叶交互对生，基部扭转排成2列，线形或线状披针形，坚硬，上表面微圆，中脉不明显或微明显，有光泽，下表面有2条浅褐色或白色气孔带；横切面维管束下方有1个树脂道。花雌雄异株，稀同株。雄球花单生于叶腋，椭圆形或长圆柱形，有短梗；雄蕊4~8轮，每轮4枚，花药4个，稀3个，外向一边排列。雌球花无梗，成对生于叶腋；胚珠生于漏斗状珠托上。种子翌年秋季成熟，核果状，全部包于肉质假种皮中。

7种；我国4种；湖北2种；神农架1种，可供药用。

## 巴山榧树 Torreya fargesii Franchet

常绿乔木，高达12m。叶线形，稀线状披针形，长1.3~3cm，宽2~3mm，先端微凸尖或微渐尖，具刺状短尖头，基部微偏斜，宽楔形，上表面无明显中脉，有2条较明显的凹槽，延伸不达中部以上，下表面气孔带较中脉带为窄，干后呈淡褐色，绿色边带较宽，约为气孔带的1倍。种子卵圆形、球形或宽椭圆形，直径约1.5cm；假种皮微被白粉，种皮内壁平滑；胚乳向内深皱。传粉期4~5月，种子翌年9~10月成熟。

分布于神农架木鱼、松柏、宋洛、新华。生于海拔 800~1800m 的山坡灌丛中或疏林中。少见。

种子（巴山榧子）杀虫，消积。

本种为国家二级重点保护野生植物。

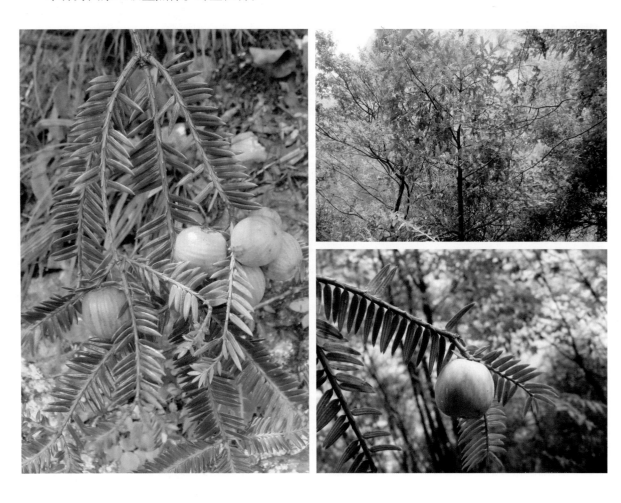